国家出版基金项目
NATIONAL PUBLICATION FOUNDATION

纳米科学与技术

硬组织修复材料与技术

刘昌胜 等 著

科学出版社
北 京

内 容 简 介

因疾病、创伤、人口老龄化及自然灾害等原因导致临床上对骨修复、颌面及口腔修复等硬组织修复材料的需求巨大。纳米技术的发展为组织再生材料的设计构建提供了新的思路和手段。本书以作者研究团队近年来的研究成果为基础,较系统地介绍了多级微纳结构组织修复材料的微纳制造新技术及其应用于硬组织再生修复的研究进展和发展现状,以及纳米颗粒的生物学新效应。其中,第1~4章重点介绍多级微纳结构硬组织修复材料设计和构建;第5章介绍生长因子在多级微纳结构材料中的固载与控释;第6章介绍微纳结构材料在体内非骨环境中构建骨修复体的效果;第7章介绍微纳结构材料在口腔颌面部修复中的应用;第8~11章着重介绍人工关节和种植牙等金属材料表面微纳涂层技术及其修复效果;第12章介绍纳米颗粒的抗肿瘤生物效应。

本书内容丰富、翔实,语言简练、准确,力求通俗易懂。本书可作为高等院校以及科研院所相关专业的教师和研究生的重要参考书,也可供纳米医药、生物医学工程、再生医学以及相关研究领域的科技人员及企业工程技术人员参考。

图书在版编目 CIP 数据

硬组织修复材料与技术 / 刘昌胜等著. —北京:科学出版社,2014.8
(纳米科学与技术 / 白春礼主编)
ISBN 978-7-03-041852-4

Ⅰ.①硬… Ⅱ.①刘… Ⅲ.①生物材料 Ⅳ.①R318.08

中国版本图书馆 CIP 数据核字(2014)第 206187 号

丛书策划:杨 震 / 责任编辑:杨 震 刘 冉 / 责任校对:桂伟利 邹慧卿
责任印制:钱玉芬 / 封面设计:陈 敬

科 学 出 版 社 出版

北京东黄城根北街 16 号
邮政编码:100717
http://www.sciencep.com

中国科学院印刷厂 印刷

科学出版社发行 各地新华书店经销

*

2014 年 8 月第 一 版 开本:720×1000 1/16
2014 年 8 月第一次印刷 印张:29 插页:2
字数:590 000

定价:138.00 元
(如有印装质量问题,我社负责调换)

《纳米科学与技术》丛书序

在新兴前沿领域的快速发展过程中,及时整理、归纳、出版前沿科学的系统性专著,一直是发达国家在国家层面上推动科学与技术发展的重要手段,是一个国家保持科学技术的领先权和引领作用的重要策略之一。

科学技术的发展和应用,离不开知识的传播:我们从事科学研究,得到了"数据"(论文),这只是"信息"。将相关的大量信息进行整理、分析,使之形成体系并付诸实践,才变成"知识"。信息和知识如果不能交流,就没有用处,所以需要"传播"(出版),这样才能被更多的人"应用",被更有效地应用,被更准确地应用,知识才能产生更大的社会效益,国家才能在越来越高的水平上发展。所以,数据→信息→知识→传播→应用→效益→发展,这是科学技术推动社会发展的基本流程。其中,知识的传播,无疑具有桥梁的作用。

整个 20 世纪,我国在及时地编辑、归纳、出版各个领域的科学技术前沿的系列专著方面,已经大大地落后于科技发达国家,其中的原因有许多,我认为更主要的是缘于科学文化的习惯不同:中国科学家不习惯去花时间整理和梳理自己所从事的研究领域的知识,将其变成具有系统性的知识结构。所以,很多学科领域的第一本原创性"教科书",大都来自欧美国家。当然,真正优秀的著作不仅需要花费时间和精力,更重要的是要有自己的学术思想以及对这个学科领域充分把握和高度概括的学术能力。

纳米科技已经成为 21 世纪前沿科学技术的代表领域之一,其对经济和社会发展所产生的潜在影响,已经成为全球关注的焦点。国际纯粹与应用化学联合会(IUPAC)会刊在 2006 年 12 月评论:"现在的发达国家如果不发展纳米科技,今后必将沦为第三世界发展中国家。"因此,世界各国,尤其是科技强国,都将发展纳米科技作为国家战略。

兴起于 20 世纪后期的纳米科技,给我国提供了与科技发达国家同步发展的良好机遇。目前,各国政府都在加大力度出版纳米科技领域的教材、专著以及科普读物。在我国,纳米科技领域尚没有一套能够系统、科学地展现纳米科学技术各个方面前沿进展的系统性专著。因此,国家纳米科学中心与科学出版社共同发起并组织出版《纳米科学与技术》,力求体现本领域出版读物的科学性、准确性和系统性,全面科学地阐述纳米科学技术前沿、基础和应用。本套丛书的出版以高质量、科学性、准确性、系统性、实用性为目标,将涵盖纳米科学技术的所有领域,全面介绍国内外纳米科学技术发展的前沿知识;并长期组织专家撰写、编辑出版下去,为我国纳米科技各个相关基础学科和技术领域的科技工作者和研究生、本科生等,提供一套重要的参考资料。

　　这是我们努力实践"科学发展观"思想的一次创新,也是一件利国利民、对国家科学技术发展具有重要意义的大事。感谢科学出版社给我们提供的这个平台,这不仅有助于我国在科研一线工作的高水平科学家逐渐增强归纳、整理和传播知识的主动性(这也是科学研究回馈和服务社会的重要内涵之一),而且有助于培养我国各个领域的人士对前沿科学技术发展的敏感性和兴趣爱好,从而为提高全民科学素养作出贡献。

　　我谨代表《纳米科学与技术》编委会,感谢为此付出辛勤劳动的作者、编委会委员和出版社的同仁们。

　　同时希望您,尊贵的读者,如获此书,开卷有益!

中国科学院院长
国家纳米科技指导协调委员会首席科学家
2011 年 3 月于北京

前　　言

硬组织作为人体最大、同时也是非常容易引起缺损的组织器官,每年有数以百万计的患者需要接受修复治疗,采用特殊功能的材料对其进行修复是再生医学和材料科学共同关注的重要领域。目前所用的硬组织修复材料普遍存在生物活性不足、修复速度慢的缺点,临床上迫切需要具有促进组织快速修复能力的材料问世。

硬组织修复是一个复杂的过程,纳米技术的发展为组织修复材料的设计构建提供了新的思路和手段。纳米组织修复材料代表着目前组织修复领域的研究热点,纳米尺度表/界面可调控细胞行为、介导生长因子的固载和控释,仿生天然骨组织多尺度结构的微-纳米多级结构为材料综合性能的调控提供了重要手段,并且已经在骨组织修复和口腔及颌面修复中呈现出良好的修复效果和发展势头。本书作者及其研究团队近二十年来围绕纳米生物材料的设计和可控制备、先进微纳制造技术、生长因子的制备及其固载和控释,以及材料调控硬组织再生的机理等方面开展了富有成效的研究,同时还发现了纳米颗粒抗肿瘤等纳米生物学新效应。为了展现这些研究成果,促进国内纳米研究领域的学科交叉和发展,《纳米科学与技术》丛书编委会特委托我们撰写了《硬组织修复材料与技术》一书。

纳米硬组织修复材料的研究,不仅具有重要的学术价值,同时也具有深远的社会意义和经济意义。我们相信,通过本书的介绍,读者可以对纳米技术及纳米生物材料的研究现状、意义及其对相关学科发展的影响有一个比较系统、全面的了解。同时,也必将大大地推进新型组织再生材料及产品的相关研究,加速其临床应用和产业化的进程。

本书由华东理工大学刘昌胜教授组织编写和统稿。具体的写作分工如下:第1章由华东理工大学王靖副研究员和刘昌胜教授等编写,第2章由华中科技大学张胜民教授等编写,第3章由四川大学李旭东教授编写,第4章由华东理工大学李永生教授等编写,第5章由华东理工大学袁媛教授和刘昌胜教授等编写,第6章由西南交通大学翁杰教授等编写,第7章由上海交通大学附属第九人民医院蒋欣泉教授等编写,第8章由中国科学院上海硅酸盐研究所刘宣勇研究员等编写,第9章由浙江大学翁文剑教授等编写,第10章由天津医科大学顾汉卿教授和李德军教授等编写,第11章由上海交通大学附属第九人民医院赖红昌教授等编写,第12章由华东理工大学钱江潮教授、袁媛教授、刘昌胜教授等编写。

本书内容丰富、翔实,各章节均是针对纳米硬组织修复材料的制备或修复中体现出的纳米效应,从研究思路、实验设计以及实验结果等方面展开,条理清晰,结构合理。另外,在编写的过程中,我们注重语言的精练和准确,力求通俗易懂,易被广大读者接受。

在本书出版之际,我们衷心感谢科学出版社同志认真、细致的工作,感谢国家出版基金对本书出版的资助,感谢国家重大科学研究计划、国家自然科学基金委员会对本研究工作的资助。

刘昌胜

2014 年 7 月

目　　录

第1章 多级微纳结构生物材料

1.1 引　　言

利用生物材料对组织器官进行再生修复是再生医学的重要研究方向。但目前组织修复材料生物活性不足,由此而导致的修复速度慢、修复效果不理想是临床普遍存在的共性问题。如何通过材料手段构建具有快速修复功能的组织修复材料,对于提高修复水平、解决临床治疗难题具有重要意义。

组织再生过程中,相关细胞的"快速启动"、"定向分化"以及由生物材料与细胞共同构成的微环境的"营养传输"是决定修复速度和修复质量的关键。因此,构建快速修复组织再生材料的核心即在于如何启动细胞的快速响应行为、调控干细胞的定向分化以及保障修复过程的血管新生和营养传输。单一结构的生物材料很难完成上述复杂的功能。"多级微纳结构"的设计思路应运而生,微米级连通网络结构将保证组织顺利长入和营养输送;而纳米介孔结构则有助于通过生长因子的负载控释以及促进体内细胞的黏附和分化。多级结构协同调控细胞行为,进而促进组织修复。

介孔材料具有可调的纳米介孔孔道结构、大的比表面积和孔容等特点,自问世以来,表现出广泛的应用前景。特别是以 MCM-41 和 SBA-15 为代表的有序介孔硅基材料,其高比表面积以及表面富含活性硅羟基的结构与生物活性玻璃相似,植入宿主体内后可以快速降解并且表现出优良的骨融合效果,因而成为生命科学领域的研究热点[1-6]。近十余年关于组织再生材料的研究已经证明支架材料的微观结构对于组织修复影响很大,特别是孔径大小和孔的连通性直接影响修复质量[7,8]。目前众多的研究关注于如何构建单一尺度的支架材料。将介孔硅基纳米材料引入组织再生材料的构建中,不仅提供了纳米尺度的介孔结构,使得支架材料呈现多级孔径结构,而且还可能产生一些新的生物学效应,为促进组织再生提供新的材料构建思路。

1.2 高岭土增强大孔-介孔微纳支架的制备与性能

近年来,介孔硅基材料用于组织修复支架的制备方面取得了较大的进展。但是,溶胶-凝胶法制备的介孔硅基支架存在收缩率大、强度低、成型困难等缺点,大大地限制了其在临床上作为组织修复支架的制备和应用[9,10]。

1.2.1 高岭土增强大孔-介孔微纳支架的制备

本课题组以嵌段共聚物 $EO_{20}PO_{70}EO_{20}$(P123)和聚氨酯泡沫为双模板,结合溶胶-凝胶和蒸发诱导自组装过程,通过物理掺杂高岭土增强剂并严格控制硅基支架溶胶黏度的方法(图1.1),制备出具有良好力学性能(6 MPa以上)的硅基大孔-介孔骨修复支架。高岭土为天然硅铝盐,由高比表面积的高岭土微球组成,常作为黏结剂和分散剂用于制药和医药领域[11]。研究表明采用这种方法制备的支架材料能得到高连通孔隙率的宏观大孔,同时保留了材料内部高比表面积的微观介孔结构,并表现出较好的力学性能。其大孔孔径可通过聚氨酯泡沫密度调整;介孔孔径则通过表面活性剂和反应条件进行调节。

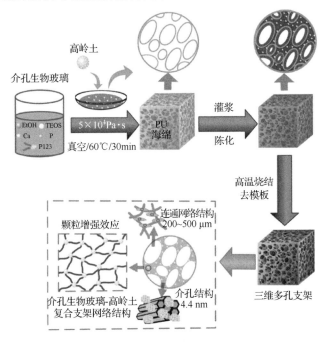

图1.1　高岭土增强介孔硅基活性支架的制备

1.2.2　高岭土增强大孔-介孔微纳支架的性能

表1.1为不同高岭土含量的支架材料的化学组分,其中5%、10%、20%分别为高岭土在600℃高温烧结后的多孔支架中的固含量。

表1.1　高岭土增强介孔硅基支架多孔支架的化学组分

名称	摩尔比 Si∶Ca∶P	介孔硅(g)	高岭土(g)
MBG	80∶15∶5	6	0
MBG-5k	80∶15∶5	6	0.32
MBG-10k	80∶15∶5	6	0.67
MBG-20k	80∶15∶5	6	1.5

　　图 1.2 为不同比例高岭土增强硅基多孔支架的结构、表面形貌和元素分布图,通过 SEM 可以清晰地观察到高岭土增强多级结构硅基支架很好地复制了聚氨酯泡沫的骨架结构,具有均匀、高连通孔隙率的微米级大孔,孔径尺寸为 $200\sim500~\mu m$,孔壁为 $30\sim80~\mu m$。可见通过调控溶胶的灌浆黏度不仅有利于浆料在聚氨酯泡沫表面的附着,同时可以避免传统的泡沫灌浆法繁琐、重复的灌浆过程。更重要的是合适的溶胶黏度不仅利于操作,更有利于形成更加完整、均匀并且连通的大孔结构,有效降低支架孔壁断裂、残缺的现象。改善了传统泡沫灌浆制孔法存在的孔径、孔隙率以及结构不可控的问题,并有利于提高支架的稳定性和力学性能。

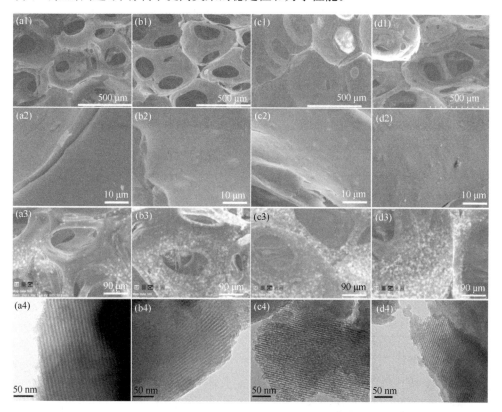

图 1.2　不同高岭土含量三维微纳支架的结构和表面形貌分析

(a1~a4)MBG 支架连通大孔、表面形貌、元素分布和介孔结构分析;(b1~b4)MBG-5k 支架连通大孔、表面形貌、元素分布和介孔结构分析;(c1~c4)MBG-10k 支架连通大孔、表面形貌、元素分布和介孔结构分析;(d1~d4)MBG-20k 支架连通大孔、表面形貌、元素分布和介孔结构分析。元素分布面扫描中红色为 Si、蓝色为 Ca、青色为 P、绿色为 Al

本图(a3,b3,c3,d3)另见书末彩图

　　另一方面,可以观察到支架材料的表面随着高岭土含量的增加,其粗糙度也逐

渐增加。大量文献报道,具有一定粗糙度的表面相比于光滑表面更有助于细胞的黏附和铺展。为了验证高岭土是否均匀地掺杂在支架内部,我们对支架进行了区域面扫描,发现随着高岭土比例的升高,绿色分布(Al 元素)明显增加,并且都均匀地分布在整个支架内,验证了高岭土在支架内部均匀分散的结果。然而由于高岭土本身为非介孔材料,从 TEM 图中观察到随着高岭土含量的增加,介孔结构规整度有所下降,但材料本身的介孔依然存在,并呈典型的六方孔道。因此,通过一系列的结构分析,采用黏度控制法制备的高岭土改性介孔硅基材料不仅具有可控的高孔隙率大孔,同时保留了材料内部高比表面积的丰富介孔。

由 XRD 和氮吸附-脱附曲线可进一步考察增强剂含量对支架材料介孔结构的影响(图 1.3)。在小角 XRD 图谱中可以观察到小角衍射峰随着高岭土含量的增加而不断减弱,而高岭土衍射峰逐渐增强;氮吸附-脱附曲线中的Ⅳ型曲线也表明了介孔结构的存在。在 0.4～0.6 之间的 P/P_0 证明了与 SAXRD 相同的趋势,介孔硅基支架中介孔的有序度随着高岭土增强剂的掺入而下降,其具体的介孔结构参数如表 1.2 所示。高岭土的掺入虽然保留了支架材料的介孔结构,但是比表面积和孔体积都有一定程度的下降。

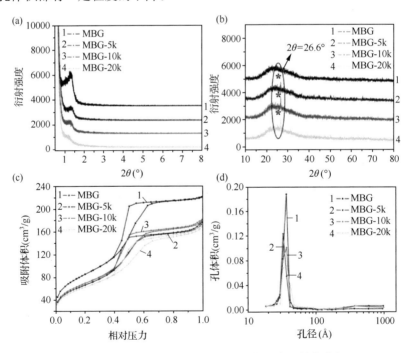

图 1.3 高岭土增强介孔活性玻璃支架的介孔结构分析
(a, b)小角 XRD 分析;(c)氮吸附脱附曲线;(d)介孔孔径分布

表 1.2　高岭土增强介孔硅基多孔支架的介孔结构分析及不同孔隙率条件下的力学强度

样品	比表面积 (m²/g)	孔容 (cm³/g)	孔径 (nm)	力学性质（MPa）		
				孔隙率 65%	孔隙率 75%	孔隙率 85%
MBG	312.7	0.338	4.33	0.6 ± 0.1	0.45 ± 0.1	0.3 ± 0.1
MBG-5k	263.8	0.283	4.47	4.8 ± 0.2	3.6 ± 0.2	2.5 ± 0.2
MBG-10k	254.6	0.280	4.40	7.2 ± 0.2	5.6 ± 0.2	4.0 ± 0.2
MBG-20k	229.8	0.263	4.57	9.5 ± 0.2	7.8 ± 0.2	6.0 ± 0.2

　　在保持孔隙率的条件下,高岭土增强剂的掺入可以显著提高支架材料的力学强度,其抗压强度与高岭土含量成正比,如图 1.4 所示。当孔隙率为 85% 时,MBG-20k 抗压强度可达 6 MPa 以上,支架 5% 含量时也可达到 2.6 MPa 的抗压强度,达到松质骨的强度要求(2~12 MPa)。表 1.2 中不同孔隙率和高岭土含量下的支架材料力学强度可见,孔隙率越低抗压强度越大。综合力学强度、成型过程以及介孔比表面积等因素,10% 的高岭土含量为最优化比例。

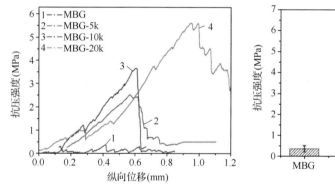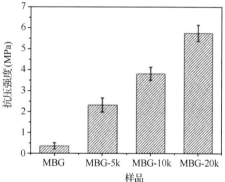

图 1.4　不同高岭土含量的三维支架抗压强度分析

$P<0.05$ 为显著性差异

　　体外降解性考察表明,随着在 Tris-HCl 缓冲溶液中浸泡时间的延长,材料逐渐发生降解[图 1.5(a)],其中纯的介孔硅活性玻璃支架的降解速度最快,在 8 周的时候达到了 18% 的降解率,而其余高岭土改性的支架表现出逐渐减缓的降解速率。降解速度的下降,也相应地表现在对 pH 值的影响上。图 1.5(b) 中,pH 值的变化随着高岭土掺杂量的升高逐步变小,并稳定在 pH 值 7.4 左右。可见高岭土对于控制介孔硅活性玻璃降解速率以及 pH 的稳定起了重要作用。图 1.5(c) 为 MBG-10k 在模拟体液 SBF 中的离子溶出,SBF 中不含有硅离子,硅含量的升高源于材料的降解,而钙、磷离子浓度则呈现先升高再略有下降的过程。由于介孔硅活性玻璃的表面会很快通过离子交换形成类似凝胶的水化富硅层,这个富硅层有很大的比表面积和低的等电位点,这使得它能为碳酸羟基磷灰石(HCA)提供很好的成核位置,利于羟基磷灰石的沉积,表现为前期溶液中离子的溶出和后期离子的沉积过程。SEM 和 EDS 进一步证实了这一结果。来源于支架材料和 SBF 溶液中的 Ca^{2+} 和 PO_4^{3+} 在富 SiO_2 胶体层上聚集形成无定形相的磷酸钙 CaP 层,随着 OH^- 和 CO_3^{2-} 的引入,无定形的磷酸钙 CaP 层将转变成含碳的羟基磷灰石(HCA)多晶。图 1.5(d)为支架材料 SBF 中浸泡前和浸泡后 3、7 天的羟基磷灰石沉积现象,浸泡 3 天后支架材料表面出现类似球形的羟基磷灰石沉积。7 天后沉积量显著增加,支架材料的表面已被大量的羟基磷灰石覆盖。

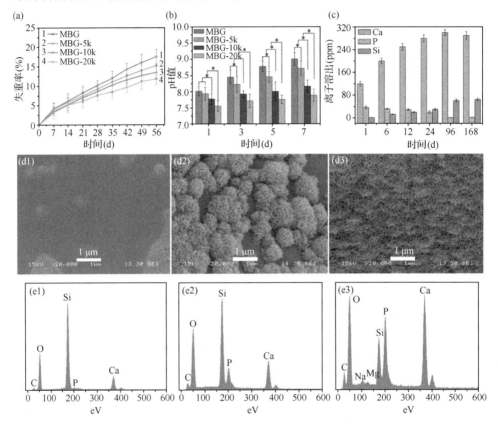

图 1.5 支架的体外降解和矿化沉积

(a)支架材料在 Tris-HCl 中的体外降解性能;(b)支架材料在 pH 值为 7.4 的 SBF 溶液中的 pH 变化;(c)支架材料在 SBF 中浸泡后的离子浓度变化;(d1~d3)扫描电镜下支架材料在 SBF 中浸泡 0、3、7 天的矿化沉积;(e1~e3)支架材料在 SBF 中浸泡 0、3、7 天的矿化沉积 EDS 元素分析。$P<0.05$ 为显著性差异

ppm,part per million,10^{-6}数量级

1.2.3 高岭土增强大孔-介孔微纳支架的细胞相容性和成骨活性

支架材料不仅影响细胞的生物学行为,而且决定其植入后能否与机体很好地

适应、结合并产生理想的修复效果。因此作为理想的骨修复支架,最基本的要求之一是具有良好的生物相容性,即对人体无毒性、无致敏性、无致癌性,无不良免疫反应,不被免疫系统所排斥。对于高岭土改性的介孔硅活性玻璃的体外生物学性能研究表明(图 1.6),高岭土掺杂的多孔支架具有良好的细胞相容性。以鼠间充质干细胞(rBMSCs)为细胞模型,图 1.6(a)为支架的浸提液细胞毒性,可以看到与空白培养板相比支架材料具有与其相当的细胞活力。将细胞直接接种在支架材料表面培养1、3、7 天[图 1.6(b)]后可观察到细胞呈现良好的细胞增殖趋势,其中以 10%的掺杂比表现出最佳的细胞增殖活力。由于 MBG 在溶液中出现 pH 值明显升高现象而对细胞的生长有一定的影响,与之相比 MBG-10k 为细胞提供了更温和的生长环境,利于细胞的生长和增殖。图 1.6(c~e)为细胞在支架材料上的形貌和渗透,以 MBG-10k 为例,可以看到细胞在支架材料上已完成了黏附和铺展,并表现出正常的生长状态。除此之外,三维的共聚焦图能更直观地观察到细胞能在支架的大孔骨架上铺展,伪足伸展充分,并逐步向支架内部渗透,说明材料本身具有很好的亲和力,能够支持细胞在材料上正常功能的进行,为细胞的长入提供了充分空间。

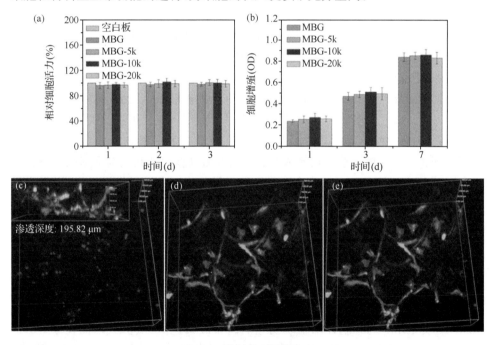

图 1.6 材料的细胞相容性

(a)MTT 法测得细胞在各支架浸提液中培养 1、2、3 天后的细胞活力;(b)MTT 测得细胞在各支架材料上1、3、7 天的细胞增殖情况;(c~e)rBMSCs 在 MBG-10k 表面培养 24 h 后的细胞形貌和渗透性,其中绿色为FITC-Phalloidin 染色的细胞骨架,蓝色为 DAPI 染色的细胞核,(e)为两者的合成图

本图(c~e)另见书末彩图

　　用于组织修复的支架应具有利于细胞黏附、增殖和分化的表界面及表面活性。图 1.7 为 SEM 观察 rBMSCs 分别在 MBG、MBG-5k、MBG-10k、MBG-20k 表面的细胞黏附情况,可以看到 6 h 后细胞均能很好地贴壁,并出现进一步的黏附和铺展,但在各个支架表面的细胞初期,黏附表现出明显的差异。其中细胞在 MBG 表面略显圆球状,虽然开始出现伪足,但并不充分,细胞铺展面积较小,而随着高岭土含量的增加,细胞的黏附效果显著提高。当高岭土含量达到 10% 以上,细胞伪足充分伸展,并在材料的大孔骨架峭壁上铺展渗透开。其中 MBG-10k 表现出最佳的细胞黏附情况,6 h 基本完成黏附,铺展充分。定量图形分析细胞的面积、周长、费雷特直径,结果与 SEM 结果一致,MBG-10k 表现出最佳的细胞黏附情况,相比于其他支架,细胞具有更加快速、良好的细胞黏附特性。图 1.7(h) 为细胞早期的黏附数据统计,可以看到在 2 h 时,细胞在高岭土支架表面表现出快速的黏附,其中以 10% 的 MTT 值最高,6 h 时虽然各个支架的黏附均有升高,但在 MBG-10k 的表面的黏附量依然最高。由此可见,高岭土掺杂的多孔支架不仅表现出良好的理化性能,也表现出优异的细胞相容性,为细胞的增殖、黏附和铺展提供理想的生长环境。其中 MBG-10k 表现出最突出的细胞黏附行为。

　　理想的骨组织修复支架除了应具有良好的生物降解吸收性及合适的降解率、三维立体多孔结构和高孔隙率、良好的可塑性和一定的机械强度,以及良好的生物相容性外,更重要的是能激活细胞特异基因表达。而硅基支架临床应用的成功不仅因为其骨引导性(osteoconduction),而且有促进骨组织生长的生物活性(osteostimulation)。最近很多研究表明,硅基支架是目前唯一能促进生长因子的生成、促进细胞繁衍、活化细胞基因表达的人工合成的无机材料。其表面化学反应释放的可溶性 Si、Ca、P 等离子达到临界浓度后能引发活性玻璃和其周围细胞间的特异相互作用[12, 13]。过高的离子浓度会对细胞的成骨分化产生抑制作用,过低则不会显现出明显的细胞表达。对于所制备的高岭土改性介孔硅活性玻璃材料,rBMSCs 在支架材料表面的碱性磷酸酶 ALP 表达和细胞矿化研究(图 1.8)表明,MBG-10k 具有最高的 ALP 表达量[图 1.8(a)],结合前期的 ICP 离子溶出结果可推断,相比于其余三个支架,10% 掺杂量的介孔硅支架具有更合适的离子作用浓度,从而表现出更高的细胞分化 ALP 表达。在细胞培养 14 天后的支架茜素红染色中,四种支架均能观察到细胞显示出浅粉色,该现象即为细胞分化前期的表达。但 MBG 和 MBG-5k 支架培养的细胞并未出现明显的茜素红染色的红色结节,而在于 MBG-10k 和 MBG-20k 共培养的细胞中看到了红色结节的出现。与 ALP 结果相同,以 MBG-10k 的表达量最高。由此可知,高岭土改性介孔硅活性玻璃支架不仅保留了良好的仿生结构优势,同时兼具合适的生物活性,尤其是 MBG-10k,表现出优异的促进细胞黏附和细胞分化的行为。

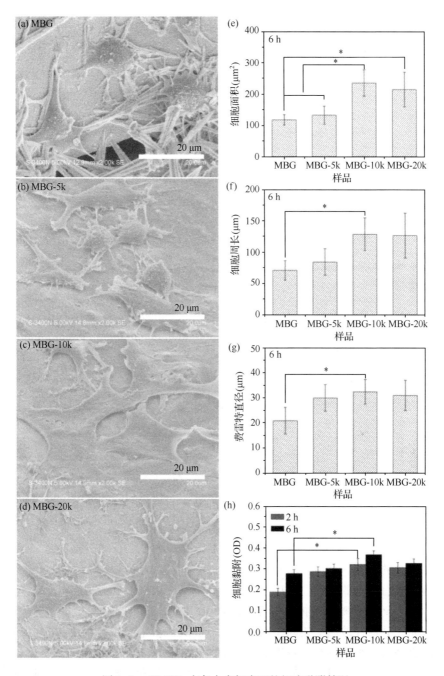

图 1.7　rBMSCs 在各个支架表面的细胞黏附情况

(a～d)细胞黏附 SEM 图;(e)细胞黏附后的铺展面积,(f)周长和(g)费雷特直径;(h)细胞在各个支架表面
细胞早期 2 h 和 6 h 的黏附量。$P < 0.05$ 为显著性差异

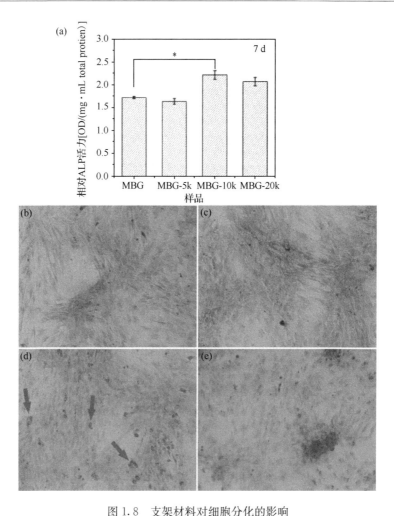

图 1.8　支架材料对细胞分化的影响

(a)细胞在各个支架材料上培养 7 天后的 ALP 表达；(b～e)rMBSCs 分别与 MBG、MBG-5k、MBG-10k 和 MBG-20k 培养 14 天后的茜素红矿化染色。$P < 0.05$ 为显著性差异

　　与传统的介孔硅基多孔支架相比，这种具有微米-纳米多级孔结构的介孔硅基支架材料具有更优的力学性能以及可控的大孔-介孔结构和合适降解速率。特别是在 85% 高连通孔隙率下抗压强度可达到 6 MPa 以上，是其他聚氨酯泡沫模板法制备的介孔硅活性玻璃支架的 100 倍[14]，不仅能为新生组织提供支撑，并保持一定时间直至新生组织具有自身生物力学特性；连通的宏观大孔能为营养传输、血管生长、细胞迁移和组织长入提供空间，支持细胞的生长和功能的表达；同时高比表面积纳米级介孔除了利于细胞的黏附，还能应用于药物、蛋白和生长因子的可控释放，以促进细胞的增殖和定向分化。

1.3 "大孔-微孔-介孔"三级微纳结构硅基支架材料以及高活性 BMP-2 的固载

1.3.1 大孔-微孔-介孔三级微纳结构硅基支架的制备

除了采用高岭土增强外,本课题组还提出了采用介孔氧化硅微球(SMP)增强的策略制备大孔-微孔-介孔三级微纳结构硅基支架材料(图 1.9)。该研究以聚氨酯泡沫(PU)-聚甲基纤维素(MC)-嵌段共聚物 F127 为多级模板,通过"溶胶-凝胶-聚氨酯灌浆法"获得具有复制聚氨酯泡沫网络结构的 200~500 μm 连通大孔,大孔孔壁上以 MC 为模板形成的 10 μm 微孔和 F127 作为表面活性剂制备的 7.5 nm 介孔。采用高比表面积介孔硅微球,不仅可与活性玻璃机体均匀混合,具有良好的相容性,起到显著的"复合材料-颗粒增强"效果,同时两者表面有丰富的 Si—OH,陈化烧结后,可形

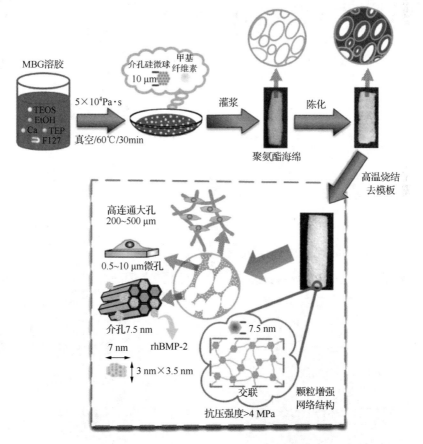

图 1.9　大孔-微孔-介孔三级多尺度介孔硅活性玻璃支架的制备和 BMP-2 的高效固载示意图

成 Si—O—Si 键合(其中以 10% 的活性玻璃添加比例为最佳)。由于介孔氧化硅微球与硅基支架之间良好的相容性和表界面,不仅保留了介孔生物玻璃的理化性能,同时显著提高了支架的抗压强度,其抗压强度可达到 4.0 MPa 以上。

不同模板剂组合下制备的多级结构支架材料照片以及 micro-CT 扫描重建图 [图 1.10(a)]可以看到支架材料具有完整的外观形貌,能很好地复制 PU 泡沫形貌。图 1.10(c,d)为具有三级多尺度结构支架的大孔形貌以及放大倍数下的微孔结构,可以看到整个支架由 200~500 μm 连通大孔和 40~60 μm 大孔孔壁组成,其孔隙率以及孔壁厚度可以通过浇注量以及聚氨酯泡沫密度进行调控。孔壁上布满丰富的微孔(20 μm 左右)。图 1.10(e,f)分别为支架介孔结构,由于 BMP-2 尺寸为 3 nm×3.5 nm×7 nm,为了适应 BMP-2 的装载,所制备的介孔孔径应控制在 7~8 nm,即与 BMP-2 尺寸相匹配的介孔孔径最为适宜。从 TEM 图可以看到支架材料具有 7.5 nm 左右均匀的介孔孔道,并在小角衍射图谱[图 1.10(g)]中具

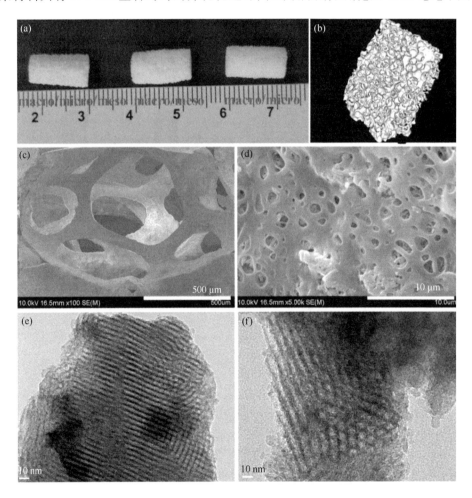

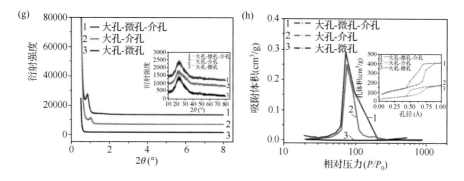

图 1.10　三级多尺度结构支架材料的表征

（a）多级结构支架的外观形貌照片；（b）三级结构支架的 Micro-CT 扫描图；（c,d）三级结构支架材料的大孔
和微孔 SEM 图；（e,f）三级结构支架材料的介孔 TEM 图；（g）多级结构支架的 SAXRD 和 XRD 分析；（h）多
级结构支架的 BJH 孔径分布和氮吸附-脱附曲线

有明显的小角衍射峰，在广角范围内呈典型非晶态衍射峰，钙、磷均以无定形的形
式存在，并均匀地分布在支架材料骨架中。支架的氮吸附-脱附曲线［图 1.10（h）］
表现出典型介孔Ⅳ型等温曲线，突变 P/P_0 在 0.45～0.65 之间，由 BJH 孔径分析
可得到与 TEM 结果相一致的孔径分布结果，即所制备的支架材料具有大尺寸介
孔孔径，理论上适合 BMP-2 的装载。

1.3.2　大孔-微孔-介孔三级微纳结构硅基支架的性能

　　图 1.11（a）为所制备的三级结构支架的应力-应变曲线，由于增强剂 SMP 为
粒径 1.5 μm 微球，具有孔径为 8.2 nm 介孔孔道结构，两者表面含有丰富的 Si—
OH，不仅可与活性玻璃机体均匀混合，具有良好的相容性，并对于三级结构支架
的孔径无影响，甚至在比表面积上略有提高。5% 的增强剂掺入量即可明显提高介
孔活性玻璃支架的力学强度（3.5 MPa），远远高于文献报道的 PU-溶胶-凝胶法制
备的介孔活性玻璃支架。当添加量为 10% 时力学强度可达 4.0 MPa 以上。
表 1.3 为不同孔隙率、增强剂含量下的力学强度。

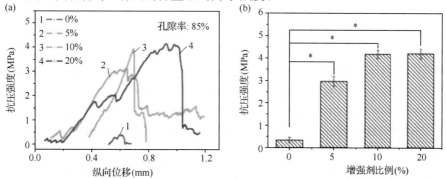

图 1.11　三级结构支架材料不同含量介孔氧化硅微球改性后的力学强度

表1.3　不同孔隙率、增强剂含量下的三级多尺度结构支架力学强度

样品	力学性能（MPa）		
	孔隙率 65%	孔隙率 75%	孔隙率 85%
0%SMP	0.6±0.1	0.3±0.1	0.2±0.1
5%SMP	6.0±0.2	4.4±0.2	3.4±0.2
10%SMP	7.5±0.2	5.6±0.2	4.2±0.2
20%SMP	8.2±0.2	6.4±0.2	4.8±0.2

目前大多数骨修复支架材料都不具有骨诱导能力，通常通过装载和缓释生长因子赋予其成骨活性。常见的方法是利用支架或者微球体系来实现 BMP-2 在局部骨缺损缓释以延长其作用时间，提高生物活性。近年来，由于纳米介孔材料特殊的几何结构和表面性质在生物医药和生长因子的缓释领域得到了应用，尤其是介孔硅活性玻璃较强的吸附作用和生物学性能得到了越来越多的关注。但不同的药物和生长因子都需要特殊的载体和缓释环境，根据 BMP-2 的特性设计合理缓释体系是研究热点之一。以 F127 为模板剂制备的大介孔硅基载体具有与 BMP-2 分子尺寸相当的介孔孔道，支架负载前后的 SAXRD 衍射图谱[图 1.12(a)]中明显观察到 BMP-2 负载后的小角衍射峰急剧减弱，可推测蛋白很大程度进入了支架材料的介孔孔道内部。生长因子的生物活性不仅在于它的本身特性，而且还与它周围的空间特性有关。利用圆二色谱表征了生长因子负载过程对其蛋白构象的影响。图 1.12(b)为生长因子从三级结构支架缓释前后的圆二色谱分析，可以看到缓释前后 BMP-2 的构象变化不大，缓释后的构象改变率仅为 3.4%，具体 α、β 构象分析如表 1.4。从缓释曲线中[图 1.12(c)]可以看出，三种支架均表现出初期的突释和后期的缓释过程。但是由于两级大孔-微孔支架不具有介孔结构，比表面积低，从而在 24 h 内就达到了将近 80% 的释放量。相比之下，高比表面积介孔结构的引入，含有介孔孔道的支架具有明显的缓释特性。另一方面，三级结构支架因大量的表面微孔而表现出比大孔-介孔两级支架略为明显的释放过程，但依然保持了长效的蛋白缓释特性，连续缓释 14 天后缓释率仅为 65%，远远低于非介孔支架，实现了 BMP-2 的缓释。并且支架对 BMP-2 吸附量随时间的延长而增加，在 24 h 后逐渐达到饱和。

以 rBMSCs 为模型的细胞碱性磷酸酶（ALP）活性检测表明缓释后的 BMP-2 表现出与 BMP-2 原液相当的细胞分化能力[图 1.12(d)]。图 1.12(e)为 BMP-2 与细胞表面抗体的结合能力，24 h 后可观察到细胞表面受体与 FITC 标记的 BMP-2 结合表达的绿色荧光，其中蓝色为细胞核位置。从激光共聚焦三维照片中可以清晰地观察到支架的表面、内部的细胞均可表达出同等强度的 FITC-BMP-2 荧光。由此可见，所制备的三级结构支架材料不仅能实现 BMP-2 的高活性固载和缓释，并且 BMP-2 可在支架的表面和内部负载并保持良好的骨诱导活力。三级结构支架特殊的结构特性不仅具有丰富的微孔利于蛋白的快速吸附，孔径为 7.5 nm 的介孔孔道易于 BMP-2 的装载，表面的微孔也使得三级结构支架表面具有更多的介孔暴露点，达到最高的蛋白吸附量[图 1.12(f)]。

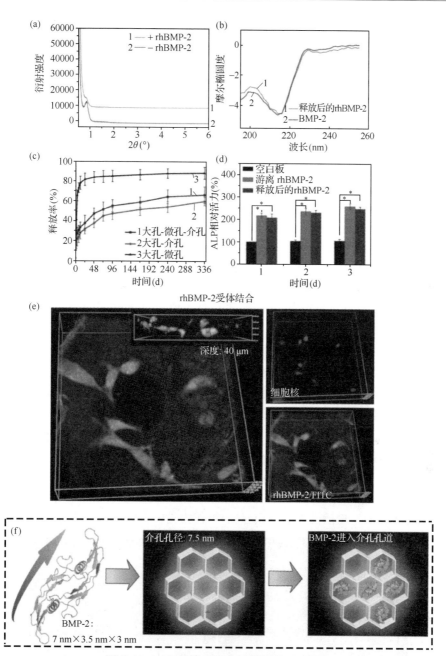

图1.12 三级结构支架高活性固载 rhBMP-2

(a)rhBMP-2 固载前后的 SAXRD 分析;(b)rhBMP-2 缓释前后的圆二色谱分析;(c)多级结构支架的 rh-BMP-2 缓释曲线;(d)缓释前后的 rhBMP-2 对细胞 ALP 活力的影响;(e)细胞受体(接种于三级结构支架上的 rBMSCs)对 rhBMP-2 的免疫荧光染色,绿色为 FITC 标记的 rhBMP-2 表达,蓝色为 DIPA 细胞核位置;
(f)介孔结构高活性固载 BMP-2 示意图
本图(e)另见书末彩图

表 1.4 大孔-微孔-介孔三级结构支架缓释前后的 BMP-2 构象分析

样品	β-折叠/β-转角(%)	α-螺旋(%)	构象变化率(%)
游离 rhBMP-2	44.0	18.3	0
从支架中缓释的 rhBMP-2	42.1	16.8	3.4

1.3.3 大孔-微孔-介孔三级微纳结构硅基支架的细胞相容性及成骨活性

良好的生物相容性是组织修复支架最基本的要求,材料的生物相容性不理想将不利于细胞黏附、增殖和分化,更不能激活细胞特异基因表达。图 1.13 为支架材料的体外生物相容性研究结果。多孔支架的 live-dead 细胞活力检测[图 1.13(a1)]可以清晰观察到 24 h 后细胞在支架材料上的活-死状态分布,其中绿色荧光为活细胞,红色荧光为死细胞。可以看到支架表面大量的绿色荧光,以及少量零星的红色荧光表达,并沿着大孔结构铺展开并充分渗透到支架内部[图 1.13(a2)],证明力学改性后的三级结构硅基支架对细胞无不良影响并具有优良的生物相容性。图 1.13(b1~b3)和图 1.13(c1~c3)分别为 rBMSCs 和 HUVEC 在三级结构多孔支架材料表面的铺展和渗透性。间充质干细胞与内皮细胞都是与成骨修复相关的重要细胞系,骨缺损的修复离不开成骨也需要血管化带来营养物质的输送。由图中可以看到两种细胞都表现出良好的细胞铺展和渗透能力,沿着连通大孔孔壁往内生长。细胞在支架表面黏附良好,细胞伪足沿着孔壁充分伸展。证明了材料/细胞间良好的表界面相容性,并利于细胞的附着和黏附。rBMSCs 细胞在支架表面 24 h 的 SEM 黏附照片[图 1.13(d1~d2)]可以看到细胞完全铺展,并具有大面积的单个细胞形貌,伪足充分伸展。放大照片[图 1.13(d2)]可以看到细胞附着的材料表面具有大量类似花瓣状羟基磷灰石的沉积,并布满整个支架材料的表面,EDS 图谱[图 1.13(d3)]表明了大量的羟基磷灰石的出现。因此,本研究制备的三级结构硅基支架具有独特优良的生物活性和细胞相容性,可作为骨修复领域的优选材料。

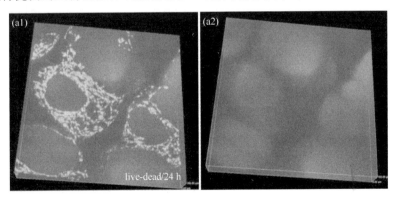

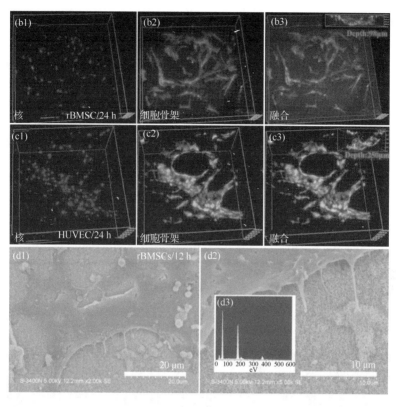

图 1.13　多级结构支架的生物相容性

(a1,a2)live-dead 细胞活力;(b1～b3)和(c1～c3)分别为 24 h 后 rBMSCs 和 HUVEC 在支架表面的细胞黏附、铺展和渗透;(d1,d2)为 rBMSCs 在支架材料的 SEM 细胞黏附,其中 EDS 为支架表面的元素分析

　　进一步研究了载 BMP-2 的三级结构支架和大孔-微孔支架上 Runx2、BSP、OP、OC 四种成骨相关基因的表达情况,其中 Runx2 是调节早期成骨细胞分化的重要标志,BSP 促进成骨分化的中间调节因子,OP 能促进成骨细胞的成熟以及骨基质的形成;OC 与后期成骨矿化相关。图 1.14(a～d)可以观察到负载有 BMP-2 的多级结构支架具有更高的成骨表达,由于大孔-微孔支架在缓释初期有大量 BMP-2 的释放,首先在第 1 天出现高表达,其中以 Runx2 和 OP 最为突出。但随着时间的延长,负载有 BMP-2 的三级多孔支架逐渐表现出更显著的表达升高,并在培养 7 天后各个基因的表达量均达到大孔-微孔支架的 2 倍以上,充分体现了介孔结构的缓释优势。对细胞的 ALP 表达(7 天)和茜素红染色(10 天)研究[图 1.14(e～g,h～j)]显示与基因表达结果相同的趋势,细胞在具有缓释特性的多级结构支架表面的表达更为显著,具有更高的 ALP 和成骨矿化表达。

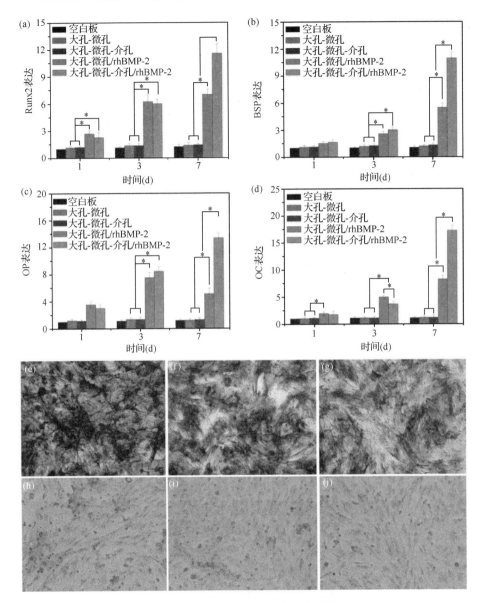

图 1.14　支架对 rBMSCs 的成骨分化表达

(a～d)分别为 Runx2、BSP、OP、OC 的 Real-time PCR 基因表达;(e～g)rBMSCs 在大孔-微孔-介孔、大孔-介孔、大孔-微孔支架上培养 7 天后的 ALP 染色;(h～j)rBMSCs 在大孔-微孔-介孔、大孔-介孔、大孔-微孔支架上培养 7 天后的茜素红矿化染色(每个支架的 BMP-2 负载量为 1 μg)

　　将固载 BMP-2 的多级结构支架植入鼠后肢肌袋中评价其体内异位成骨诱导能力,如图 1.15 所示。从 4 周的切片中均可看到有蓝色骨小梁生成,说明所制备的支架是良好的生长因子载体,其中三者的成骨效果以三级结构支架表达的骨小梁最为致密,成骨量高。在图 1.15(a2~c2)200 倍下可以更明显看到三者之间的差异。具有"大孔-微孔-介孔"的结构具有更致密的骨小梁,具有良好的异位成骨诱导的能力;大孔-介孔支架次之。

另一方面,希望所制备的多级结构支架能够具有良好的成血管化能力,只有血管的长入才能为骨组织提供充足的营养,图 1.15(a3~c3)的 CD31 免疫组化结果可以看到在骨小梁内部红色圈状 CD31 表达。CD31 为血管化的特异性表达,染色越多则说明血管化趋势越明显。其中以三级多孔支架的表达量最高,丰富的毛细血管可为骨组织的形成提供充足的养分,再次证明了所制备的三级结构支架的优异性,以及固载 BMP-2 后的诱导成骨、成血管化效果。为进一步的实验优化和原位成骨奠定了重要的实验基础。

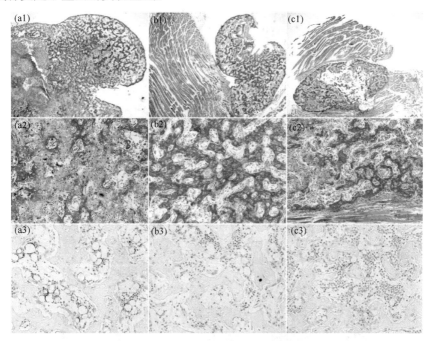

图 1.15 多级结构支架体内异位成骨情况

(a1~c1)和(a2~c2)分别为载有 BMP-2 支架植入 4 周后的脱钙 masson 三色染色、20 倍和 100 倍。
(a3~c3)多级结构支架植入 4 周后的 CD31 免疫组化染色。(a)三级结构支架(大孔-微孔-介孔)、(b)两级结构支架(大孔-介孔)、(c)两级结构支架(大孔-微孔)。固载 BMP-2 为 10 μg

Hench 教授在 *Science* 上提出了第三代生物材料的概念,即材料兼具生物活性和降解性并可以指导或激发正常的细胞生理活动,调节组织再生和重建过程中的细胞黏附、迁移、生长、分化和凋亡,从而实现组织的修复。这类材料植入人体内的损伤部位,将会帮助机体组织修复和重建。研究证明,介孔硅微球改性增强硅基支架具有仿生"大孔-微孔-介孔"多级结构,并能实现 BMP-2 的高活性固载,展现出优异的细胞黏附、迁移、分化的能力,以及体内良好的异位成骨诱导能力。在此基础上,研究了支架材料的体内原位骨修复能力。术后 4、8、12 周将取出的骨样品去除软组织,经 micro-CT 图像系统扫描观察骨修复区域。从图 1.16 可看出四组支架对大段骨缺损的修复效果:单纯三级结构支架 A 组随着时间的延长材料不断的降解,但是成骨量少;12 周时材料基本降解完全,缺损部位未愈合。载有 rhBMP-2 的三级结构支架 B 组,术后 4 周可见材料的部分外围被新生骨包覆,材料和新生骨界限分明;术后 8 周和 12 周,可见材料与新生骨相互融合,大量骨长入材料,缺损区阴影密度增大,并在 12 周时基本完成缺损修复。另外载有 rhBMP-2 的两级结构 C、D 组,骨修复情况从 micro-CT 图上虽与三级结构支架表现相似趋势,从术后 4 周开始,新生骨量不断增多,至 12 周,新生骨与材料相互融合,但是新生骨完整度不如三级结构支架。

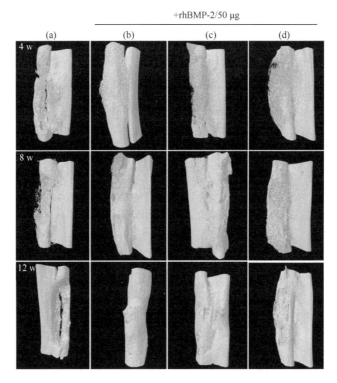

图 1.16 多级结构支架的体内原位成骨:植入兔桡骨大段缺损部位 4 w、8 w 和 12 w 后的
micro-CT 三维重建照片

(a)大孔-微孔-介孔;(b)大孔-微孔-介孔/rhBMP-2;(c)大孔-介孔/rhBMP-2;(d)大孔-微孔/rhBMP-2
w:week,周

图 1.17 的 X 射线结果可观察到相同的趋势。在没有生长因子的情况下只有在骨断端出现极少量新生骨,大段缺损依然存在;随着时间的延长材料不断地被降解,12 周时基本降解完全,缺损部位未愈合。而载有 rhBMP-2 的三级结构支架

组,随着时间的增加,伴随着快速成骨的同时,材料不断降解为新生骨提供空间。

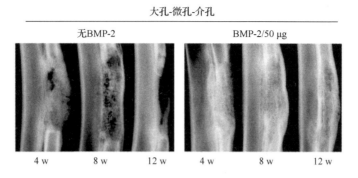

图 1.17　兔桡骨大段缺损原位成骨:单纯三级结构支架和负载 BMP-2 的三级结构
支架植入缺损部位 4 w、8 w、12 w 后的体内成骨 X 射线照片

新生骨体积和新生骨骨密度定量分析结果如图 1.18 所示,含 BMP-2 的三级
孔道支架表现出最优的新生骨体积分数、骨密度以及骨小梁厚度。12 周的生物力
学显示载 rhBMP-2 的三级结构支架与正常骨生物力学接近。可见载有 rhBMP-2
的三级结构支架组随着新骨不断长入支架高连通的网络结构,植入材料的持续降
解为新骨组织的生长提供充分的空间,同时支架保留了生长因子的高活性成骨诱
导能力,使得 BMP-2 的成骨活性最大限度地发挥作用,达到骨传导和骨诱导的双
重效果,实现 1.5 cm 大段缺损的修复。

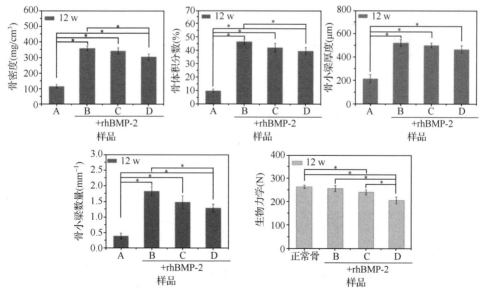

图 1.18　多级结构支架体内原位成骨参数分析:骨密度、骨体积分数、骨小梁厚度、
骨小梁数量和生物力学性能

以上研究结果表明,三级"大孔-微孔-介孔"支架材料表现出良好的生物活性、生物相容性和合适降解率,并可通过高活性固载 BMP-2 在体内实现快速的成骨诱导和骨缺损修复。

1.4　具有多级结构表界面的高分子基复合支架

支架材料的生物相容性和机械性能对于组织修复效果是至关重要的。目前用于骨组织修复的材料主要有高分子、金属材料和无机材料。然而,单一组分的支架无法满足临床上对材料的多方面要求;结合不同材料优点的复合支架将更具有优势。其中,高分子/无机复合材料因在细胞亲和性、可降解性、力学等方面可互补而广受关注。

生物活性不足、细胞响应性差是目前骨修复材料普遍存在的问题,也是临床治疗中骨修复速度慢、大段缺损无法修复的主要原因。虽然引入外源性生长因子是提高骨诱导活性的有效手段,但生长因子的固载和控释仍然未能很好地解决。另一方面,材料普遍缺乏细胞识别位点,特别是高分子基材料,其高疏水性的表面特性使得细胞难以在其表面黏附、增殖和铺展。大量的研究集中于采用各种手段改进其表面特性[15, 16]。

近年来,介孔材料在生物材料领域的独特性质正日益受到关注,其高比表面积和高孔容的特性,在蛋白吸附、药物负载和传输等方面具有很大的应用潜力。我们研究小组提出了结合快速打印和表面原位沉积组装技术对于高分子基多孔支架进行表面介孔涂层来获得细胞亲和性表面、提高细胞快速响应性的思路。

1.4.1　表面涂层大孔-介孔复合支架的制备

利用快速打印技术制备孔相互连通的 3-羟基丁酸与 3-羟基己酸共聚酯(PH-BHHx)多孔支架,进一步在支架表面通过溶剂挥发诱导自组装(EISA)方法涂层介孔生物玻璃(MBG),借助介孔材料的高比表面积和高吸附特性改变聚酯支架的表界面特性,赋予支架材料高细胞响应能力(图 1.19)。

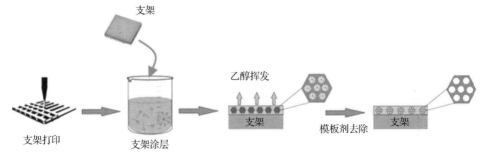

图 1.19　原位沉积法制备介孔涂层聚酯复合支架的流程图

由图 1.20(a)支架的微观形貌观察可见,三维打印的 PHBHHx 三维支架外表规整,孔通透,孔径均匀,孔隙率 60% 左右。由扫描电镜图[图 1.20(b)]可以看出支架的孔分布均匀,浸泡涂层不同次数的 PHBM-2,PHBM-4 和 PHBM-8 的孔径分别为 413.1 μm$\pm$25.5 μm,414.3 μm$\pm$26.4 μm 和 432.5 μm$\pm$42.1 μm,与 PHBHHx 支架的孔径(423.6 μm$\pm$58.5 μm)相比无显著性差异。可见支架表面的 MBG 涂层改性不影响 PHBHHx 三维支架的孔径;但支架的表界面状态发生变化:未经改性的 PHBHHx 表面规整,经过 MBG 涂层改性后支架表面粗糙,并且随着涂层次数增加表面粗糙程度增加。扫描电镜观察切开的 PHBM-8 支架的孔壁内部也被 MBG 覆盖。AFM 显示出同样的趋势。由图 1.20(c)可以看出未经 MBG 改性的 PHBHHx 薄膜表面平整光滑,MBG 改性后表面出现凸起的颗粒,并且随着改性次数的增加表面也变得粗糙。PHBHHx 的平均粗糙度 R_a 为 0.55 μm$\pm$0.17 μm。MBG 改性后,PHBM-2,PHBM-4 和 PHBM-8 的平均粗糙度 R_a 分别是 0.68 μm$\pm$0.22 μm,1.52 μm$\pm$0.74 μm 和 3.10 μm$\pm$1.12 μm。材料表面粗糙度随着 MBG 涂层次数的增加而增大。

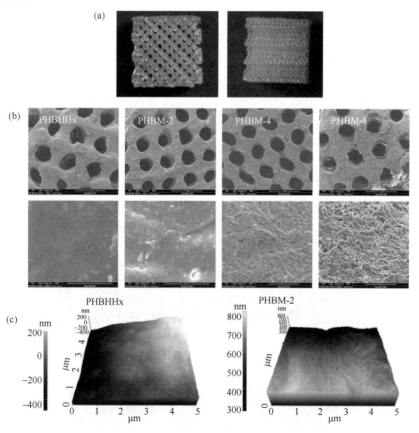

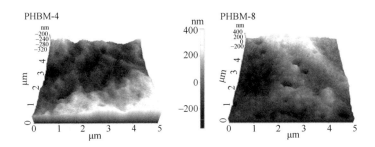

图 1.20 表面涂层大孔-介孔支架的外观及微观形貌观察

(a)三维打印的纯 PHBHHx 及表面涂层 PHBHHx-MBG 复合支架的外观;(b)扫描电镜(SEM)观察支架
表面及断面形貌;(c)原子力显微镜下观察复合支架的表面形貌

表 1.5 不同涂层次数支架材料的孔径、孔隙率和力学强度

	PHBHHx	PHBM-2	PHBM-4	PHBM-8
支架孔径（μm）	423.6±58.5	413.1±25.5	414.3±26.4	432.5±42.1
孔隙率(%)	63.8±0.9	61.9±1.7	62.4±2.6	60.5±1.9
压缩强度（MPa）	14.53±0.73	15.04±1.91	14.81±0.98	15.32±1.37

由表 1.5 可见表面涂层后支架材料的孔径、孔隙率未发生明显改变,大孔结构和孔隙率均得到保留,并且支架的抗压强度稍有增加。

材料表界面亲疏水状态对材料与细胞相互作用有较大影响。PHB 基材料疏水性强,细胞亲和性不理想,细胞黏附差。引入亲水性物质,降低表面张力是改进高分子基细胞亲和性的有效手段。本研究在支架材料表面引入介孔硅基生物玻璃涂层,改变了表面形貌,并且使得表面的亲疏水性改变。接触角测定表明(图 1.21),PHBHHx 材料为疏水材料,接触角为 116.5°,随着 MBG 涂层层数的增加,材料表面的接触角减小,说明表面涂层 MBG 后可以降低材料的接触角,改善 PHB 基疏水材料的亲水性。

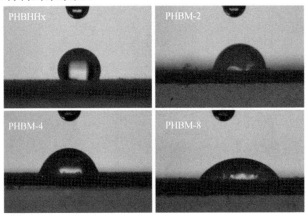

图 1.21 表面涂层不同层数 MBG 后材料表面的接触角

　　将 PHBM-2,PHBM-4 和 PHBM-8 表面的涂层刮下,进一步对表面原位沉积
上的纳米颗粒进行表征(图 1.22)。图 1.22(a)在透射电子显微镜下可以看出三个
材料表面的涂层并无明显的差异,都具有 $P6mm$ 六方有序排列的介孔孔道,而且
介孔孔道贯通整个材料,显示出长程有序,孔径在 6 nm 左右。图 1.22(b)小角 X
射线衍射图显示,PHBHHx 材料小角范围内没有吸收峰,而表面改性后的 PHBM-
2,PHBM-4 和 PHBM-8 材料的 XRD 谱图在小角范围 $2\theta=1.2°$ 处均出现一个强的特
征衍射峰,表明 PHBHHx 表面原位沉积的介孔生物玻璃孔道具有长程有序的结构。

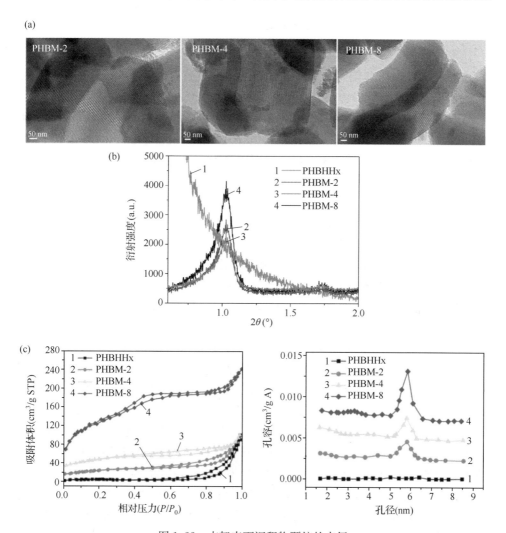

图 1.22　支架表面沉积物颗粒的表征
(a)材料表面涂层的透射电镜照片;(b)样品的小角 X 射线衍射分析;(c)低温氮气吸附-脱附等温线和
孔径分布曲线

而且,随着表面涂层次数增加,XRD 小角衍射的峰强也提高,表明材料表面的 MBG 含量随涂层次数增加而增多。图 1.22(c)低温氮气吸附-脱附等温线以及孔径分布曲线中,相比于纯 PHBHHx 支架,复合支架吸附-脱附曲线在 $P/P_0=0.4\sim0.6$ 范围内都出现了毛细凝聚并产生突跳,说明复合材料都有介孔结构存在。而在 BJH 模型孔径分布曲线中,可见复合材料的孔径分布均一,说明材料具有规整的介孔孔道。同时可以看出,单纯 PHBHHx 材料没有介孔存在,涂层样品的孔径主要分布在 $5.5\sim6.0$ nm 之间,属于介孔材料范畴。

1.4.2　表面涂层大孔-介孔复合支架的性能研究

将复合支架材料在模拟体液 SBF 里浸泡 7 天后观察其体外生物活性。图 1.23(a)中,扫描电镜照片显示 PHBHHx 支架浸泡后表面几乎没有变化,而复合支架表面均产生矿物质沉积。PHBM-2 表面有微小颗粒生成,PHBM-4 和 PHBM-8 表面有明显的矿物质沉积,并且 PHBM-8 表面的矿物质体积更大,矿物质的外形呈球形。EDS 能谱分析[图 1.23(b)]显示,PHBHHx 表面几乎只有 C 和 O 成分,以及极少量的 Ca 和 P。PHBHHx-MBG 复合支架在模拟体液里浸泡 7 天后表面都有钙、磷、镁的吸附峰出现,钙磷比随着材料表面 MBG 含量增多而呈递增趋势,但是都比磷灰石晶体 HA 的钙磷比(1.67)低,PHBM-2 表面的钙磷比为 1.37,PHBM-4 表面的钙磷比为 1.49,PHBM-8 表面的钙磷比为 1.56。这是由于 PHBHHx-MBG 材料在 SBF 溶液中能够释放钙离子和硅离子,并与 SBF 溶液中的 H_3O^+ 离子发生交换,在材料表面形成 Si—OH 基团,而这些 Si—OH 基团具有促使磷灰石成核的作用。在磷灰石晶核产生之后,SBF 溶液中大量的钙离子和磷酸根等离子会自动吸附于晶核周围,并自发形成磷灰石晶体。这种磷灰石晶体由低结晶度和具有缺位结构的碳酸磷灰石纳米晶构成,具有类似于人体自然骨中所含的矿质磷灰石成分,其表面能够促进骨细胞增殖和分化,并生成由胶原和生物磷灰石所组成的胞外基质,最终使骨基质能够与磷灰石层发生化学键合。以上结果表明,经表面涂层介孔颗粒后,PHBHHx-MBG 材料体外生物活性良好,能够与人体骨组织发生有效的键合。XRD 图谱[图 1.23(c)]显示,经过表面涂层 MBG 后的 PHBM-8 复合材料中未发现新的特征峰出现,PHBHHx 的结晶衍射峰依然存在,说明材料表面的 MBG 为非结晶性材料。材料在模拟体液中浸泡 7 天后,纯 PHBHHx 材料的 XRD 谱与浸泡前没有明显的差别,表面涂层的 PHBHHx-MBG 复合材料浸泡后表面有明显的磷灰石衍射峰,并且衍射峰的强度随 MBG 增加而增强,说明磷灰石的含量随 MBG 增加而增加。可见原位沉积介孔 MBG 后的材料表面形成了磷灰石层,这一表面状态变化可以改善高分子材料的生物活性。

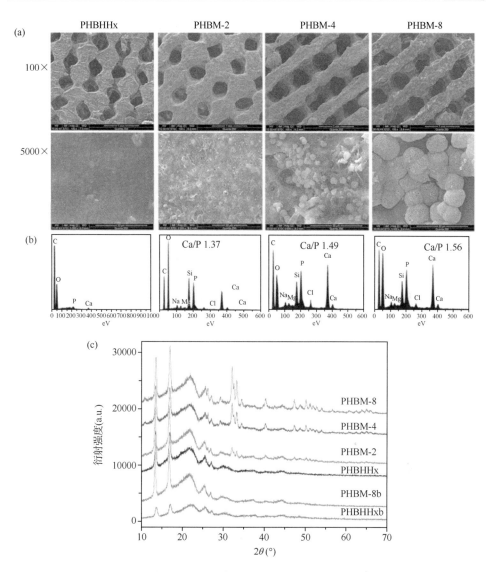

图 1.23 支架在 SBF 中浸泡 7 天后的体外生物活性

(a)SEM 下支架表面形貌；(b)浸泡后支架表面的 EDS 分析；(c)浸泡后支架的 XRD 图谱，PMBM-8b 和 PHBHHxb 分别为未浸泡的 PHBM-8 支架和 PHBHHx 支架

表面介孔涂层后，支架对于生长因子的吸附能力和缓释效果也得到改善。图 1.24(a)中，荧光显微镜下可发现随着涂层次数增加，支架材料对经 FITC 标记的 BMP-2 的吸附能力增强；1.24(b)缓释曲线中，BMP-2 生长因子在未经表面涂层的单纯 PHBHHx 支架表面很快扩散，早期突释很快，5 天内累计释放就接近 90%；相比之下，表面介孔涂层延长 BMP-2 在支架上的停留时间，降低突释，释放

14 天,PHBM-2,PHB-4 和 PHBM-8 的累计释放量分别达到 82%,69% 和 56%。可见表面涂层改性降低了突释,延长生长因子的作用时间。

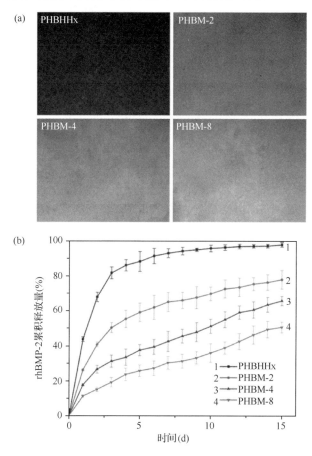

图 1.24　表面涂层大孔-介孔复合支架的吸附能力和缓释曲线
(a)复合支架对 FITC-BMP-2 的吸附能力;(b)负载 BMP-2 的多级结构对于 rhBMP-2 的缓释曲线

1.4.3　表面涂层大孔-介孔复合支架的细胞相容性及成骨活性

PHBHHx 支架表面介孔涂层后的体外细胞相容性研究表明,人骨髓间充质细胞(hMSCs)在支架上生长 6 h 后,PHBHHx 表面细胞黏附量很少,材料的骨架上只有少量细胞;而 PHBHHx-MBG 复合支架表面有明显的细胞黏附[图 1.25(a)]。PHBM-4 和 PHBM-8 材料发现细胞向孔内生长(箭头所示)。通过 Image J 软件对细胞黏附量定量分析表明,PHBHHx,PHBM-2,PHBM-4 和 PHBM-8 材料的细胞黏附量分别是 $20\pm7,212\pm47,321\pm29$ 和 451 ± 36 个,可见支架表面 MBG 的涂层改性可以明显改善 PHBHHx 材料的细胞黏附。图 1.25(b)中 MTT 法测定细胞增殖的结果显示,与四种材料共培养的细胞 OD 值均随时间而增加,并且在 4 天和 7 天时 PHBM-8 和 PHBM-4 材料的 OD 值明显比 PHBM-2 和 PHBHHx 材料高。表明细胞相容性良好,材料对细胞无不良影响,并能够促进细胞增殖和生长。图 1.25(c)对支架材料表面培养 3 天后的细胞进行 live-dead 染色,将材料表面的活细胞染成绿色,死细胞染成红色。可以看出,四组支架材料上都有细胞生长,并且细胞数量也是随着 MBG 改性次数增加而增多。PHBHHx 和 PHBM-2 支架表面有少量的红色点,显示 PHBHHx 和 PHBM-2 支架表面有少量的死细胞;而 PHBM-4 和 PHBM-8 支架表面未发现明显的红色死细胞。

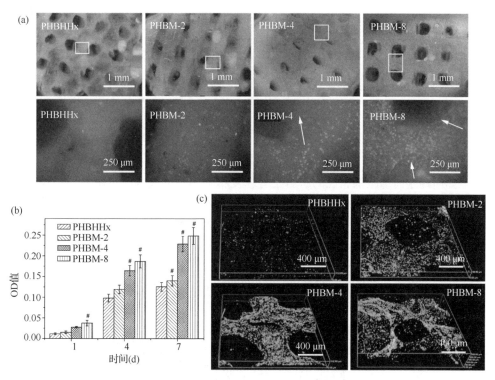

图 1.25　hMSCs 细胞在 MBG 涂层支架的细胞相容性

(a)hMSCs 在支架上培养 6h 后的 DAPI 染色;(b)MTT 法测得细胞在不同涂层含量支架上的增殖情况;
(c)细胞在不同涂层含量的支架表面的黏附和铺展

图 1.26 中,代表成骨分化能力的碱性磷酸酶(ALP)活性检测和碱性磷酸酶染色显示,支架材料的 ALP 活性值均随时间而提高,并且 PHBHHx-MBG 复合材料在 7 天和 14 天都明显高于 PHBHHx 材料。低 MBG 含量的 PHBM-2 与 PHBHHx 染色量基本相当。到第 14 天,与其他三组比较,PHBM-8 的 ALP 活性仍然增长明显。从 14 天的 ALP 染色结果可以看出,PHBM-8 组有大量分化的 ALP 染色细胞。介孔涂层支架的促进成骨作用可能与材料的离子释放有关。相关研究表

明,硅基支架是目前唯一能促进生长因子的生成、促进细胞繁衍、活化细胞基因表达的人工合成的无机材料。材料表面化学反应释放的可溶性 Si、Ca、P 等离子达到临界浓度后能引发材料和周围的细胞间特异相互作用。

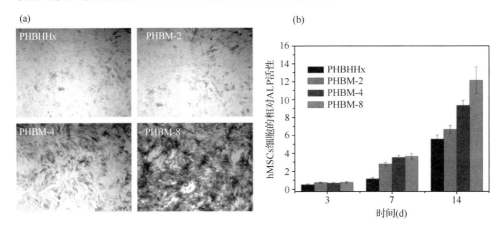

图 1.26　MBG 涂层支架的成骨活性
(a)hMSCs 与不同材料共培养后的 ALP 染色;(b)ALP 活性

如何构建高细胞亲和性的材料是骨修复材料制备的关键。本研究通过原位沉积方法对三维打印高分子支架进行表面改性,引入了介孔玻璃表面涂层,构建了具有高细胞亲和性的复合材料表界面,改变了高分子聚酯基材料的表界面状况,改善材料表面的亲水和体外活性,有利于支架材料与骨修复界面发生骨性结合;同时介孔颗粒的引入有利于细胞黏附和增殖,促进细胞向内生长,细胞的成骨分化能力也得到提高。这种表面改性方法简单易行,通过涂层层数的控制可很便捷地调控复合支架的性能,并且有利于生长因子的固载和控释,为骨修复支架的改性提供了新思路。

1.5　大孔-微孔-介孔三级微纳结构复合支架的制备及其修复兔临界骨缺损的研究

骨修复支架的孔隙结构对新骨的形成有重要的影响。特别对于大段骨缺损修复,由于移植物早期没有独立的血液供应,营养渗透不足,往往导致成骨效果不佳。如何建立有效的血液供应,促进新骨形成,缩短骨愈合时间是制约大段骨缺损修复的关键[17-20]。支架材料除了具有良好的生物相容性外,孔径大小、级配及贯通性对于修复效果至关重要。骨组织和血管组织的生长要求孔径在 100 μm 以上;内部连通孔隙的孔径在 10~40 μm 时,允许纤维组织长入;孔径为 40~100 μm 时,允许非矿化的骨样组织长入,而小于 10 μm 的孔能促进液体和离子的渗透和扩散。良好的贯通性对组织的生长有重要的促进作用。要使新骨组织能够向支架内部生长,支架中的孔洞必须相互贯通,以便氧气和营养成分的输送以及代谢物的排出。因此,改善支架的孔隙结构,提高血管网络化成为骨修复支架的重要研究方向。带血管的新骨移植、血管化生长因子引入以及多孔支架的构建等都是目前的研究热点。

1.5.1　大孔-微孔-介孔三级微纳结构复合支架的制备

近年来,本课题组重点探索了支架材料的孔结构对血管化及骨修复速度的影响。主要基于以下设想:支架材料中微米/纳米孔道各司其职,借助纳米尺度的表/界面促进细胞的快速响应,包括细胞的快速黏附、富集、增殖,实现骨组织修复过程的快速启动;依赖材料的微纳多级结构和纳米表/界面来实现生长因子的高活性装载,在内源性表达不足的情况下,使缺损处仍拥有足够量的生长因子,从而提高细胞的骨向分化能力,实现骨组织的快速形成;利用材料的微米尺度以及三维空间结构确保骨组织修复过程中细胞生长、良好的营养传输以及新生组织的血管化,提高修复质量。由此,我们提出了多级孔分级组装的策略:分别通过盐析法和冻干法制备了大孔和介孔,借助纳米粒的组装引入了介孔孔径,制备出具有大孔-微孔-介孔结构的多级微纳结构材料(图 1.27)。

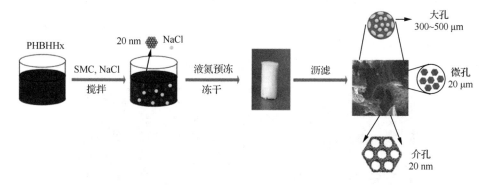

图 1.27　多级孔分级组装法制备 PHBHHx/SMC 复合支架

该支架以 PHBHHx 为基质,支架中的大孔由制孔剂控制;其支架壁上的微孔由冻干-相分离法获得;介孔结构则通过引入介孔纳米颗粒而产生。同时,为了使介孔结构能更好地对生长因子进行装载和缓释,采用扩孔方法制备了大孔径介孔钙氧化硅材料(SMC),将其引入到 PHBHHx 基质中。由材料支架断面的 SEM 图(图 1.28)可以看出,PHBHHx 大孔支架(大孔,PHB-1)、引入介孔钙氧化硅纳米颗粒的二级结构 PHBHHx/SMC 支架(大孔-介孔,PHBS-2)和三级结构 PHBHHx/SMC 支架(大孔-微孔-介孔,PHBS-3)三种支架材料都有 $300\sim500\ \mu m$ 的孔结构,并且大孔之间相互连通;二级支架 PHBS-2 表面相对于一级结构 PHB-1 表面更粗糙,孔壁上有大小不一的凹坑;三级支架 PHBS-3 除了粗糙表面外,孔壁上还分布有 $30\ \mu m$ 左右的微孔。

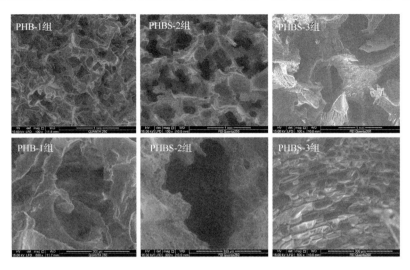

图 1.28 不同孔材料支架的扫描电子显微镜照片
PHB-1:一级孔结构;PHBS-2:二级孔结构;PHBS-3:三级孔结构

　　二级和三级结构 PHBS 支架中的介孔颗粒为扩孔的介孔钙氧化硅 SMC,从图 1.29(a)TEM 照片中可以看出 SMC 材料具有无序介孔结构,呈泡沫状,孔壁清晰,孔径在 20 nm 左右;图 1.29(b)低温氮气吸附-脱附等温线和孔径分布显示 SMC 突跳处于 0.5～0.9 之间,孔径达到 21 nm 左右。

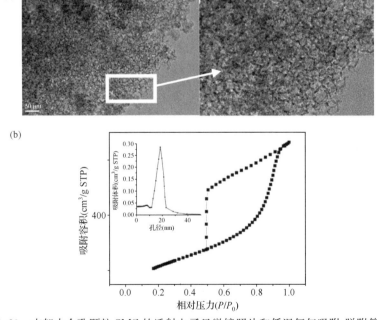

图 1.29 支架中介孔颗粒 SMC 的透射电子显微镜照片和低温氮气吸附-脱附等温线

图 1.30 为材料对 BMP-2 的吸附和缓释行为。由图 1.30(a)可以看出,疏水性的 PHBHHx 材料对蛋白吸附较差,在 PHBHHx 表面吸附的 BMP-2 为 8.65%± 2.36%;随着具有高比表面积孔容和大介孔尺寸的 SMC 加入可以明显提高材料对 BMP-2 的吸附;SMC 加入量增多材料对 BMP-2 的吸附量也随之增加,PHBHHx- 20 可达到 75.63%±10.65%。同样地,介孔结构的引入还有利于生长因子的缓释。由图 1.30(b)缓释曲线可知,PHBHHx 材料产生了明显的突释现象,5 天的时候材料表面的 BMP-2 已经释放了 79%,10 天的时候已经几乎全部释放完全。而 PHBHHx-5,PHBHHx-10 和 PHBHHx-20 材料 5 天的时候释放量分别是 24%,35%和 47%,10 天的时候释放量分别达到 82%,69%和 56%。可见 SMC 的加入可有效缓解 BMP-2 的突释,延长 BMP-2 的释放时间。

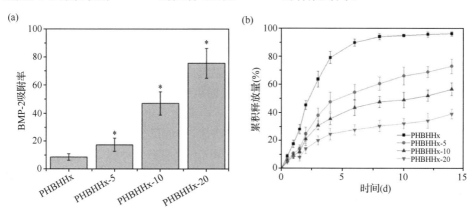

图 1.30　多级结构复合支架的吸附和缓释行为

(a)多级结构支架对 rhBMP-2 的吸附量;(b)缓释曲线。* $P < 0.05$ 代表与 PHBHHx 组相比有显著性差异

1.5.2　大孔-微孔-介孔三级微纳结构复合支架修复兔临界骨缺损研究

将不同孔径结构的支架复合 rhBMP-2 后,用于动物体内原位修复。采用兔桡骨 1.5 cm 临界骨缺损作为动物模型,随机分成四组,分别植入载 rhBMP-2 的 PHBHHx 大孔支架、PHBHHx-20 大孔-介孔支架和 PHBHHx-20 大孔-微孔-介孔支架,并以不植入材料的空白组为对照。动物实验分组及手术流程如图 1.31 及表 1.6 所示。

表 1.6　原位骨修复样品

组别	PHBHHx(wt%)	SMC(wt%)	rhBMP-2(μg)	孔级数
对照组	0	0	0	0
PHB-1	100	0	50	1
PHBS-2	80	20	50	2
PHBS-3	80	20	50	3

注:wt%表示质量分数。

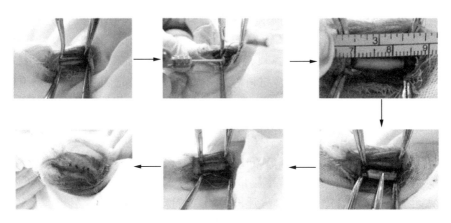

图 1.31 动物实验手术流程

支架植入 4 w、8 w 和 12 w 后的样本经 Micro-CT 扫描重建后的 3D 图像显示［图 1.32(a)］，空白对照组 4 w、8 w 和 12 w 都可以看见明显的缺损，4 w 几乎没有新骨生成，两端仅有很少量的新骨生成；8 w 时两端新骨量增加，但是缺损区域仍很明显；12 w 缺损部分仍未完全修复好，骨不连现象严重。一级孔结构的 PHB-1 组 4 w 时两端有新骨生成；8 w 时新骨生成明显，靠近尺骨侧的缺损已完成连接；12 w 缺损部位已经基本长满新骨，新骨表面粗糙，说明新生骨组织尚未重塑完成；二级结构的 PHBS-2 组 4 w 时尺骨一侧缺损已经连接上；8 w 时新骨生成量明显增加，并且外侧新骨也连接上，但缺损处新骨仍未填满；12 w 时缺损处已经完全长满新骨。三级结构的 PHBS-3 组 4 w 时缺损部位已经长满新骨，但是新骨呈现分散状态；8 w 时缺损已经完全长满新骨；12 w 断端新旧骨完全融合，缺损中央新骨表面光滑，接近自体骨。图 1.32(b,c)定量分析骨矿含量(bone mineral content，BMC)和骨密度(bone mineral density，BMD)结果显示，未加入材料的对照组，缺损的修复仅靠骨断端自身分泌内源性生长因子，借助邻近尺骨作为传导介质来形成新生骨组织，其修复能力有限，尤其是对于超过临界尺寸的大段缺损修复效果不理想，各时间点的平均成骨量均低于其他三组，12 w 之后仍存在骨不连现象。负载 rhBMP-2 的 PHB 支架起到骨传导介质的作用，同时 rhBMP-2 起到骨诱导作用，但是由于单纯 PHB 支架对 rhBMP-2 缓释作用有限，作用时间短，4 w 时两端虽有骨痂形成，但仍可见明显骨缺损，因此总体修复效果优势不明显。8 w 时缺损两端新骨桥接趋于完成，但依然依附相邻尺骨向缺损中央生长；12 w 时虽有少量新骨连接缺损区域，但表面仍然存在明显的缺损尚未修复完全。相比之下，含有介孔颗粒的 PHBS-2 组和 PHBS-3 组的修复速度明显加快。这与引入介孔结构后细胞在材料表面的黏附和铺展行为一致，介孔结构有助于启动细胞的快速响应，从而有利于骨组织快速修复。从 4 w 开始，虽修复速度明显快于前两组，并始终保持速度优势，12 w 时缺损修复已基本完成。特别是 PHBS-3 组，4 w 时虽然新生骨的表面仍不规则,但已完成大部分缺损区域的填补,8 w 时修复基本完成,12 w 时缺损部位修复完成,骨量和骨密度均最高,表明新骨塑形也较完善。上述各时间点的比较说明外源性生长因子可以提高骨修复的速度和质量,同时外源性生长因子需要有良好缓释载体才能起到好的骨修复质量,并且材料的孔连通性对骨修复也有很大影响,孔连通性好有利于骨组织修复。

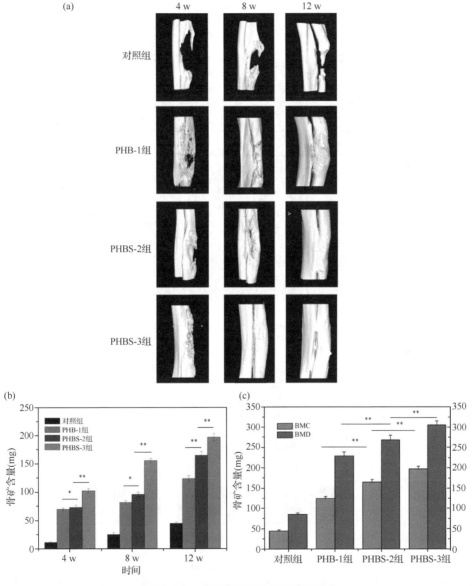

图 1.32　材料的原位骨修复效果评价

(a)4 w、8 w、12 w Micro-CT 三维重建图;(b)不同时间点性的骨量分析;(c)第 12 周各实验组的骨含量和骨密度分别在术后 4 w,8 w 和 12 w 向动物腹腔内注射四环素(TE)、茜素红(AL)和钙黄绿素(CA)表征其修复过程的新骨形成。从图 1.33(a)荧光结果可以看出,在

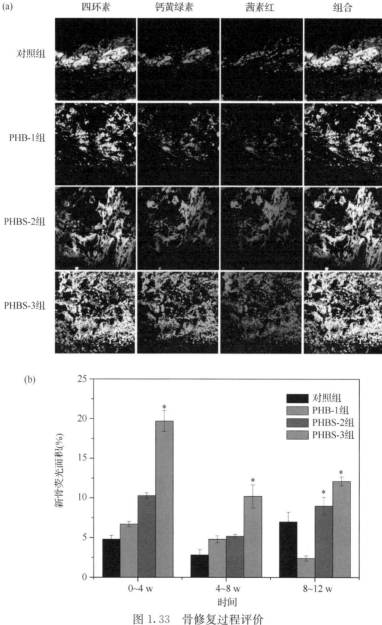

图 1.33　骨修复过程评价

(a)修复过程序列荧光标记图,黄色、绿色和红色分别代表术后 4 w,8 w 和 12 w 骨形成和矿化情况;

(b)荧光面积定量分析

本图(a)另见书末彩图

各个时间点,新骨生成速度均表现为 PHBS-3＞PHBS-2＞PHB-1＞对照,具有二级和三级结构的 PHBS-2 组和 PHBS-3 组显示的荧光面积均明显大于 PHB-1 组和对照组,特别是三级结构 PHBS-3 组显示出最大的荧光面积,表现出更快的新骨生长速度。定量分析结果[图 1.33(b)]显示,修复前期(0～4 w)这种速度差异更加明显,三级结构的新骨面积远大于其他组;随后这种速度上的差异开始缩小,至8～12 w,二级结构和三级结构的差异不明显。

　　骨移植后的三个基本过程是移植物血管化、骨再生以及骨端融合,而移植物血管化是关键环节,它贯穿于整个移植修复过程。骨修复材料植入机体后能否成活,关键是其能否早期血管化并和周围组织建立血供。采用 Micro-CT 检测显影剂灌注后四组实验的血管生成情况(图 1.34)。图 1.34(a)显示在 4 w 时对照组和 PHB-1 组只有很少的血管生成,并且都是短血管;大孔-介孔二级结构的 PHBS-2 组有部分连续的长血管生成,而 PHBS-3 组的血管数量和长度都要明显好于其他三组。8 w 时,对照组和 PHB 组的血管数量和长度与 4 w 时比较有少量增加,但是仍然还是以短血管为主,PHBS-2 组和 PHBS-3 组的血管数量与 4 w 相比有明显的增加,特别是三级结构 PHBS-3 组血管数量最多,并且有大量的连续血管生成。该趋势与血管图像的定量分析结果[图 1.34(b)]相符,三级结构 D 组在 4 w和 8 w 生成的血管数量均最多。上述结果表明,在同样添加外源性生长因子的情况下,三级结构支架具有更明显的促血管化作用。良好的血管化对于成骨无疑是有利的,这也与三级结构支架具有更好的成骨效果相符合。

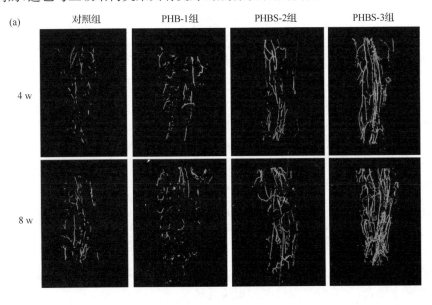

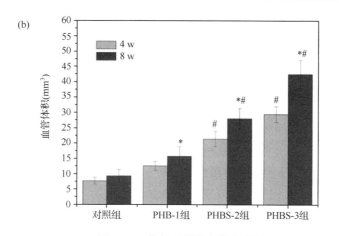

图 1.34　修复过程的血管化表征

(a)术后 4 w 和 8 w 缺损部位血管生成影像；(b)血管形成定量分析

　　图 1.35 分别为桡骨缺损原位成骨 4 w 时组织切片 HE 染色和 Masson 三色染色，区域为骨断端部位。图中可见四组均有新骨(NB)生成，新骨周围都有一层纤维包膜(F)，新骨表现为无规则形状的骨小梁结构，即编织骨。对照组中新骨很少，骨小梁较为松散，骨小梁周围有较多的纤维包膜；PHB-1 组负载生长因子 rhBMP-2的大孔 PHBHHx 支架，新生骨较 A 组明显增多，并且骨小梁面积相对较大，骨小梁中有无规则的材料和纤维组织；PHBS-2 组骨小梁较为密集，并且骨小梁已经连接起来；PHBS-3 组骨小梁密集而粗壮，并且网眼中可见血细胞。三色染色中可见新骨均呈蓝染，说明骨的成熟度较低。

　　8 w 的组织学切片中，HE 染色可见各组骨小梁进一步增粗增大，对照组骨小梁网眼中依旧存在大范围空白区域；PHB-1 组软骨正在逐步转变成小梁骨；PHBS-2 组和 PHBS-3 组可见粗壮骨小梁形成网络结构，PHBS-3 组中可见血细胞，血细胞集中的地方出现类似血管样形态。说明原位成骨 8 w 时三级结构显现出促血细胞增多的作用，该作用随着时间的延长，进一步发展为促血管发生作用。从三色染色可以看出，PHBS-1 组和 PHBS-3 组还有少量的材料残留；PHBS-3 组已无明显的材料残留，并且骨基质中可见典型成熟骨单位，即中央管和围绕中央管呈同心圆结构的哈弗氏骨板。

　　缺损修复 12 w 的 VG 染色组织切片(图 1.36)可见各组骨小梁都进一步趋于成熟，对照组新骨与原骨之间仍有较大的空隙，骨小梁之间也仍有间隙；PHB-1 组骨小梁比对照组粗壮，骨小梁之间的间隙比对照组小，新骨和原骨之间也仍有间隙，新骨沿着原骨生长；PHBS-2 组新骨和原骨之间结合紧密；PHBS-3 组新骨和原骨已经完全融合，并且骨小梁已经向板层骨转变。

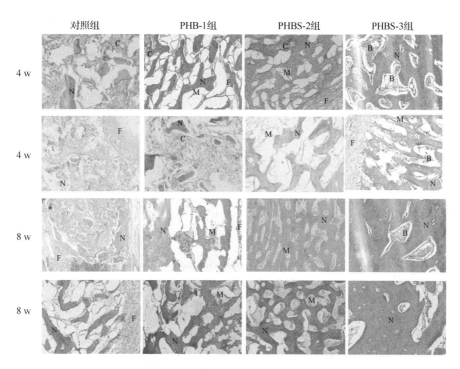

图 1.35　原位成骨 4 w 和 8 w 组织切片 HE 染色和三色染色

N:新骨;C:软骨细胞;F:纤维组织;B:血细胞;M:材料。放大倍数为 100 倍

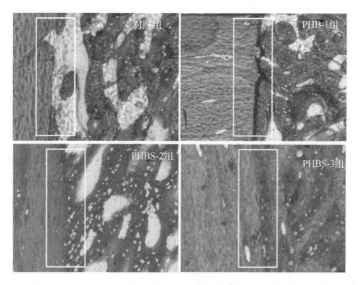

图 1.36　原位成骨 12 w 组织切片 VG 染色

　　CD31 为高度糖基化的Ⅰ型跨膜蛋白,是敏感性和特异性均高的血管内皮细胞标记物,表达在血管内皮细胞的细胞膜或胞浆上。从 4 w 和 8 w 的免疫组化(图 1.37)可以看出,4 w 时,对照组的 CD 34 表达呈现阴性,8 w 时有少量的表达;PHB-1 组 4 w 时在骨小梁周围有少量的 CD34 表达,到了 8 w 时阳性表达量有所提高;PHBS-2 组和 PHBS-3 组的 CD34 阳性表达细胞明显比对照组和 PHB-1 组增多,并且在骨小梁间隙中分布。4 w 时 PHBS-3 组的 CD34 阳性表达细胞比PHBS-2 组更密集,8 w 时 CD34 阳性表达细胞已呈退化趋势,并且阳性表达细胞都紧挨着骨小梁,环绕着粗大的血管管腔。免疫组化染色结果显示,三级结构的PHBS-3 组表现为前期更快地形成血管化,因而也有助于快速修复。

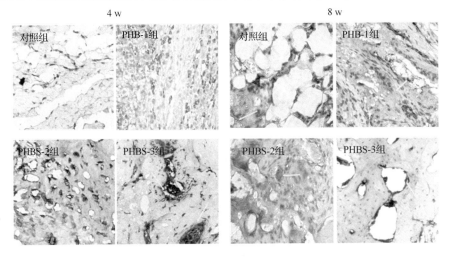

图 1.37　4 w 和 8 w 时新骨区的 CD31 免疫组化染色

　　骨的发生方式分为两种:一种是膜内成骨,即在原始的结缔组织膜内直接成骨,常见于头面部的扁骨等。另一种是指在预先形成的软骨雏形的基础上,逐步被替换为骨,软骨内成骨,多见于四肢骨、躯干骨等。rhBMP-2 的诱导成骨基本为软骨内成骨。空白对照组由于既无外源性生长因子又无材料支撑传导,只靠骨断端分泌内源性生长因子,因此成骨速度和质量不够理想,最后导致缺损部位骨量小,仅有少量新骨形成,12 w 时新骨与原骨仍有明显的间隙,无法完全修复缺损,出现骨不连。携载 BMP-2 的 PHB-1 组,材料填充于骨断端之间起到了传导作用,两端骨细胞可沿材料黏附爬行,逐渐向缺损中央区域生长,而携载的外源性 BMP-2 可经由材料向缺损中央区域传送,成骨速度和骨量均高于 A 组。PHBS-2 组材料在PHB 和 BMP-2 的基础上,引入了介孔二氧化硅,改善了 PHBHHx 材料的亲水性,骨细胞更容易黏附、增殖,同时介孔材料缓解了 rhBMP-2 的突释,使得 rhBMP-2 能够缓慢释放出来,加快骨修复速度,因此骨修复情况比 PHB-1 好。三级结构的 PHBS-3 组在支架组成上和 PHBS-2 组相同,区别在于支架的孔壁上还有微米级的小孔,更有利于营养的传输和内皮细胞的向内长入,良好的血管化使得三级结构支架的骨修复速度和效果优于其他组。

修复 12 w 桡骨的生物力学三点弯曲性能(图 1.38)评价结果显示,术后 12 w,对照组、PHB-1 组、PHBS-2 组、PHBS-3 组的最大抗弯曲载荷分别为 79.7 N、121.0 N、213.4 N、252.6 N,未手术的正常组为 279.8 N,所有组强度均低于正常组。空白对照组最大抗弯负荷明显低于其他各组,说明仅靠缺损处内源性生长因子无法满足长段骨缺损的修复要求;含 rhBMP-2 的 PHB-1 组高于 A 组,体现出生长因子的骨诱导作用以及材料的骨传导优势;引入纳米介孔结构的 PHBS-2 组由于更好的缓释作用以及介孔结构的成骨活性,骨修复速度加快并且力学强度提高;具有三级孔结构的 PHBS-3 组材料的连通性更好,更有利于营养的输送,修复中早期血管化速度加快,因而导致成骨速度和修复效果更好,新骨力学强度接近正常桡骨强度。

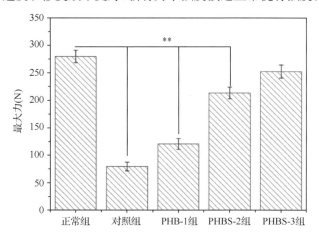

图 1.38　12 w 新生桡骨三点弯曲最大抗弯曲载荷
$**$ $P<0.05$,A 组和 B 组之间、C 组与正常骨之间有显著性差异

从以上动物实验的结果可以得出,引入纳米介孔结构后的修复速度快于单纯高分子支架,这可能与介孔颗粒的快速细胞响应特性以及介孔结构对生长因子的缓释作用有关;而同样组成下,大孔-微孔-介孔三级结构支架的修复速度和修复效果都优于大孔-介孔二级结构支架,表明支架材料的结构对组织修复速度影响很大。三级结构有利于早期血管新生和营养传输,因而能促进骨组织快速修复。

1.6　总结与展望

具有快速修复功能的骨修复材料的研究是生物材料和组织再生领域的热点。

具有高孔容和高比表面积的纳米介孔材料的出现为构建骨修复材料提供了更多的调控手段。介孔孔道不仅可以作为生长因子及药物载体，并且可促进细胞黏附和成骨分化；支架中微米、亚微米、纳米多种尺度协同调控细胞行为和组织再生：纳米尺度决定着材料表面的理化性质，调控着细胞的黏附、增殖与分化以及相关基因的表达；微米尺度决定材料的孔径，影响细胞的铺展以及营养的传输。因此，开展多级微纳结构组织修复材料的研究，有可能突破传统骨组织修复材料在细胞行为调控、营养物质传输以及促进组织形成方面的制约瓶颈，为促进组织快速修复提供新的设计思路。

本研究已证明三级结构材料具有促进骨组织快速修复，特别是促进血管化的作用，但其在体内影响成骨的精细过程及还不够明确，需要深入开展相关的机制研究，探索材料结构对骨修复过程血管化的作用规律。同时，将三级结构材料与生长因子复合，形成具有促进骨组织快速修复的新材料，研制相关的制品，并开展相应的临床应用基础研究，努力推动其临床应用，造福广大患者。

（王　靖　杨盛兵　唐　为　刘昌胜　华东理工大学）

参 考 文 献

[1] Garcia A, Cicuendez M, Izquierdo-Barba I, Arcos D, Vallet-Regí M. Essential role of calcium phosphate heterogeneities in 2D-hexagonal and 3D-cubic SiO₂-CaO-P₂O₅ mesoporous bioactive glasses. Chemistry of Materials，2009，21：5474-5484.

[2] Vallet-Regí M, Ruiz-González L, Izquierdo-Barba I, González-Calbet J M. Revisiting silica based ordered mesoporous materials：Medical applications. Journal of Materials Chemistry，2006，16：26-31.

[3] Arcos D, Lopez-Noriega A, Ruiz-Hernandez E, Terasaki O, Vallet-Regi M. Ordered mesoporous microspheres for bone grafting and Drug Delivery. Chemistry of Materials，2009，21：1000-1009.

[4] Shi Q, Wang J, Zhang J, Fan J, Stucky G D. Rapid-setting, mesoporous, bioactive glass cements that induce accelerated in vitro apatite formation. Advanced Materials，2006，18：1038-1042.

[5] Li X, Wang X, Chen H, Jiang P, Dong X, Shi J. Hierarchically porous bioactive glass scaffolds synthesized with a PUF and P123 cotemplated approach. Chemistry of Materials，2007，19：4322-4326.

[6] Ostomel T A, Shi Q, Tsung C K, Liang H, Stucky G D. Spherical bioactive glass with enhanced rates of hydroxyapatite deposition and hemostatic activity. Small，2006，2：1261-1265.

[7] Hench L L, Polak J M. Third-generation biomedical materials. Science，2002，295：1014-1017.

[8] Xie B, Parkhill R L, Warren W L, Smay J E. Direct writing of three-dimensional polymer scaffolds using colloidal gels. Advanced Functional Materials，2006，16：1685-1693.

[9] Yun H-S, Kim S-E, Hyun Y-T, Heo S-J, Shin J-W. Three-dimensional mesoporous-Giantporous inorganic/organic composite scaffolds for tissue engineering. Chemistry of Materials，2007，19：6363-6366.

[10] Xue W, Liu X, Zheng X, Ding C. In vivo Evaluation of plasma-sprayed wollastonite coating. Biomaterials，2005，26：3455-3460.

[11] Goyanes A, Souto C, Martínez-Pacheco R. Chitosan-kaolin coprecipitate as disintegrant in microcrystal-

line cellulose-based pellets elaborated by extrusion-spheronization. Pharmaceutical Development and Technology, 2013, 18: 137-145.

[12] Hoppe A, Güldal N S, Boccaccini A R. A review of the biological response to ionic dissolution products from bioactive glasses and glass-ceramics. Biomaterials, 2011, 32: 2757-2774.

[13] Jell G, Stevens M. Gene activation by bioactive glasses. Journal of Materials Science: Materials in Medicine, 2006, 17: 997-1002.

[14] Zhu Y, Zhang Y, Wu C, Fang Y, Yang J, Wang S. The effect of zirconium incorporation on the physiochemical and biological properties of mesoporous bioactive glasses scaffolds. Microporous and Mesoporous Materials, 2011, 143: 311-319.

[15] Raic A, Rödling L, Kalbacher H, Lee-Thedieck C. Biomimetic macroporous PEG hydrogels as 3D scaffolds for the multiplication of human hematopoietic stem and progenitor cells. Biomaterials, 2014, 35 (3): 929-940.

[16] Hoesli C A, Garnier A, Juneau P-M, Chevallier P, Duchesne C, Laroche G. A fluorophore-tagged RGD peptide to control endothelial cell adhesion to micropatterned surfaces. Biomaterials, 2014, 35(3): 879-890.

[17] Wang C, Lin K L, Chang J, Sun J. Osteogenesis and angiogenesis induced by porous CaSiO$_3$/PDLGA composite scaffold *via* activation of AMPK/ERK1/2 and PI3/Akt pathways. Biomaterials, 2013, 34: 64-77.

[18] Drake C J, Little C D. Exogenous vascular endothelial growth factor induces malformed and hyperfused vessels during embryonic neovascularization. Proceedings of the National Academy of Sciences USA, 1995, 92: 7657-7661.

[19] Diederik K. Effect of local sequential VEGF and BMP-2 delivery on ectopic and orthotopic bone regeneration. Biomaterials, 2009, 30: 2816-2825.

[20] Tsigkou O, Pomerantseva I, Spencer J, Redondo P A, Hart A R, O'Doherty E, Lin Y F, Friedrich C C, Daheron L, Lin C P. Engineered vascularized bone grafts. Proceedings of the National Academy of Sciences USA, 2010, 3(107): 331-336.

第2章 骨组织材料的微纳制造

2.1 研究背景与问题的提出

在临床上,治疗肿瘤切除和外伤产生的组织损伤或组织缺失,一般需要通过手术放置植入物。除了自体组织外,比较常用的植入物包括异体或异种去细胞基质和人造生物材料,其中人造生物材料通常采用具有生物相容性的陶瓷、高分子或金属等制成[1-7],配合细胞和生长因子,构成了组织工程的治疗方法[2, 8-10]。组织工程支架材料可以通过模仿细胞外基质(ECM)的结构和性质,包括力学支撑、激发细胞活性和蛋白生成等,提供细胞黏附的模板,刺激新生组织形成[5]。支架的物理化学性质、孔隙尺寸和力学强度等决定了支架的使用效果。以骨组织工程支架为例,骨细胞会沿着多孔支架的通道,逐渐迁移到支架内部,支架中贯通的孔洞不仅方便细胞迁移,还能提供营养物质和代谢废物交换的通道,易于生成血管,促进组织再生。因此,贯通多孔支架的制备是组织工程研究的重要方向之一。此外,支架的降解性能也很重要,受到材料自身性质和孔隙率等性质的影响,降解过程一般通过化学溶解、水解降解或细胞吞噬等过程来实现。如果新生组织的生长与植入支架的降解速率匹配,理论上会获得更好的修复效果。研究发现,对于骨组织来讲,支架内部最小的孔洞尺寸在 $100 \sim 150 \ \mu m$ 比较适合骨形成。此外,具有 $300 \ \mu m$ 的孔洞会促进新生骨和血管的形成。孔洞尺寸对于 ECM 的形成和重构具有非常重要的作用。目前制备多孔支架一般使用可降解高分子材料作为原料,如聚乳酸(PLA)、聚乳酸乙醇酸共聚物(PLGA)和聚己内酯(PCL)等,多孔的组织工程支架可以通过多种方法制备,例如化学/气体发泡法、溶液挥发法、粒子/盐淅沥法、冻干法、相分离法、发泡-凝胶法等[11]。

通过模仿人体组织的成分和结构,设计和制造贯通的多孔支架是一个值得优先考虑的方法。

如图 2.1 所示,天然骨的组成包括有机组分(主要是 Ⅰ 型胶原,约占 20%)和无机组分(主要为羟基磷灰石,HAP,约占 60%)两部分。骨组织根据结构特点分为密质骨和松质骨(海绵状结构)。不同的骨组织具有各向异性的强度和模量,如表 2.1 所示,由胶原纤维和矿化基质组成的特殊结构赋予了骨组织较高的弹性模量和压缩强度,以及较低的拉伸强度和剪切强度,骨中矿物的含量提高,可以增加骨组织的刚度,同时也会降低骨组织的韧性。

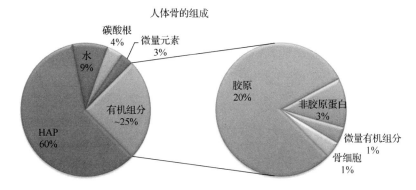

图 2.1　天然人体骨的组成

HAP: hydroxyapatite, 羟基磷灰石, 也可缩写成 HA

表 2.1　骨组织的力学性能

		长轴方向	横断面	杨氏模量
密质骨	压缩	131~224 MPa	106~133 MPa	13.7 GPa
	拉伸	79~151 MPa	51~56 MPa	
	剪切	53~70 MPa		
松质骨(海绵骨)	压缩	3~30 MPa	<5 MPa	1.5 GPa
	拉伸	3~20 MPa	<5 MPa	
	剪切	<5 MPa	<5 MPa	

　　和骨组织类似,软骨也拥有特殊的分级结构,如图 2.2 所示。在不同尺度上,骨和软骨中的无机/有机组分按照一定的结构组装。骨的矿化结构中,钙化较高的外层由骨单位组成,也叫哈佛氏系统,里面包含了血管,提供物质交换的通道;骨细胞被包裹在 I 型胶原纤维组成的密集网络中,这些胶原纤维提供了 HAP 晶体形成的模板。软骨结构有些不同,是一个网络结构,里面每隔 $10\sim200~\mu\mathrm{m}$ 有软骨细胞,亲水的蛋白聚糖与 II 型胶原蛋白纤维形成了一种具有冲击吸收性能的网络结构[12,13]。

　　骨组织的这种特殊无机/有机复合的分级结构特点,给骨修复支架材料的制造增加了难度。目前,模仿骨组织 ECM 的成分和结构制造骨修复支架材料的方法很多,例如,采用纳米纤维材料模仿纳米尺度的骨组织 ECM,通过细胞黏附多肽等修饰支架材料表面提高生物活性,加入模仿骨组织中的无机组分 HAP,此外,还可以加入细胞生长因子来促进新生组织生长[14]。天然骨组织中的 ECM 主要是胶原纤维、HAP、多糖和生长因子的复合物,制造组织工程支架,除了可以模仿这些成分外,还应该构建相似的结构来诱导组织修复和再生。研究发现,天然骨组织中的

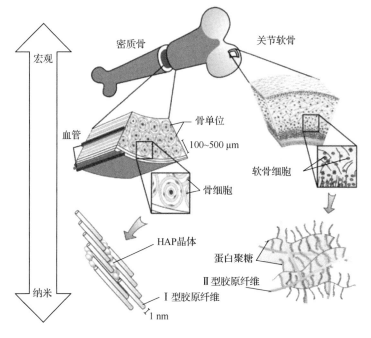

图 2.2　骨和软骨的分级结构[12]

胶原为纤维状,长度约 300 nm,直径约 1.5 nm,这些胶原纤维被矿化后,周围主要是纳米尺寸的 HAP 晶体,骨组织中的 HAP 是一种钙缺陷的磷灰石,并且被碳酸根离子掺杂[15]。这些片状的 HAP 纳米晶体沿着胶原纤维排列,结晶度比合成的 HAP 低,通过电子显微镜可以观察到 HAP 晶体主要在胶原纤维之间的 40 nm 间隙中,HAP 的 c 轴方向平行于胶原纤维的长轴方向。此外,一些微量的蛋白也具有重要的作用,例如连接生长因子,重构 ECM,促进血管和新骨生长等。根据这些特点,可以通过仿生自组装的方法制备矿化胶原纤维支架,不过这种支架还需要在成型时加入高分子来提高强度。这种用胶原和磷酸钙制备的具有微纳米尺度结构的高分子复合支架,因为制造工艺较为简单,并且在一定程度上模仿了骨组织的结构,因此可以提供骨细胞生长的环境,促进骨分化和类骨 ECM 的沉积,取得了较好的骨修复和再生效果[16-19]。

　　进入 21 世纪,生物医用材料的研究和相关产业进入了快速发展期,医用材料的制造和成型技术突飞猛进,数字化设计和制造技术开始在组织工程支架的设计和制造上应用。传统的多孔支架制备方法不能完全控制孔洞尺寸、形状和贯通特性。众所周知,人体组织具有非常复杂的精细微纳米结构,手工制造的传统生物材料和组织工程支架无法满足临床需求,因此,研制与组织精确匹配的制造技术逐渐成为研究热点。依托于微纳米化技术、计算机辅助设计、数字化制造技术的生物材料和组织工程微纳制造技术成为当前生物材料研究领域的热点之一。如图 2.3 所示,生物材料的微纳制造技术集成和整合了生物材料的微纳米化、组织工程支架材料的个性化设计及数字化制造等一系列重要新技术,实现新型生物材料的高端制造。

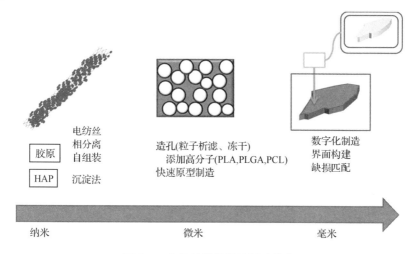

图 2.3　生物材料的微纳制造技术

　　目前,常见的数字化制造技术包括 3D 打印、快速成型(SFF)、快速原型(RP)等方法,这些方法各有优势,针对不同的原料特点,可以加工具有不同性能的多孔支架。数字化制造技术的另一个优点就是解决与组织形状的匹配性问题。由于人体组织存在一定的个体差异性,遭受损伤而需替换组织的尺寸也有较大的差别,以往医生需要通过测量后选择合适的型号来进行匹配,或者现场加工修改等,现在通过影像技术和计算机辅助技术,可以非常便利地设计出与替换区域高度匹配的支架材料,使得手术时间大大缩短,明显提高手术效果。例如,通过 3D 打印技术,采用聚乙烯原料可以制作拉伸强度达到 4 MPa、孔隙率在 22%~50%的多孔支架材料,尺寸形状与待修复组织区域一致,可以直接进行某些非承重组织的修复替换[11]。由于磷酸钙类材料在骨组织中的应用广泛,可以采用 3D 打印技术制作 HAP 或磷酸三钙(TCP)多孔支架,在骨组织缺损修复手术中,这些个性化定制的多孔支架都表现出很好的促进骨生长和组织整合的性能,并缩短了医生手术的时间,如图 2.4 所示[9]。

　　本章将重点讨论生物材料的微纳米化技术与数字化制造技术的结合应用,主要以骨修复和软骨/骨联合修复为主开展叙述。

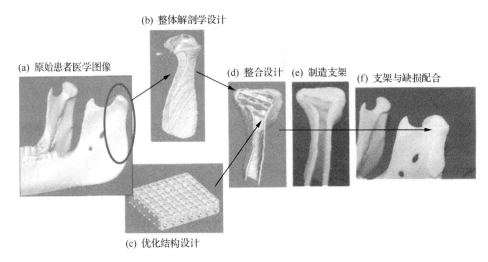

图 2.4　基于影像学数据构建与解剖结构一致的植入物[9]

(a)以 CT 或 MRI 影像数据为基础设计植入支架外形;(b)设计支架外形,加入固定部件;(c)设计优化内部结构;(d)整合结构设计;(e)通过快速原型方法制造可降解支架;(f)支架与待修复区域配合

2.2　生物材料的微纳米化及实现途径

数字化制造技术需要满足一些基本条件,数字化制造技术的核心就是将基本的生物材料原料依据数字模型堆积组装成多孔支架材料,该技术中使用的生物材料原料需要在微米或者纳米的尺度上,例如微球或纳米粉末。数字制造技术需要微纳米生物材料作为基础材料,以骨和软骨修复支架为例,可以将基本构成材料磷酸钙类粉体材料和高分子材料通过数字制造技术制成具有复杂结构的多孔支架,因此,将磷酸钙粉体材料和高分子材料实现微纳米化的技术是生物材料的微纳制造研究的主要关键技术。

2.2.1　纳米粉体材料

目前,纳米粉体材料的制备方法主要有沉淀法、溶胶-凝胶法、水热法和固相反应法等,这些制备方法多属于间歇式工艺,较难实现连续化和规模化生产。华中科技大学先进生物材料与组织工程中心在国际上率先开发出可以连续化操作的 D-工艺纳米磷酸钙生物材料快速规模化制造新技术及其装备[20, 21],实现了纳米钙磷(CaP)粉体生物材料的低成本、高品质、大批量生产,制备出高纯纳米级钙磷系列生物材料产品,包括 HAP 和 TCP 等纳米粉体材料,可满足不同的生物材料制造需求。

2.2.1.1　纳米 HAP 和 TCP 材料

自然界存在的磷酸钙具有多种相,其中具有优良生物活性的主要是 HAP 和 β-TCP,β-TCP 具有更好的降解性能。生物活性和降解性能依赖于 Ca/P 比、结晶度和相的纯度等因素[22]。一般来讲,磷酸钙在生理状态下(pH=7.4)是基本不溶解的,在 pH<6.5 的酸性条件下,溶解度会增加。如果需要增加 HAP 材料的溶解度,可以在合成过程中制造一些缺陷,例如钙缺陷,将 Ca/P 比控制在 1.50~1.67 之间,其实,天然骨的磷酸钙组成也是缺钙的 HAP。此外,天然骨中的 HAP 还有碳酸根以及一些微量元素掺杂,包括 Na、K、Mg、Sr 和 Zn 元素等,元素掺杂可以改变 HAP 的降解性能[10]。

在骨修复材料中,HAP 和 β-TCP 的临床应用最为广泛,因为这两种磷酸钙材料具有较好的骨相容性,可以和骨组织形成较强的连接,β-TCP 比 HAP 的溶解度高,因此,β-TCP 被认为是一种可降解陶瓷材料。HAP 和 β-TCP 都可以制成纳米粒子,由于纳米粒子拥有较高的比表面积,通常可以装载一些生长因子和药物,提高材料的生物学性能[23, 24]。磷酸钙(CaP)材料相关的应用如图 2.5 所示。

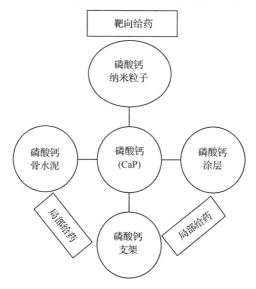

图 2.5　磷酸钙材料的应用

(1) 纳米 HAP 材料

如图 2.6 所示,天然硬组织(骨和牙齿)中的矿物相主要为 HAP,人的牙釉质中的 HAP 含量在 96% 以上。天然 HAP 含有多种掺杂离子,其中羟基常被氟离子、氯离子和碳酸根离子取代;钙离子常被多种金属离子取代[23]。天然骨组织可以被认为是活的生物矿物,因为在骨组织中的细胞活动不断更新着这些矿物,骨的形成是成骨细胞主导的,这种细胞合成和释放胶原,产生胶状物质,即骨质,然后调控磷酸根离子和钙离子等沉积形成 HAP 矿物。成骨细胞就在矿化物中,最终演变成成熟的骨细胞,保持生成骨的能力。同时,另外一种细胞,即破骨细胞,负责降解代谢骨,这个动态的骨形成和降解作用随着人的生长周期而变化,在受到外伤的时候,这个过程也随之变化,能在一定程度上修复损伤的骨组织。

牙齿中的矿物特点与骨相似,如牙本质,但也有不同,牙表层的牙釉质具有更高的矿化程度,HAP 含量超过 90%,由排列整齐的 HAP 晶体组成,这与牙本质不同。晶体的矿化程度和排列决定了力学性能,牙釉质拥有非常高的力学性能。不过,牙釉质中不含有细胞,生物物质较少,因此,牙釉质缺乏自我修复的能力,需要通过修复材料进行修补。

从 20 世纪 50 年代开始,就已经开始了对骨、牙齿和软骨等组织中 HAP 的研究,并提出合成 HAP 用作组织修复材料。经过多年发展,对于 HAP 的研究和应用已不仅仅在修复材料领域,纳米 HAP 在药物载体、基因载体等方面也展示出新的应用价值。

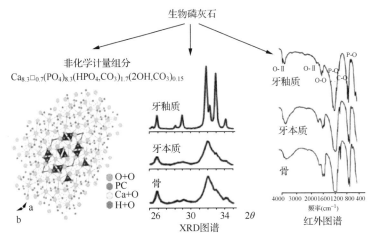

图 2.6　碳酸根取代 HAP 的晶体结构以及牙釉质、牙本质和骨的 XRD 图谱和红外图谱[23]

HAP 的化学式常被写作 $Ca_{10}(PO_4)_6(OH)_2$,属于六方晶系($P6_3/m, a=0.95\ nm, c=0.68\ nm$)。从结构上看,HAP 晶体的生长倾向于 c 轴方向,因此多数 HAP 晶体为针状。在磷酸钙盐中,Ca/P 的摩尔比影响产物的酸性和溶解度,Ca/P 摩尔比越低,酸性越大,溶解度越高。对于 HAP,Ca/P 的摩尔比=1.67。一般通过计算 Ca/P 的摩尔比可以大致判断磷酸钙的类型。由于磷酸钙的晶体参数相似,分析晶体结构比较困难,通常使用 X 射线衍射(XRD)方法来进行分析,不过,结果会受到晶体尺寸、形貌和结构的影响,精细的分析需要通过电子衍射和高分辨透射电子显微镜(HR-TEM)技术。例如,HAP 和 β-TCP 相经常共存,当 HAP 加热到 1050℃以上,会开始转变为 β-TCP。通过透射电子显微镜选区电子衍射,观察到 HAP 是六次对称的图案,如图 2.7。使用透射电子显微镜进行观察的时候需要特别注意,磷酸钙在电子束的照射下会发生分解和变化。

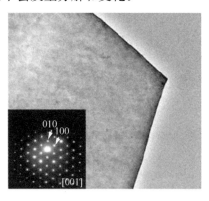

图 2.7　HAP 晶体的透射电子显微镜照片与选取衍射[25]

合成 HAP 的方法很多,制备纳米 HAP 材料较为常用的方法包括化学沉淀法、水解法、水热法以及固相反应法等。化学沉淀法操作简单,产能大,是目前采用的最普遍的方法。化学沉淀法制备纳米 HAP 材料的主要步骤为将钙盐和磷酸盐的溶液混合,搅拌陈化一段时间后,收集所得沉淀干燥即可。通过调节浓度、pH、温度和陈化时间等参数,可控制产物的物相和颗粒尺寸[26]。将获得的纳米颗粒注入模具,经过烧结,就可以得到生物陶瓷材料[27]。例如,将 0.06 mol/L 的 Na_2HPO_4 溶液与 0.1 mol/L 的 $CaCl_2$ 等容量混合搅拌,加入 NaOH 溶液,调节 pH 在 9~11 之间,保持 80℃,持续搅拌陈化,4 小时后,停止加热,冷却后过滤收集白色沉淀物,在烘箱中低温干燥,即得 HAP 纳米粉体。反应方程式如下:

$$10CaCl_2 + 6Na_2HPO_4 + 8NaOH \longrightarrow Ca_{10}(PO_4)_6(OH)_2 + 20NaCl + 6H_2O$$

这个反应的 pH 值和温度等参数对于沉淀产物的相的控制很重要,通过调节 pH 和温度,可以调控产物的粒子形状和尺寸。由于上述反应得到的产物是纳米粒子,需要通过过滤或离心等方法来收集分离,并且将分离的纳米粉末进行 2~3 次洗涤,以除去吸附在纳米粒子上的杂质离子,提高所得产物的纯度。这些分离纯化工艺,可以通过透析的方法来提高效果,或者通过纳米多孔陶瓷复合反渗透膜进行连续化作业,实现 HAP 高纯度纳米粉体的连续化生产。

在合成过程中,为了模拟天然的 HAP,应减小 HAP 的粒子尺寸,保留碳酸根掺杂[23,28]。通过化学沉淀法合成纳米级的 HAP 粉体,要得到与骨中 HAP 相似的碳酸根掺杂存在一定的难度,尽管在沉淀 HAP 的过程中掺杂碳酸根比较简单,但是获得 4%~8%的碳酸根掺杂量,且保持对应的掺杂位置是比较困难的。碳酸根离子比较容易进入 HAP 晶格,在较高温度下反应时,碳酸根比较容易占据羟基的位置(A 型取代),而天然骨中碳酸根主要取代磷酸根(B 型取代),因此,需要降低反应的温度,才可以获得 B 型碳酸根取代 HAP。

（2）纳米 TCP 材料

TCP 有两个主要相，α-TCP 是单斜晶系，具有自固化性能；β-TCP 是菱形晶系，具有生物降解性能。因为 TCP 是磷酸钙的一种高温相，因此纳米 TCP 材料可以通过固相煅烧反应的方法制备，温度高的时候形成 α-TCP，煅烧温度低则形成 β-TCP 相。此外，还可以通过 HAP 纳米粒子进行热处理相转变获得，或者通过钙磷等前驱物火焰燃烧法制备。

例如通过固相煅烧的方法制备 α-TCP，将碳酸钙和磷酸氢钙混合，在 1250℃ 煅烧 2 小时以上，降温到 1200℃ 后，将材料取出在空气中速冷即可。再如相转变法，将钙磷盐化学沉淀法得到的 HAP 产物，在沉淀洗涤纯化后，进行煅烧，得到的煅烧产物急冷可得到 α-TCP。将上述反应的煅烧温度降低到 1150℃ 以下，煅烧 2 小时以上，急冷就得到 β-TCP 产物。此外，也有人报道使用甲醇作为溶剂，在室温下合成了 β-TCP 球形纳米粒子，直径约为 50 nm，主要是将乙醇钙和磷酸在甲醇中反应，所得沉淀在 80℃ 干燥即可[29]。

由于 β-TCP 在体内可以逐步降解，所以常被用来制备可降解骨修复材料。不过，β-TCP 制成的支架力学强度较差，脆性较大，不易成型，诱导成骨能力也比较有限，降解速度不能与新骨的形成匹配，因此，近年来多相 CaP 材料开始受到关注[30]，例如，双相磷酸钙（BCP）纳米材料，TCP 和 HAP 相可以发挥各自的优点，产生更好的修复效果[31, 32]。将碳酸钙作为原料，通过水热反应，使其转变成 TCP 和 HAP 相，控制温度等参数，可以调控最终产物中的 TCP 和 HAP 比例，并且调控所得产物的多孔结构，如图 2.8 所示[33]。

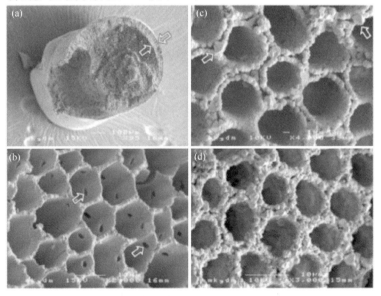

图 2.8　扫描电子显微镜照片[33]

(a,b)HAP；(c)BCP，HA/TCP＝50∶50；(d)BCP，HA/TCP＝30∶70

2.2.1.2　元素掺杂纳米 HAP 材料

在天然骨组织中,HAP 不仅含有碳酸根离子,还含有多种微量元素掺杂。研究表明,在 HAP 中掺杂 Si、Zn、Mg 和 Sr 等元素,可以得到性能更加优异的生物材料,这些材料可以激发周围组织产生特殊的生物学效应。这些元素掺杂 HAP 材料为 CaP 类生物材料的研究和应用带来了新的机遇。

(1) Zn 元素掺杂的 ZnHAP 制备与精细结构

天然骨中的磷灰石含有微量的 Zn 元素,Zn 离子可以取代 Ca 离子。在纳米 HAP 粉末的合成过程中,将部分钙盐溶液换成锌盐溶液,保持反应条件不变,就可以得到锌掺杂 HAP(ZnHAP)。反应方程式如下:

$$(10-x)Ca^{2+}+6\ PO_4^{3-}+\ x\ Zn^{2+}+\ 2\ OH^-\longrightarrow Ca_{10-x}Zn_x(PO_4)_6(OH)_2$$

研究表明,当 Zn/(Zn+Ca) 的摩尔比小于 $15\%\sim20\%$ 时,可以得到 HAP 相的产物。适当含量 Zn 掺杂的 ZnHAP 纳米颗粒可以增加 HAP 的抗菌、免疫调节等性能。Zn 元素在酶活性、核酸代谢、膜结构和功能保持及矿化过程中发挥重要作用,并且 ZnHAP 可以促进骨的形成。

使用 TEM 观察通过化学沉淀法制备的 ZnHAP 纳米粒子,结果表明,在 Zn/(Zn+Ca) 的摩尔分数为 $0.1\%\sim1.0\%$ 时,所得到的 Zn 取代 HAP 纳米粒子为长度 100 nm,直径 30 nm 的棒状。低浓度的 Zn 掺杂不会影响纳米颗粒的形貌,如图 2.9 所示,并且所得的粉末 XRD 图谱与 HAP 一致。通过 XRD 图谱的分析,所得晶体的 a 轴随着 Zn 浓度的增加而减小,这可能是由于 Zn 离子的尺寸比 Ca 离子小[34]。

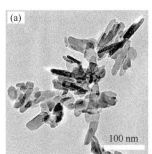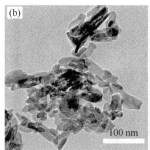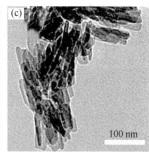

图 2.9　不同掺杂摩尔比制备的 ZnHAP 纳米粒子[34]
(a)Zn/Ca=0.1%;(b)Zn/Ca=0.5%;(c)Zn/Ca=1.0%

随着 Zn 浓度的增加,所得纳米粒子的晶粒尺寸也有所降低。通过 X 射线吸收精细结构分析(XAFS)技术可知,Zn 的局部配位结构在低浓度掺杂时不同于高浓度掺杂的情况。采用第一性原理计算比较了各种掺杂位置的能量,结果发现,Zn 离子插入 OH⁻ 通道的能量为 -4.7 eV,小于 0,也小于 Zn 取代 Ca 的情况 (表 2.2)。因此,从能量比较上看,Zn 离子插入 OH⁻ 通道具有一定的优势[34]。在较高 Zn 掺杂浓度下，Zn 离子取代 Ca 离子，并且 Ca^{2+} 位置具有优势[35]。

表 2.2　通过密度泛函方法计算得到的 ZnHAP 取代能量

取代位置	个数	取代能(eV)	最小能量(eV)
Ca^{+}	4	4.375	4.358
Ca^{2+}	6	3.838	3.744
插入 OH$^-$ 通道	2	−4.713	−4.713

在最近的研究中发现，将含有 1.6wt% Zn 的 ZnHAP 纳米粒子与脂肪干细胞培养发现，ZnHAP 可以促进干细胞生长，并且增强向骨细胞分化的能力[36]。此外，ZnHAP 还具有显著的抗菌能力，能抑制金黄色葡萄球菌等生长，将 ZnHAP 作为骨修复材料，可以降低手术后抗生素等药物的使用，提高抗感染能力，增加植入材料的安全性[36,37]。

（2）Si 取代的羟基磷灰石 SiHAP 的制备与精细结构

Si 是骨中重要的微量元素，可以促进矿化，对骨和软骨生长和发育过程非常重要。研究发现，在早期矿化过程中，Si 的含量会在矿化区有显著增加。此外，Si 还可以有效增进软骨细胞的 ECM 分泌，促进矿化。如果缺乏 Si 元素，会导致不同的骨疾病。使用掺杂 Si 元素的 CaP 类材料，可以显著提高其生物活性。因为 Si 元素的上述作用，Si 掺杂的 HAP 材料(SiHAP)可以用来提高骨整合效果，促进骨修复和再生[38]。

制备 SiHAP 的方法与 ZnHAP 方法类似。在制备过程中加入正硅酸乙酯(TEOS)，即可获得掺杂 Si 元素的 SiHAP 纳米粒子。如制备 0.8wt% Si 的 SiHAP，在 500 mL 0.5 mol/L 的硝酸钙溶液中，逐滴加入 572 mL 0.25 mol/L 的磷酸氢二铵溶液和 1.47 g TEOS，使用氨水调节 pH 在 10~11 之间，80℃下搅拌反应 3 小时，所得沉淀过滤、洗涤、干燥后即得纳米 SiHAP。通过透射电子显微镜观察，所得 SiHAP 纳米粒子和纯 HAP 一样，为纳米针状，随着掺杂量的提高，SiHAP 的尺寸显著减小(图 2.10)。通过 XRD 分析发现，在掺杂浓度 0.4%~1.6% 时，所得产物均为 HAP 相，如果浓度超过 2%，XRD 谱线开始宽化，出现其他相，如图 2.11 所示。

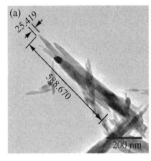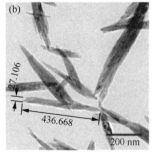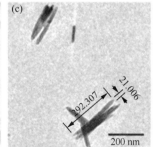

图 2.10　HAP 与 SiHAP 的电子显微镜照片[39]
(a)纯 HAP；(b)SiHAP，Si/P=0.4wt%；(c)SiHAP，Si/P=0.8wt%

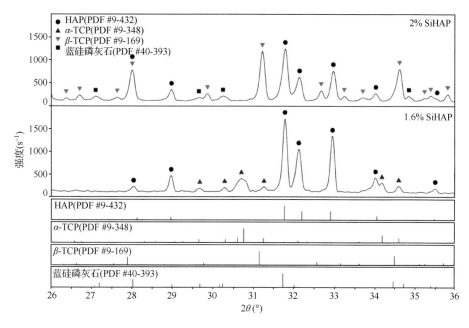

图 2.11 SiHAP 的 XRD 图谱与标准谱线比较[39]

通过高温热处理,可以有效提高纳米粉末的结晶度(图 2.12)。当掺杂浓度超过 0.8% 时,开始出现少量杂质相。当掺杂浓度超过 2% 时,热处理后,大部分转变

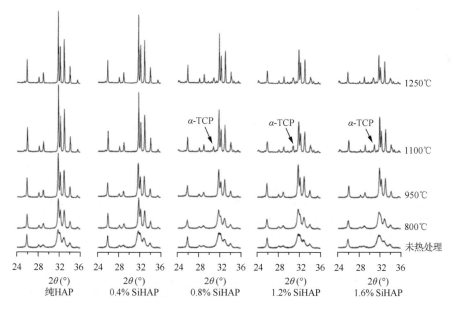

图 2.12 不同温度热处理的 SiHAP 材料的 XRD 图谱[39]

成 β-TCP 相。值得注意的是,α-TCP 相存在于 Si 掺杂浓度高于 0.8%,并且热处理温度高于 1100℃时,表明 Si 的掺杂会促进 HAP 相转变成 TCP 相[39]。

据推测,理想情况下,SiHAP 是原硅酸根(SiO_4^{4-})取代了磷酸根(PO_4^{3-}),在这种情况下,某些羟基将会失去以保持电荷平衡,反应方程式为:

$$10Ca^{2+} + (6-x)\,PO_4^{3-} + x\,SiO_4^{4-} + (2-x)\,OH^-$$
$$\longrightarrow Ca_{10}(PO_4)_{6-x}(SiO_4)_x(OH)_{2-x}$$

除了 Si 掺杂的 HAP 之外,Si 掺杂的 TCP 材料也被认为是很有潜力的骨修复材料。一般认为,在骨修复过程中,Si 离子的释放对于组织修复和再生起到重要作用,但是,实验表明,释放的 Si 离子浓度尚未达到有效治疗浓度,虽然 SiHAP 相比于 HAP 有更快的吸收速率,但是降解速率的变化产生的影响比较小。因此,Si-HAP 的生物效应有另外的机制。首先,细胞如果发现周围有 SiHAP 或者释放的 Si 离子,相关的生长过程将被激活,这种主动机制并无太多证据,更多的研究倾向于用被动机制来解释这个过程[40]。Si 元素的掺杂改变了晶粒尺寸、蛋白构象、表面拓扑等,因而使得细胞对材料的改变产生了积极的响应。已有大量的细胞试验和动物试验结果证明 Si 掺杂的 HAP 和 TCP 材料都对骨修复过程具有积极作用,是一种非常具有潜质的骨修复材料[41]。

（3）Se 掺杂的 SeHAP 纳米粒子

Se 元素是一种重要微量元素,在人体内含量大概 14~21 mg,主要在肝脏和肾脏。Se 元素对某些蛋白功能具有重要作用,并且具有诱导癌细胞凋亡的功能。将 Se 元素掺杂到 HAP 中,可以采用亚硒酸钠为原料,利用共沉淀法制备 Se 掺杂 SeHAP 纳米材料[42, 43]。通过透射电子显微镜观察,掺杂 Se 的 HAP 纳米粒子均为针状晶体。当 Se/P 摩尔比达到 0.3 时,所得产物中开始出现无定形物（图 2.13）。通过热处理实验发现,在 Se/P 摩尔比例为 0.1 时,在 900℃下煅烧 2 小时仍然保持 HAP 相。这些结果说明,在 Se/P 摩尔比例在 0.1 以下,可以得到具有较好 HAP 相的 SeHAP 纳米材料。

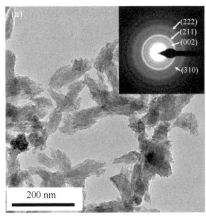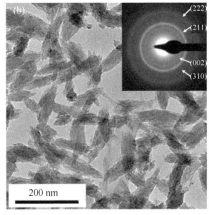

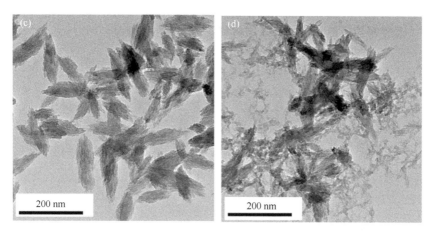

图 2.13　HAP 与 SeHAP 的透射电子显微镜照片[42]

(a)纯 HAP;(b)SeHAP,Se/P=0.03;(c)SeHAP,Se/P=0.1;(d)SeHAP,Se/P=0.3

SeHAP 作为骨修复材料,不仅可以帮助骨再生和修复,还可以起到抗肿瘤的效果。细胞试验发现,Se 元素的掺杂显著提高了 HAP 的诱导骨肉瘤细胞凋亡的能力,并且,SeHAP 对于一般的骨髓间充质干细胞并无明显的杀伤作用,细胞生长正常,如图 2.14 所示[44]。进一步的动物试验表明,将 SeHAP 纳米粒子分散液采用微注射的方法施加到肿瘤上,可以有效降低死亡率,这也证明了 SeHAP 纳米粒子的抗癌作用。

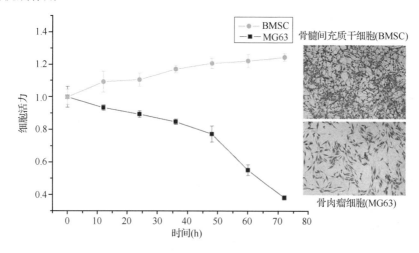

图 2.14　不同细胞在 SeHAP 浸提液中的增殖曲线与细胞染色结果(结晶紫)[44]

综上所述,将 HAP 和 TCP 等 CaP 类纳米材料进行元素掺杂,可以获得具有特殊生物学效应的新型生物材料,为组织工程支架带来特殊的性质,促进组织修复和再生。

2.2.2　模板诱导与自组装制备生物材料

利用模板诱导和自组装技术构建新型纳米生物医用支架材料是一个新趋势。在自然界中,磷灰石的生长受到某些蛋白和相关分子的调控,这些有机物分子作为模板,影响磷灰石晶体的成核和生长。在实验室可以通过加入模板分子调控钙磷盐的沉淀过程制备纳米 HAP 粉体,这些模板分子包括胶原、丝素蛋白、合成多肽等。一般来讲,可以将模板分子与钙溶液或者磷酸盐溶液先混合,然后再进行沉淀反应,获得模板调控生长的 HAP 纳米晶体[26]。

2.2.2.1　单模板调控制备 HAP

骨组织具有复杂的分级结构,其中存在着一系列调控行为和自组装机制,以胶原纤维和 HAP 为主要组分的骨组织多级结构是目前仿生制备骨组织工程支架追求的主要目标[16, 45, 46]。人们对胶原纤维的矿化机制已进行了多年的研究,发现了一些非常有价值的规律,对于初始成核、晶体生长等过程有了比较深入的认识。胶原是骨组织 ECM 中的重要组分,85%～95%的骨中蛋白都是 I 型胶原,将 I 型胶原作为模板,用以制备 HAP 纳米晶体得到的复合产物,可以作为骨组织工程支架的原料,制作多孔支架。胶原可以从跟腱、皮肤或者其他来源的组织中提取,此外,还可以通过基因工程的方法,制备类人胶原多肽,作为制造骨修复材料的原料。

在模拟矿化试验中发现,当磷酸根离子和钙离子作用,先生成无定形磷酸钙,然后转变成磷酸八钙(OCP),最终演变成 HAP;如果 pH 较低,则可能产生无水磷酸二钙(DCPD)。通过胶原的模板调控,最终产物是矿化胶原-磷灰石复合物,其中的 HAP 纳米晶体沉积在胶原纤维的间隙中,可产生与天然矿化胶原纤维类似的 60～70 nm 周期结构,并且,通过该方法得到的 HAP 纳米晶体的 c 轴平行于胶原纤维的长轴方向,这和天然骨的结构是一致的。这些矿化胶原-HAP 复合物可作为原料,制成多孔支架。因为在溶液中制备的矿化胶原不容易成型,因此,通过与聚乳酸(PLA)复合,可以制备出具有与松质骨力学性能相当的多孔支架[47]。这样的仿生多孔骨修复支架在临床上已应用多年,在骨填充、脊柱融合等手术中取得了较好的效果[16]。除了胶原,丝素蛋白也可以作为模板调控 HAP 晶体生长,其矿化产物与矿化胶原纤维的结构类似[48, 49]。

使用某些生长因子或者功能性蛋白多肽,可以和钙磷离子共沉积,制备具有骨诱导性的高活性涂层,这种方法对于合金或者陶瓷类制造的骨材料修饰具有显著的效果。Chen 等研究了在纤连蛋白(FN)和成骨生长肽(OGP)调控下形成磷灰石涂层的过程,表明虽然 FN 和 OGP 的等电位不同,但是沉积的动力学过程相似(图 2.15)。从扫描电子显微镜照片可以看出,沉积的矿物由小片状晶体组成,加入 FN 或 OGP 后,晶体开始变圆,沉积减少,其中 FN 调控产生的矿物最少[14]。

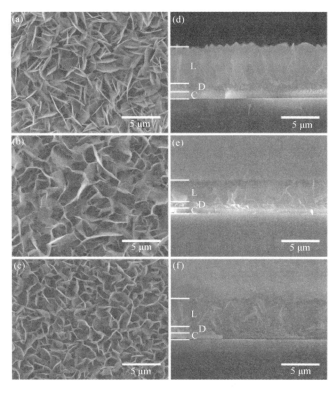

图 2.15　共沉积法制备的磷灰石涂层[14]
(a,d)纯 CaP；(b,e)FN 和 CaP；(c,f)OGP 和 CaP

　　通过化学合成的双亲高分子能够自组装形成纳米纤维 3D 凝胶，这种材料与胶原纤维凝胶相似，作为矿化模板，可以通过模拟矿化过程制备类似于骨材料的凝胶支架[50]。由于双亲分子的外端基团可以被设计成适合骨细胞生长的基团和结构，因此该材料作为骨再生材料具有非常大的应用潜力[51]。例如，在双亲分子的一端设计修饰上磷酸化丝氨酸 S(P)和 RGDS 多肽片段，如图 2.16 所示，这两种双亲分子可以共组装成纳米纤维凝胶。将该凝胶用于骨缺损修复模型，4 周后发现，加入多肽片段修饰的凝胶材料促进骨修复的效果明显优于对照组[52]。

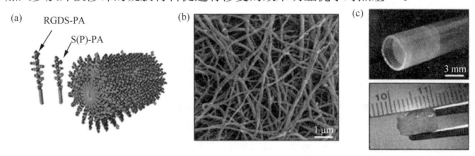

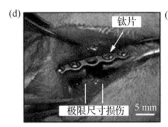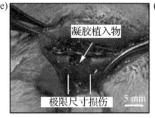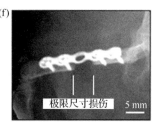

图 2.16　双亲分子凝胶与动物试验[52]

(a)含有磷酸化丝氨酸和 RGDS 多肽片段的共自组装纤维；(b)纳米纤维团的 SEM 照片；(c)200 μL 10 mmol/L 的凝胶；(d)5 mm 长度的极限尺寸缺损模型；(e)缺损中填入凝胶；(f)植入凝胶后 X 射线照片

合成可降解高分子纳米纤维也可以作为模板用来制造骨组织修复支架。例如，将聚己内酯(PCL)通过静电纺丝方法，制得直径在 200 nm 左右的纤维毡，将纤维毡浸渍在 PCL 和聚丙烯酸(PAA)的嵌段共聚物溶液中 1 小时，溶剂采用乙酸戊脂和乙醇的 1∶1 混合溶剂，除去游离高分子后，所得样品进行真空干燥，得到的嵌段共聚物修饰过的 PCL 纳米纤维毡具有了类似于胶原纤维的周期结构。并且，在 PCL 纤维上，嵌段共聚物的主链和纤维的长轴方向平行。将纤维毡在模拟体液中矿化沉积磷灰石，发现沉积初期的矿物为无定形磷酸钙，经过 5 天的矿化处理后，矿化产物转变成 HAP，与骨的矿化胶原纤维结果非常相似[53]。

2.2.2.2　双/多模板调控制备 HAP

近年来，通过电子显微镜研究发现，天然组织中的矿化过程不仅仅是胶原这种单一模板调控的结果，许多分子也参与了这个调控过程，扮演了重要的作用。因此，将两种或者两种以上的模板分子同时使用，可以获得更加复杂的模板调控生长体系，产生与天然组织更加接近的矿化过程[26]。不过，由于多种模板分子会带来复杂的成核位点，给调控过程的研究带来难度。本课题组利用胶原-丝素蛋白双模板协同共组装策略制备出胶原-丝素/HA 复合仿生骨替代材料[54,55]，并对其矿化过程中多种有机模板成分协同作用的机理进行了研究。结果表明，模板蛋白在相互诱导作用下二级结构发生改变(如图 2.17 所示)，协同诱导 HAP 的形成，自组装所获得的复合纳米材料其有机/无机含量比例约为 20∶80，比例接近人体自然骨。通过 TEM 观察其微观结构，显示所得 HA 晶体与天然骨组织中的 HA 纳米针状结构类似，如图 2.18 所示[54]。

模板分子可以分为促进或者抑制两类，某些大分子模板同时具有促进和抑制成核生长的位点。胶原上 C 端的负电荷区域可以促进磷酸钙的形成，但是带正电荷的氨基酸却控制着无定形磷酸钙向排列磷灰石晶体转变的过程。此外，一些酸性蛋白，例如聚天冬氨酸，被认为抑制成核过程，加入这些酸性蛋白，可以抑制晶体的生长。上述情况也受到模板分子的溶解情况影响。对于纤维状的蛋白分子，模

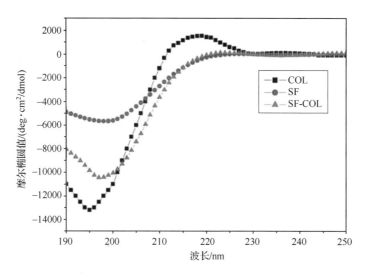

图 2.17　胶原(COL)和丝素蛋白(SF)及其复合物的原二色谱[54]

板上的酸性位点是促进成核的,而溶解在水中的较小的分子上的酸性基团,则是抑制成核和晶体生长的[56]。利用以上特性,可以设计和构建高度仿生的矿化体系来制备骨修复支架材料[26]。

　　总而言之,使用模板调控方法制备 HAP 材料,可以取得与天然矿化组织更加相似的化学组成与微观结构,具有促进骨髓间充质干细胞向成骨分化的性质,这对于所制备的骨修复材料的生物相容性来讲,具有非常积极的作用[26,57]。不过,使用这些纳米 HAP 材料会受到一些限制条件,因为模板分子多为胶原等蛋白分子,所以所得的纳米 HAP 复合产物比较敏感,对于后续的加工条件提出了一些特殊要求。因此,目前采用模板调控方法制备的 HAP 纳米材料,还未在数字化制造等方法上获得广泛的应用。

2.2.3　生物材料的微球化技术

　　针对器官或大块缺损组织的修复材料构建,与患者相关的解剖结构适配的生物材料是很重要的。一般来讲,因为缺损和创面的不规则形状,所以临床上填充材料的使用比较普遍。此外,通过注射来实现填充,在临床上由于其便利性和利于微创手术开展的特点,受到欢迎。除了将生物材料制成颗粒状或凝胶外,还可以将生物材料进行微球化,微球不仅利于注射成型,还可以作为细胞、生长因子和药物的载体,大大提高生物材料的应用效果[58]。

　　在数字化制造方法中,需要粒径均一的微球材料以及纳米粉体,这样的材料比较有利于数字化加工方法的实施。生物材料的微球化制备技术是制造微纳米有机以及无机/有机复合生物材料的有力工具。常用的生物材料的微球化制备

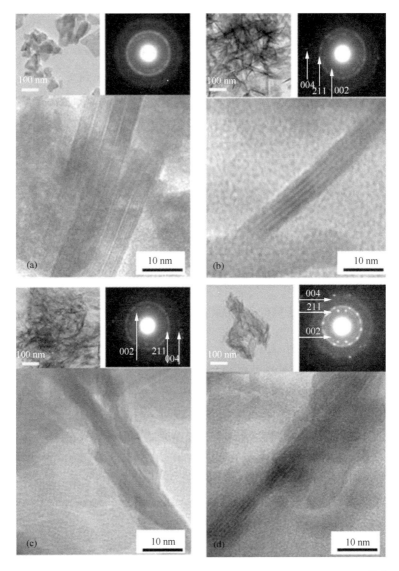

图 2.18　模板分子调控形成的 HAP 晶体的 TEM 照片及选取衍射图谱[54]
(a)无模板；(b)胶原模板；(c)丝素蛋白模板；(d)胶原和丝素蛋白双模板

技术主要包括喷雾干燥法、微乳液法、模板法、原位聚合法、自组装法和沉积法等[59,60]。

2.2.3.1　喷雾干燥法

喷雾干燥是一种常见的物料干燥方法,将物料分散或溶解在溶剂中制成浆料或溶液,利用喷嘴将之雾化,微小的液滴在热空气中干燥失去溶剂,形成微球粉体。该方法尤其适用于规模化生产,不过一次性投资较大,雾化器和粉末回收装置较为昂贵。

以可降解高分子为例,将 PLA、PLGA、PCL 等高分子溶解在有机溶剂中后,进行喷雾造粒,就可以得到粒径均匀的高分子微球。在制备过程中,还可以在高分子溶液中混入蛋白、药物和上述 HAP、TCP 等纳米材料,所得复合微球材料具有更多的生物学性能。上述微球材料被广泛应用于药物控制释放、靶向给药系统、组织工程支架制备、基因转染载体等诸多领域[61]。例如,将 PLGA 溶解在二氯甲烷中,浓度为 12.5 mg/mL,加入一定量的地塞米松药物,设置喷雾干燥机的内出口温度为 43℃,外出口温度为 38℃,即可制备如图 2.19 所示的载药微球。将这种微球的分散液加入到 β-TCP/PLGA 复合支架中,固定在支架内表面上,即可制成双可控缓释系统[62]。

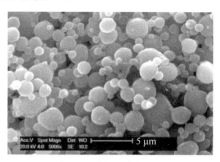

图 2.19　载药 PLGA 微球的 SEM 照片[62]

此外,还可以对喷雾干燥方法进行改进,将雾化液滴喷入超临界二氧化碳气体中,使液滴快速固化,也可以制备出微球。这种方法也被称为超临界流体分散溶液技术,它在制备载药微球上具有显著的优势,不易引起蛋白等药物的变性[63]。

2.2.3.2　微乳液法

将两种互不相溶的溶剂混合,加入表面活性剂,高速搅拌或超声处理,就可以形成乳液。乳液的热力学性质稳定,一般分为油包水(W/O)和水包油(O/W)两种分散体系。在乳液体系中加入醇,可以得到透明或者半透明的长期稳定的微乳液。将稳定的微乳液在通风条件下挥发掉有机溶剂,在有机溶剂中溶解的高分子就会析出形成微球。这是通过微乳液法制备 PLA、PLGA、PCL 等微球的基本原理。合理地设计乳液的组成,还可以形成三相溶液,装载药物,或复合 HAP 等纳米粒子[60]。通过微乳液法制备的微球,可以通过原位沉积的方法在微球上形成磷灰石矿物。例如,将壳聚糖溶液加入液体石蜡中,加入 Span 80 作为乳化剂,以京尼平交联后,过滤收集得到壳聚糖微球;将这些壳聚糖微球放入

SBF 溶液中,保持一定的温度,磷灰石晶体就会在微球上沉积,形成复合微球(图 2.20)[64]。

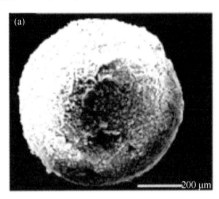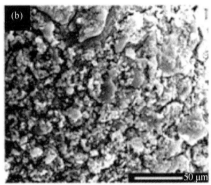

图 2.20　微乳液法制备的壳聚糖微球经过 SBF 处理得到的复合微球 SEM 照片[64]

本课题组改进了微乳液法,制备出一系列无机-有机 HAP/PLA、HAP/PCL 复合微球材料,实现了多种组织工程支架的构建,生物活性和生物相容性评价结果很好。以 HAP/PCL 微球为例,将一定量的 PCL 溶解于二氯甲烷中形成油相,将一定量的 HAP 纳米粉体加入无水乙醇中,超声搅拌,并加入到 PCL 溶液中,分散均匀,然后加入到 PVA 水溶液中搅拌均匀,得到固/油/水(S/O/W)体系,控制搅拌速度,持续搅拌 3～5 小时,待有机溶剂挥发完毕后,离心收集微球。通过改变聚合物浓度、相对分子质量、乳化剂浓度、溶剂挥发速度、搅拌速度等参数,可以制备出粒径不同的复合微球[65]。

通过类似方法,可以制备出由纳米纤维组成的高分子多孔微球。具体方法如下:将高分子溶解在四氢呋喃中,然后加入到甘油中,快速搅拌乳化,然后将乳液加入到液氮中产生相分离,获得纳米纤维,用水洗去溶剂、冻干,即可获得约 160 nm 纤维组成的微球,空隙率高达 96%,可为细胞生长提供与 ECM 相似的环境。相比于采用溶剂挥发方法制备的光滑微球,纳米纤维微球具有更好的生物相容性。可以采用注射或者铸模的方式将微球用于软骨缺损修复。体外软骨培养试验表明,纳米纤维多孔微球可以获得 100% 的细胞黏附,高于实心微球;经过三周的培养,软骨相关基因表达仍保持升高,而在实心微球上则开始下降。由此可见,纳米纤维微球有助于保持软骨细胞的功能。在兔的软骨缺损模型中,通过星形 PLLA 制备的纳米纤维空心微球与软骨细胞的联合使用,比起单独使用细胞的对照组,得到了非常好的极限尺寸缺损的修复效果,表现出非常有潜力的临床应用价值[59]。

在微乳液法的基础上,还可以将单体在液滴环境中进行原位聚合,形成聚合度更高的微球。如果改变乳液形成的条件,形成纳米液滴,还可以制成纳米球,为修复材料提供尺寸更加丰富的原料。

虽然通过研磨和气流破碎的方法也可以得到尺寸比较小的材料,但是由于表面能量的问题,所得粉体的流动性不如上述微球,并会影响后续的微纳制造技术的应用。因此,获得尺寸均匀、流动性好的微纳米材料,对于支架材料的数字化制造具有非常重要的意义。

2.3　骨组织修复支架材料的微纳制造

有了微纳米化的生物材料作为基本单元,结合数字化制造技术,就可以进行骨组织修复材料的数字化微纳制造。相比于传统的成型技术,数字化制造技术可以为骨组织修复材料带来更好的性能[58]。

随着计算机技术和数字化制造技术的发展,3D 模型构建、多尺度材料设计等已经变成了现实。已有一系列的生物组织建模方法,这些模型可以用来设计和测试生物学机制,模拟复杂的天然生物系统,包括骨再生过程。此外,这些模型还可以用来设计复杂的生物学结构,指导制造组织工程支架材料,相关的应用如图 2.21 所示[66]。

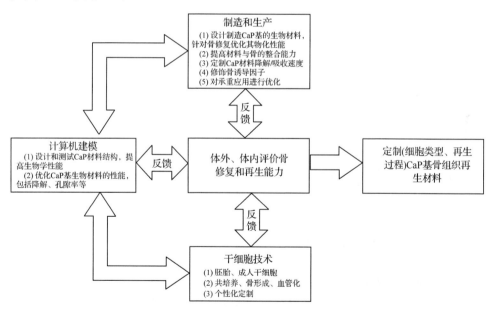

图 2.21　结合数字化技术、干细胞技术制造新型骨组织再生材料

2.3.1　骨组织修复支架的制造方法

天然骨组织中除了细胞之外,含有 HAP 和胶原等诸多成分,是一种典型的

无机/有机复合材料。通过模仿天然骨组织的微观多孔结构,制备无机/有机复合支架材料用作骨组织修复材料,不仅可以实现支架材料的降解调控,还可以尽可能营造适合细胞生长的环境,促进组织修复和再生。

2.3.1.1 无机/有机复合支架

组织工程产品的设计目的是为了诱导、促进组织再生,各种组织的结构和性能差异性较大,因此理想的组织工程支架应该与待修复组织具有相似的结构和性能。理想的组织工程支架材料还应该满足以下条件:①生物相容性,针对骨修复支架,主要是指材料可以支持骨相关细胞的活性,包括不会产生细胞毒性,分泌正常的分子信号等。支架材料应该具有骨传导性,支持相关骨细胞在支架上黏附、增殖和形成 ECM。支架应该具有诱导新骨形成的能力,通过某些分子信号,召集前驱细胞。这种骨诱导性是一般支架无法具备的,需要通过某些蛋白分子来实现。此外,相容性还应该包括支架诱导血管形成的能力,血管的产生可以支持营养物质、氧气和废弃物的交换,这是组织存活的必要条件。②力学性质,骨修复支架的力学性能应该与待修复部位的力学性能相适应,尤其是需要承重的骨组织区域,对力学性能的要求更高。一般来讲,骨组织的强度变化很大,松质骨的杨氏模量在 $0.1 \sim 2$ GPa,压缩强度在 $2 \sim 20$ MPa,而密质骨的杨氏模量在 $15 \sim 20$ GPa,压缩强度在 $100 \sim 200$ MPa。因此,目前多数多孔可降解支架材料仅能满足松质骨的力学强度要求。③孔洞尺寸,对于骨修复材料,贯通的孔洞结构是非常重要的,孔洞尺寸至少应该在 100 μm 以上,这样才能保证物质交换。此外,骨修复材料的优化孔洞尺寸应该在 $200 \sim 350$ μm,这样比较利于骨组织生长。但是,较大的孔洞不利于力学性能。因此,采用陶瓷、高分子等材料构建具有较高力学性能的骨修复支架时要特别注意控制孔洞尺寸和分布的。④吸收性能,也就是材料的降解性能。理想的组织工程支架除了具有与组织相似的力学性能外,还应该在体内降解速度与组织再生的速度相适应。随着新生组织的生长,修复支架应该逐渐被吸收。对于颌面修复支架来讲,$3 \sim 6$ 个月的降解速度是比较合适的;而对于脊柱融合,9 个月以上的降解时间比较合适。因此,设计和制造多尺度多孔支架,具备合适的生物相容性、力学性能以及降解性能,才能满足骨组织工程修复的需要[2, 11]。

目前,通过溶剂浇铸、粒子沥滤法、冻干法等制备基于 HAP 和可降解高分子的复合多孔支架材料,已经发展出多种骨组织修复材料,并且相关产品已经在临床上获得了应用[2]。

溶剂浇铸是一种非常简便的方法,将高分子溶液浇铸在模具中,待溶剂挥发完毕,即可得到高分子膜材料。制备多孔支架材料,只需要将造孔剂置入高分子溶液中即可。以 PLA 的二氯甲烷溶液为例,可以使用氯化钠作为造孔剂。通过改变造孔剂氯化钠粒子的尺寸和分布,就可以改变所得多孔材料的孔洞结构。通过这种方法,还可以使用石蜡微球等高分子微球作为造孔剂,将水分散的 HAP 浆料注入微球间隙中,干燥后通过高温烧去石蜡,即可获得多孔支架材料。还可以使用碳酸氢钠晶体作为造孔剂,选择尺寸在 $200\sim600~\mu m$ 的造孔剂,将 HAP 分散在聚氨酯的四氢呋喃溶剂中,加入放了造孔剂的模板中,用水洗掉造孔剂和四氢呋喃,剩下的部分通过冻干即可获得多孔支架[67]。这种方法还可以用在已经成型的陶瓷多孔支架上,如图 2.22 所示,先制作多孔陶瓷支架,然后在 PCL 的氯仿溶液加入氯化钠晶体($150~\mu m$),形成黏稠的浆料,浸涂在支架内表面上,待溶剂挥发后,将氯化钠用水溶解洗出,得到具有多级结构的复合支架[68]。

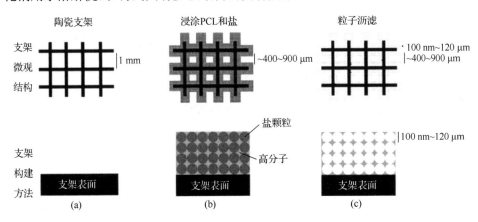

图 2.22　构建多级多孔结构的多孔支架[68]

直接冻干法是一种比较简便的制备多孔支架的方法,主要是基于冷冻过程中的固相析出过程和溶剂的直接升华过程[69]。使用冻干法,通常用水作为溶剂,它比较容易控制孔洞尺寸、孔隙率和贯通性。通过调整高分子溶液的浓度,冻干法制备的多孔支架的力学性能也可以被调节。在冻干法中,可以通过控制冷冻过程冰的结晶实现多孔结构的控制,也叫做冰模板法。例如,采取梯度降温的方法,将纳米 HAP 浆料倒入聚四氟乙烯(PTFE)模具中,逐步降温,将冻结的浆料块进行冷冻干燥,获得胚材,经过烧结后,可以得到高强度的多孔 HAP 支架。在浆料冷却过程中的参数控制可以调控所得支架的孔洞结构,较低的冷却速度,如图 2.23 所示,最终结构会产生较厚的片层($>50~\mu m$)和较大的孔洞(长轴$>500~\mu m$,短轴约 $40~\mu m$);对于较高的冷却速度,可以减小上述结构的尺寸。通过该方法制备的多孔支架材料,在孔隙率 47% 时可以达到 145 MPa,接近密质骨的压缩强度,适合用作部分承重部位的修复材料[70]。

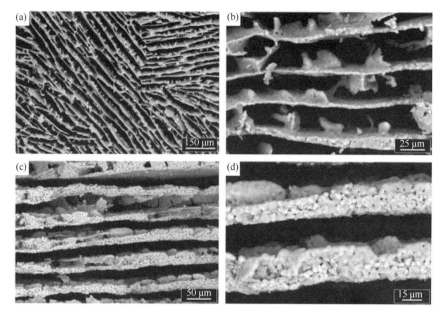

图 2.23　制备的多孔 HAP 支架
(a,b)平行于冰表面的横截面;(c,d)垂直于冰表面的横截面[70]

　　冻干法非常适合多种组分混合物的造孔,尤其是含有水溶性的生物大分子的情况。例如,将 HAP 粉末分散在水中,加入壳聚糖和乙酸,持续搅拌过夜,然后加入明胶,加热到 40℃促进明胶溶解,然后加入戊二醛作为交联剂,将上述混合物置入模具,降温冷冻,产生相分离,冻干去除溶剂后即可得到孔隙率超过 90% 的多孔复合支架[71]。

　　在制造骨修复支架过程中,还可以借助支架作为生长因子等大分子药物的载体,用以促进组织修复。这些生长因子包括 β-TGF、BMP、IGF、FGF 和 VEGF 等。通过召集前驱细胞,诱导其分化成骨相关细胞,促进组织再生和 ECM 形成。复合这些生长因子是提高支架材料性能的重要手段。动物试验结果表明,在支架上加入相关生长因子可以有效促进骨愈合的过程。

　　水凝胶材料是一种由亲水性高分子、共聚物或大分子交联组成的 3D 结构,最终形成不溶于水的基质。这些高分子的玻璃化转变温度(T_g)通常都低于使用温度,显得比较柔软且富有弹性。因为与水有很好的亲和性,因此在医学应用上非常广泛。在组织工程上使用水凝胶材料包括聚乙二醇(PEG)、聚乙烯醇(PVA)和聚丙烯酸酯(PA)等人工合成高分子,还有一些天然水凝胶材料,包括琼脂、海藻酸、壳聚糖、透明质酸、纤维蛋白和胶原等。此外,水凝胶支架材料还可以通过组织处理获得,例如,将骨组织通过去细胞和去矿化处理获得 ECM 成分,通过凝胶化得到 3D 纳米纤维。这种材料具有非常特殊的力学结构和生物学性能,保留了 ECM 对细胞有用的组分,可以有效促进细胞生长和增殖[72]。

一般来讲,水凝胶的交联结构由连接点调控,通过比较强的化学键(共价键和离子键)、物理缠结、微晶形成和弱作用等控制。比较简单的水凝胶制备方法,可以采用高分子交联方式。例如,用戊二醛交联 PVA,乙二醇二甲基丙烯酸酯(EGD-MA)交联聚丙烯酸酯等。高分子还可以通过共混、共聚和互穿形成网络结构。基于共混的水凝胶,可以通过反复冷冻-融化的方法来形成网络。互穿网络聚合物可以通过分步骤聚合和交联,在已经形成网络的聚合物中再次聚合,获得互穿网络。构建水凝胶的物理结构和性能,主要依赖于起始单体、低聚物、合成和制备方法、溶剂、降解和力学处理等。从离子电荷来看,水凝胶分为中性、正电性、负电性、两性,主要由凝胶的侧链上的基团决定。一个成功应用就是合成的聚 2-羟乙基甲基丙烯酸(PHEMA),一种中性电荷的水凝胶材料。针对细胞增殖,合成的亲水性支架可以通过带电荷水凝胶来控制。适合再生修复材料制备的水凝胶材料也可以用天然大分子,这些材料一般都包含了荷电的基团,有利于调控细胞的黏附和生长[73]。水凝胶在受力条件下通常表现出较大范围的黏弹性特点,其中的高分子片段在外力的作用下会进行重新排列。尽管用作组织工程支架的水凝胶材料都是水溶胀的,可以支持细胞增殖,但是水也会使得凝胶变得塑化,降低材料的玻璃化转变温度。因此,将材料的玻璃化转变温度调节在正好 37℃ 以下,然后就可以在放入体内后升温从玻璃态转变成黏弹态,保持较好的力学性能[74]。

水凝胶的力学性能与组织的相似性和可控性,非常适合用作组织工程支架材料。水凝胶能够提供适合细胞黏附和生长的 3D 多孔结构,通过在水凝胶上固定一些细胞黏附相关的多肽分子,细胞可以直接黏附在水凝胶的内壁上进行生长。在体外试验中,RGD 三肽被发现非常适合调控细胞黏附,包括成纤维细胞、内皮细胞、平滑肌细胞、骨细胞和软骨细胞。可将 RGD 固定在水凝胶的分子上,使其增加细胞迁移、增殖、生长和组装的能力[74]。

水凝胶除了可以直接用作修复材料外,还可以用来捕获细胞,作为细胞载体,为细胞提供适合的生长微环境。组织工程支架的主要作用就是保持细胞增殖,让细胞在支架上生长,产生相关的功能。因此,支架在降解完毕后,细胞就应该构建出相应的组织。调控水凝胶材料的降解,使其与组织再生配合非常重要。例如,将 PEG 做成水凝胶支架,在凝胶内植入软骨细胞,用于软骨再生修复。如果支架不降解,细胞在一段时候后就会减少。如果用可降解高分子制作水凝胶支架的话,可以发现细胞在凝胶材料中分布均匀,生长正常。

以胶原凝胶为例,多孔的胶原凝胶可以用作自体细胞的载体,甚至作为异体细胞的载体。合适的多孔结构可以保证免疫隔离,利用半透过的性质可以减少免疫系统对于外来植入细胞的响应。在骨、软骨组织修复中,凝胶材料可以直接注射到植入部位。在注射型凝胶材料中,如果加入了温度敏感特性,可以利用局部温度的变化来实现材料的原位固化。即注射时是凝胶状态,注射后,温度发生改变,材料开始固化。这种温敏凝胶适用于微创手术,大大减少患者的痛苦[73]。

　　无机/有机复合支架的制造方法经过多年的发展已取得非常大的进步,这些典型的制造方法总结如表 2.3 所示[75]。

表 2.3　无机/有机复合支架的制造方法

类型	制造方法
基于胶原、磷灰石制造高分子支架	1. 沉积胶原(或明胶)和 HAP 到支架上 (1)制造高分子支架(电纺丝、3D 打印、冻干等) (2)将胶原(或明胶)沉积在支架上 (3)将 HAP 沉积在支架上 2. 直接混合 (1)混合高分子、胶原(或明胶)和磷酸钙 (2)除去溶剂 3. 将复合胶原(或明胶)的支架沉积磷酸钙 (1)多孔支架复合胶原(或明胶) (2)除去溶剂 (3)在支架上沉积磷酸钙 4. 将复合磷酸钙的支架沉积胶原(或明胶) (1)将高分子与磷酸钙混合 (2)除去溶剂 (3)在支架上沉积胶原(或明胶)
基于生物组织 ECM 的支架	(1)生物组织去细胞(如骨组织) (2)粉碎去细胞组织 (3)将高分子与去细胞组织颗粒混合 (4)成型
基于细胞产生的 ECM 支架	(1)将细胞种植在多孔支架上(干细胞、骨前驱细胞、成骨细胞等) (2)培养细胞(静态培养、流体培养、电磁刺激培养、动态力学环境培养) (3)收集

2.3.1.2　生长因子的控制释放

　　药物、蛋白等因子通常可以通过物理过程与 CaP 类材料复合,例如吸附和离心过程。纳米尺寸的 CaP 材料因为具有较高的比表面积,因此吸附能力较强[76]。

对于骨组织修复材料,常用的生长因子包括骨形态发生蛋白(BMP)、血管内皮生长因子(VEGF)、转化生长因子(TGF)、成纤维细胞生长因子(FGF)和类胰岛素生长因子(IGFs)等。BMP 可以促进间充质干细胞和骨前驱细胞增殖和分化,VEGF可以诱导内皮细胞迁移和增殖,β-TGF 有帮助骨细胞增殖和分化的作用,IGF-1 和BMP 的功能类似。目前,对于骨修复材料,BMP-2 蛋白的开发利用较为完善,在CaP 类材料中添加 BMP-2,用以诱导骨修复和再生,具有很好的效果,可以显著提高新骨形成的速度,获得数倍于单独使用 CaP 类材料的效果。相关的重组 BMP-2蛋白已经获准在临床使用[77]。以硼酸玻璃微球为模板,通过离子交换反应,制得HAP 空心微球,这种空心微球用来装载 BMP-2 蛋白,可以有效控制蛋白的释放速度。此外,还可以通过高分子涂层来进一步降低释放速度。在装载 1 μg 的 BMP-2蛋白后,经过 PLGA 处理的 HAP 空心微球用于修复大鼠颅骨缺损,将修复时间缩短到 3～6 周,显著优于 45S5 活性玻璃[78]。

　　将生长因子与支架材料复合的方法较为常用的就是直接浸渍的方法,可以通过调控纳米晶体的含量和交联度来控制药物释放的行为[79]。但是,浸渍的方法容易造成生长因子的快速流失,因此,正在研究的方法包括高分子微球载药缓释技术、静电多层膜技术和凝胶涂层载药技术等。多孔 HAP 支架可以采用高分子模板涂层的方法制备,使用聚氨酯泡沫(每英寸① 60 个孔)作为模板,浸渍在纳米HAP 浆料中,加入 3%聚乙烯醇、3%羧甲基纤维素、5%聚丙烯酸铵(分散剂)和7%的二甲基甲酰胺(干燥剂)作为黏结剂,提高 HAP 在泡沫内表面上的稳定性。将干燥后的泡沫在 1230℃中煅烧 3 小时,获得的 HAP 支架材料还可以反复浸渍HAP 浆料和烧结,最终可以获得稳定的多孔 HAP 支架。通过该方法制备的HAP 支架贯通性好,孔径在 230～470 μm,孔隙率高达 88%。在上述支架中可以固定 PLGA 微球,方法如下:将 PLGA 微球采用射频等离子体处理,使得微球表面携带负电荷,然后分散在聚乙烯亚胺溶液中,使微球表面吸附一层聚乙烯亚胺分子,变成带正电荷表面;最终将 PLGA 微球分散在水中,加入 HAP 多孔支架,振荡4 小时,将未吸附的微球清洗掉后干燥即可。PLGA 微球可以作为药物载体,如地塞米松(DEX)。可将 PLGA 和 DEX 溶解在二氯甲烷/乙醇中,加入到聚乙烯醇溶液中,乳化后持续搅拌,待溶剂挥发后,即可收集所得载药微球,微球直径在 0.6～9 μm[图 2.24(a)]。上述复合材料的制备过程不仅利用了 HAP 无机材料的生物相容性,也利用了 PLGA 可降解微球的控制释放特性。采用静电作用的方法将微球固定在支架材料孔洞内表面上,反应条件温和,适合处理携带敏感药物的情况[80]。可以利用多种载药微球,将微球固定在多孔复合支架内部,形成复杂的双可控释放系统,获得定制的药物释放速率[图 2.24(b～d)][62]。

---

　　① 1 英寸＝2.54 厘米。

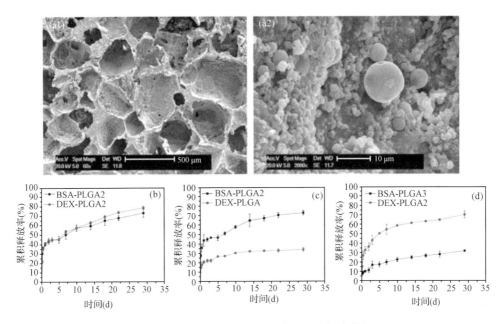

图 2.24　加入载药 PLGA 微球的多孔复合支架

(a)电镜照片；(b)DEX 和 BSA 释放速率相当；(c)BSA 释放速度快；(d)DEX 释放速度快[62]

对于蛋白类药物，可以采用静电吸附的方法将蛋白分子固定在复合微球的表面上，以防止蛋白分子变性。以重组人骨形态发生蛋白-2（rhBMP-2）为例：将200 mg 的 PLGA 溶解在 8 mL 二氯甲烷中，加入 200 mg 的 HAP 纳米粉末，搅拌使其均匀分散，通过超声处理乳化，采用 S/O/W 乳液挥发法制得 PLGA/HAP 微球，直径在 50～120 μm。将复合微球采用 NaOH 溶液进行处理，使其表面部分水解，然后往重新分散冻干的复合微球上滴加 rhBMP-2 蛋白溶液，使其吸附在微球表面。碱处理是一种非常简便有效的方式，可以提高复合微球粗糙度和亲水性，增强蛋白的吸附作用。装载的蛋白溶液可以缓慢地从微球表面释放出来，持续发挥作用[81]。利用基因质粒的荷电特性，将携带相反电荷的聚电解质与之形成高分子复合物载体，这种纳米载体作为非病毒载体，在基因转染方面具有非常重要的应用价值[82-84]。

水凝胶支架也可以作为药物局部释放的载体，因为水凝胶具有好的亲水特性，药物释放的速度可控，释放可以由某些生物分子触发等特点。一些亲水性的大分子药物，例如蛋白和多肽，可以和水凝胶支架配合使用。只需要简单调控水凝胶的溶胀程度、交联度、降解速度，其释放行为都会发生改变。此外，通过光聚合的水凝胶材料在原位释放和靶向释放领域受到很大的关注。例如，可以通过光聚合在血管内壁形成的凝胶用作血管内药物释放。这些凝胶可以做成双层的，靠近血液的一层材料的透过性低于靠近血管壁的一层材料，这样的设计可以使得药物向血管壁释放。还可以设计多层的凝胶材料来实现不同浓度的释放,通过调控每层的扩散系数和厚度,就能制造出时序药物释放的智能体系。

2.3.2　组织工程支架材料的数字化设计和制造

随着医学影像技术的不断发展,X 射线断层成像(CT)、磁共振成像(MRI)等技术提供的医学影像可提供丰富的 3D 组织数据。由于原理的差别,CT 技术对于软组织成像对比度不如 MRI,因此,MRI 比较适合脑、心脏、肝脏等软组织的成像。配合 CT 和 MRI 技术,可为组织工程支架的数字化设计提供依据。对于模型数据,可以采用数字人数据库。数字人数据库的建立是采用精密切削技术,将人体切片进行数字拍照,并配合血管灌注等技术,获取的人体组织相关的生理结构数据。目前,我国构建的数字人的切片精度高达 0.2 mm,通过这些高精度的虚拟数字人组织数据库,使得组织工程支架的数字化、个性化设计成为可能。

在临床应用中,可以根据医学影像数据或虚拟数字人数据进行材料的结构设计,结合待修复部位的特征进行进一步的微观结构设计,整合以上数据,完成病人缺损部位的个性化数字设计;配合设计结果,选用适当的材料进行数字化微纳制造,得到与病人缺损部位相匹配的组织工程支架材料。通过该方法制造的组织工程支架材料,不仅在外形上与缺损部位可以实现高度匹配,也可以在微观结构、成分上实现最优化配置,获得更好的临床修复效果。

2.3.2.1　快速原型制造技术

快速原型技术是近年来发展的一种数字化、自动化快速层叠制造技术,最初主要用来制作新产品设计中需要的模型或者模具。通过快速原型技术,可以将计算机上设计的模型快速制造出来,大大加快产品的开发速度[11]。随着制造技术的进步,基于快速原型技术的制造价格在不断下降,质量也变得越来越好,能够应用的材料也逐渐增多。在生物材料制造领域,快速原型技术可以根据所设计模型构建具有重复微结构的支架,并制造出与待修复部位高度相似的三维支架材料,这是常规技术难以实现的。因此,具有复杂结构的组织工程支架非常适合采用快速原型技术来制造。

如图 2.25 所示,比较常用的快速原型制造技术包括光固化成型、粉末烧结、挤出成型、粉末黏结等。除了激光烧结外,其他技术都可以在低温下进行,适用于有温度敏感成分的情况。此外,还可以在制造过程中加入细胞,直接做成细胞-材料混合材料[10]。对于需要较高力学强度的多孔支架材料,可以采用钛或者钛合金来制作多孔支架。例如,首先通过反模法制备多孔钛支架,先用快速原形制造的方法制作蜡模具,然后使用蜡模具制作陶瓷模具;将钛融化后,真空条件下注入陶瓷模具,得到钛支架铸件;在钛支架上可以进一步通过沉积修饰 CaP 涂层,提高其骨相容性[86]。

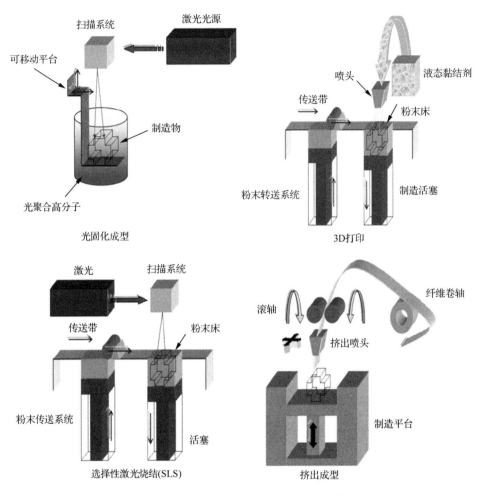

图 2.25　几种典型的快速原型制造方法[85]

　　选择性激光烧结(SLS)采用激光束照射在粉末上,产生烧结作用,激光光束可以提高局部热量,使得粉末融合在一起,得到复杂形状的支架。SLS 技术可以在微米水平上对粉体材料进行快速成型制造,并能够制造复杂结构的三维支架材料[87-90],成本低,效率高。选取分子质量在 50 kDa,粒径在 10～100 μm 范围内的PCL 粉末,采用 SLS 技术可以制备与骨小梁力学性能相当的多孔支架,压缩模量达到 52～67 MPa,压缩强度达到 2～3 MPa。将该支架与 BMP-7 复合使用,用于下颌髁突的修复,有效促进了组织的长入[87]。通过微乳液法制备含有 15wt% 磷酸钙的 β-羟基丁酸与戊酸酯共聚物(PHBV)微球和含有 10wt% 的 HAP 纳米粒的PLLA 微球,用这些复合微球作为原料,采用 SLS 方法,制备了多孔支架,如图 2.26 所示。结果发现,加入 CaP 纳米粒子后,制备得到的复合支架材料可以促进细胞增殖,提高 ALP 的表达活性[91]。

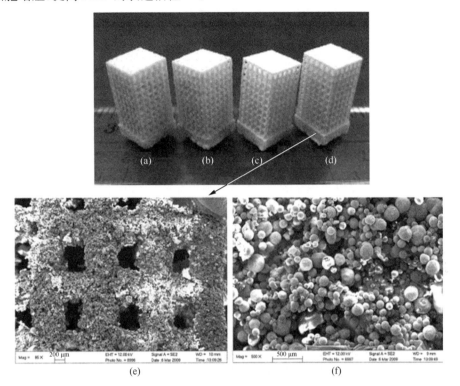

图 2.26　用 SLS 方法制备的多孔支架材料

(a)PHBV;(b)CaP/PHBV;(c)PLLA;(d)HAP/PLLA;(e,f)HAP/PLLA 复合微球烧制成的多孔
支架的 SEM 照片[91]

　　为了获取更好的制造效果,可以将 SLS 技术与微球技术结合,利用形状规整、尺寸均一的无机-有机复合微球作为原料进行制造,得到具有复杂结构的无机-有机复合组织工程支架。研究表明,不规则的聚消旋乳酸(PDLLA)粉末烧结所得的支架内部连接情况较差,烧结不均匀;利用 PDLLA 微球烧结所得的支架内部连接情况良好,烧结均匀。PDLLA/HA 机械混合材料烧结的支架松散易碎,不易成型,支架内材料烧结不均匀,以无规则孔结构为主;而利用 PDLLA/HA 复合微球烧结得到的支架成型效果好,SEM 观察支架内材料烧结均匀,孔结构明显。SLS 制造过程中,有机成分相对分子质量降低小于 10%,支架孔隙率可以高达 87%。因此,通过 SLS 技术和微球技术的结合使用,克服了不均匀粉末烧结过程中由于原料形状不规则、烧结受热不均而导致的烧结产品精度差、结构松散甚至无法成型的问题,为无机-有机复合材料的组织工程支架快速制造提供了新的途径[58]。

相比于其他方法,光固化成型具有更好的精度和分辨率,可以提供高达 20 μm 的制造精度,通过双光子激发的聚合反应,还可以制备出微米级以下精度的结构,这是其他快速原型制造方法还无法达到的。采用计算机控制激光光束,将聚焦位置的液态树脂固化,然后施加一层新的液态树脂,继续固化,通过反复增层操作,可以得到 3D 立体的多孔支架。也有报道通过数字投影仪来实现图案控制,提高制造效率。在光固化方法中,控制层厚是非常重要的,对于特定的树脂,固化深度是由光的能量决定的,通过控制光源的功率、扫描的速度和曝光的时间都可以实现控制。为了确保层间的连接强度,需要控制层间界面上的聚合物的形成,尤其是对于多孔的结构,需要注意过度固化的问题。不过,对于生物材料,能够使用的树脂比较少,这大大限制了光固化方法在修复支架制造方面的应用。目前,多数可用于光固化的树脂都是基于小分子和多功能单体可以形成高度互联的网络。将 HAP 等生物相容性粉体分散在树脂中,进行光固化即可得到增强功能的多孔支架,但所使用的 HAP 纳米粉体的尺寸要小于制造时的层厚。制得多孔支架材料后,还可以通过高温煅烧去除高分子树脂,获得单纯 HAP 多孔支架[92]。

3D 打印技术是使用喷头将材料和黏结剂打印成 3D 结构的一种方法,由于其适用的材料非常广泛,因此用来制造组织工程支架材料非常适合。通过 3D 打印技术制造的多孔支架材料,可以设计成贯通的孔道,非常适合细胞长入。3D 打印可以同时使用多个喷头,根据组织特点,打出成分分布不同的定制支架。此外,3D 打印技术可以在室温下或者低温下进行,对于温度敏感的材料比较适合。目前已经开发出基于细胞的 3D 打印技术,可以直接将细胞或装载细胞的微囊打印成组织工程支架。

利用 3D 细胞打印技术构建均一组分组织工程支架的研究已取得了重要进展,但是构建具有复杂形状和结构的细胞/材料复合组织工程支架材料还有待突破。组织工程支架微纳制造技术的研究将进一步与虚拟数字人技术、微球技术深度融合,利用快速原型制造技术,发展适用于特定待修复部位的个性化、多组分组织工程支架的设计和制造,将成为组织器官工程支架材料的数字化制造的新趋势(表 2.4)。

表 2.4　快速原型制造技术在骨组织材料上的应用

技术	工艺	骨组织支架的材料	优点	缺点
3D 打印(直接)	1. 糊状的黏性材料以设计的结构挤出成型 2. 可控速度和压力一层一层地堆积 3. 根据需要可以切断挤出物	1. PCL 2. HAP 3. 生物活性玻璃 4. 介孔活性玻璃 5. 海藻酸复合物 6. PLA	制备条件温和,可以同时加入药物和生物大分子,包括蛋白和活细胞	某些材料需要后续的热处理,限制了生物大分子的使用

续表

技术	工艺	骨组织支架的材料	优点	缺点
选择性激光烧结(SLS)	1. 准备粉末仓 2. 一层一层地添加粉末 3. 采用对焦激光束对每层粉末根据设计结构烧结	1. PCL 2. 纳米 HAP 3. CaP/PHBV 4. CaP/PLLA 5. PLLA 6. β-TCP	不需要支撑物;无需后续处理	激光光束大小限制了精度
光固化成型(SLA)	1. 浸渍光聚合高分子溶液 2. 采用聚焦光束曝光 3. 一层一层地制造	1. PPF/DEF 2. PPF/DEF-HAP 3. PDLLA/HA 4. β-TCP	可以获得复杂的内部结构;可以加入生长因子,蛋白和细胞	必须使用光聚合高分子
挤出成型(FDM)	将热熔高分子和陶瓷通过喷嘴挤出成型	1. TCP 2. TCP/PP 3. PCL 4. TCP/PCL	不需要支撑物	需要熔化,因此限制了材料使用

2.3.2.2　梯度修复支架的快速原型制造

可以采用 3D 打印技术,设计和制造复杂的骨/软骨梯度材料,修复软骨缺损,治疗关节炎。关节炎这种退行性关节疾病在中老年人群中比较普遍,关节软骨的再生能力非常有限,自发的修复往往需要数月的时间。目前开发的软骨治疗方法都存在一定的限制,包括供体缺乏,供体区域坏死和假体寿命等。复合组织工程支架为治疗关节炎提供了新机遇,通过模仿骨/软骨的结构,采用 3D 打印技术,将适合软骨细胞和骨细胞生长的材料打印成多孔支架。比较简单的办法就是分别制成骨支架和软骨支架,然后通过缝合、黏结等方法将两个支架连接成一个复合支架,使其适合骨/软骨修复的需要。例如将胶原海绵支架和 PLGA 支架做成复合支架,胶原海绵适合软骨层,PLGA 支架适合骨层,PLGA 支架可以提供高的力学强度。

在制造过程中,可以通过调整改变材料的组成,实现支架材料的梯度制造[93]。例如,骨/软骨区域的修复需要具有梯度特点的支架[4, 13],骨/软骨区域具有过渡的结构,分为软骨层、钙化软骨层和软骨下骨层,在组成上具有无机矿物梯度增加的特点[94, 95]。通过逐层沉积的方法制备梯度修复支架材料,模拟矿物梯度变化的性能,以 I 型胶原和 HAP 模拟骨成分,以 I 型胶原、II 型胶原和 HAP 模拟过渡区,以 I 型胶原、II 型胶原和透明质酸模拟软骨修复区,构建梯度复合支架(图 2.27)[96]。

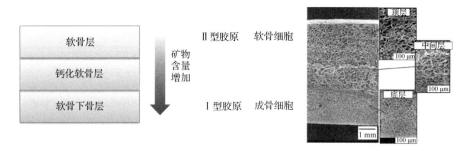

图 2.27 三层软骨/骨修复复合支架[96]

通过基于 HAP/PCL 复合微球的 SLS 技术,在烧结过程中加入含有不同 HAP 的微球粉料,形成成分梯度变化的仿生叠层支架,支架具有可设计的精确外形和内部结构,孔隙率可调,实现精准制造。这样的新型植入材料在骨/软骨联合修复,尤其是关节部位的修复中具有潜在的应用价值。通过 3D 打印技术,可以将 PLGA/PLA 等做成 90% 孔隙率的多孔结构,适合软骨再生;将 PLGA 和 TCP 做成多孔结构,适合骨再生;通过调节成分和结构,使得过渡区域产生梯度变化[65]。此外,还可以在软骨支架中加入软骨生长因子(如 TGF),诱导关节软骨的再生,同时,需要避免骨组织长入软骨层,故在骨和软骨的界面上需要抑制血管和细胞的生长。

2.4　总结与展望

通过数字化制造技术,可以获得与组织匹配程度高的修复材料[97]和组织工程支架材料[11, 98],可以在形状、孔结构等方面进行特殊设计,结合原料的微纳米化技术、数字化制造技术为组织工程,尤其是骨、软骨组织工程提供了新的支架设计和制造方法。

但是,目前采用三维打印等数字化制造技术构建组织工程支架材料,去实现功能性完美恢复还面临很多的挑战。例如,在目前的技术条件下,制造精度还不够高,更加丰富的组织细节还无法模仿,还不能构建具有丰富血管网络的支架。在微纳米化技术上进行更多的改进,才能满足细胞生长、组织再生的需要。支架的后续处理也非常关键,通过热处理和涂层处理等,可以提高材料的相关性能,也可以改进孔结构与连通情况。再就是支架材料与细胞的结合方法,如何将获得的细胞与制备的支架进行有效的复合,也是需要解决的问题,还有很长的路要走,才能最终实现功能性的组织构建,等等。

相信在不久的将来,通过新技术的开发和融合,有希望实现通过数字化技术设计和制造的支架与待修复组织的高度匹配,提高治疗效果,实现定制化的个体新治疗方案。

(马　军　张胜民　华中科技大学)

参 考 文 献

[1] Hench L L, Polak J M. Third-generation biomedical materials. Science, 2002, 295: 1014-1017.

[2] Woodruff M A, Lange C, Reichert J, Berner A, Chen F L, Fratzl P, Hutmacher D W. Bone tissue engineering: From bench to bedside. Materials Today, 2012, 15: 430-435.

[3] Angius D, Wang H, Spinner R J, Gutierrez-Cotto Y, Yaszemski M J, Windebank A J. A systematic review of animal models used to study nerve regeneration in tissue-engineered scaffolds. Biomaterials, 2012, 33: 8034-8039.

[4] Ducheyne P, Mauck R L, Smith D H. Biomaterials in the repair of sports injuries. Nature Materials, 2012, 11: 652-654.

[5] Place E S, Evans N D, Stevens M M. Complexity in biomaterials for tissue engineering. Nature Materials, 2009, 8: 457-470.

[6] Huebsch N, Mooney D J. Inspiration and application in the evolution of biomaterials. Nature, 2009, 462: 426-432.

[7] Kohn J. New approaches to biomaterials design. Nature Materials, 2004, 3: 745-747.

[8] Griffith L G, Naughton G. Tissue engineering: Current challenges and expanding opportunities. Science, 2002, 295: 1009-1016.

[9] Hollister S J. Porous scaffold design for tissue engineering. Nature Materials, 2005, 4: 518-524.

[10] Bose S, Roy M, Bandyopadhyay A. Recent advances in bone tissue engineering scaffolds. Trends in Biotechnology, 2012, 30: 546-554.

[11] Bose S, Vahabzadeh S, Bandyopadhyay A. Bone tissue engineering using 3D printing. Materials Today, 2013, 16: 496-504.

[12] Stevens M M, George J H. Exploring and engineering the cell surface interface. Science, 2005, 310: 1135-1138.

[13] Bonzani I C, George J H, Stevens M M. Novelmaterials for bone and cartilage regeneration. Current Opinion in Chemical Biology, 2006, 10: 568-575.

[14] Chen C, Qiu Z Y, Zhang S M, Lee I S. Biomimetic fibronectin/mineral and osteogenic growth peptide/mineral composites synthesized on calcium phosphate thin films. Chemical Communication, 2011, 47: 11056-11058.

[15] Blumenthal N C, Betts F, Posner A S. Formation and structure of Ca-deficient hydroxyapatite. Calcified Tissue International, 1981, 33: 111-117.

[16] Cui F Z, Li Y, Ge J. Self-assembly of mineralized collagen composites. Materials Science & Engineering R:Reports, 2007, 57: 1-27.

[17] Liu Y, Kim Y K, Dai L, Li N, Khan S O, Pashley D H, Tay F R. Hierarchical and non-hierarchical mineralisation of collagen. Biomaterials, 2011, 32: 1291-1300.

[18] Hoyer B, Bernhardt A, Heinemann S, Stachel I, Meyer M, Gelinsky M. Biomimetically mineralized salmon collagen scaffolds for application in bone tissue engineering. Biomacromolecules, 2012, 13: 1059-1066.

[19] Li Y P, Thula T T, Jee S, Perkins S L, Aparicio C, Douglas E P, Gower L B. Biomimetic mineralization of woven bone-like nanocomposites: Role of collagen cross-links. Biomacromolecules, 2012, 13: 49-59.

[20] 张胜民，周为. 透析法制备纳米磷灰石. 200610018593. X.

[21] 张胜民，仇志烨，周为. 一种连续透析法制备纳米钙磷生物材料的方法. 200810048287. X.

[22] Hench L L. Bioceramics. Journal of the American Ceramic Society，1998，81：1705-1728.

[23] Valletregi M. Calcium phosphates as substitution of bone tissues. Progress in Solid State Chemistry，2004，32：1-31.

[24] Farokhzad O C，Langer R. Impact of nanotechnology on drug delivery. ACS Nano，2009，3：16-20.

[25] Zhuang Z，Aizawa M. Protein adsorption on single-crystal hydroxyapatite particles with preferred orientation to $a(b)$- and c-axes. Journal of Materials Science：Materials in Medicine，2013，24：1211-1216.

[26] Ma J，Wang J，Ai X，Zhang S. Biomimetic self-assembly of apatite hybrid materials：From a single molecular template to bi-/multi-molecular templates. Biotechnology Advances，2014，32：744-760.

[27] Champion E. Sintering of calcium phosphate bioceramics. Acta Biomaterialia，2013，9：5855-5875.

[28] Landi E，Tampieri A，Celotti G，Vichi L，Sandri M. Influence of synthesis and sintering parameters on the characteristics of carbonate apatite. Biomaterials，2004，25：1763-1770.

[29] Bow J S，Liou S C，Chen S Y. Structural characterization of room-temperature synthesized nano-sized beta-tricalcium phosphate. Biomaterials，2004，25：3155-3161.

[30] Daculsi G，Laboux O，Malard O，Weiss P. Current state of the art of biphasic calcium phosphate bioceramics. Journal of Materials Science：Materials in Medicine，2003，14：195-200.

[31] Daculsi G，Weiss P，Bouler J M，Gauthier O，Millot F，Aguado E. Biphasic calcium phosphate/hydrosoluble polymer composites：A new concept for bone and dental substitution biomaterials. Bone，1999，25：59S-61S.

[32] Hung C L，Yang J C，Chang W J，Hu C Y，Lin Y H，Huang C H，Chen C C，Lee S Y，Teng N C. *In vivo* graft performance of an improved bone substitute composed of poor crystalline hydroxyapatite based biphasic calcium phosphate. Dental Materials Journal，2011，30：21-28.

[33] Schopper C，Ziya-Ghazvini F，Goriwoda W，Moser D，Wanschitz F，Spassova E，Lagogiannis G，Auterith A，Ewerw R. HA/TCP compounding of a porous CaP biomaterial improves bone formation and scaffold degradation-a long-term histological study. Journal of Biomedical Materials Research Part B，Applied Biomaterials，2005，74：458-467.

[34] Hu W，Ma J，Wang J L，Zhang S M. Fine structure study on low concentration zinc substituted hydroxyapatite nanoparticles. Materials Science & Engineering C：Materials for Biological Applications，2012，32：2404-2410.

[35] Tang Y Z，Chappell H F，Dove M T，Reeder R J，Lee Y J. Zinc incorporation into hydroxylapatite. Biomaterials，2009，30：2864-2872.

[36] Thian E S，Konishi T，Kawanobe Y，Lim P N，Choong C，Ho B，Aizawa M. Zinc-substituted hydroxyapatite：A biomaterial with enhanced bioactivity and antibacterial properties. Journal of Materials Science：Materials in Medicine，2013，24：437-445.

[37] Sutha S，Karunakaran G，Rajendran V. Enhancement of antimicrobial and long-term biostability of the zinc-incorporated hydroxyapatite coated 316L stainless steel implant for biomedical application. Ceramics International，2013，39：5205-5212.

[38] Kim S R，Lee J H，Kim Y T，Riu D H，Jung S J，Lee Y J，Chung S C，Kim Y H. Synthesis of Si, Mg substituted hydroxyapatites and theirsintering behaviors. Biomaterials，2003，24：1389-1398.

[39] Qiu Z Y，Li G，Zhang Y Q，Liu J，Hu W，Ma J，Zhang S M. Fine structure analysis and sintering

properties of Si-doped hydroxyapatite. Biomedical Materials，2012，7：045009.

[40] Qiu Z Y，Noh I S，Zhang S M. Silicate-doped hydroxyapatite and its promotive effect on bone minerali-zation. Frontier Science Series Fuel Process，2013，7：40-50.

[41] Bohner M. Silicon-substituted calcium phosphates：A critical view. Biomaterials，2009，30：6403-6406.

[42] Ma J，Wang Y H，Zhou L，Zhang S M. Preparation and characterization of selenite substituted hydroxyapatite. Materials Science & Engineering C：Materials for Biological Applications，2013，33：440-445.

[43] 张胜民，刘咏辉. 一种掺硒的羟基磷灰石及其制备方法. 201110127119.

[44] Wang Y H，Ma J，Zhou L，Chen J，Liu Y H，Qiu Z Y，Zhang S. Dual functional selenium-substituted hydroxyapatite. Interface Focus，2012，2：378-386.

[45] Alves N M，Leonor I B，Azevedo H S，Reis R L，Mano J F. Designing biomaterials based on biomine-ralizationof bone. Journal of Materials Chemistry，2010，20：2911-2921.

[46] Nudelman F，Sommerdijk N. Biomineralization as an inspiration for materials chemistry. Angewandte Chemie International Edition，2012，51：6582-6596.

[47] Liao S S，Cui F Z. In vitro and in vivo degradation of mineralized collagen-based composite scaffold：Nanohydroxyapatite/collagen/poly(L-lactide). Tissue Engineering，2004，10：73-80.

[48] Kong X，Sun X，Cui F，Ma C. Effect of solute concentration on fibroin regulated biomineralization of calcium phosphate. Materials Science and Engineering C，2006，26：639-643.

[49] Marelli B，Ghezzi C E，Alessandrino A，Barralet J E，Freddi G，Nazhat S N. Silk fibroin derived poly-peptide-induced biomineralization of collagen. Biomaterials，2012，33：102-108.

[50] Anderson J M，Patterson J L，Vines J B，Javed A，Gilbert S R，Jun H W. Biphasic peptide amphiphile nanomatrix embedded with hydroxyapatite nanoparticles for stimulated osteoinductive response. ACS Nano，2011，5：9463-9479.

[51] Spoerke E D，Anthony S G，Stupp SI. Enzyme directed templating of artificial bone mineral. Advanced Materials，2009，21：425-430.

[52] Mata A，Geng Y B，Henrikson K J，Aparicio C，Stock S R，Satcher R L，Stupp S I. Bone regeneration mediated by biomimetic mineralization of a nanofiber matrix. Biomaterials，2010，31：6004-6012.

[53] Chen X，Wang W D，Cheng S，Dong B，Li C Y. Mimicking bone nanostructure by combining block co-polymer self-assembly and 1D crystal nucleation. ACS Nano，2013，7：8251-8257.

[54] Wang J，Zhou W，Hu W，Zhou L，Wang S，Zhang S. Collagen/silk fibroin bi-template induced biomi-metic bone-like substitutes. Journal of Biomedical Materials Research Part A，2011，99：327-334.

[55] 张胜民，王江林. 一种纳米仿生骨材料及其制备方法. 200910305850.

[56] Colfen H. Biomineralization：A crystal-clear view. Nature Materials，2010，9：960-961.

[57] Wang J，YangQ，Mao C，Zhang S. Osteogenic differentiation of bone marrow mesenchymal stem cells on the collagen/silk fibroin bi-template-induced biomimetic bone substitutes. Journal of Biomedical Ma-terials Research Part A，2012，100：2929-2938.

[58] 仇志烨，王江林，周娇娇，张胜民. 无机-有机复合组织器官工程材料的微纳制造. 中国材料进展，2011，4：16-21.

[59] Liu X H，Jin X B，Ma P X. Nanofibrous hollow microspheres self-assembled from star-shaped polymers as injectable cell carriers for knee repair. Nature Materials，2011，10：398-406.

[60] Freiberg S, Zhu X. Polymer microspheres for controlled drug release. International Journal of Pharmaceutics, 2004, 282: 1-18.

[61] Prior S, Gamazo C, Irache J M, Merkle H P, Gander B. Gentamicin encapsulation in PLA/PLGA microspheres in view of treating Brucella infections. International Journal of Pharmaceutics, 2000, 196: 115-125.

[62] Yang Y, Tang G, Zhang H, Zhao Y, Yuan X, Wang M, Yuan X. Controllable dual-release of dexamethasone and bovine serum albumin from PLGA/beta-tricalcium phosphate composite scaffolds. Journal of Biomedical Materials Research Part B Applied Biomaterials, 2011, 96: 139-151.

[63] Makadia H K, Siegel S J. Poly lactic-co-glycolic acid (PLGA) as biodegradable controlled drug delivery carrier. Polymers-Basel, 2011, 3: 1377-1397.

[64] Shen S, Fu D, Xu F, Long T, Hong F, Wang J. The design and features of apatite-coated chitosan microspheres as injectable scaffold for bone tissue engineering. Biomedical Materials, 2013, 8: 025007.

[65] 张胜民, 杜莹莹, 刘浩明. 一种基于微球选择性激光烧结的梯度叠层多孔支架及其制备方法. 201210399447. 1.

[66] Chai Y C, Carlier A, Bolander J, Roberts S J, Geris L, Schrooten J, Van Oosterwyck H, Luyten F P. Current views oncalcium phosphate osteogenicity and the translation into effective bone regeneration strategies. Acta Biomaterialia, 2012, 8: 3876-3887.

[67] Laschke M W, Strohe A, Menger M D, Alini M, Eglin D. In vitro and in vivo evaluation of a novel nanosize hydroxyapatite particles/poly(ester-urethane) composite scaffold for bone tissue engineering. Acta Biomaterialia, 2010, 6: 2020-2027.

[68] Roohani-Esfahani S-I, Lu Z, Zreiqat H. Novel, simple and reproducible method for preparation of composite hierarchal porous structure scaffolds. Materials Letters, 2011, 65: 2578-2581.

[69] Xia Z, Yu X, Jiang X, Brody H D, Rowe D W, Wei M. Fabrication and characterization of biomimetic collagen-apatite scaffolds with tunable structures for bone tissue engineering. Acta Biomaterialia, 2013, 9: 7308-7319.

[70] Deville S, Saiz E, Tomsia A P. Freeze casting of hydroxyapatite scaffolds for bone tissue engineering. Biomaterials, 2006, 27: 5480-5489.

[71] Zhao F, Yin Y, Lu W W, Leong J C, Zhang W, Zhang J, Zhang M F, Yao K D. Preparation and histological evaluation of biomimetic three-dimensional hydroxyapatite/chitosan-gelatin network composite scaffolds. Biomaterials, 2002, 23: 3227-3234.

[72] Sawkins M J, Bowen W, Dhadda P, Markides H, Sidney L E, Taylor A J, Rose FRAJ, Badylak S F, Shakeshehh K M, White L J. Hydrogels derived from demineralized and decellularized bone extracellular matrix. Acta Biomaterialia, 2013, 9: 7865-7873.

[73] Slaughter B V, Khurshid S S, Fisher O Z, Khademhosseini A, Peppas N A. Hydrogels in regenerative medicine. Advanced Materials, 2009, 21: 3307-3329.

[74] Drury J L, Mooney D J. Hydrogels for tissue engineering: Scaffold design variables and applications. Biomaterials, 2003, 24: 4337-4351.

[75] Thibault R A, Mikos A G, Kasper F K. Scaffold/extracellular matrix hybrid constructs for bone-tissue engineering. Advanced Healthcare Materials, 2013, 2: 13-24.

[76] Matsumoto T, Okazaki M, Inoue M, Yamaguchi S, Kusunose T, Toyonaga T, Hamada Y, Takahashi J. Hydroxyapatite particles as a controlled release carrier of protein. Biomaterials, 2004, 25:

3807-3812.

[77] Verron E, Bouler J M, Guicheux J. Controlling the biological function of calcium phosphate bone substitutes with drugs. Acta Biomaterialia, 2012, 8: 3541-3551.

[78] Xiao W, Fu H, Rahaman M N, Liu Y, Bal B S. Hollow hydroxyapatite microspheres: A novel bioactive and osteoconductive carrier for controlled release of bone morphogenetic protein-2 in bone regeneration. Acta Biomaterialia, 2013, 9: 8374-8383.

[79] Kim H W, Knowles J C, Kim H E. Porous scaffolds of gelatin-hydroxyapatite nanocomposites obtained by biomimetic approach: Characterization and antibiotic drug release. Journal of Biomedical Materials Research Part B, 2005, 74: 686-698.

[80] Son J S, Appleford M, Ong J L, Wenke J C, Kim J M, Choi S H, Oh D S. Porous hydroxyapatite scaffold with three-dimensional localized drug delivery system using biodegradable microspheres. Journal of Controlled Release, 2011, 153: 133-140.

[81] Shen H, Hu X, Yang F, Bei J, Wang S. An injectable scaffold: rhBMP-2-loaded poly(lactide-*co*-glycolide)/hydroxyapatite composite microspheres. Acta Biomaterialia, 2010, 6: 455-465.

[82] Liu J, Jiang Z Z, Zhou J B, Zhang S M, Saltzman W M. Enzyme-synthesized poly(amine-*co*-esters) as nonviral vectors for gene delivery. Journal of Biomedical Materials Research Part A, 2011, 96A: 456-465.

[83] Xiao B, Wan Y, Wang X, Zha Q, Liu H, Qiu Z, Zhang S. Synthesis and characterization of *N*-(2-hydroxy) propyl-3-trimethyl ammonium chitosan chloride for potential application in gene delivery. Colloids and Surfaces B, 2012, 91: 168-174.

[84] Xiao B, Wang X, Qiu Z, Ma J, Zhou L, Wan Y, Zhang S. A dual-functionally modified chitosan derivative for efficient liver-targeted gene delivery. Journal of Biomedical Materials Research Part A, 2013, 101: 1888-1897.

[85] Peltola S M, Melchels F P W, Grijpma D W, Kellomaki M. A review of rapid prototyping techniques for tissue engineering purposes. Annals of Internal Medicine, 2008, 40: 268-280.

[86] Lopez-Heredia M A, Sohier J, Gaillard C, Quillard S, Dorget M, Layrolle P. Rapid prototyped porous titanium coated with calcium phosphate as a scaffold for bone tissue engineering. Biomaterials, 2008, 29: 2608-2615.

[87] Williams J M, Adewunmi A, Schek R M, Flanagan C L, Krebsbach P H, Feinberg S E, Hollister S J, Das S. Bone tissue engineering using polycaprolactone scaffolds fabricated *via* selective laser sintering. Biomaterials, 2005, 26: 4817-4827.

[88] Eosoly S, Brabazon D, Lohfeld S, Looney L. Selective laser sintering of hydroxyapatite/poly-epsilon-caprolactone scaffolds. Acta Biomaterialia, 2010, 6: 2511-2517.

[89] Eshraghi S, Das S. Micromechanical finite-element modeling and experimental characterization of the compressive mechanical properties of polycaprolactone-hydroxyapatite composite scaffolds prepared by selective laser sintering for bone tissue engineering. Acta Biomaterialia, 2012, 8: 3138-3143.

[90] Eosoly S, Vrana N E, Lohfeld S, Hindie M, Looney L. Interaction of cell culture with composition effects on the mechanical properties of polycaprolactone-hydroxyapatite scaffolds fabricated *via* selective laser sintering (SLS). Materials Science & Engineering C: Materials for Biological Applications, 2012, 32: 2250-2257.

[91] Duan B, Wang M, Zhou W Y, Cheung W L, Li Z Y, Lu W W. Three-dimensional nanocomposite scaf-

folds fabricated *via* selective laser sintering forbone tissue engineering. Acta Biomaterialia，2010，6：4495-4505.

[92] Melchels F P，Feijen J，Grijpma D W. A review on stereolithography and its applications in biomedical engineering. Biomaterials，2010，31：6121-6130.

[93] Li B Q，Wang Y L，Jia D C，Zhou Y. Gradient structural bone-like apatite induced by chitosan hydrogel *via* ion assembly. Journal of Biomaterials Science-Polymer Edition，2011，22：505-517.

[94] 张胜民，鲁华，周为. 一种基于仿生结构的叠层梯度复合支架材料及其制备方法. 200610124909. 3.

[95] 张胜民，仇志烨，黄浩，周磊，王深琪. 一种超薄多孔叠层梯度组织工程复合支架的制备方法. 200910306024. 9.

[96] Levingstone T J，Matsiko A，Dickson G R，O'Brien F J，Gleeson J P. A biomimetic multi-layered collagen-based scaffold for osteochondral repair. Acta Biomaterialia，2014，10：1996-2004.

[97] Li J，Li P，Lu H，Shen L，Tian W，Long J，Tang W. Digital design and individually fabricated titanium implants for the reconstruction of traumatic zygomatico-orbital defects. Journal of Craniofacial Surgery，2013，24：363-368.

[98] Seol Y J，Park D Y，Park J Y，Kim S W，Park S J，Cho D W. A new method of fabricating robust free-form 3D ceramic scaffolds for bone tissue regeneration. Biotechnology and Bioengineering，2013，110：1444-1455.

第3章 纳米骨修复材料的仿生制备

3.1 引　言

  骨是人体骨骼系统的主要器官,起着机体支撑和形态保持的作用,并行使运动功能;此外,骨还作为体内钙、磷和其他离子的储存库,起着调节离子平衡和代谢的重要作用。因疾病、意外事故、人口老龄化等原因所导致的骨缺损是目前临床上的常见病,具有巨大的市场需求。骨缺损的修复采用移植修复术,包括自体骨移植、异体骨移植,或生物材料移植等。自体骨移植存在供体来源有限问题,异体骨移植存在免疫反应和病源传播的风险;因此,各种人工骨修复材料引起了人们的极大关注。

  作为天然进化和遗传基因主导形成的产物,骨是由胶原蛋白质有机质和矿物质无机质构成的复合物质,具有精妙的分级组织结构[1-3]。其中,以Ⅰ型胶原蛋白质为主要组成的有机质约占35wt%,以低结晶的羟基磷灰石(HA)为主要组成的无机矿物质约占其干重的65wt%。HA的晶体大小为$(2.5\sim5)\,nm\times50\,nm\times(25\sim50)\,nm$,晶体生长的$c$轴沿胶原纤维长轴取向,形成矿化的胶原纤维;晶体表面存在一水合层,基质中的各种离子通过水合层与晶体进行物质交换。在骨矿物质中,除了组成羟基磷灰石晶体的Ca、P元素外,还存在一些微量元素吸附在羟基磷灰石晶体上,并产生不同的生理功能,如CO_3^{2-}、Na^+、K^+、F^-、Cl^-、Mg^{2+}、Sr^{2+}、Zn^{2+}、Cu^{2+}、Fe^{2+}和SiO_4^{4-}等。骨的分级结构从宏观解剖形态至微观超微纳尺度呈现出如下层次:长骨的解剖形态是呈壁厚而中空的圆柱体,中空区域为骨髓通道的骨髓腔;骨干的结构可进一步分为松质骨和密质骨两种类型。松质骨结构疏松,呈多孔状,孔隙率介于30%～90%,孔径为几微米至几毫米不等,在低倍显微镜下可见,大孔甚至肉眼可见,位于骨干两端的骨骺和骨髓腔面,占骨质的20%。密质骨是骨干的主要部分,占骨干的80%,其结构紧密,骨孔孔径约$10\sim20\,\mu m$,孔间隔$200\sim300\,\mu m$。从微观上看,密质骨的主要组织结构为哈弗氏系统,又称骨单位,哈弗氏系统是由4～20层骨板以哈弗氏管为中心,呈同心圆排列成年轮状结构,其每层骨板的厚度约$3\,\mu m$;而松质骨中则没有骨单位,它是由骨小梁相互连接形成的具有贯通多孔结构的疏松组织。在超微纳米尺度上,组成骨的松质骨和密质骨均是由矿化的胶原纤维以纤维束状的形式呈现不同的排列方式而成。迄今为止,骨的形成还远未认识清楚,一般认为,在矿化的胶原纤维上,无机质羟基磷灰石晶体生长的 c 轴沿胶原纤维的长轴取向排列。也有研究认为,胶原纤维是无机质形成和沉积的模板,无机质在胶原纤维的间隙中择优成核,然后再沿纤维取向生长,形成矿化纤维,矿化纤维再相互联结形成三维的纤维网络。对骨组织和结构的认识,对于发展骨修复材料具有指导意义。

人工骨修复替换材料或器械的使用,首要的目的是恢复病变或缺损骨组织的生理功能,并进而获得长期稳定可靠的修复效果。因此,人工骨修复材料除应满足修复功能所需的力学强度外,应具备良好的生物相容性,在机体内不产生排异反应,应具备与修复部位组织的刚性适配性,不产生应力遮挡而导致周边骨组织的退变萎缩。理想的骨修复替换材料还应该是可生物降解吸收的,能最终为新生的骨组织所完全替换。当前,各种具有良好力学强度和生物相容性能的金属、合金和陶瓷材料已用于制备各种植入器械,如人工关节柄、关节头和种植牙等。通过对这些刚性材料制备的植入器械的形态设计,可缓解或有效改善植入器械对其周边骨组织产生的应力屏蔽效应;借助表面活性化处理可获得植入体初期牢固的固位性,使这些刚性材料制备的植入器械获得了较为满意的功能恢复效果,弥补了当前人工骨修复替换材料难以用于承重部位骨缺损修复的不足。

相对于金属和陶瓷等刚性的生物材料,各种医用高分子材料,以及与以 HA 为代表的钙磷类无机物的复合材料具有金属和陶瓷无法比拟的与骨组织的力学匹配性,确保植入体长期牢固固位并行使修复功能。通过选用可降解吸收的高分子材料并构建复合体系,可进一步获得可降解吸收的复合骨修复材料,能最终以新生骨组织完全取代植入材料,实现对缺损骨组织的再生修复。因此,发展有机-无机复合人工骨修复替换材料的研究受到广泛的关注。表 3.1 为密质骨和松质骨的主要力学性能,图 3.1 为金属、陶瓷、高分子、复合材料及骨的模量和韧性值,显示其力学性能的差异[3]。

表 3.1　密质骨和松质骨的力学性能[3]

	密质骨	松质骨
密度(g/cm³)	18～22	0.1～1.0
拉伸强度(MPa)	50～150	10～20
压缩强度(MPa)	170～193	7～10
弯曲强度(MPa)	100～200	10～20
断裂应变(%)	1～3	5～7
杨氏模量(GPa)	14～20	0.05～0.5

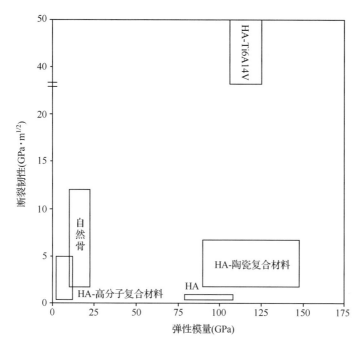

图 3.1　医用金属、陶瓷、高分子、复合材料和骨的模量和韧性[3]

　　医用高分子种类繁多,按其获取方法可分为合成医用高分子和天然医用高分子;按其生物学性能可分为生物惰性、活性和可降解及可吸收高分子。迄今为止,已有多种合成和天然医用高分子用于人工骨修复/替换材料,以合成医用高分子为基的复合材料如 HA-PE(聚乙烯)、HA-PVA(聚乙烯醇)、HA-PA(聚酰胺)、HA-PLA(聚乳酸)、HA-PLGA(聚乳酸-聚乙醇酸共聚物)等;以天然医用高分子为基的如胶原(Col)、壳聚糖(CS)、海藻酸钠(Alg)、明胶(Gel)、细菌纤维素、丝素蛋白等[3-6]。本章将首先依据人工骨修复材料所涉及的不同的有机体系、加工方法和合成技术,选择代表性的有机体系或突出的研究工作,按简单混合、共沉积/仿生合成、电纺丝、凝胶表面沉积和矿化自组装凝胶体等进行分类概述,在立足于对自然骨组成和结构的认识的基础上,重点介绍以胶原人工骨为基础的纳米骨修复材料的仿生制备,并展望有机-无机复合骨修复材料的发展前沿。

3.2　有机-无机复合骨修复材料的制备策略

　　自 1981 年伦敦大学玛丽皇后学院的 Bonfield 教授等率先报道羟基磷灰石增强聚乙烯骨修复材料以来[7],基于各类高分子体系的骨修复材料得到广泛的研究。复合材料的无机相物质除以羟基磷灰石为代表的生物活性磷酸钙或含不同金属离子取代的磷灰石外,其他具有良好生物惰性或生物活性的无机物如氧化铝、生物活性玻璃和碳酸钙等亦被应用。这类骨修复材料的早期研究主要集中在如何提高材料的力学性能并使其具有较高的生物活性上,制备方法通常包括两个步骤:其一是制备有机-无机混合/复合原料,其二是通过对复合原料的压模成型或挤塑成型获得致密型材料,或是通过热致相分离(冷冻干燥)获得多孔型材料。随着多种生物可降解医用高分子的应用,以及基于生物矿化原理共沉积,或原位合成技术以及现代纳米技术的发展,借鉴先进的高分子加工技术制备复合骨修复材料已从选用简单混合粉体过渡到合成复合粉料上,同时,也发展出如静电纺丝、凝胶表面沉积、矿化凝胶体系等新的制备策略。图3.2为制备有机-无机复合骨修复材料的主要技术路线框架。

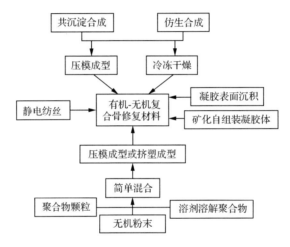

图 3.2　制备有机-无机复合骨修复材料的技术路线框架

3.2.1　混合成型

　　磷酸钙是骨的主要无机矿物质组成,烧结磷酸钙陶瓷已广泛用于各种骨缺损的修复与替换。其中,HA不仅具有良好的生物相容性和生物活性,而且还有骨传导性,它能引导新骨从宿主骨沿植入界面或向植入体内部生长,通过形成类骨磷灰石层而与周围骨组织形成良好的骨键合。但单纯应用磷酸钙生物活性陶瓷存在很多问题,如块状陶瓷质硬、脆性大、韧性差,植入体内存在疲劳破坏和因刚性不匹配导致周边骨吸收等问题;颗粒型填料也存在不易固位,易游散和移位等问题。将磷酸钙与高分子医用材料复合,提供了一种解决上述不足的有效方案,不仅可保持其生物活性,而且还通过其对柔韧高分子的增强作用,获得力学性能改善的骨修复材料,并且,借助高分子材料的先进加工技术,可方便实现对多种形状骨缺损修复材料的制备。目前已形成多个高分子体系的骨修复复合材料产品,包括不降解和可降解高分子的复合骨修复材料。

3.2.1.1　超高分子量聚乙烯-羟基磷灰石复合材料

由 HA 陶瓷颗粒与超高分子量聚乙烯混合加工而成[4,7]，HA 的体积分数为 40%，商品名为 HAPPEX™。作为第一种有机-无机复合骨修复材料，其最大的亮点在于具有接近于密质骨的弹性模量，克服了高模量刚性植入体会导致周边骨吸收的不足。材料中的 HA 有利于新骨的沉积，也规避了其他惰性植入材料植入后产生的纤维包囊，已成功用于眼眶底的重建等。研究还发现，充填 HA 颗粒的粒径和形貌会影响材料的力学性能。该材料的不足之处在于为提升材料成骨活性而增加高含量 HA 所带来的有机和无机两相之间的均匀分散性问题；此外，刚性 HA 颗粒与柔性超高分子量聚乙烯之间缺乏界面相容性，也影响复合材料的力学性能。

3.2.1.2　聚乳酸-羟基磷灰石复合材料

聚乳酸是一种具有良好生物相容性和可降解吸收的合成医用高分子，广泛应用于生物医用领域。1999 年日本 Takiron 公司的 Shikinami 博士报道了一种羟基磷灰石和聚-L-乳酸的复合材料[8]，用做可吸收骨修复固定器械，商品名为 Super-Fixsorb® 和 Super-Fixsorb-MX®。该类材料采用合成的、未烧结的过筛羟基磷灰石粉，预制成均匀分散在聚-L-乳酸中的小颗粒，经挤塑预成型、103℃锻制和车削加工成螺状、钉状或板状等不同形状及规格尺寸的植入器械。所使用的羟基磷灰石为碳酸盐取代型，钙磷比为 1.69，平均粒径为 3.0 μm（粒径范围为 0.2~20 μm），在复合材料中的含量为 20wt%~50wt%；聚-L-乳酸的黏均分子量为 180 kDa 和 400 kDa；其中 HA 含量为 30wt% 的材料的三点抗弯强度为 270 MPa（高于密质骨的数值），HA 含量为 50wt% 的材料的弹性模量达 12.3 GPa（接近于密质骨值）。该类材料具有较好的初始强度保持能力和可吸收性能，已成功应用于口腔-颌面、颅面、整形以及矫形外科的固定修复。

除上述两类代表性的复合材料体系外，基于混合无机物和有机物制备的复合骨修复材料被广泛应用于其他高分子体系，如不降解的聚醚醚酮[9]、聚酰胺 66[10] 和聚氨酯[11] 等；可降解的聚己内酯[12] 和壳聚糖[13] 等。由于刚性无机羟基磷灰石颗粒（或粉末）与柔性高分子之间的不相容性，不可避免地存在两种组分之间的均匀分散性和界面结合等问题。因此，选择适宜的溶剂以改进羟基磷灰石粉末在高分子体系中的分散性[14]，或对羟基磷灰石等无机颗粒的表面进行改性，以解决或改善无机磷酸钙颗粒与有机高分子的界面相容性问题，成为重要的研究课题。代表性的研究工作包括硅氧烷接枝改性[15]、直接接枝乳酸[16,17] 和己内酯低聚物[12] 等。此外，通过溶液共沉淀合成有机-无机两相复合材料的研究也越来越受到广泛的重视。

3.2.2 共沉积

四川大学 Xiao 等采用共沉积法制备了聚内消旋乳酸(poly-D,L-lactide,PDLLA)和羟基磷灰石的复合材料[18],用丙酮溶解 PDLLA 和硝酸钙,然后将其搅拌滴加至 pH 为 10~11 的磷酸氢二铵水溶液中,在反应过程中丙酮逐渐挥发,收集沉积物得到纳米级的 PDLLA-HA 复合材料。X 射线衍射和选区电子衍射证实纳米复合材料中所形成的羟基磷灰石为低结晶的类骨磷灰石;红外光谱和 X 射线光电子能谱分析发现在共沉积过程中,PDLLA 与 HA 两相间存在羧基与钙离子的配位作用及其他涉及静电和氢键相互作用,复合材料中的有机相和无机相呈现良好的均质分散性。该共沉积法获得的 PDLLA-HA 复合粉料可潜在用于骨修复材料加工制备的原料。

Hu 等结合壳聚糖(CS)氨基质子化作用的溶解和析出特性,以及羟基磷灰石合成的酸碱需求[13],报道了采用共沉积法制备壳聚糖-羟基磷灰石(CS-HA)纳米复合棒。将 $Ca(NO_3)_2 \cdot 4H_2O$ 盐和 KH_2PO_4 盐溶解在 2%(体积分数)的乙酸溶液中,再搅拌加入一定量的脱乙酰度为 91%、相对分子质量约为 60 万的壳聚糖粉末,形成 CS/HA 质量配比分别为 100:5 和 100:10 的两种均匀混合澄清溶液;将配制的混合溶液注入用壳聚糖预成型的圆柱状膜袋中,并使其浸泡在 5%(质量浓度)的 NaOH 溶液中,随着 NaOH 向壳聚糖膜袋内的渗透,导致混合溶液的 pH 提升,产生壳聚糖和羟基磷灰石的共沉积析出(见图 3.3);经 60℃、2 小时干燥得到 CS-HA 纳米复合棒。鉴于这一渐进渗透所引发析出行为属胶化过程,产物中

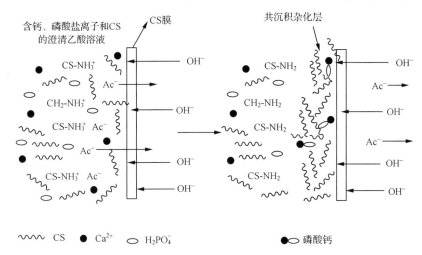

图 3.3　CS 膜分隔配制含钙盐、磷酸盐和 CS 澄清乙酸溶液和 NaOH 溶液及扩散导致共沉积杂化析出过程示意图[13]

具有典型的、垂直于扩散方向的 Liesegang 环状分级结构。有文献报道添加 HA
粉料到壳聚糖中将降低其力学性能,如单纯壳聚糖和其与 HA 直混产物的三点抗
弯强度和弹性模量值分别由 80 MPa 和 3.9 GPa 降低至 68 MP 和 3.2 GPa。本研
究由 CS/HA 合成配比为 100∶5(质量比)得到的纳米复合棒的抗弯强度和弹性模
量值为 86 MPa 和 3.4 GPa,表明从溶液中共沉积出 HA 和 CS 的过程中,由于两
相产生的杂化作用,避免了无机相和有机相直接混合时因两相的不相容性导致强
度下降的问题。由于该纳米复合棒中含有能与骨形成键性结合的羟基磷灰石,且
这些无机纳米物质的存在明显改善了复合材料的吸水特性和力学强度的保持性,
该类棒材可潜在用于骨内固定材料。

3.2.3　静电纺丝

Kim 等报道了电纺丝技术制备羟基磷灰石/聚乳酸纳米复合纤维(见图 3.4)[19]。
用乙醇溶解硝酸钙,将亚磷酸三乙酯溶解在乙醇和水中,两者按 Ca/P＝1.67 混合,
经室温密封陈化,获得稳定的羟基磷灰石溶胶,再经 500℃ 热处理获得 HA 粉;然后,
把 HA 粉分散在含双亲性表面活性剂 HAS($C_{18}H_{36}O_3$)的氯仿溶剂中,再将其与溶解
有聚乳酸的三氯甲烷溶剂均匀混合,待溶剂蒸发浓缩,借助电纺丝技术获得了直径约
为 1~2 μm 的、HA 纳米粉均匀分散在聚乳酸的复合纤维。Zhang 等报道了结合共
沉积和电纺丝技术制备羟基磷灰石/壳聚糖复合纳米纤维[20]。将溶有壳聚糖的乙酸
溶液与磷酸混合,再搅拌加入到 $Ca(OH)_2$ 悬浮液中,经碱性陈化、过滤和干燥,得纳
米复合材料;将其与一定量的超高分子量聚氧乙烯溶解在乙酸和二甲基亚砜混合溶
剂中,经搅拌形成均质的分散溶体,再借助电纺技术获得了直径为 214 nm±25 nm 的
连续纳米复合纤维,复合纤维中存在一定程度的 HA 纳米粒子聚集;将收集的纳米
复合纤维经真空干燥一周去除残留溶剂,即得到纳米纤维支架。

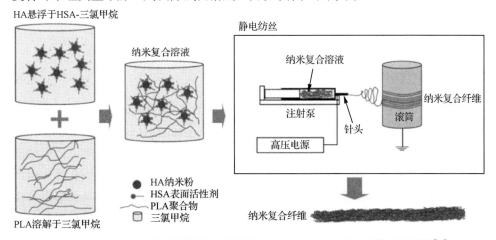

图 3.4　以 HAS 为表面活性剂电纺丝制备 HA-PLA 纳米复合纤维的示意图[19]

3.2.4　凝胶表面沉积

Song 等建立了一种以水凝胶为模板引发表层磷酸钙沉积生长的复合方案(见图 3.5)[21]。将具有良好生物相容性的聚甲基丙烯酸羟乙酯水凝胶条浸没在完全溶解有羟基磷灰石粉末的 pH 2.5～3 的酸性水溶液中,该酸性水溶液同时含有可热解的尿素;控温使尿素逐渐分解提升体系的 pH 值,导致溶解的 HA 重结晶析出;在此过程中,水凝胶表面的 2-羟乙酯发生水解,借助所暴露的羧基基团与溶液中的 Ca^{2+} 离子作用,引发羟基磷灰石在水凝胶表面的沉积和生长,获得具有表面矿化效果的复合凝胶体。

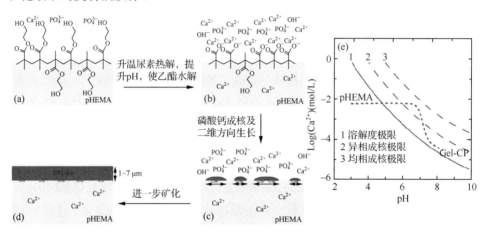

图 3.5　凝胶表面沉积示意图[21]

尿素热分解逐渐提升溶液 pH,导致水凝胶表面的 2-羟乙酯发生水解(a)和 HA 从溶液中的析出;原位产生的羧化物与钙离子(b)产生强相互作用,有利于高亲和磷酸钙(CaP)层在 pHEMA 表面(c)的异质成核和二维生长;进一步矿化导致在水凝胶表面形成一完整的厚的 CaP 层(d)。这一尿素调控、pH 依赖的 HA 成核和生长行为可定量地表达为(e)中的虚线,这一过程引导 pHEMA 水凝胶经理化转换成为高度融合的凝胶-CaP 复合物

3.2.5　矿化自组装凝胶体

Mann 等报道了通过磷酸钙矿化自组装超分子水凝胶制备杂化生物纳米复合材料[22]。N-芴甲氧羰基-磷酸基-酪氨酸(N-fluorenylmethyloxycarbonyl-tyrosine-phosphate,FMOC-tyrosine-phosphate)在 37℃、pH 9.6 水溶液中可经碱性磷酸酶催化发生去磷酸作用,所形成的去磷酸化产物,由于酪氨酸端基间氢键相互作用所产生氨基酸残基的超螺旋排列,导致芴端基的 π 堆积选择螺旋取向,从而引发自组装形成纳米丝组成的超分子水凝胶;利用 $CaCl_2$ 溶液的 Ca^{2+} 离子扩散,通过其与磷酸盐缓冲溶液的共沉积作用使凝胶发生矿化;控制超分子结构中的钙离子和磷酸

盐离子的水平,可矿化获得具有不同软硬的、由矿化纳米丝构成的连同型网络杂化复合物。在低度矿化情况下,磷酸钙的成核特定地发生在超分子纤维上,所获得的黏弹性杂化凝胶呈现出更好的热稳定性、刚性和临界断裂应变;提升矿化程度,在不破坏超分子基质的情形下,可利用超分子凝胶(溶胶-凝胶的转化温度约为46℃)加热转变为无色溶液的特性,解组装矿化所依赖的超分子纳米纤维,得到多孔网络结构完整的磷酸钙支架(见图 3.6)。

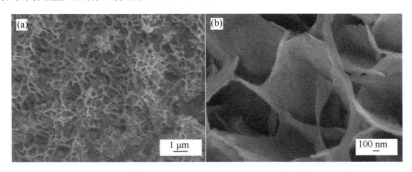

图 3.6　高度矿化超分子水凝胶的扫描电镜图片显示[22]
(a)经超分子解装后保留完整的贯通性磷酸钙网络结构;(b)连通矿化孔壁结构的放大图片

3.3　胶原纳米骨修复材料

胶原是哺乳动物中含量最为丰富的结构蛋白家族,广泛存在于骨、腱、皮肤以及其他结缔组织中。从动物组织中提取的胶原是一类广泛应用的天然生物材料,具有良好的生物相容性和对细胞的亲和性,可促进细胞的黏附、增殖、迁移和分化等功能,可用作医学敷料和各类组织修复目的[23],代表性的类型和典型应用见表3.2。由于 Ⅰ 型胶原蛋白是骨有机物的主要构成,基于胶原体系开展复合人工骨材料,尤其是胶原和羟基磷灰石复合材料的研究,一直是有机-无机复合人工骨修复材料的重要研究内容,受到广泛的关注。

表 3.2　胶原基生物材料及其应用

组成	形式	应用
胶原	溶胶	化妆品、用于皮肤损伤的可注射化妆品 玻璃体置换、药物载体、黏性手术、生物制品涂层 3D 细胞培养
	海绵	3D 细胞培养、药物载体 伤口敷料、止血剂、人造皮肤

组成	形式	应用
胶原	中空纤维	细胞培养基质、神经再生 管状组织代替物
	微球	细胞培养微载体、药物载体系统
	膜	伤口敷料、组织引导再生、绷带 角膜防护、脊柱外科手术、骨修复
胶原＋糖胺聚糖 （或多糖类物质）	硬质海绵	透析膜、抗吸附 3D 细胞培养 伤口敷料、人造皮肤
	膜	组织引导再生、绷带
胶原＋羟基 磷灰石	致密块	骨替换和修复
	支架	骨充填、细胞培养、药物载体系统（BMP）
	粉状海绵	骨充填、药物载体系统（BMP）

3.3.1 胶原骨修复材料的发展

在胶原有机体系中,复合骨修复材料的研发也遵循简单的组元共混和共沉积/原位合成复合材料的策略,借助对共混物或原位合成产物的加工,获得各种复合骨修复材料制品。但是,由于胶原具有形成原纤维的独特自组装特性,因此,胶原基骨修复材料的研究同其他有机体系制备复合骨修复材料有着明显的区别。其中,利用胶原蛋白的自组装特性获得类似天然胶原原纤维,在胶原复合骨修复材料中被大量涉及。此外,通过仿生合成,使胶原复合骨修复材料不仅拥有类似骨的组成,而且还使其合成产物具备骨的重要结构特征。近年来,有报道通过矿化胶原搭建形成三维原纤维网络体系,并借助外引物模拟自然骨中多糖物质的作用,制备基于胶原和类骨磷灰石的多元复合骨修复材料,以获得性能更为优越的人工骨。

1993 年美国 FDA 批准了第一种胶原骨修复产品,商品名为 Collagraft®（Zimmer 和 Collagen 公司）。该类产品是由牛胶原与合成羟基磷灰石和磷酸三钙的双相无机粉料构成,通过与患者骨髓混合,用于填充治疗长骨干骨折,取得了类似自体松质骨移植的修复效果。除将合成羟基磷灰石或磷酸三钙或两者以一定配比与胶原混合用作骨修复材料外,脱有机质的骨矿物质也直接用于与胶原复合,例如,商品名为 Bio-Oss 的产品就是由牛胶原和脱去有机质的牛骨复合而成,广泛用于颅颌面等不承力部位骨缺损的修复。

随着近代结晶工程的发展,依据生物矿化原理,多种有机物被广泛用作生长调控剂,以实现对无机物成核、生长和结晶产物尺寸和形貌的可控合成。利用有机物对磷酸钙生长的调控作用,已用于羟基磷灰石骨纳米复合材料的共沉积或原位合成。如胶原含有丰富的羧基和氨基活性基团,对溶液中磷酸钙的合成具有调控作用,利用这种调控作用获得含类天然原纤维的胶原纤维和类骨磷灰石,成为原位制备仿生骨修复材料的关键。1999 年 Mertig 等结合胶原自组装形成胶原原纤维和同步合成磷酸钙[24],借助对溶液浊度变化的监控和对合成磷酸钙产物的物性分析,分析了合成类骨磷灰石过程中胶原原纤维形成的动力学过程。2003 年清华大学的崔福斋教授研究了体外近生理条件下胶原的矿化行为[25],通过高分辨透射电子显微镜观察,解析了矿化胶原纤维的分级结构。2004 年日本国家材料研究所 Junzo 教授报道了溶液温度和 pH 值对胶原-羟基磷灰石复合产物的影响[26],明确其产物中纳米羟基磷灰石晶体 c 轴生长与胶原纤维长轴的定向关系。同年,四川大学张兴栋教授研究了低温下羟基磷灰石的合成和胶原原纤维形成的协同效应[27];后期,李旭东教授进一步发展了温度和 pH 驱动制备胶原骨修复材料[28-38]。

因此,鉴于胶原是骨的主要有机构成,以及胶原具有区别于其他用于制备复合骨修复材料有机体系的独特自组装特性,下面将首先概述胶原矿化策略,随后围绕胶原体系的自组装行为,介绍胶原溶液的重组特性、构建二维组装网络和三维多孔支架以及胶原溶液中的矿化行为等。

3.3.2　矿化胶原策略

骨修复材料的仿生制备不仅从成分上模拟自然骨,而且要从结构上模拟自然骨。从微观角度看,胶原在体内借助各种相互作用聚集形成原纤维,通过与细胞外基质中其他酸性物质的协同作用控制 HA 的成核、沉积,使得 HA 在胶原纤维上取向生长,形成矿化的胶原纤维。基于对自然骨超微结构的认识基础上发展起来的微纳米尺度纤维的静电纺丝技术也可用于骨修复组织工程材料制备。由于现有静电纺丝技术所使用的有机溶剂对胶原有明胶化效应[39],故胶原溶液的仿生矿化研究仍是制备胶原仿骨材料的主流方向。事实上,除哺育类动物的骨组织外,存在于自然界其他生物体的生物矿物质都是有机质调控矿化沉积的复合产物,如珊瑚、贝壳、珍珠等。目前,在生物矿物质组成、结构和其形成生物矿化原理的指引下,利用大分子的自组装形成有机基质,通过其模板作用调控无机质的成核和生长,开展了大量的体外仿生矿化研究[40-42],以期望实现将两种性质完全不同的组分有机融合在一起并赋予更优异的性能。通过酶切除端肽提取的胶原,其分子的三维螺旋结构未受到破坏,在近生理条件下,能通过自组装形成类似天然胶原原纤维结构的胶原纤维。因此,胶原溶液的重建研究是仿生矿化合成类骨修复材料的基础。此外,含其他非胶原蛋白混合溶液的体外重建不仅可提供性能优异的类细胞外基质支架材料,而且也为获得性能更好的多组分骨修复材料提供技术支撑。图 3.7 为基于胶原自组装仿生构建胶原原纤维、外引其他水溶性物质(如各种多糖)构建二维组装表层和三维支架,以及通过相关矿化体系合成制备胶原骨修复材料的技术框架图。

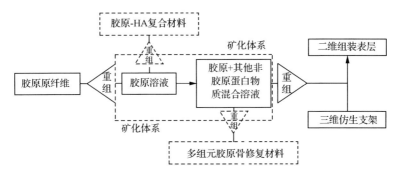

图 3.7　胶原骨修复材料的仿生制备技术框架图

基于胶原自组装仿生构建胶原原纤维、外引其他水溶性物质构建二维组装表层和三维支架,以及通过相关矿化体系合成胶原骨修复材料

3.3.3　胶原的自组装特性

在动物机体中,原纤维(fibrils)是胶原在细胞外基质中存在的具体形式,具有特定的纳米纤维轴向周期性,长可达毫米数量级。依据组织类别和成熟状况,原纤维直径介于几纳米到约 500 nm 之间。在三维空间上胶原原纤维组织形成精细的排列,为组织提供良好的拉伸性能,并维持组织的特定形态。骨组织中的矿化胶原通过其不同的取向排列,为骨的生物支撑功能提供保障。胶原的生物合成涉及:细胞分泌的原胶原经原胶原金属蛋白酶转变为胶原,原纤维的定向沉积与细胞质及后期的分泌途径相关,并随着原纤维大小的增加和赖氨酰氧化酶作用形成微纤维分子间、分子内的交联,导致细胞外胶原基质逐渐增强。其精细机理尚在深化探索之中。

在适宜的条件下,提取胶原蛋白分子未受破坏的螺旋结构将自发组装形成具有类似自然原纤维结构的聚集过程,称之为胶原的体外重组。胶原的体外重组是一个复杂的过程,胶原单体间的疏水相互作用被认为是推动原纤维形成的主要作用,其他驱动作用还包括源自螺旋结构上相向水分子簇的桥接识别位点的贡献。此外,对接胶原单体端肽上的识别位点也是影响原纤维形成的重要因素。体外胶原溶液的重组是一个多步骤过程,由形成胶原二聚体和三聚体所引发,接着涉及五个三聚体的侧向聚集,随后单体和多聚体进一步线性和侧向聚集形成微纤(microfibrils),最后组装形成胶原纤维(fibers)。伴随这一系列过程,澄清胶原溶液的浊度逐渐发生改变。利用紫外分光光度计记录原纤维形成过程中胶原溶液浊度随时间的变化,可获得胶原溶液重组的动力学信息。典型胶原重组的浊度-时间关系曲线呈代表性的倒"S"形,包含静止期、生长期和平台期,分别对应原纤维形成的成核、快速生长和生长停滞阶段。借助扫描电镜、透射电镜、原子力显微镜、激光共聚焦以及光学显微镜等显微技术可进一步观察原纤维的生长和聚集形貌。

　　胶原溶液的状况如胶原溶液的浓度、pH 值、离子强度、溶剂类型以及溶液中是否存在其他非胶原类物质等,会直接影响胶原原纤维的聚集。其中,在生理条件或近似生理条件下胶原溶液的重组研究受到广泛的关注,其重组行为主要通过提升溶液的温度来引发,故称之为热驱动的胶原自组装(thermally triggered collagen self-assembly)。热驱动的重组研究包括纯胶原溶液中的聚集行为研究,以及存在非胶原物质对胶原溶液原纤维形成的影响研究。变化胶原溶液浓度的重建研究表明:胶原重建是一个类似于固体物从溶液中析出的结晶过程,胶原溶液浓度越低,形成的成核位点就越少;随着溶液中胶原分子的逐渐加入,导致最终形成的胶原原纤维直径越大。改变溶液中的无机盐种类(如 NaCl、KCl、$MgCl_2$ 等)和选用不同的多羟基溶剂,将导致原纤维聚集动力学过程和形貌的改变。这些研究不仅丰富了体外胶原原纤维生成机理,也为基于胶原溶液中外引其他物质以构建细胞外基质类似物的组织工程材料研究提供支撑。

3.3.4　二维纤维组装结构

　　基于细胞层面的研究表明,重建胶原生物材料相比未经重建的胶原材料,呈现出更好的生物学效果。这得益于重建胶原纤维上存在与其长轴方向垂直的 67 nm 的周期性横纹结构,表明通过重建形成带有 67 nm 的周期横纹特征原纤维的胶原基材料是一类结构和生物学性能更接近于细胞外基质的组织工程类似物。除糖胺聚糖外,以透明质酸、海藻酸盐、肝素、硫酸软骨素和壳聚糖等为代表的多糖类物质,或直接为细胞外基质的构成物,或为其构成物的类似物,均具有良好的生物相容性,已广泛用于多类组织工程的研究。在胶原溶液中引入这些多糖类物质,研究其对胶原原纤维重建的影响,不仅可借助这些多糖各自的理化特性丰富对胶原自组装机理的认识,而且还可以借此发展性能更优异的新型组织工程支架材料。如在此基础上进一步引入无机钙盐和磷酸盐,形成矿化合成体系,将会获得理化性能更好的多组元复合骨修复材料。下面将以多糖聚阴离子电解质为例,介绍二维原纤维组装基质和三维支架的合成。

　　海藻酸钠(sodium alginate, Alg)是从褐藻中提取的一种天然多糖碳水化合物,结构单元由 1,4-聚-β-D-甘露糖醛酸(M)和 α-L-古罗糖醛酸(G)组成,是一种带负电的线形聚合物。四川大学桑琳等开展了胶原和海藻酸钠混合溶液的重建研究工作[32,33]。图 3.8 为将海藻酸钠加入胶原溶液中热驱动所形成的三个不同浓度混合溶液(Col-Alg)的浊度变化曲线,其中,CA100/0(纯胶原溶液)、CA80/20 和

CA50/50分别表示混合液中胶原/海藻酸钠的重量比值。可见当加入少量Alg时(CA80/20)，成纤溶液的静止期较纯Col缩短；而随Alg含量增加至等胶原质量时(CA50/50)，成纤溶液的静止期却比CA100/0大大延长，这说明仅在少量加入Alg时对胶原成纤的初期有一定的促进作用。在生长期，Col-Alg混合溶液的聚合速率高于纯胶原溶液；处于平台期，Col-Alg混合溶液的最终浊度也高于纯胶原溶液，表明形成的纤维网络具有更高的密度值或存在较大直径纤维。但整体而言，混合溶液与纯胶原溶液浊度随时间的变化曲线形态基本一致，呈标准的倒S形，说明Alg的加入没有明显改变Col的自组装成纤行为。

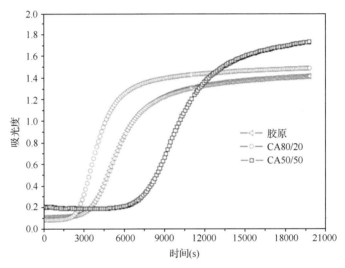

图3.8　热驱动引发纯胶原溶液和不同Col/Alg含量混合溶液浊度随时间的变化曲线[33]

　　图3.9为四种不同浓度Col-Alg混合溶液组装获得的二维纤维网络SEM照片，可见四种Col-Alg混合溶液均组装形成了纳米纤维网络结构，且随着海藻酸钠含量的增加，胶原的侧向聚集增强，聚集纤维直径逐渐增大，并形成了大量的粗纤维束，对应纤维网络的孔隙增大。统计结果显示，纯胶原溶液组装的纤维的平均直径181 nm±33 nm，而由CA70/30混合溶液组装形成的纤维的平均直径增大至600 nm±100 nm。

　　图3.10为纯胶原溶液和CA50/50混合溶液组装形成纤维的AFM图和高度分析结果。在纯胶原溶液和Col-Alg混合溶液组装形成的纤维上均存在清晰的垂直于纤维长轴方向的周期性横纹条带，用Igor Pro(MFP 3D)软件分析得知这些周期性条带与报道的胶原67 nm数值相近，说明Alg的引入未改变胶原的重建属性。纯Col纤维直径约为300 nm，而Col-Alg混合溶液(50/50)组装的纤维直径增大至约1000 nm。

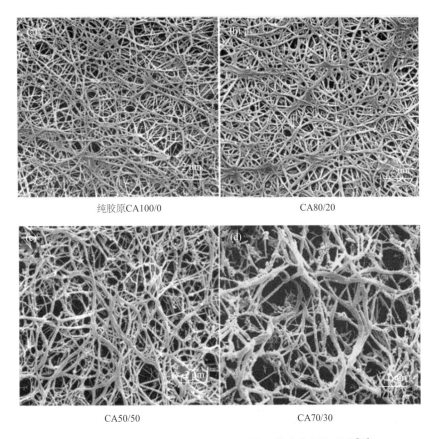

纯胶原CA100/0　　　　　　　　　　　　　　CA80/20

CA50/50　　　　　　　　　　　　　　CA70/30

图 3.9　热驱动引发 Col 和 Col-Alg 的组装聚集纤维形貌[33]

(a)纯胶原；(b)CA80/20；(c)CA50/50；(d)CA30/70

纯胶原(CA100/0)　　　　　　　　　　　　　CA50/50

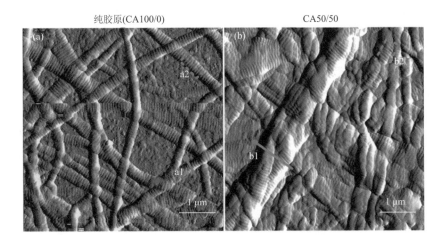

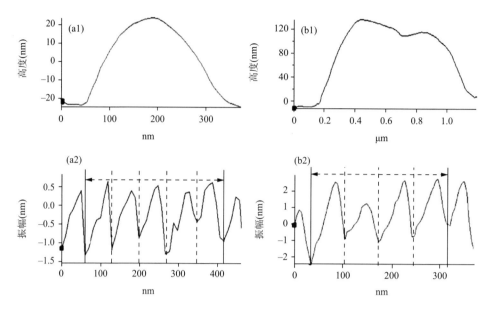

图 3.10　热驱动引发 Col 和 Col-Alg 组装聚集纤维的 AFM 形貌[33]

(a)CA100/0；(b)CA50/50

3.3.5　三维类细胞外基质

基于上述海藻酸钠对胶原重建的研究,四川大学桑琳等采用热驱动引发 Col-Alg 混合溶液组装形成具有良好弹性的复合凝胶,再借助冷冻干燥技术,得到了三维多孔支架[35]。图 3.11 为所制备复合凝胶及冷冻干燥后的凝胶照片,以及 4 个由不同浓度混合溶液经组装、冷冻干燥所得支架断口的 SEM 照片。可见经冷冻干燥后所获得的凝胶支架呈现良好的开孔贯通性,支架的孔径随混合液中海藻酸钠含量的增加而逐渐减小。纯胶原溶液获得的支架具有最高的平均孔径值(530 $\mu m \pm 57 \ \mu m$),三个不同浓度混合液(CA80/20,CA65/35 和 CA50/50)所得复合支架的孔径值分别对应为 290 $\mu m \pm 87 \ \mu m$,234 $\mu m \pm 33 \ \mu m$ 和 150 $\mu m \pm 13 \ \mu m$。进一步采用 EDC/NHS 进行交联处理,并分别评价其溶胀性、抗酶降解性和力学性能。结果表明:含海藻酸钠的复合支架优于单纯胶原的支架,且随交联处理进一步获得改善。图 3.12 为 CA50/50 支架经 EDC 交联前后的 SEM 照片,以及相应孔壁结构,表明交联处理对支架的孔型结构影响不大。交联前支架的孔隙率为 94%,交联后支架的孔隙率仍达 90%;对孔壁的观察显示,表面均为纳米纤维构成。

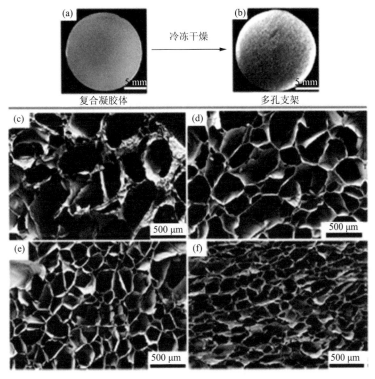

图 3.11　复合凝胶照片及冷冻干燥后的凝胶断面 SEM 照片[35]

(a)组装 Col-Alg 水凝胶;(b)冻干后凝胶照片,冻干支架断口的 SEM 照片;(c)CA100/0(胶原支架),
(d)CA80/20 支架,(e)CA65/35 支架和(f)CA50/50 支架

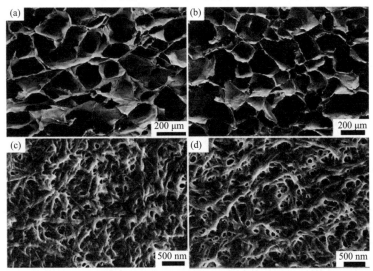

图 3.12　交联处理前后 SEM 照片[35]

CA50/50 支架采用 EDC/NSH 交联前(a)和后(b)的 SEM 照片;(c)和(d)为相应孔壁 SEM 照片

3.3.6　胶原溶液中的矿化行为

在胶原溶液体系中开展仿生合成骨复合材料的重点在于通过重建胶原原纤维和原位磷灰石的合成实现胶原的矿化,除在胶原溶液中引入钙盐和磷酸盐形成矿化体系外,还涉及在体系中加入具有调控作用的酸性蛋白调控剂。借助紫外分光光度计通过监控溶液吸光度值以反应体系浊度随时间的变化,为研究磷灰石合成对胶原重建的影响提供支持。图 3.13 为四川大学王晓敏依据实时监控热驱动引发矿化体系浊度随时间变化的各重建时期的分析结果[31],体系包括纯胶原 Col 和 3 个不同 HA 含量的 Col-HA 矿化体系(CHA),即 HA 质量分数为 40%(CHA64)、60%(CHA46)和 70%(CHA37)。随着 HA 含量的增加,Col-HA 的浊度变化呈以下趋势:当 HA 含量为 40%时,CHA64 的静止期时间、生长期时间以及初始浊度值和平台期浊度值都与纯胶原基本相同;当 HA 含量增至 60%时,CHA46 的静止期明显增长而生长期明显缩短,起始浊度值比 CHA64 略增大,而平台期浊度值比 CHA64 明显增大;当 HA 含量增至 70%时,静止期明显缩短,短于 CHA46 和 CHA64,而生长期与 CHA46 相近,起始浊度值和平台期浊度值比 CHA46 进一步增大。

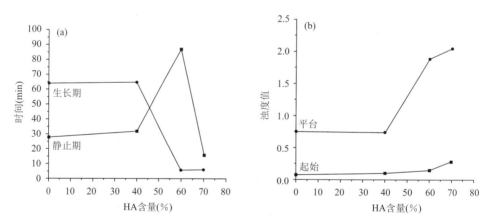

图 3.13　HA 含量对 Col-HA 成纤的影响[31]

(a)对静止期和生长期的影响;(b) 对起始浊度值和平台期浊度值的影响

当 HA 含量较低(如 HA 含量 40%的 CHA64)时,无机相对胶原纤维的形成的影响比较小,说明 Col 含量较大时对无机相的抑制作用非常强,磷酸钙不能得到充分生长。当 HA 含量增大至 60%时,无机相对胶原纤维的形成会产生很大的影响。无机相的加入使 CHA 的起始浊度值略大于 Col,而无机相与胶原的相互作用使得胶原与胶原之间的作用被削弱,初期胶原原纤维的形成受到抑制,从而使静止期增长。在无机相的桥接作用下,纤维之间的联结加快,快速形成复合凝胶体,因而其生长期短于 Col。当无机相含量增加至 70%时,CHA 的静止期剧烈下降,生长期也非常短,这主要是由于无机相含量大,胶原对无机相生长的调控作用减弱,使得磷酸钙的生长迅速,在短时间生长为较大的晶体,因而静止期和生长期均很短。在平台期,HA 含量越高,平台期浊度值越高,浊度值的升高与无机相晶体的成熟程度有关,也与纤维的密度有关;无机相含量越大,所形成的纤维越密集。

以上结果表明,一方面胶原对磷灰石的合成起到了调控作用,胶原含量越多,无机相的生长就会受到越多的限制;另一方面无机相对有机相纤维的生长也会产生影响,无机相含量越多,纤维侧向聚集生长受到的限制也增强,从而使纤维直径减小。后一效应也为扫描电镜的观察结果所证实。图 3.14 为四川大学报道在胶原体系中仿生合成羟基磷灰石的研究工作[29],可见在纯胶原重建构建网络结构中存在普遍的原纤维侧向聚集现象[图 3.14(b)中白箭头所示],导致纤维的直径较大,而在矿化体系中这样的侧向聚集几乎不可见[图 3.14(a)]。

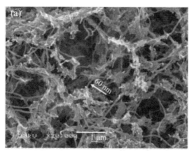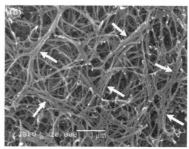

图 3.14　在胶原体系中仿生合成羟基磷灰石组装形成网络的 SEM 图[29]

(a)胶原-羟基磷灰石;(b)纯胶原

3.4　胶原纳米骨修复材料的仿生合成

3.4.1　胶原-羟基磷灰石骨修复材料

不同来源的胶原蛋白以及各种钙盐和磷酸盐被报道用于构建矿化体系合成胶原复合骨修复材料。Mertig 等采用从小牛皮提取的I型胶原与 $CaCl_2$ 形成混合液,加入到 pH 7.4、含 KH_2PO_4/K_2HPO_4 的 Tris 缓冲液中,通过 30℃ 热驱动引发合成含矿化胶原纤维的胶原骨复合材料[24]。Cui 等在此基础上选用 pH 7.0 的 NaH_2PO_4 磷酸缓冲溶液研究了磷灰石在胶原原纤维表面取向生长形成胶原-磷灰石纳米复合材料的分级组装结构[25]。Messersmith 采用二棕榈酰磷脂酰胆碱(1,2-bis(palmitoyl)-sn-glycero-3-phosphocholine,DPPC)和二肉豆蔻卵磷脂(1,2-bis(myristoyl)-sn-glycero-3-phosphocholine,DMPC)构建的脂质体囊泡分别包裹 $CaCl_2$ 和 Na_2HPO_4,将其悬浮在胶原 HEPES 溶液中,研究了 37℃ 热驱动引发胶原重建和囊泡释放合成磷灰石制备骨复合材料[43]。Kikuchi 等采用从猪皮提取的I型胶原与 H_3PO_4 混合,同时通过热解

CaCO$_3$得到CaO并水解获得Ca(OH)$_2$悬浮液,同步滴加到预设定温度和pH的水中,研究了不同温度(25℃,30℃,35℃和40℃)和pH(7,8和9)条件下通过磷灰石和胶原组装获得的类骨纳米复合材料[26]。

　　上述仿生矿化体系中均结合了胶原原纤维的重建和原位类骨磷灰石的同步析出。虽然在胶原骨复合材料中实现了重构骨的重要特征,即矿化胶原纤维上羟基磷灰石晶体c轴沿胶原原纤维长轴方向取向生长,但多数矿化体系采用的胶原浓度很低,而能应用于组织工程的胶原凝胶均应具有较高的能形成纤维网络的浓度,因此,较高浓度的浓缩胶原溶液中的矿化行为受到广泛关注。此外,由于重建胶原纤维的复杂性以及获得原纤维生长和磷灰石有序可控矿化组装的困难性,需进一步开展热驱动矿化体系合成参数的组合优化,并结合其他医用高分子材料开展基于pH驱动的矿化(pH-triggered mineralization of collagen)行为研究。

　　四川大学Wang等报道了在胶原浓度为7 mg/mL溶液中、滴加Ca(NO$_3$)$_2$和(NH$_4$)$_2$HPO$_4$,随后调控低温体系的pH和维持时间,再借助提升温度的热驱动引发形成矿化凝胶,获得了具有类骨特征的胶原骨复合材料[29,31]。图3.15为合成磷灰石相对含量为40%(CHA40%)、60%(CHA60%)与犬股骨样品的红外图谱和X射线衍射图谱。红外图谱证实合成的胶原骨复合材料具有与自然骨相近的组成。在红外图谱中[图3.15(a)],胶原的酰胺Ⅰ、Ⅱ和Ⅲ峰分别位于1658 cm^{-1}、1553 cm^{-1}和1241 cm^{-1};而出现在1034 cm^{-1}、602 cm^{-1}和561 cm^{-1}的峰为羟基磷灰石中磷酸根基团的特征振动峰;873 cm^{-1}的吸收峰表明为碳酸盐取代的磷灰石。对比合成的高HA含量的样品的红外图谱发现,样品CHA40%中记录到与1107 cm^{-1}吸收峰相伴的、位于619 cm^{-1}的弱小峰,该峰源自HA结构中磷酸根离子的不稳定环境,常见于骨和牙釉质中新沉积的不成熟磷灰石,代表合成体系中存在初级CaP纳米产物的水合表层,揭示胶原分子和所搭建的原纤维网络结构对CaP析出物成熟老化的约束作用。

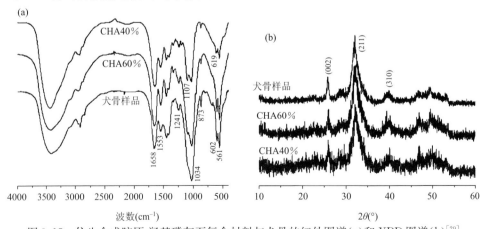

图3.15　仿生合成胶原-羟基磷灰石复合材料与犬骨的红外图谱(a)和XRD图谱(b)[29]

图 3.15(b)为两个合成样品与犬骨的 XRD 图谱,可见所有衍射峰均为低结晶的羟基磷灰石。这与红外图谱中未记录到位于 3572 cm^{-1} 和 631 cm^{-1} 的羟基吸收峰结果一致,再次确认合成胶原骨复合材料具有类骨特征。

3.4.2　多组元胶原纳米骨修复材料

上述胶原-羟基磷灰石仿生合成体系具有开放性,可以进一步外引其他的非胶原蛋白,形成多元复合材料。借助外引物质的理化特性,可进一步优化材料的力学性能、溶胀性能、降解(酶解)性能和生物学性能,获得更为优异的骨修复材料。如在前面介绍的热驱动引发胶原-羟基磷灰石仿生体系构建二元复合材料的基础上,结合胶原-海藻酸钠组装获得二维和三维类细胞外基质的结果,通过构建胶原-海藻酸钠的矿化体系,就可制备出胶原-海藻酸钠-羟基磷灰石三组元复合骨修复材料。本节以聚正电解质的壳聚糖为例,介绍热驱动和 pH 驱动引发制备胶原-壳聚糖-羟基磷灰石三组元复合材料。

作为天然甲壳素脱乙酰的产物,壳聚糖的线形多糖分子链是由乙酰化的葡萄糖胺基和脱乙酰化的葡萄糖胺基随机排布而成,单糖之间由 β-D-(1,4)-糖苷键相连,其结构和性质与生物体中糖胺多糖或透明质酸相似,是一类广泛应用的可降解医用天然高分子材料。壳聚糖通过氨基的质子化作用,可溶于酸性溶液,呈现出聚阳离子高分子特性,对胶原体外重建以及合成三组元胶原骨修复材料的影响具有代表性。

四川大学 Wang 等借助热驱动引发合成 Col-Chi-HA 三组元复合材料[30,37]。选用质量比为 Col：Chi=5：4 的 Col-Chi 混合溶液构建仿生矿化合成体系,在 pH 7.0、25℃热驱动下合成了含 HA 质量分数为 25%、40%、55% 和 70% 的四种三组元复合材料,将其分别标记为 CCHA25%、CCHA40%、CCHA55% 和 CCHA70%。图 3.16 为所合成复合材料的 XRD 图谱和 FTIR 图谱。单纯壳聚糖的 XRD 图谱中位于 $2\theta=11.4°$ 和 20.2° 的两个衍射峰,分别对应于壳聚糖 I 晶型的(100)面和 II 晶型的(100)面;而在复合材料 HA 含量最低的 CCHA25% 样品中,仅记录到一个位于 $2\theta=20.2°$ 的弥散包,且随着 HA 含量的提升,这一衍射现象逐渐消失,表明在此三组元矿化体系中,壳聚糖从溶液中的再结晶行为受到磷酸钙的明显影响。随着矿化体系中 HA 含量的增加,XRD 图谱中明显记录到属于羟基磷灰石的结晶峰;在 HA 含量最高的 CCHA70% 样品中,除位于 $2\theta=32°$ 处羟基磷灰石最强的(211)晶面衍射峰外,其他晶面的衍射峰也可见,如(002)面;但整体而言,复合材料中的无机相均为弱结晶的类骨磷灰石。红外图谱也进一步证实复合材料中的有机和无机组分,其中,位于 1661 cm^{-1}、1552 cm^{-1} 和 1240 cm^{-1} 的吸收峰对应于有机组元的酰胺 I、II 和 III 峰,而羟基磷灰石磷酸根基团的特征振动峰位于 1033 cm^{-1}、603 cm^{-1} 和 561 cm^{-1} 等处,且随复合材料中 HA 含量的增加,以上归属于无机组元的吸收峰的相对强度也相应提升。

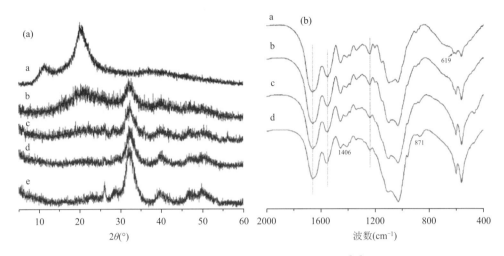

图 3.16　样品的 XRD 图谱和 FTIR 图谱[30]

(a)XRD 图谱:a. 纯壳聚糖和复合材料,b. CCHA25%,c. CCHA40%,d. CCHA55%,e. CCHA70%;
(b)FTIR 图谱:a. CCHA25%,b. CCHA40%,c. CCHA55%,d. CCHA70%

　　图 3.17 为复合材料断面的 SEM 照片。三个复合材料中均存在突出而发亮的纤维状物质,在 CCHA55%样品中,这些亮色的纤维物质明显呈网状结构,镶嵌在暗色的、由无机颗粒构成的致密物质中。随着复合材料中 HA 含量的减少,纤维状物质越来越多见,在 CCHA25%的样品中,纤维状物质已主导整个观察区域。这些排列的纤维物质也表明材料具有增加的塑性形变能力。

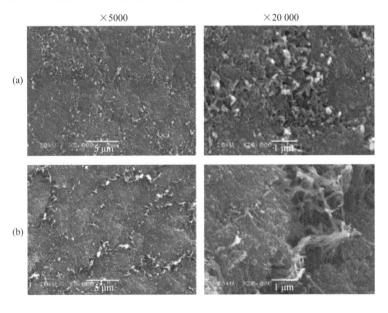

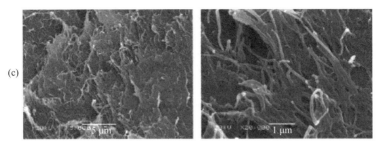

图 3.17　复合材料断口的扫 SEM 照片[30]

(a)CCHA55％；(b)CCHA40％；(c)CCHA25％；右侧图为左侧的放大图

　　由于胶原是电负性而壳聚糖为电正性的聚电解质，通过上述热驱动引发矿化合成三组元复合材料时，容易产生胶原和壳聚糖的络合聚集现象，故合成操作需要特别小心。四川大学 Wang 等开展了胶原和壳聚糖混合溶液的重建研究工作[36]，图 3.18 是在初始胶原浓度相同(1 mg/mL)的情况下，通过热驱动引发不同含量壳聚糖液的浊度随时间的变化曲线，以及组装的聚集形貌 SEM 图片。可见不同壳聚糖含量对溶液中胶原的重建动力学行为产生不同的影响，并获得有差异的聚集形貌。当混合液壳聚糖含量较低时[壳聚糖：胶原＝0.2：1(质量比)]，溶液的浊度变化曲线与纯胶原的类似，呈典型的倒"S"形；当壳聚糖与胶原的质量比提高到0.5：1 时，代表原纤维生长期的增长速率放缓；当壳聚糖：胶原＝0.8 时，初始吸光度值明显提高，指示正负电荷的胶原和壳聚糖分子间形成复合产物；当壳聚糖与胶原达到等量时，代表原纤维形成的典型倒"S"形曲线基本消失，说明胶原重建的方式已经被严重影响。当混合液的 pH 值从 7.0 降至 6.0，壳聚糖：胶原＝0.5：1的吸光度值记录到约 20 分钟的静止期，随后浊度值有一个微小的上升，进入平台期后吸光度值均保持相对较低的值上。

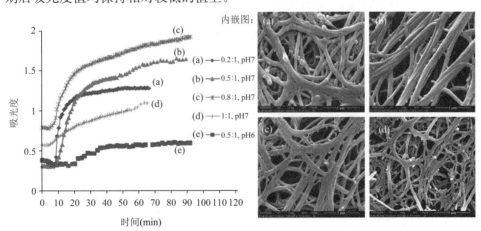

图 3.18　热驱动引发不同 pH 值、壳聚糖：胶原(Chi：Col)比的混合溶液浊度随时间变化曲线和对应组装聚集体 SEM 形貌[36]

从图 3.18 中的 SEM 照片以及聚集纤维平均直径和大小分布的统计分析结果可以看出（图 3.19），Chi/Col 比值为 0.2∶1 和 0.5∶1 的样品存在明显的束状原纤维，表明侧向聚集较为普遍发生；Chi/Col 比值为 0.8∶1 的样品所形成原纤维仅局部发生侧向聚集，故纤维直径的大小偏差最大；而 Chi/Col 比值为 1∶1 的样品所搭建网络的纤维平均直径为 72.9 nm±12.1 nm，揭示高含量的壳聚糖对胶原纤维聚集生长有干扰作用。

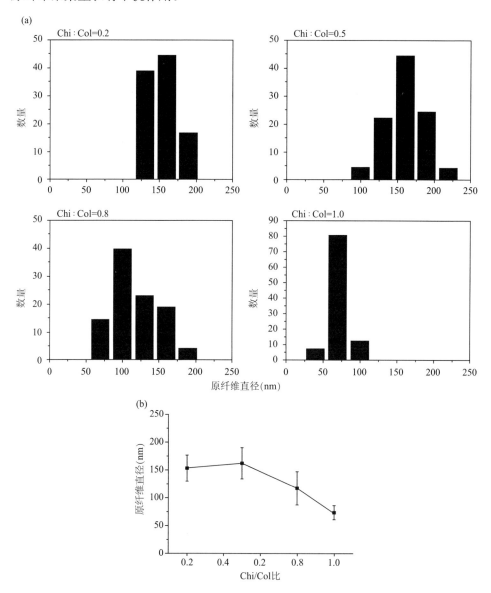

图 3.19　不同 Chi/Col 比混合溶液聚集纤维平均直径(a)和相互关系曲线(b)[36]

进一步结合溶液 Zeta 电位测定和原子力显微镜(AFM)观察,研究不同浓度混合液的电荷状况及 Chi：Col 比值对原纤维聚集行为的影响。Zeta 结果显示在 pH 值分别为 6 和 7 时,混合溶液的电位都为正值,但随着体系中带正电性的壳聚糖含量的增加,Zeta 电位值并未呈现线性地增加,且在 1：1 混合溶液中电位值的偏差加大,这或许是由于胶原和壳聚糖通过静电相互作用形成络合物,消耗了壳聚糖的增加对带电的影响。这一推测为 AFM 观察结果所证实。AFM 图像结果显示,随着壳聚糖/胶原比例的上升,有越来越多的纳米级粒状颗粒出现在纤维网络中。热驱动引发的 Col-Chi 混合溶液组装过程中的静电络合聚集同原纤维生长聚集的竞争关系如图 3.20 所示。

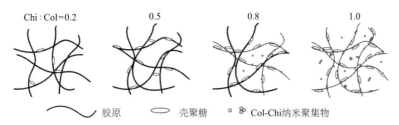

图 3.20　图解说明 Chi-Col 的静电作用形成纳米聚集物与原纤维自聚集的竞争效应[36]

基于胶原与带正电的壳聚糖存在络合作用以及胶原-壳聚糖-磷酸钙溶液体系的特征,四川大学 Luo 进一步发展了低温 pH 驱动制备三组元的骨复合材料[38]。在低温、胶原和壳聚糖等量的混合溶液中,配制合成 HA 含量分别为 37.5wt%、50wt%和 60wt%的澄清溶液,随后通过氨水扩散逐渐提升溶液的 pH,协调产生胶原引发的复合原纤维形成或壳聚糖的重结晶和磷酸钙析出引发的矿化行为,最终获得 CCHA37.5%、CCHA50%和 CCHA60%三种三组元复合材料。图 3.21 为三种不同 HA 含量的复合材料的 SEM 照片。HA 含量最少的样品(CCHA37.5%),观察到粗大的胶原纤维(图中白色箭头所示),其左上方嵌入的高倍 SEM 照片可见沿矿化纤维长轴方向的周期性横纹,证实在氨水提升 pH 过程中,由于胶原分子的自组装特性发生了矿化原纤维的重建和聚集生长。随着 HA 含量升高,如 CCHA50%和 CCHA60%样品,孔壁表面主要由针状纳米颗粒组成,高倍数 SEM 照片清晰显示这些针状物。结果表明壳聚糖和 HA 抑制胶原原纤维正常侧向聚集长大,所形成的纳米物质依然呈现网络结构。

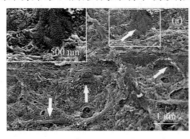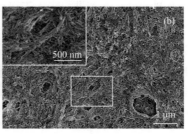

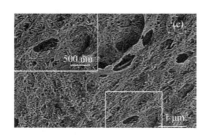

图 3.21　低温 pH 驱动合成的复合材料的 SEM 照片[38]
(a)CCHA37.5%；(b)CCHA50%；(c)CCHA60%

3.5　胶原纳米骨修复材料制品的构建技术

骨修复材料的仿生制备的目的是获得一定形态和功能的制品用于各种骨缺损的修复。复合材料的组成与合成方案不同，其制品的构建方法也不尽相同。

3.5.1　基于合成羟基磷灰石粉体构建骨修复材料制品

采用合成羟基磷灰石粉体或脱有机质骨粉获得固定形态的胶原骨复合材料制品，主要是利用胶原能组装形成具有确定形态凝胶体的特性，通过凝固方法获得制品。目前临床上使用的 Collagraft® 和 Bio-Oss® 均属于这种类型的胶原骨修复材料制品。它们分别涉及将合成的羟基磷灰石/磷酸三钙粉料或将脱有机质的牛骨粉混合分散在提取的牛胶原溶液中，借助胶原的自组装和盛装容器获得定型胶体。Brown 等报道了使用合成羟基磷灰石粉料制备骨修复制品的工作，具体包括：挤压胶原组装的凝胶体，然后在得到的胶原纤维垫的表面喷洒合成的羟基磷灰石粉，再将其盘卷成捆，获得含羟基磷灰石、可用于骨修复的复合材料制品[44]。由于单纯依靠胶原的组装或其固化定型得到的制品的力学性能较差，一般只用于非负重部位骨缺损的充填修复。

3.5.2　基于合成矿化产物构建纳米骨修复材料制品

在胶原体系中的矿化仿生合成时，均采用较低浓度的胶原溶液（<1 mg/mL），需收集合成的粉状原料，并需进一步加工以获得具有形态的制品。

Kikuchi 等通过对合成的原料轴压模具成型，并结合 200 MPa、16 小时的冷等静压强化，制备了胶原骨复合材料致密制品[26]，并研究了合成产物条件与致密制品强度的相关性。所用合成产物由同步滴加含胶原的 H_3PO_4 混合液和 $Ca(OH)_2$ 悬浮液到不同温度和 pH 值的水溶液中反应、收集而成，羟基磷灰石和胶原的质量比为 80：20，反应条件为 25℃、30℃、35℃和 40℃四个温度和 7、8 和 9 三个 pH 的不同组合。结果显示,不同温度和 pH 的反应组合直接影响致密材料的三点抗弯强度;在反应 pH 值为 9 时,致密材料的抗弯强度值随反应温度的提升而逐步增加,40℃产物制得的致密材料的抗弯强度约为 40 MPa,而其他 3 个反应温度原料制备的致密材料的强度均低于 20 MPa。将 4 mm×4 mm×1 mm 大小的致密材料皮下植入 Wistar 鼠的背肌,在 2、4、8、12 和 24 周后进行切片的组织评价和电子显微镜观察,结果显示:2 周和 4 周后,材料表面发生浸蚀,可见肉芽组织形成,材料碎片为胶原纤维层所包囊;扫描电镜可见周边有大量核呈圆形的巨噬细胞;在整个植入期内,材料持续溃塌并发生巨噬细胞的渗透和吞噬。在复合材料组和纯胶原海绵对照组中,均未见粒细胞的转移和淋巴细胞的排异反应;相比对照组,复合材料具有更优异的生物相容性能。将直径和长度均为 2 mm 的圆柱状复合材料植入 SD 大鼠的胫骨,分别在植入后 1、3、5、7、14 和 28 天取材,进行切片组织学观察和抗酒石酸性磷酸酶(TRAP)和碱性磷酸酶(ALP)活性检测。苏木精-伊红染色(HE)染色切片的组织学观察结果显示:植入后 14 天可见材料发生持续的吸收和高活性的新骨形成,形成的新骨与材料间不存在纤维结缔组织的分隔,结合良好;植入 7 天、14 天和 28 天切片的高倍观察可见多核巨细胞形成类 Howship 状的骨吸收陷窝,在新骨周围存在大量梭形细胞。植入材料组切片 TRAP 染色显示,植入 5 天后材料的周围和裂缝中 TRAP 活性增加,并一直维持到植入后 14 天。因此,所观察到的多核巨细胞为破骨细胞。相对应地,在植入材料附近形成的新骨边缘,ALP 活性呈现相似的增加。进一步用复合材料修复米格鲁犬的临界骨缺损,HE、TRAP 和 ALP 染色切片的组织学观察和 X 射线检测表明,植入 10 周后材料已被吸收并为新生骨所替换。

Cui 等报道的胶原-羟基磷灰石-聚乳酸复合支架提供了一种利用合成材料制备三维支架的方案[45]。在浓度为 0.67 mg/mL 的 I 型胶原溶液中分别滴加 $CaCl_2$ 溶液和 H_3PO_4 溶液、在 pH 7.4 和室温下反应 48 小时后收集粉末;将分子质量为 100 kDa 的聚乳酸用二氧己烷溶解形成 8%、10% 和 12%(质量浓度)的溶液,按合成粉体与聚乳酸以 1:1 质量比,在溶解聚乳酸的溶液中添加合成粉体,经超声分散、注模、—20～0℃冷冻过夜,然后冻干除去二氧己烷即得到三相的多孔支架。对聚乳酸浓度为 8% 制备支架的扫描电镜观察显示,支架具有开孔连通结构,孔径大小为 100～300 μm,孔壁厚度为 15～30 μm;采用不同聚乳酸浓度制备支架的孔隙率均为 80%;然而,抗压强度随采用聚乳酸浓度的增加而增加,但用 10% 浓度的聚乳酸制备的支架却具有最高的弹性模量值(47.3 MPa)。在制备支架上培养的成骨细胞呈现出正常的黏附、增殖和成熟阶段,并伴随主要形貌从梭形到多边形的演变。随着材料降解,复合材料表面逐渐呈光滑,但未记录到培养基 pH 值的改变,表明因聚乳酸降解导致 pH 下降的情形为复合材料中存在矿化物质所中和。采用新西兰成年兔开展了支架的体内生物学评价,将 15 mm×5 mm×5 mm 的支架浸泡在 0.5 mg 的重组人骨形成蛋白(rhBMP-2)溶液中预吸附 BMP，经环氧乙烷消毒，植入兔前肢桡骨上 1/3 部位 15 mm 的缺损部位，分别取 4、8、12 和 16 周植入样品，进行切片的 HE 染色组织学观察和 X 射线检查。结果发现术后 12 周，15 mm 的骨干缺损已完全修复，多孔复合支架已部分为新生骨组织所替换。该方案进一步拓展到制备胶原-羟基磷灰石-海藻酸钠三组元复合支架[46]。

3.5.3　基于复合凝胶体构建胶原纳米骨修复材料制品

凝胶是一种具有确定形状的弹性物质，溶胶向凝胶的转变依据盛装容器可获得不同的胶体形态，便于进一步加工获得各种形态的骨修复材料制品。由于骨是由纳米磷灰石增强胶原有机质构成的复合胶体体系，利用矿化凝胶体仿生构建骨修复材料引起很大的关注[13,22,47]。四川大学的研究人员在胶原溶液中引入钙盐和磷酸盐构建胶原-羟基磷灰石仿生矿化体系，借助胶原的自组装形成原纤维特性，获得了矿化胶原形成的复合凝胶；进一步引入水溶性高分子物质，形成性能更为优异的多元胶原骨复合材料，建立了热驱动和低温 pH 驱动形成复合凝胶的两大类方案(见图 3.22)，并基于对复合凝胶的脱水固化制备了致密型、多孔型、球形和膜状制品[28-38]。

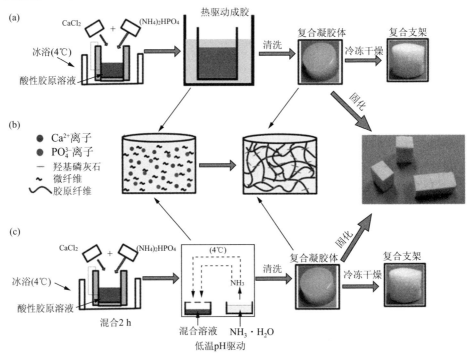

图 3.22　热驱动(a)、低温 pH 驱动(c)和示意图(b)展示形成复合凝胶体及制备的典型制品

3.5.3.1　胶原-羟基磷灰石多孔型制品

将热驱动引发组装形成的胶原-羟基磷灰石复合凝胶进行脱水固化制得多孔型制品,所涉及的脱水固化主要采用冷冻干燥,利用凝胶体中水相介质冰晶的升华而热致相分离制备出多孔结构[31]。

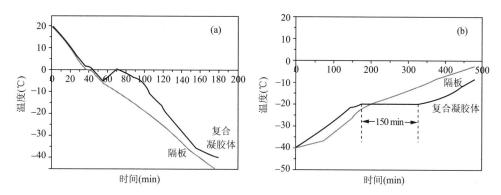

图 3.23　胶原-羟基磷灰石复合凝胶体及隔板的冷冻曲线(a)和冻干曲线(b)

图 3.23 为复合凝胶体样品及所在隔板的冷冻和冻干曲线,设置的冷冻速率为 0.025℃/min,冻干过程中真空度为 1 Pa。从冷冻曲线可见样品温度达到 $-5℃$ 时,出现了一个温度上升的过程,该过程持续了大约 15 分钟;冻干曲线显示,样品温度随隔板程序升温逐渐升高,之后进入 $-20℃$ 平台区,表明在低压下样品的冰晶开始升华致孔。图 3.24(a)为凝胶体初始脱水率与所制得支架孔径大小的关系图,可见随着初始脱水率的增加,支架的孔径减小,对应孔壁增厚。图 3.24(b)为

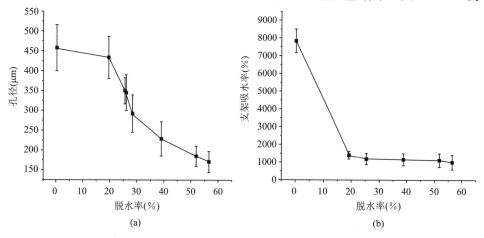

图 3.24　Col-HA 支架孔径与凝胶初始脱水率的关系(a);Col-HA 凝胶初始脱水率与所制备支架吸水率的关系(b)

由不同初始脱水率的凝胶体冻干制备复合支架的吸水率,表明随着凝胶初始脱水率的增加,支架的吸水率呈降低趋势,但并不是均匀地下降,这一结果与孔隙率低而孔壁增厚相关联。图 3.25 给出了复合凝胶体中 HA 组分的变化与所制备支架的孔隙率和吸水率的关系,表明复合凝胶体中无机相的含量变化也直接影响支架的孔隙率;无机组分含量升高,所获得支架的孔隙率下降。胶原中存在较多的亲水基团,在合成高含量的无机类骨磷灰石时,由于无机离子与有机基团的相互作用,导致复合物中亲水基团数下降,减弱了支架的吸水率。

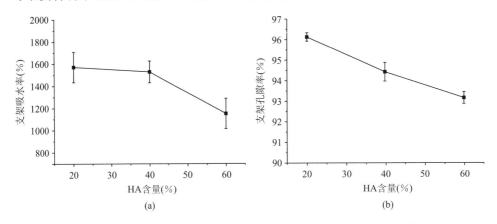

图 3.25　HA 含量与支架吸水率的关系(a);HA 含量与支架孔隙率的关系(b)

上述结果表明,可通过多种影响因素调控冷冻干燥支架的孔型结构,如通过凝胶的预脱水处理,控制凝胶体的初始脱水率,可使冻干支架具有不同的多孔形态(见图 3.26),实现对支架孔径在 $100\sim500~\mu m$、孔隙率在 $89\%\sim98\%$ 之间较宽的范围内进行调控;随着凝胶初始脱水率的增加,支架的孔径、孔隙率和吸水率均呈降低的趋势。增加 HA 的含量,可降低支架的孔隙率、增大孔径、产生吸水率降低的效果;同时,体外酶解结果也显示材料的降解率下降。此外,凝胶冻干支架酶解率比溶液冻干支架的酶解率明显降低,说明复合纤维网络结构产生良好的抗酶解能力,同时也表明所获得的矿化产物无机相与胶原基有机纤维形成了紧密的结合。

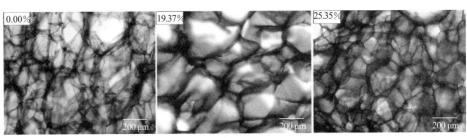

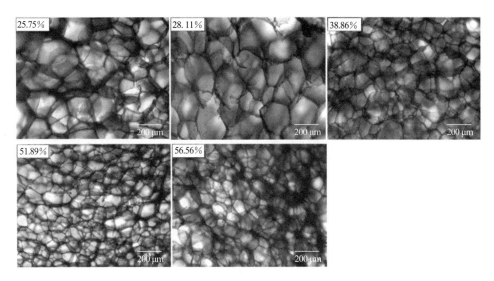

图 3.26　复合凝胶体多孔支架照片,显示支架孔型结构随图中所示凝胶体不同初始脱水率的变化

3.5.3.2　胶原骨复合材料致密型制品

仿生合成所获得的复合凝胶体具有矿物胶原原纤维搭建的三维连续网络结构,将这种连续的网络结构固化在致密体产品中,所产生的强化增韧效果是常规的模压成型固化所无法达到的。然而,从富含水的凝胶体到致密的固化体的转化过程中体积变化显著,会产生大的收缩变形,故需对凝胶体进行缜密的脱水固化,常采用静置、挤压、负压和气流脱水相结合的分级方案,以获得良好的致密制品。

四川大学的研究人员对复合凝胶体进行脱水固化制备了致密型的胶原-羟基磷灰石,以及含多种水溶性医用高分子物质的多元胶原纳米骨复合材料[28]。图 3.27 为通过脱水固化获得的胶原-羟基磷灰石致密体复合材料[29],可见该材料

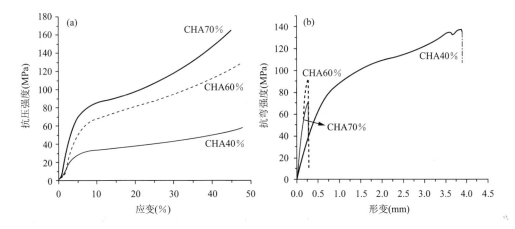

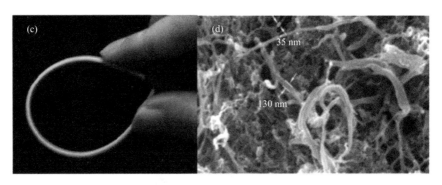

图 3.27　胶原-羟基磷灰石致密复合材料的抗压(a)、抗弯(b)、试样弯曲(c)和断面的
SEM 照片(d)[29]

借助连通矿化胶原网络结构,表现出良好的塑性性能;随着复合材料中 HA 含量的升高,材料的刚性增加;两元复合材料的抗弯和抗压强度最高可分别达到 92 MPa 和 102 MPa。致密材料的强度不仅依赖于其中 HA 的含量,还可通过引入其他的水溶性医用高分子物质进行进一步的增强和调控。

3.5.3.3　胶原-羟基磷灰石-海藻酸钠三相球形制品

Sang 等将胶原组装类细胞外基质凝胶进行交替浸泡制备胶原纳米骨修复材料球形制品[34]。首先,利用微乳法制得胶原基复合有机凝胶微球,将配制的胶原-海藻酸钠溶液(Col-Alg)滴加至温度为 25℃、盛有橄榄油的容器,在磁力搅拌作用下在油相中均匀分散。加入 2.5%(体积分数)戊二醛溶液固定交联反应 1 小时,随后 25℃静置过夜,以实现热驱动引发组装获得类细胞外基质微球(图 3.28)。随后,清洗收集的凝胶微球,并进行交替矿化,包括:在氯化钙溶液中浸泡吸附钙离子 24 小时,经清洗除去未吸附的自由钙离子后,转至含磷酸根离子的溶液中浸泡 24 小时(见图 3.29);交替浸泡 3 次后,将得到的 Col-Alg-HA 复合凝胶微球冷冻干燥,即可获得 HA 含量为 60.2wt%的多孔球形制品。

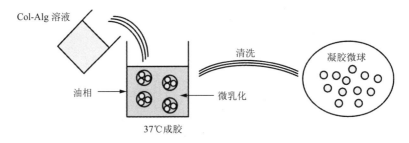

图 3.28　胶原-海藻酸钠基质微球制备过程示意图[34]

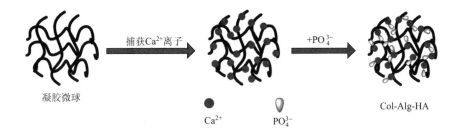

图 3.29　胶原-海藻酸钠基质凝胶交替矿化过程示意图

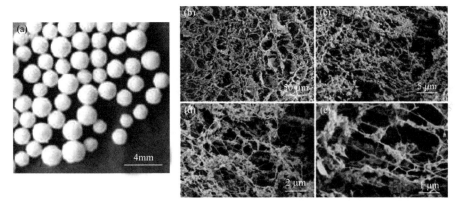

图 3.30　胶原-海藻酸钠-羟基磷灰石复合材料微球(a)及其剖面的显微结构图(b~e)[34]

图 3.30 为冷冻干燥矿化凝胶体所得的三组分微球的形貌和微球剖面的显微照片。球体较为均匀,大小与交替矿化浸泡前有机微球的大小相近,表明矿化浸泡过程未显著改变球体形貌。剖开球体,SEM 照片显示,交替浸泡沉积生长的 HA 不仅发生在 Col-Alg 微球表面,也渗透发生在微球的内部,揭示了矿化的均匀性。该胶原纳米复合材料球形可用于骨缺损的修复填充,也可进一步吸附生长因子后作为骨修复材料。

3.6　总结与展望

自 20 世纪 80 年代报道超高分子量聚乙烯-羟基磷灰石复合骨修复材料以来,有机-无机骨修复材料受到广泛的关注,并获得了飞速的发展,临床应用的产品从简单的填充型材料发展到可降解吸收的修复固定型器械。然而,骨作为天然进化和遗传基因主导形成的矿物产物,其组成、结构、功能和形成机制还远未认识清楚;虽然仿生合成重建出骨的重要特征,即纳米羟基磷灰石晶体的 c 轴沿矿化纤维长轴的取向生长,但目前尚缺乏有效的方案或策略自下而上协同矿化行为和纤维可控聚集的有序发生,实现类似骨组织结构的有效重构。因此,取得真正意义上的骨的仿生构建还需要不断地探索。

　　研制骨修复材料的最终目的是通过植入材料实现缺损骨组织的诱导再生,重建并恢复其功能。然而,迄今为止,现有的有机-无机复合材料还不能完全满足这样的应用要求,尤其是在承重部位的应用上。随着现代分子生物和基因技术的发展及与材料、化学和纳米技术的交融,推动了细胞-材料相互作用在蛋白和基因层面的研究,为认识材料的组成等化学因素以及几何尺度和软硬参数等物理因素调控细胞的行为提供了丰富的信息;结合材料化学、纳米装配技术和现代仿生学日新月异的进步,骨修复材料的研发正呈现出多元化的发展趋势。例如,单纯基于优化材料成分、表面拓扑结构和空间构筑形态的研究,将有望获得具有成骨诱导增强效应的新型骨修复材料;借鉴生物矿化过程中驱动纤维有序聚集和酸性蛋白辅助矿化发生的协同效应,构建基于天然和合成超分子的矿化体系,通过组装仿生多肽或类似物质,以协调实现多尺度类骨基质的装配,将有望获得具有自体骨修复效应的新型仿骨材料;遵循组织工程原理,通过化学设计、凝胶体搭建和细胞共培养,基于仿骨哈佛氏单元结构的自下而上组装,将有望形成新型骨组织工程化产品;或进一步通过装配响应型生长因子释放载体,通过从材料本体中有序释放多种生长因子,级联启动细胞应答,增强分化作用,将有望实现快速修复骨组织缺损的效果。可以预见,通过这些多元化研究的交叉融合,将会涌现出一批新型的生物功能化的、可实现骨组织有效修复的复合骨修复材料。

（李旭东　四川大学）

参 考 文 献

[1] Weiner S, Wagner H D. The material bone: Structure-mechanical function relations. Annual Review of Materials Research, 1998, 28: 271-298.

[2] Wang Y, Von Euw S, Fernandes F M, Cassaignon S, Selmane M, Laurent G, Pehau-Arnaudet G, Coelho C, Bonhomme-Coury L, Giraud-Guille M M, Babonneau F, Azais T, Nassif N. Water-mediated structuring of bone apatite. Nature Materials, 2013, 12: 1144-1153.

[3] Murugan R, Ramakrishna S. Development of nanocomposites for bone grafting. Composites Science and Technology, 2005, 65: 2385-2406.

[4] Wang M. Developing bioactive composite materials for tissue replacement. Biomaterials, 2003, 24: 2133-2151.

[5] Li C M, Kaplan D L. Biomimetic composites via molecular scale self-assembly and biomineralization. Current Opinion in Solid State and Materials Science, 2003, 7: 265-271.

[6] Mano J F, Sousa R A, Boesel L F, Neves N M, Reis R L Bioinert. Biodegradable and injectable polymeric matrix composites for hard tissue replacement: State of the art and recent developments. Composites Science and Technology, 2004, 64: 789-817.

［7］Bonfield W, Grynpas M D, Tully A E, Bowman J, Abram J. Hydroxyapatite reinforced polyethylene: A mechanically compatible implant material for bone replacement. Biomaterials, 1981, 2: 185-186.

［8］Shikinami Y, Okuno, M. Bioresorbable devices made of forged composites of hydroxyapatite (HA) particles and poly-L-lactide (PLLA): Part I. basic characteristics. Biomaterials, 1999, 20, 859-877.

［9］Kurtz S M, Devine J N. PEEK biomaterials in trauma, orthopedic, and spinal implants. Biomaterials, 2007, 28: 4845-4869.

［10］Huang M, Feng J Q, Wang J X, Zhang X D, Li Y B, Yan Y G. Synthesis and characterization of nano-HA/PA66 composites. Journal of Materials Science: Materials in Medicine, 2003, 14: 655-660.

［11］Khan A, Ahmad Z, Edirisinghe M, Wong F, Rehman I. Preparation and characterisation of a novel bioactive restorative composite based on covalently coupled polyurethane-nano-hydroxyapatite fibres. Acta Biomaterialia, 2008, 4: 1275-1287.

［12］Azevedo M C, Reis R L, Claase M B, Grijpma D W, Feijen J. Development and properties of polycaprolactone/hydroxyapatite composite biomaterials. Journal of Materials Science: Materials in Medicine, 2003, 14: 103-107.

［13］Hu Q L, Li B Q, Wang M, Shen J C. Preparation and characterization of biodegradable chitosan/hydroxyapatite nanocomposite rods *via in situ* hybridization: A potential materials as internal fixation of bone fracture. Biomaterials, 2004, 25: 779-785.

［14］Deng X M, Hao J Y, Wang C S. Preparation and mechanical properties of nanocomposites of poly(D, L-lactide) with Ca-deficient hydroxyapatite nanocrystals. Biomaterials, 2001, 22: 2867-2873.

［15］Labella R, Braden M, Deb S. Novel hydroxyapatite-based dental composites. Biomaterials, 1994, 15: 1197-1200.

［16］Qiu X Y, Hong Z K, Hu J L, Chen L, Chen X S, Jing X B. Hydroxyapatite surface modified by L-lactic acid and its subsequent grafting polymerization of L-lactide. Biomacromolecules, 2005, 6: 1193-1199.

［17］Cui Y, Liu Y, Cui Y, Jing X B, Zhang P B, Chen X S. The nanocomposite scaffold of poly(lactide-*co*-glycolide) and hydroxyapatite surface-grafted with L-lactic acid oligomer for bone repair. Acta Biomaterialia, 2009, 5: 2680-2692.

［18］Xiao Y M, Zhao H C, Fan H S, Wang X L, Guo L K, Li X D, Zhang X D. A novel way to prepare nano-hydroxyapatite/poly(D, L-lactide) composite. Materials Science Forum, 2005, 475-479: 2383-2386.

［19］Kim H W, Lee H H, Knowles J C. Electrospinning biomedical nanocomposite fibers of hydroxyapatite/poly(lactic acid) for bone regeneration. Journal of Biomedical Materials Research, 2006, 79A: 643-649.

［20］Zhang Y Z, Venugopal J R, El-Turki A, Ramakrishna S, Su B, Lim C T. Electrospun biomimetic nanocomposite nanofibers of hydroxyapatite/chitosan for bone tissue engineering. Biomaterials, 2008, 29: 4314-4322.

［21］Song J, Saiz E, Bertozzi C R. A new approach to mineralization of biocompatible hydrogel scaffolds: an efficient process toward 4-dimensional bonelike composites. Journal of the American Chemical Society, 2003, 125: 1236-1243.

［22］Schnepp Z A C, Gonzalez-McQuire R, Mann S. Hybrid biocomposites based on calcium phosphate mineralization of self-assembled supramolecular hydrogels. Advanced Materials, 2006, 18: 1869-1872.

[23] Stenzel K H，Miyata T，Rubin A L. Collagen as a biomaterial. Annual Review of Biophysics and Bioengineering，1974，3：231-253.

[24] Bradt J H，Mertig M，Teresiak A，Pompe W. Biomimetic mineralization of collagen by combined fibril assembly and calcium phosphate formation. Chemistry of Materials，1999，11：2694-2701.

[25] Zhang W，Liao S S，Cui F Z. Hierarchical self-assembly of nano-fibrils in mineralized collagen. Chemistryof Materials，2003，15：3221-3226.

[26] Kikuchi M，Ikoma T，Itoh S，Matsumoto H N，Koyama Y，Takakuda K，Shinomiya K，Tanaka J. Biomimetic synthesis of bone-like nanocomposites using the self-organization mechanism of hydroxyapatite and collagen. Composites Science and Technology，2004，64：819-825.

[27] Lin X Y，Li X D，Fan H S，Wen X T，Lu J，Zhang X D. *In situ* synthesis of bone-like apatite/collagen nano-composite at low temperature. Materials Letters，2004，58：3569-3572.

[28] 李旭东，王晓敏，林晓艳，郑贵球，顾忠伟，张兴栋. 有机-无机复合生物材料及其制备方法. ZL200610020802. 4.

[29] Wang X M，Wang X L，Ma J F，Jiang J M，Zheng G Q，Chen Z H，Li X D. Versatile nanostructured processing strategy for bone grafting nanocomposites based on collagen fibrillogenesis. Advances in Applied Ceramics，2009，108，384-388.

[30] Wang X L，Wang X M，Tan Y F，Zhang B，Gu Z W，Li X D. Synthesis and evaluation of collagen-chitosan-hydroxyapatite nanocomposites for bone grafting. Journal of Biomedical Materials Research，2009，89A：1079-1087.

[31] 王晓敏. 基于矿化胶原纤维凝胶的类骨复合材料研究：[博士学位论文]. 成都：四川大学，2009.

[32] 桑琳. 利用胶原自组装构建胶原-海藻酸钠(基)仿生支架：[硕士学位论文]. 成都：四川大学，2010.

[33] Sang L，Wang X L，Chen Z H，Lu J，Gu Z W，Li X D. Assembly of collagen fibrillar networks in the presence of alginate. Carbohydrate Polymers，2010，82：1264-1270.

[34] Sang L，Huang J，Luo D M，Chen Z H，Li X D. Bone-like nanocomposites based on self-assembled protein-based matrices with Ca^{2+} capturing capability. Journal of Materials Science：Materials in Medicine，2010，21：2561-2568.

[35] Sang L，Luo D M，Xu S M，Wang X L，Li X D. Fabrication and evaluation of biomimetic scaffolds by using collagen-alginate fibrillar gels for potential tissue applications. Materials Science and Engineering C，2011，31：262-271.

[36] Wang X L，Sang L，Luo D M，Li X D. From collagen-chitosan blends to three-dimensional scaffolds：The influences of chitosan on collagen nanofibrillar structure and mechanical property. Colloids and Surfaces B：Biointerfaces，2011，82：233-240.

[37] 王晓亮. 胶原-壳聚糖相关天然生物材料的制备及生物学评价：[博士学位论文]. 成都：四川大学，2011.

[38] Luo D M，Sang L，Wang X L，Xu S M，Li X D. Low temperature，pH-triggered synthesis of collagen-chitosan-hydroxyapatite nanocomposites as potential bone grafting substitutes. Materials Letters，2011，65：2395-2397.

[39] Zeugolis D I，Khew S T，Yew E S Y，Ekaputra A K，Tong Y W，Yung L Y L，Hutmacher D W. Electro-spinning of pure collagen nano-fibres- Just an expensive way to make gelatin? Biomaterials，2008，29：2293-2305.

[40] Palmer L C，Newcomb C J，Kaltz S R，Spoerke E D，Stupp S I. Biomimetic systems for hydroxyapatite

mineralization inspired by bone and enamel. Chemical Reviews, 2008, 108: 4754-4783.

[41] Nudelman F, Pieterse K, George A, Bomans P H H, Friedrich H, Brylka L J, Hilbers P A J, de With G, Sommerdijk N A J M. The role of collagen in bone apatite formation in the presence of hydroxyapatite nucleation inhibitors. Nature Materials, 2010, 9: 1004-1009.

[42] Mass M, Guo P, Keeney M, Yang F, Hsu T M, Fuller G G, Martin C R, Zare R N. Preparation of mineralized nanofibers: Collagen fibrils containing calcium phosphate. Nano Letters, 2011, 11: 1383-1388.

[43] Pderson A W, Ruberti J W, Messersmith P B. Thermal assembly of a biomimetic mineral/collagen composite. Biomaterials, 2003, 24: 4881-4890.

[44] Brown R A, Wiseman M, Chuo C B, Cheema U, Nazhat S N. Ultrarapid engineering of biomimetic materials and tissues: fabrication of nano- and microstructures by plastic compression. Advanced Functional Materials, 2005, 15: 1762-1770.

[45] Liao S S, Cui F Z, Zhang W, Feng Q L. Hierarchically Biomimetic Bone Scaffold Materials: Nano-HA/Collagen /PLA Composite. Journal of Biomedical Materials Research Part Part B: Applied Biomaterials, 2004, 69B: 158-165.

[46] Zhang S M, Cui F Z, Liao S S, Zhu Y, Han L. Snythesis and biocompatibility of porous nano-hydroxyapatite /collagen/alginate composite. Journal of Materials Science: Materials in Medicine, 2003, 14: 641-645.

[47] Nassif N, Gobeaux F, Seto J, Belamie E, Davidson P, Panine P, Mosser G, Fratzl P, Giraud-Guille M M. Self-assembled collagen-apatite matrix with bone-like hierarchy. Chemistry of Materials, 2010, 22: 3307-3309.

第4章 介孔生物活性玻璃和骨修复

骨缺损是临床上的常见疾病,严重危害人类的健康。骨缺损是指骨的结构完整性遭到破坏,造成这些骨缺损的主要原因有疾病、创伤、感染或先天缺陷等。较小的骨缺损可以自行愈合,但对于超过 1 mm 的骨缺损人体无法自行愈合,需要进行手术干预。目前临床主要采用骨移植修复的方法进行治疗,而我国每年由于骨缺损需要进行手术的患者多达数百万,因此骨修复材料有着巨大的社会需求,这也很好地推动了骨修复材料的发展。骨修复材料的特性直接影响其骨修复的效果。生物活性玻璃在骨修复材料中占有很重要地位,由于其具有骨传导、骨再生及优良的生物相容性等优点,得到全世界的广泛关注。生物活性玻璃最早是由美国佛罗里达大学的 Hench 教授于 20 世纪 70 年代初期发明的[1],1991 年他又将溶胶-凝胶法引入到了生物活性玻璃的制备当中[2],但这两种方法制备的生物活性玻璃都存在微孔少和孔容小等缺点,不仅影响了其生物活性,也限制了其在药物或蛋白负载方面的应用。2004 年 Yan 等[3]利用嵌段共聚物和挥发诱导自组装相结合的方法第一次制备出了具有高度有序介孔结构的生物活性玻璃,这种新型的生物活性玻璃具有高的比表面积和大的孔容,使得其具有更高的生物活性,并且高度有序的介孔结构能够负载药物和蛋白,使得生物活性玻璃的应用领域有了很大的突破,并受到广泛的关注与研究。本章主要对介孔生物玻璃近十年来的发展进行简要的总结。

4.1 生物活性玻璃的发展

4.1.1 熔融法制备生物活性玻璃

1971 年美国佛罗里达大学 Hench 教授发明了一种独特的玻璃[1],这种玻璃具有很强的骨修复能力,因此称之为生物活性玻璃(bioactive glasses),简称生物玻璃(bioglass)。生物玻璃的组成为 Na_2O-CaO-SiO_2-P_2O_5,采用传统制备玻璃的熔融法在 1300～1500℃下制得,因为这种玻璃中 Na_2O、CaO、SiO_2 和 P_2O_5 的质量分数分别为 24.5%、24.5%、45%和 6%,所以将这种玻璃编号为 45S5(其中 45S 是指 45%质量分数的 SiO_2,5 表示 CaO 和 P_2O_5 的摩尔比为 5:1),这也就是著名的 45S5 生物玻璃。Hench 教授通过一系列的体内外实验[4-7]证实 45S5 生物玻璃具有良好的生物活性和骨修复能力,是一种集良好生物相容性、骨传导和降解性能为一体的骨修复材料。

　　Hench 教授在一系列实验之后[8]总结出了生物玻璃在生物体内或模拟体液 (SBF)中的生物活性机理,主要分为两大步:第一步为生物玻璃表面碳酸羟基磷灰石(HCA)层的形成;第二步为 HCA 层与生物体内物质的作用。HCA 层的形成共分为五个步骤:①生物玻璃中的 Na^+ 与玻璃表面的 H^+/H_3O^+ 快速发生离子交换;②生物玻璃中的硅氧键($Si—O—Si$)断裂,在界面处形成大量的硅羟基($Si—OH$);③界面处的 $Si—OH$ 之间相互聚合,在生物玻璃表面形成富 SiO_2 的多孔胶体层;④生物玻璃内或者溶液中的 Ca^{2+}、PO_4^{3-}、CO_3^{2-} 和 OH^- 等吸附在富 SiO_2 胶体层上,在玻璃表面形成 $CaO-P_2O_5$ 无定形相层;⑤随着离子不断地进入,无定形层逐渐晶化形成 HCA。当 HCA 层形成以后,人体内各种生理物质开始吸附在 HCA 层上,接着成骨干细胞开始附着并增殖分化,最终生成新骨。在 45S5 生物玻璃中 Ca 和 Si 可以诱导成骨细胞的分化与增殖,并且 45S5 生物活性玻璃能够增强胰岛素样生长因子(IGF-Ⅱ)的表达[9],而这种生长因子能够激发成骨细胞的有丝分裂,因此生物玻璃具有很好的骨修复能力,是一种优良的骨修复材料。

　　虽然一系列实验证实了 45S5 生物玻璃具有很好的骨修复能力,但是也发现了熔融法制备的生物玻璃的诸多缺点,这些缺点主要来自于熔融法这种制备工艺。这种方法的熔制温度通常大于 1300℃,使熔融后的生物玻璃中很难存在微孔,导致生物玻璃的比表面积较低。另外,熔融法制备的生物玻璃的生物活性还与其组成密切相关,随着 SiO_2 含量的增大其生物活性逐渐下降,当 SiO_2 含量达到 60% 时,生物玻璃浸泡在 SBF 中表面不会形成 HCA 层,从而丧失了生物活性[10]。这是由于当 SiO_2 含量大于 60% 时制备出的生物玻璃具有稳定的网状结构,浸泡在 SBF 中后 Na^+ 和 Ca^{2+} 等会很难释放出来,阻碍了表面 HCA 层的形成,从而使其丧失生物活性。因此,必须考虑从制备工艺入手,克服这些缺点,开发出新型的生物玻璃。

4.1.2　溶胶凝胶法制备生物活性玻璃

　　了解到熔融法制备生物玻璃的多种缺点,人们对生物玻璃开始新的制备技术研究,希望能找到一种新的制备工艺来克服这些缺点。1991 年,Li 等[2]用溶胶-凝胶法成功制备了生物玻璃,由于该制备工艺不再需要 Na_2O,所以这种新型的生物玻璃是 $SiO_2-CaO-P_2O_5$ 的三元体系。这种工艺制备的生物玻璃具有许多优点,首先当 SiO_2 含量高达 80%(摩尔分数)时仍具有较高的生物活性,这与熔融法生物玻璃有很大区别。这主要是由于溶胶-凝胶法的条件相对温和,热处理温度只有 600~700℃,远低于熔融法的 1300℃;当 SiO_2 含量增加后生物玻璃网状结构依旧处于不稳定状态,当生物玻璃浸泡在 SBF 后,体系内的 Ca^{2+} 等依旧可以释放出来,在表面形成 HCA 层,保持较高的生物活性,这一特性使生物玻璃具有更广的组成范围。其次,溶胶-凝胶法所使用的原料都是溶液,充分混合后可以达到很高的均匀性,克服了熔融法制备的生物玻璃不均匀的缺点,并且这些原料的化学纯度高,制备出的生物玻璃也有很高的纯度。溶胶-凝胶法最大的优点是赋予了生物玻璃微孔结构,使得其具有较高的比表面积,从而有利于提高其生物活性、矿化能力、细胞黏附能力以及可降解特性。45S5 生物玻璃在生物体内或 SBF 中需要 24 h 以后才会形成 HCA 层,而对于溶胶-凝胶法制备的生物玻璃,这一过程只需要 8 h,可以看出溶胶-凝胶法制备的生物玻璃生物活性有了很大的提升。虽然有一定的孔存在,也提高了生物活性,但这些孔大小不一,不能用来装载药物或生长因子,所以人们希望能制备一种拥有均一孔径和孔道有序排列的生物玻璃。

4.1.3　介孔生物活性玻璃

溶胶-凝胶法制备的生物玻璃不仅克服了熔融法生物玻璃存在的多种问题,而且生物活性、矿化能力、细胞黏附能力以及降解性都有了显著提高。其最显著的特点就是其微孔结构,人们想利用这种微孔结构来开发生物玻璃的新功能,其中一个重要期望就是能够负载药物或生长因子,以解决一些临床医学难题。首先是在骨修复手术过程中,由细菌引起的炎症是很难避免的,目前常用的治疗方法是全身使用抗生素、手术清除或者创伤引流,抗生素的大量使用对人体危害很大,二次手术又使患者再次承受痛苦,并且这些方法效率也不高。如果能够在植入体上负载抗菌的药物,当植入人体后药物持续在创伤处释放达到消除炎症的效果,这样既避免了大量抗生素的使用,又避免了二次手术给患者带来的痛苦,是一种理想的高效治疗方法。另外,虽然生物玻璃有优良的生物活性,但是在大段骨缺损的治疗上仍存在治疗效果不佳和治愈时间长等问题,如果能够负载具有促进成骨作用很强的生长因子,那么就能够大大缩短修复时间,但溶胶-凝胶生物玻璃无序的小孔结构难以实现。

介孔二氧化硅是一种具有高度有序介孔孔结构的材料,它具有高比表面积、大孔容以及可调节的孔尺寸等优点。这些有序的介孔可以吸附大量的药物或生物分子并将它们释放出去,而且介孔二氧化硅的生物相容性好、细胞毒性低以及表面可修饰等优点,使得它成为一种理想的药物载体,可广泛应用于生物医药领域。人们思索是否能将介孔二氧化硅材料应用在骨修复领域,Vallet-Regi 等率先开展了一系列探索,它们将一些典型的介孔二氧化硅材料(SBA-15、MCM-41 和 MCM-48 等)浸泡在 SBF 中后研究其生物活性,发现纯的介孔二氧化硅很难长出 HCA 层[10],而将含有生物玻璃的 MCM-41 浸泡在 SBF 中则很快长出了 HCA 层[11],直接证实了纯的介孔二氧化硅材料基本不具有生物活性,虽然是理想的药物载体,但很难将其应用到骨修复领域。于是人们就设想能否制备一种骨修复材料,既具有像介孔二氧化硅那样的高度有序介孔结构,可以负载药物或生长因子,又和生物玻璃一样具有良好的生物活性,能诱导出 HCA 层,这样的材料将会是骨修复材料领域的一项重要突破。

2004 年,Yan 等[3]利用溶剂挥发诱导自组装(evaporation induced self-assembly,EISA)第一次合成了具有高度有序介孔结构的生物活性玻璃,命名为介孔生物活性玻璃(mesoporous bioactive glass,MBG)。该方法类似于溶胶-凝胶法,制备得到的生物玻璃组成为 CaO-SiO$_2$-P$_2$O$_5$,并且具有高度有序的介孔结构、高比表面积、大孔容和可调的孔径,更重要的是它还具有优良的生物活性,其生物活性高于溶胶-凝胶法制备的生物玻璃。随后,人们对介孔生物玻璃在载药或生长因子以及骨修复方面开展了大量的研究。

4.2　介孔生物活性玻璃的制备及性能

继 2004 年 Yan 等[3]成功合成出 MBG 以后,2006 年 Xia 等[13]又利用两步酸催化自组装的方法成功合成出了 MBG。许多研究者还利用各种技术手段合成了不同形貌、不同组分以及不同官能修饰等的 MBG,大大丰富了 MBG 家族。

4.2.1　EISA 法制备介孔生物活性玻璃

EISA 是制备介孔材料的重要方法之一,主要在有机溶剂中进行。在结构导向剂浓度为临界胶束浓度以下的起始溶液中加入无机前驱体,通过有机溶剂的快速挥发诱导无机物种和结构导向剂形成复合液晶相,然后使无机物种进一步交联,最后除去结构导向剂从而得到均匀的介孔材料[14,15]。

Yan 等将 EISA 引入到 MBG 的制备当中,以嵌段共聚物 EO$_{20}$PO$_{70}$EO$_{20}$(P123)作为结构导向剂,以正硅酸乙酯(TEOS)、硝酸钙(Ca(NO$_3$)$_2$·4H$_2$O)和磷酸三乙酯(TEP)分别作为硅源、钙源和磷源,使用 0.5 mol/L HCl 进行催化。如图 4.1 所示,将一定量 P123、TEOS、Ca(NO$_3$)$_2$·4H$_2$O、TEP 和 0.5 mol/L HCl 加入无水乙醇当中,在室温下搅拌至充分溶解得到透明的溶胶后,将溶胶倒入培养皿中在一定温度下进行溶剂挥发。随着溶剂挥发 EISA 过程不断进行,溶胶逐渐变成凝胶。再将得到的干凝胶在一定温度下焙烧除去嵌段共聚物,即可得到 MBG。由图 4.2 和图 4.3 可以看出,MBG 具有高度有序的介孔结构,比表面积、孔容和孔径分别为 351 m^2/g、0.49 cm^3/g 和 5.0 nm。在制备的 MBG 中 SiO$_2$、CaO 和 P$_2$O$_5$ 的摩尔比为 80∶15∶5,因此命名为 MBG 80S15C。为了探究其生物活性,Yan 等利用溶胶-凝胶法合成了同样比例的非介孔生物玻璃 BG 80S15C 作为对照,并对两者的体外生物活性进行了对比。如图 4.4 所示,将 MBG 80S15C 和 BG 80S15C 浸入 SBF 中 4 h 后发现 MBG 80S15C 表面长出纳米颗粒,8 h 后这些纳米颗粒变成与 HCA 一致的针状晶体,经检测这些针状晶体正是 HCA 晶体;而对于 BG 80S15C,8 h 后只观察到一些纳米颗粒的生成,48 h 后也没有观察到针状 HCA 晶体的生成,充分证明 MBG 的生物活性远远高于相同组成的 BG,主要原因是由于 MBG 高度有序的介孔结构及高比表面积和大孔容。将 MBG 80S5C 浸泡在 SBF 中研究其降解性,2.5 d 后发现 MBG

仍保持介孔结构，但是有序性变差、比表面积变小，而孔容和孔径则变大（其中比表面积、孔径和孔容分别为 319 m²/g、0.92 cm³/g 和 10.5 nm），这是由于 MBG 降解造成孔道坍塌的缘故。检测发现在 2.5 d 内 MBG 中 Si、Ca 和 P 分别丢失了 48%、35% 和 6%，说明 MBG 具有良好的降解性。

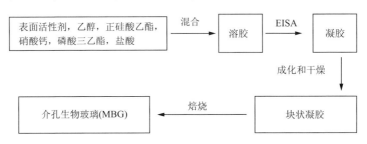

图 4.1　EISA 制备 MBG 流程图[16]

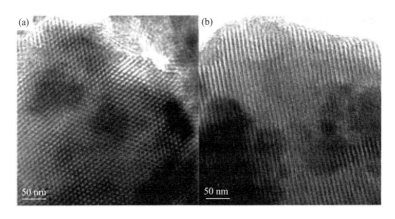

图 4.2　MBG 80S15C 的高分辨 TEM 照片[3]

(a) [001]方向；(b) [100]方向

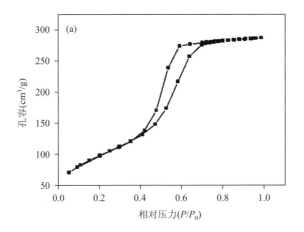

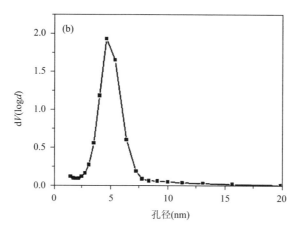

图 4.3　MBG 的氮气吸附-脱附等温线(a)和孔径分布图(b)

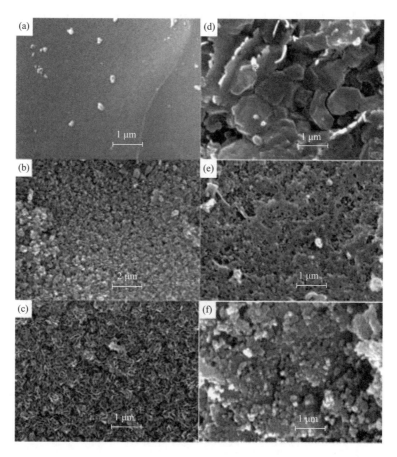

图 4.4　MBG 80S15C (a～c) 和 BG 80S15C (d～f) 浸泡在 SBF 中 0 h、4 h 和 8 h 的 SEM 照片[12]

　　Yan 等[16,17]还对不同组成的 MBG 进行了研究。保持 P_2O_5 比例不变,通过改变 SiO_2 和 CaO 比例制备了一系列的 MBG,包括 MBG 90S5C、MBG 80S15C、MBG 70S25C、MBG 60S35C 以及不含 Ca 和 P 的纯介孔二氧化硅材料 100S。对这一系列 MBG 的孔结构进行研究发现,MBG 80S15C 的比表面积大于其他 MBG,但这几种 MBG 的孔容和孔径基本一致,说明 MBG 的孔结构基本不受组分的影响,而溶胶-凝胶法制备的生物玻璃的孔结构随组成变化较大,这缘于两者的成孔机理不同。溶胶-凝胶法制备的生物玻璃的孔是由 CaO 随机分散在 SiO_2 网络中形成的,因此随着 CaO 含量的改变而改变;MBG 的介孔结构是由 EISA 过程中 SiO_2 和表面活性剂自组装形成胶束后胶束进一步聚合形成液晶介孔相,最后除去结构导向剂形成的,所以 MBG 的孔结构与结构导向剂有关,与组成无关,如图 4.5 所示。接着,他们又对不同组成 MBG 的生物活性进行研究,发现生成 HCA 的速率大小顺序为:80S15C > 70S25C > 60S35C > 90S5C > 100S,如图 4.6 所示。对焙烧时间的影响进行研究,分别用 873 K、973 K、1073 K 和 1173 K 的温度对 MBG 80S15C 干凝胶进行焙烧,发现 873 K 和 1073 K 温度下焙烧可以得到具有高度有序介孔结构的 MBG,但是在 1173 K 温度下焙烧后介孔结构消失并且有晶相形成。对不同温度焙烧后的 MBG 进行体外活性测试发现 973 K 下焙烧的 MBG 生物活性最高。综合以上结果,得出组成为 80S15C 在 973 K 下焙烧的 MBG 的生物活性最好,这主要是由 MBG 的介孔结构决定的,如表 4.1 所示。

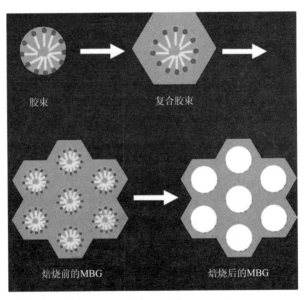

图 4.5　MBG 介孔结构形成机理[16]

表 4.1 不同温度焙烧样品的比表面积、孔容和孔径

样品	比表面积(m²/g)	孔容(cm³/g)	孔径(nm)
MBG 100S-973	310	0.45	5.0
MBG 90S5C-973	318	0.45	5.0
MBG 80S15C-973	351	0.49	5.0
MBG 70S25C-973	320	0.49	5.1
MBG 60S35C-973	300	0.43	5.6
MBG 80S15C-873	220	0.31	5.4
MBG 80S15C-1073	146	0.20	4.8
MBG 80S15C-1173	0.4	0.02	—

注：-1173 表示焙烧温度为 1173 K，其他类同。

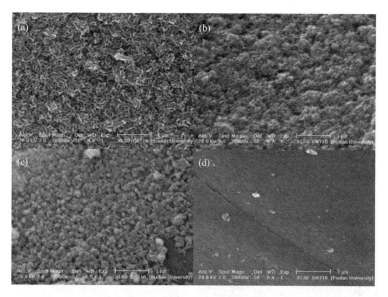

图 4.6 MBG 80S15C (a)，MBG 70S25C (b)，MBG60S35C (c)和 100S (d)在 SBF 中
浸泡 8 h 后 SEM 照片[16]

MBG 的介孔结构和组分无关，但由于是由结构导向剂作用形成的，因此与结构导向剂密切相关，所以 Yan 等[18]又研究了表面活性剂对 MBG 介孔结构的影响，发现表面活性剂的改变不仅可以改变孔道的空间结构，而且可以改变孔径大小。使用 P123 和 F127 作为结构导向剂合成出的 MBG 比表面积和孔径基本一致，但是 F127 合成的 MBG 生物活性要高于 P123 合成的 MBG。这是因为两种

MBG 的孔道结构不同，P123 合成的 MBG 是二维六方向孔道结构，而 F127 合成的 MBG 是三维蠕虫状孔道结构，三维结构更有利于 MBG 中 Ca^{2+} 的释放，从而拥有更高的生物活性。又分别使用 $C_{18}N(EO)_x(EO)_y$ ($x+y=5$, PN-430) 和 $C_{18}EO_{10}$ (Brij78) 共模板、$EO_{26}PO_{39}EO_{26}$ (P85)、$EO_{20}PO_{70}EO_{20}$ (P123) 以及 $EO_{39}BO_{47}EO_{39}$ (B50-6600) 合成出了具有高度有序介孔结构的 MBG，孔径分别为 1.9 nm、3.4 nm、5.0 nm 以及 6.4 nm，比表面积分别为 485 m^2/g、328 m^2/g、325 m^2/g 和 301 m^2/g。通过体外活性实验发现孔径为 1.9 nm 的 MBG 生成 HCA 的速度最快，这和它的高比表面积有关，但是生成 HCA 的量最少，故生物活性并不是很高。为了得到高生物活性的 MBG，其孔径必须要大于 2 nm。孔径的可调对药物和生长因子的负载具有指导意义，因为不同的药物和生长因子分子大小不同，根据不同的分子大小设计不同孔径的 MBG，可以更高效地负载。

　　由于 EISA 法制备的 MBG 具有有序介孔结构、高比表面积、大孔容、可调的孔尺寸、高的生物活性、优良的生物相容性以及可降解性等优点，使其在骨修复领域有着巨大的应用潜力，得到了人们的广泛关注。

4.2.2　两步酸催化法制备介孔生物活性玻璃

　　2006 年 Xia 等[13]利用两步酸催化自组装方法在水相中成功合成出 MBG。他们选择三嵌段共聚物 P123 作为结构导向剂，首先将 P123 溶解在 2 mol/L 硝酸中，随后加入 TEOS、$Ca(NO_3)_2 \cdot 4H_2O$ 和 TEP 搅拌均匀后将混合物水热处理 2d，得到的沉淀物干燥后在 650℃ 下煅烧除去 P123 得到 MBG。其中 Si、Ca 和 P 的质量比为 58：23：9，因此将这种 MBG 命名为 M58S。M58S 具有高度有序的介孔结构和纤维状的微观结构（图 4.7），其比表面积、孔容和孔径分别为 277.6 m^2/g、0.54 cm^3/g 和 6.9 nm。

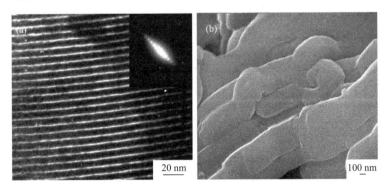

图 4.7　M58S 的 TEM(a) 和 SEM(b) 照片[13]

　　Xia 等还对 M58S 的生物活性进行了研究。利用溶胶-凝胶法合成了相同比例的非介孔结构的 58S 生物玻璃作为对照,其中 58S 生物玻璃的比表面积为 58.9 m^2/g,孔容为 0.17 cm^3/g。将 M58S 和 58S 分别浸泡在 SBF 中,3 h 和 6 h 分析发现,对于 M58S,3 h 后表面就有颗粒状 HCA 形成,6 h 后就形成了针状 HCA 层;而对于 58S,6 h 后仍然没有观察到 HCA 的形成(图 4.8),说明 M58S 的生物活性要远远高于 58S。它开辟了一种水相合成 MBG 的新方法,避免了有机溶剂的使用,并且该方法制备的 MBG 孔径要大于 EISA 制备的 MBG。

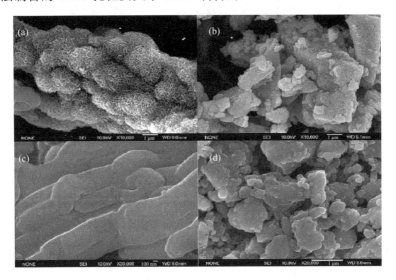

图 4.8　M58S(a,c),58S(b,d)浸泡在 SBF 中 3 h 和 6 h 的 SEM 照片[13]

4.2.3　不同形貌的介孔生物活性玻璃

EISA 制备的 MBG 通过研磨后成为大小为十几微米的不规则颗粒,两步酸催化自组装法制备的 MBG 虽然颗粒较小,但也同样不规则,如图 4.8 所示。最近,研究者们利用不同的方法成功合成出球状和纤维状的 MBG。

4.2.3.1　球状介孔生物活性玻璃

Arcos 等[19]以 EISA 方法为基础配合喷雾的方法成功制备出直径为 0.2～3 μm 的 MBG 微球(bioactive mesoporous microsphere,BMS),如图 4.9 所示,其中 SiO$_2$ 的摩尔分数为 85%,因此命名为 BMS 85。分别选择 CTAB、P123 和 F127 作为结构导向剂制备了 BMS 85C、BMS 85P 和 BMS85F,三种 BMS 的比表面积分别为 484 m^2/g,380 m^2/g 和 275 m^2/g,孔径分别为 1.1 nm,3.9 nm 和 3.5 nm。研究发现三种 BMS 都具有优良的生物活性。

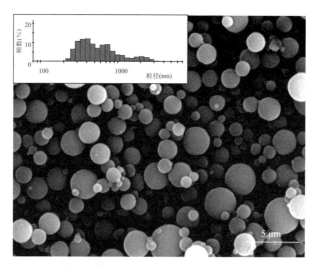

图 4.9　BMS 85P 的 SEM 照片,其中插图为 DLS 粒径分布图[19]

　　Zhao 等[20]使用 CTAB 和 P123 作为共模板合成出尺寸为 4~5 μm 的不同 P 含量的 MBG 微球,如图 4.10 所示。控制 CaO 的量不变,改变 SiO_2 和 P_2O_5 摩尔比制备了三种不同 P 含量的 MBG 微球:80S5P、75S10P 和 70S15P。通过研究发现 P 含量最高的 70S15P 的体外生物活性最高,降解性能也最好,这和高 P 含量增大了 MBG 微球的比表面积和孔容有关。这一研究不仅制备了 MBG 微球,也揭示了 P 在 MBG 中的重要作用。Yun 等[21]利用 CTAB 作为结构导向剂,用氨水催化制备了一种大比表面积和高孔容的 MBG 纳米球,比表面积和孔容分别达到了 1040 m^2/g 和 1.54 cm^3/g,并且可以通过控制加入 CaO 的量在 20~200 nm 范围内调节纳米球的尺寸(见图 4.11)。通过体外实验和细胞毒性试验发现这种 MBG 纳米球具有优良的生物活性和细胞相容性。Wu 等[22]以 CTAB 和 PVP 作为共模板在 NaOH

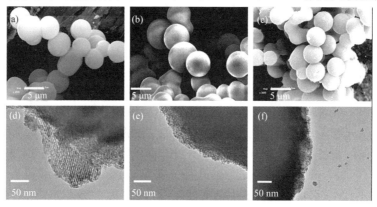

图 4.10　80S5P(a,d)、75S10P(b,e)和 70S15P(c,f)的 SEM 和 TEM 照片[20]

催化下水热合成了粒径在 50～100 nm 的 MBG 纳米球(图 4.12)。合成的 MBG
纳米球比表面积、孔径和孔容分别为 443 m²/g、0.58 cm³/g 和 2.9 nm,同样具有
良好的生物活性。

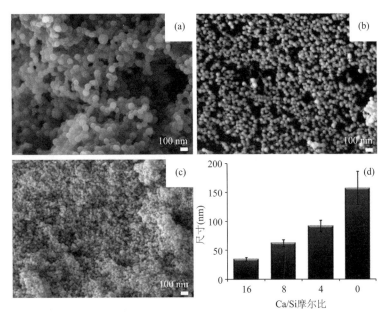

图 4.11　Ca/Si 摩尔比分别为 4(a)、8(b)和 16(c)MBG 纳米球的 SEM 照片和不同摩尔比
纳米球尺寸的统计图(d)[21]

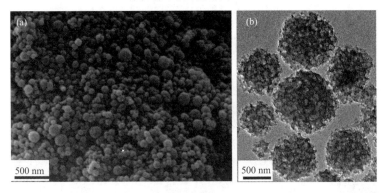

图 4.12　MBG 纳米颗粒的 SEM(a)和 TEM(b)照片[22]

　　Zhu 等[23]采用乳液溶剂蒸发的方法成功合成了尺寸为 0.5～5 μm、具有良好
生物活性的生物玻璃微球。该方法以 EISA 为基础,如图 4.13 所示,将含有
P123、TEOS、Ca(NO₃)₂·4H₂O、TEP 和 HCl 的乙醇前驱体加入到含有乳化剂的
矿物油,形成油包水(W/O)体系,既在油相中形成液滴,通过旋蒸使前驱体液滴进
行 EISA 过程,最终焙烧除去结构导向剂形成 MBG 微球,如图 4.14 所示。将

MBG 微球浸泡在 SBF 中研究其生物活性发现,相比于不含 Ca 和 P 的纯二氧化硅微球,MBG 微球有很强的生物活性(图 4.15)。

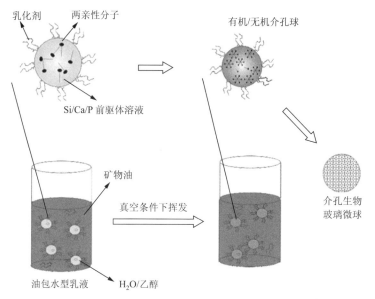

图 4.13　乳液溶剂蒸发法合成 MBG 微球的机理示意图[23]

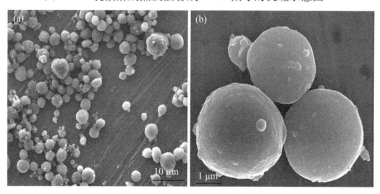

图 4.14　乳液聚合法合成的 MBG 微球的 SEM 照片[23]

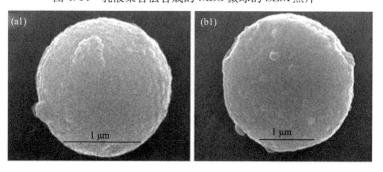

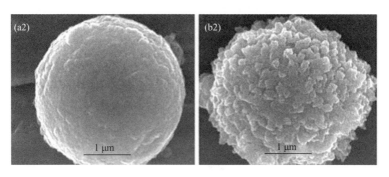

图 4.15　纯二氧化硅球(a)和 MBG 微球(b)的 SEM 照片(其中 1 和 2 代表在 SBF 中分别浸泡 0 和 24 h)[23]

4.2.3.2　纤维状介孔生物活性玻璃

MBG 纤维是利用结构导向剂和电子自旋技术相结合的方法制备的。Hong 等[24]利用电子自旋技术制备了超细的 MBG 纤维,如图 4.16 所示。使用 P123 和 PEO 作为共模板,利用电子自旋技术制备的超细 MBG 纤维具有多级纳米孔和很高的均一性。同时通过控制电子自旋的条件,还能够制备中空的或具有介孔壁的 MBG 纤维[25],如图 4.17 所示。经研究发现这些纤维都具有很高的生物活性并且可以进行药物输送。

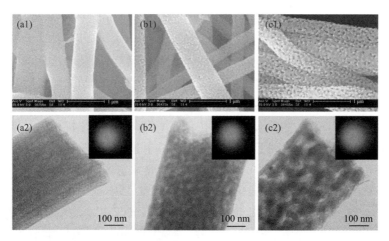

图 4.16　不同孔径 MBG 纤维的 SEM(a1、b1、c1)和 TEM(和 a2、b2、c2)照片[24]

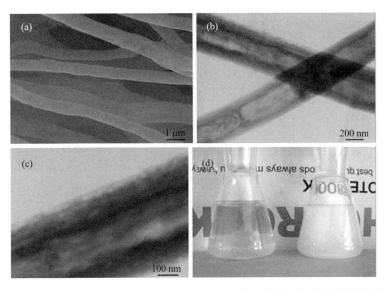

图 4.17　中空 MBG 纤维的 SEM(a)和 TEM(b,c)照片;不同水醇比制备的前驱体的光学
照片(d),左边:水醇比 1:1,右边:水醇比 4:1[25]

4.2.4　多元组分的介孔生物活性玻璃

不同的元素在生物体内起不同的作用,因此在 MBG 的 SiO_2-CaO-P_2O_5 三元
体系中掺入不同的元素组分会使生物玻璃拥有特殊的功能。

Li 等[26]在 EISA 制备 MBG 的过程中加入 $Fe(NO_3)_3 \cdot 9H_2O$ 作为 Fe 源,成功制
备了含有 Fe_3O_4 纳米颗粒的 MBG。这种 MBG 保持了良好的生物活性和介孔结构,
能对布洛芬很好地进行负载与释放。更重要的是由于 Fe_3O_4 纳米颗粒均匀分布在介
孔的孔壁当中,使这种 MBG 具有磁性,能够进行磁分离(见图 4.18)。研究还发现随
着 Fe 含量的增多,MBG 的比表面积和孔容都增大,而孔径基本不变。Min 等[27]又
以 PEG 作为模板合成了不同 Fe 含量的 MBG,并对这种 MBG 对葡糖氧化酶的固定
进行了研究,发现由于 Fe 的存在,MBG 可以很好地固定葡糖氧化酶。

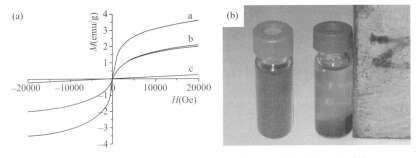

图 4.18　含有 Fe 的 MBG 的磁化曲线(a)和磁分离照片(b)[26]

Salina 等[28]在 EISA 制备 MBG 的过程分别中加入 Ce(NO$_3$)$_3$、Ga(NO$_3$)$_3$ 和 Zn(NO$_3$)$_2$ 作为 Ce 源、Ga 源和 Zn 源，成功制备了 SiO$_2$-CaO-P$_2$O$_5$-Ce$_2$O$_3$、SiO$_2$-CaO-P$_2$O$_5$-Ga$_2$O$_3$ 和 SiO$_2$-CaO-P$_2$O$_5$-ZnO 等多元组分的 MBG，这几种 MBG 保持良好的生物活性和介孔结构。研究表明，Ce 对成骨细胞的增殖、分化和矿化有积极的意义，Ga 能够增强骨骼的生物机械性能，而 Zn 对成骨也有诱导作用，因此这三种离子的加入可以增强 MBG 在体内的成骨作用，如图 4.19 所示。

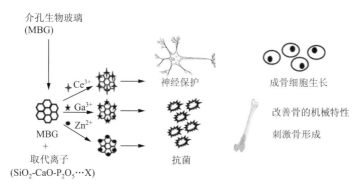

图 4.19　包含 Ce、Ga 和 Zn 三种元素的 MBG 对生物体的作用示意图[28]

Li 等[29]在 EISA 制备 MBG 的过程中分别选择 Mg(NO$_3$)$_2$、Cu(NO$_3$)$_3$ 和 Zn(NO$_3$)$_2$ 作为 Mg 源、Cu 源和 Zn 源，成功制备了含有 MgO、CuO 和 ZnO 的多元 MBG，这几种 MBG 依旧保持良好的介孔结构和生物活性，且发现含有 ZnO 的 MBG 表面 HCA 生成速度最快，而含有 Cu 的生成速度最慢。Mg 是许多酶反应所必需的元素并且可以诱导成骨细胞分化，Zn 同样能增强成骨细胞的增殖与分化，而 Cu 则在胶原交联、骨转换以及骨形成中具有重要作用，因此这三种离子的加入可以增强 MBG 在体内的成骨作用。

Ag 具有很好的抗菌作用，如果将 Ag 加入到 MBG 中，MBG 可能也会有一定的抗菌作用，这对临床的应用十分有意义。Lin 等[30]以 Ag(NO$_3$)$_3$ 作为 Ag 源制备了含 Ag 的 MBG。研究发现 Ag 的加入没有影响 MBG 的孔道结构和生物活性，还使 MBG 具有抗菌性，如图 4.20 所示。

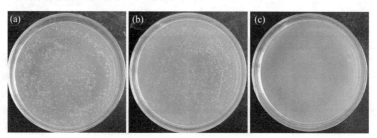

图 4.20　不同 MBG 样品对大肠杆菌生长抑制情况照片[30]

(a)、(b)和(c)分别为空白、MBG 和含 Ag 的样品

4.2.5　不同基团功能化的介孔生物活性玻璃

由于表面存在大量的 Si—OH,因此 MBG 很容易被修饰上不同的基团,以赋予 MBG 新的功能。

López-Noriega 等[31]使用不同的功能试剂成功地利用后嫁接的方法将苯基、氨基(—NH$_2$)、羟基(—OH)和巯基(—SH)修饰在 MBG 表面后,发现不同官能团修饰的 MBG 仍保持良好的生物活性和介孔结构,更重要的是这些官能团在疏水药物的负载与释放中起到了特殊的作用,这将在 4.3.1 中详述。

Sun 等[32]使用 3-氨基丙基三甲氧基硅烷和 3-(三乙氧基硅烷)丙基丁二酸酐作为功能化试剂,利用后嫁接的方法成功将氨基(—NH$_2$)和羧基(—COOH)修饰在 MBG 表面,制备了氨基化 MBG(N-MBG)和羧基化 MBG(C-MBG)。对两种基团修复的 MBG 进行体外活性实验发现,在介孔生物活性玻璃表面引入带有不同电荷的官能团后,不但可以改变介孔生物活性玻璃的生物活性,还能改变在其表面形成的羟基磷灰石的形貌。在含有氨基官能团的介孔生物活性玻璃表面,形成羟基磷灰石的速率没有降低,而且形成的羟基磷灰石由原来的棒状形貌变为球状形貌(见图 4.21);而在含有羧基官能团的介孔生物活性玻璃表面,形成羟基磷灰石的速率明显降低。这一发现为通过简单的表面修饰来调节 MBG 体外降解性和生物活性提供了可能。

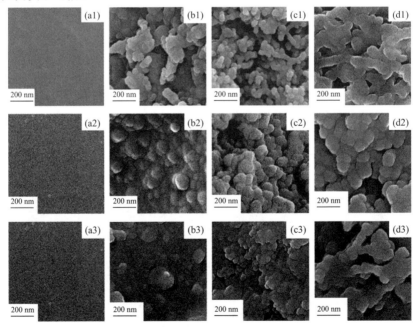

图 4.21　不同表面修饰 MBG 的 SEM 照片[32]

1,2 和 3 分别为 MBG、N-MBG 和 C-MBG;a,b,c 和 d 分别代表浸泡在 SBF 中 0 h、2 h、4 h 和 8 h

4.2.6 几种特殊的介孔生物活性玻璃

除了上述几种 MBG 外,研究者还发明了一些结构和性能独特的 MBG。

Shi 等[33]制备了一种可以快速固化的 MBG 水泥。他们使用 MBG 作为固相、磷酸铵缓冲溶液作为液相,当液相和固相混合后得到水泥并开始迅速固化,在固化过程中会形成羟基磷灰石晶体,这些晶体起到了黏结 MBG 颗粒增强水泥强度的作用,并且固化后的 MBG 水泥浸入 SBF 中时,这些提前生成的羟基磷灰石晶体又会快速诱导 HCA 层的形成,使得这种 MBG 水泥具有很强的生物活性。这种集介孔结构、可塑性、快速固化和超强生物活性为一体的材料在骨修复领域具有广阔的应用前景(图 4.22)。

(a)

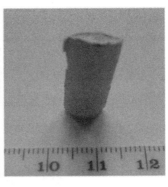

(b)

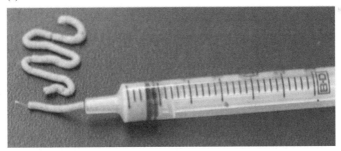

图 4.22　MBG 水泥[33]

(a)MBG 水泥固化以后的光学照片;(b)用注射器挤出的 MBG 水泥

Cicuéndez 等[34]制备了一种结构独特的纳米复合 MBG。它与普通的 MBG 组成一致,同为 SiO_2-CaO-P_2O_5 三元体系,具有高的比表面积和大的孔容,区别在于这种独特的 MBG 的介孔孔壁中嵌入了纳米磷灰石晶体,如图 4.23 所示。当这种生物活性玻璃加入到 SBF 中后,这些孔壁中的纳米磷灰石晶体会快速诱导 HCA 生成,使这种纳米复合的 MBG 具有比普通 MBG 更强的生物活性,能更快地进行骨修复。

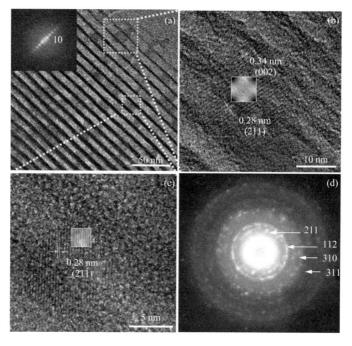

图 4.23　纳米复合 MBG 的 TEM 照片[34]

4.3　介孔生物活性玻璃的应用

目前骨组织修复主要采取两种路线：原位骨组织再生和组织工程[35,36]。原位骨组织再生是指植入的材料能够负载一些药物或者生长因子，当材料植入到体内后这些药物或生长因子能够在植入部位逐步释放，达到促进骨修复的作用；组织工程则是将材料制备成多孔支架，将具有成骨或成软骨潜能的细胞种植到可生物降解的支架材料上，然后植入体内进行骨修复。MBG 在这两方面都具有潜在的应用。

4.3.1　药物和生长因子的负载

高度有序的介孔孔道、高比表面积和大孔容是 MBG 的重要特点，而这些特点也使 MBG 成为理想的药物和生长因子载体。

Yan 等使用 EISA 法首次制备了 MBG 后，即对 MBG 的载药性能进行了研究[37]。四环素是一种广谱抗生素，对术后的炎症有很好的疗效，因此他们选取四环素作为模型药物进行研究。采取常用的吸附法负载药物，具体是将 MBG 浸没在四环素的丙酮溶液中 3 天，干燥后得到负载药物的 MBG，随后在 SBF 中研究其药物释放的规律。对不同组分的 MBG 药物负载与释放的研究发现,药物负载量随着组分中 CaO 含量的增加而增加,从 15.5% 增加到 18.3%,而在 SBF 中的释放速度则随着 CaO 含量的增加而减慢,其中不含有 Ca 和 P 的纯介孔二氧化硅 100S 的释放速度远远大于其他含有 Ca 的 MBG,这是由于药物和 Ca^{2+} 之间的螯合作用造成的。其中也有特例,MBG 60S35C 的释放速率小于 100S 和 MBG 90S5C,但大于 MBG 80S15C 和 MBG 70S25C,这是因为载药的 MBG 在 SBF 中不仅释放药物,同时 Si、Ca 和 P 都会释放。MBG 60S35C 是 MBG 当中 Ca^{2+} 释放速率最快的,当把负载四环素的 MBG 60S35C 浸没在 SBF 中后溶液中 Ca^{2+} 浓度迅速增大从而有助于药物释放,导致药物释放加速,释放曲线如图 4.24 所示。从结果可以看出 MBG 具有很高的药物负载量,并且具有缓释效果,是理想的药物载体。

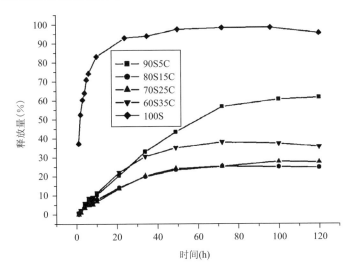

图 4.24 不同组分比例的 MBG 在 SBF 中的药物释放曲线[37]

Xia 等利用两步酸催化自组装方法合成出 MBG 后,选择庆大霉素(GS)这种常用抗生素作为模型药物对 M58S 的载药性能进行了研究[13]。将 M58S 粉末加入到 10 mg/mL 庆大霉素溶液中搅拌,最后计算的负载率为 36.4%,而作为对比样的 58S 的负载率只有 10.3%。载药后 M58S 的比表面积、孔径和孔容都有所下降。随后的体外释放实验发现 M58S 在 SBF 和水中都可以将药物释放,并具有缓释效果(如图 4.25),并总结了庆大霉素在 MBG 中的四种状态(如图 4.26),可以看出,M58S 是一种良好的药物载体。

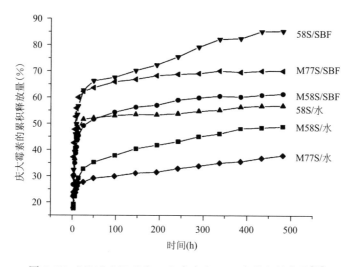

图 4.25　M58S、M77S 和 58S 在水和 SBF 中的释放曲线[18]

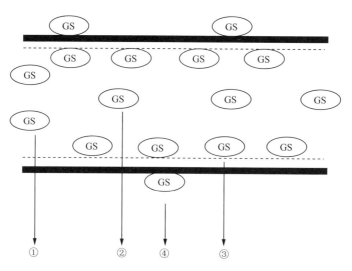

图 4.26　庆大霉素(GS)在 MBG 中的四种状态:① GS 位于介孔窗口;② GS 位于介孔孔道内但
没有和硅羟基与磷羟基形成键合;③ GS 位于介孔孔道内并且和硅羟基和磷羟基形成氢键;
④ GS 吸附在 MBG 的外表面[18]

　　虽然 MBG 是一种理想的药物载体,但是它在药物负载上也有一定的限制。
MBG 表面有大量的 Si—OH,使得 MBG 表面是亲水的,这对于负载亲水药物十分
理想,但是很难负载疏水药物。López-Noriega 等[31]利用 MBG 的可修饰性对表面
进行功能化,研究功能化后 MBG 对疏水药物的负载与释放特性。依普黄酮是一
类黄酮类药物,是高度疏水药物,能够促进骨组织生长,因此选择疏水药物依普黄

酮作为模型药物。首先利用后嫁接的方法将苯基、氨基(—NH₂)、羟基(—OH)和巯基(—SH)修饰在 MBG 表面,将功能化 MBG 浸入到依普黄酮的无水甲苯溶液中搅拌,干燥后制备得到负载药物的功能化 MBG。实验发现在四种基团中苯基修饰的 MBG 药物负载量最大为 12%,氨基和羟基则为 6%,而巯基修饰的 MBG 最少为 4%。这是由于苯基和依普黄酮分子之间是由 π-π 键连接的,而氨基、羟基和巯基是由氢键连接,π-π 键比氢键强,因此负载量更大。体外药物释放试验也可以看出这个规律,结合越牢固,释放速度越慢,因此苯基修饰的 MBG 释放速度最慢,而巯基修饰的 MBG 释放速度最快,如图 4.27。这一发现提供了一种很好的办法让表面亲水的 MBG 负载疏水药物,也使得 MBG 的应用范围更加广泛。

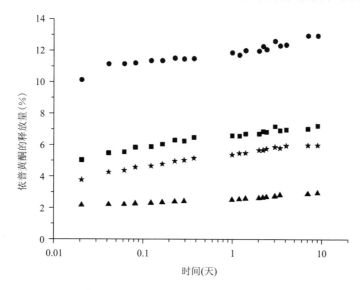

图 4.27　从上到下依次为巯基、氨基、羟基和苯基修饰的 MBG 的药物释放曲线[31]

　　Arcos 等[19]、Wu 等[22]以及 Zhu 等[23]分别在自己制备的球状 MBG 上负载了二氯苯氧氯酚、DOX 和阿仑膦酸钠,研究球状 MBG 载药性能。研究发现,不论是什么方法制备的球状 MBG 都有很好的药物负载能力,并且都具有缓释效果,这都是由于 MBG 具有独特的介孔结构。

　　药物有不同的功效,例如杀菌、杀死癌细胞以及促进成骨等等,但生长因子相比于药物,促进成骨的作用更强。现阶段合成的 MBG 的最大孔径 7 nm 左右,而生长因子属于蛋白,分子尺寸要比药物分子大很多,因此生长因子难以进入 MBG 介孔孔道中,负载效率不高。要克服 MBG 难以高效负载生长因子的缺陷,必须对 MBG 的介孔进行扩孔。

4.3.2　组织工程支架

对于较小的骨缺损，粉体、颗粒材料就可以进行填充修复，但修复比较大面积的骨缺损，则需要制备 3D 结构的组织工程支架，将支架在体外进行细胞培养一段时间，或者在支架上负载有助于成骨的药物或生长因子，将带有细胞或药物的支架植入体内，为新生组织的长入提供支架和起到支撑作用。理想的骨组织工程支架材料应具有 100 μm 以上的相互连通的大孔结构，这样有利于新生组织的长入和营养物质向再生组织的传输；同时也应该具有小于 2 nm 的微孔结构或大于 2 nm 小于 50 nm 的介孔结构，这样有利于促进细胞的黏附、新陈代谢产物的吸收以及控制材料的吸收速度从而与组织修复速度相匹配，并且介孔结构可以负载药物或生长因子[38]。MBG 具有高度有序的介孔结构，因此如果将其制备成具有 100 μm 以上相互连通的大孔结构的支架，理论上将会是理想的骨组织工程支架。

目前制备 MBG 多孔支架的方法主要有两种：聚氨酯泡沫法和快速成型法。

4.3.2.1　聚氨酯泡沫法

聚氨酯泡沫法是制备 MBG 多孔支架最常用的方法。Li 等[39] 在 EISA 法制备 MBG 的基础上使用聚氨酯泡沫作为大孔模板，成功制备了 MBG 多孔支架。制备的 MBG 多孔支架大孔为 200～400 μm 和 500～700 μm 两种，与使用的聚氨酯泡沫的大孔孔径一致，并且这些大孔连通性非常好，如图 4.28 和图 4.29 所示。具体方法是首先制备含有 P123、TEOS、Ca(NO$_3$)$_2$·4H$_2$O、TEP 和 HCl 的乙醇前驱体，然后将聚氨酯泡沫泡沫浸入前驱体中，取出后放置一段时间，在这段时间内前驱体在泡沫骨架上进行 EISA 过程，如此反复几次，最后通过焙烧将聚氨酯泡沫和嵌段共聚物除去，得到了 MBG 多孔支架。MBG 多孔支架的介孔结构保持良好，比表面积、孔径和孔容分别为 334 m^2/g、3.68 nm 和 0.47 cm^3/g。通过在 SBF 中研究 MBG 多孔支架的生物活性发现 8h 后就会长出 HCA 晶体层，说明这种 MBG 多孔支架具有优良的生物活性。

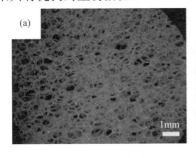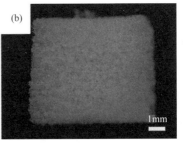

图 4.28　聚氨酯泡沫(a)和 MBG 多孔支架(b)的光学照片[39]

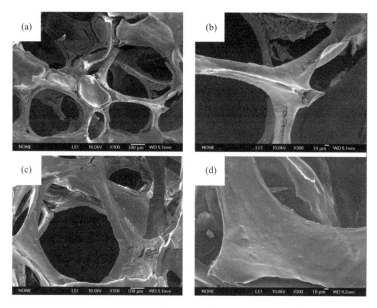

图 4.29　MBG 多孔支架的 SEM 照片[39]

(a,b)利用小孔聚氨酯泡沫制备的 MBG 多孔支架的 SEM 照片；(c,d)利用大孔聚氨酯泡沫制备的
MBG 多孔支架的 SEM 照片

　　Zhu 等[40]利用同样的方法改变 MBG 中 Si 和 Ca 的摩尔比制备了一系列不同组分的 MBG 多孔支架,发现所有的 MBG 多孔支架均保持良好的介孔结构和生物活性,又将 MBG 多孔支架与骨细胞共培养考察细胞在支架上的附着情况,发现在一系列不同组分 MBG 多孔支架中,80S15C MBG 多孔支架的细胞黏附性最好,这直接和孔结构有关,如图 4.30 所示。

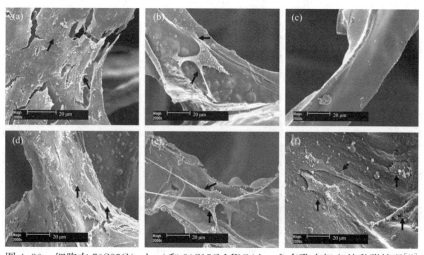

图 4.30　细胞在 70S25C(a,b,c)和 80S15C MBG(d,e,f)多孔支架上的黏附情况[40]

人们合成了不同组分的 MBG,利用同样的方法和聚氨酯泡沫法相结合制备了不同组分的 MBG 多孔支架。Wu 等[41-44]进行了一系列实验制备了含有 B、Fe、Cu 和 Sr 的 MBG 多孔支架。将含有 B 的 MBG 多孔支架与成骨细胞共培养后发现 B 释放增强了成骨细胞的增殖并促进成骨细胞的 Col Ⅰ和 Rux2 的表达,又在含 B 的 MBG 多孔支架上负载地塞米松,发现负载在 MBG 多孔支架中的地塞米松可以持续释放,增强了 ALP 的活性和其他骨相关基因的表达,说明 B 的加入可以增强 MBG 多孔支架的成骨效果。将含有 Fe 的 MBG 多孔支架与骨髓基质细胞共培养后发现,Fe 的释放可以增强骨髓基质细胞线粒体的活性和基因的表达,对成骨有促进作用;对含 Cu 的 MBG 多孔支架的体外细胞实验发现,MBG 多孔支架不仅能促进成骨,而且对血管生成具有很好的促进作用,这对于骨修复有很大的意义。Sr 的加入可以增强牙周韧带细胞的 ALP 活性和骨相关基因的表达。Zhu 等[45,46]研究了 Zr 和 Mg 的加入对 MBG 多孔支架性能的影响,发现 Zr 和 Mg 的加入对 MBG 多孔支架的大孔和介孔结构没有影响,Zr 的加入不仅可以促进骨髓基质细胞的黏附和增殖,而且可以增强多孔支架的机械性能;Mg 同样对可以增强细胞中 ALP 的活性和成骨细胞的表达。Wang 等[47]将 Zn 加入到 MBG 多孔支架中,与间充质干细胞培养发现增强了细胞的增殖与分化以及 ALP 表达。

　　由于聚氨酯泡沫大孔连通性很好,因此制备出的 MBG 多孔支架也具有很高的连通性,但这也导致了这种 MBG 多孔支架的机械强度很低,通常只有 60 kPa。Wu 等[48]将 MBG 支架浸泡在 2.5% 和 5.0%(质量浓度)的丝蛋白溶液中制备了丝蛋白改性的 MBG 支架(2.5silk-MBG 和 5.0silk-MBG),如图 4.31 所

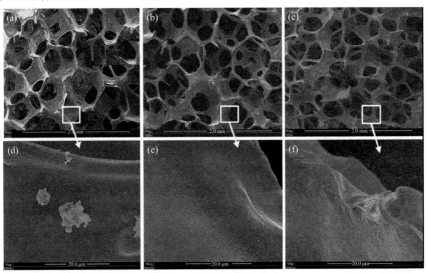

图 4.31　MBG(a,d)、2.5silk-MBG(b,e)和 5.0silk-MBG(c,f)的 SEM 照片[48]

示。发现丝蛋白改性后的 MBG 多孔支架机械强度有了很大提高,从原来的 60 kPa提高到 250 kPa,但支架的大孔连通性和介孔结构都没有发生变化。将丝蛋白改性的 MBG 多孔支架与骨髓间充质干细胞共培养,发现相比于没有改性的支架,改性后的支架对骨髓间充质干细胞的增殖与分化有更好的促进作用,如图 4.32 所示。

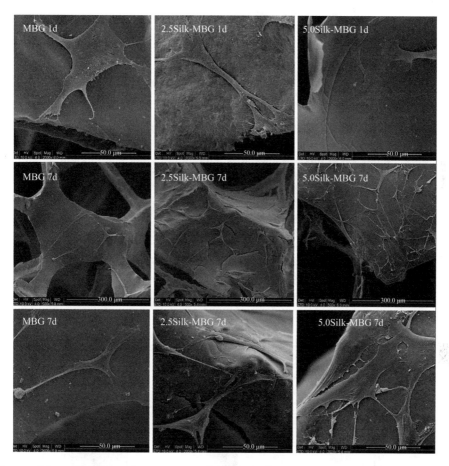

图 4.32　MBG、2.5silk-MBG 和 5.0silk-MBG 与骨髓间充质干细胞共培养不同时间的 SEM 照片[48]

人们还将 MBG 多孔支架和生长因子配合进行骨修复,以达到更快的修复效果。VEGF 能够促进血管生成,而血管生成是骨修复过程中一个十分重要的环节,直接关系到骨修复的效果,因此 VEGF 是一种与骨生长相关的重要生长因子。Wu 等[49]利用聚氨酯泡沫法制备了 MBG 多孔支架并对血管内皮细胞生长因子(VEGF)进行负载,发现 MBG 多孔支架对 VEGF 具有一定的缓释效果。Dai 等[50]将骨形成蛋白-2(rhBMP-2)负载在含有 Mg 的 MBG 多孔支架(CMMS)上,

rhBMP-2 在软骨和骨的发育中起着重要作用。通过活体实验发现负载 rhBMP-2 的 MBG 多孔支架有很好的成骨效果,如图 4.33 和图 4.34 所示。MBG 多孔支架是一种很好的生长因子载体,可以与生长因子复合形成一个促进快速骨修复的系统。

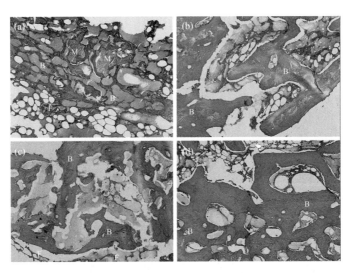

图 4.33　CMMC 植入兔子体内 4 周(a)和 12 周(b)后的骨切片染色照片;负载 rhBMP-2 的
CMMC 植入兔子体内 4 周(c)和 12 周(d)后的骨切片染色照片[50]

M 为材料,B 为骨,F 为显微组织

本图另见书末彩图

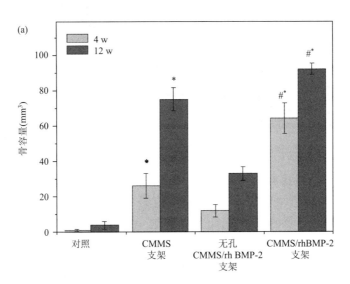

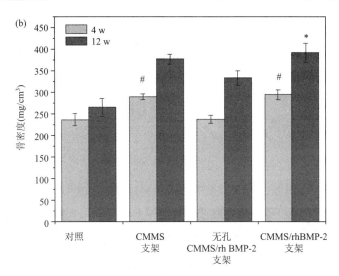

图 4.34　不同材料植入兔子体内 4 周和 12 周后的骨容量(a)和骨密度(b)[50]

4.3.2.2　快速成型法

快速成型技术近年来发展十分迅速,人们也将它应用到了 MBG 多孔支架的制备中。Yun 等[51]使用双聚合物模板和快速成型技术制备了三维多孔 MBG 支架,如图 4.35 所示。他们将 MBG 凝胶与甲基纤维素混合后打印出支架,将打印的支架在 500~700℃煅烧去除有机模板从而得到了 MBG 多孔支架,MBG 多孔支架具有介孔、大孔和超大孔多级孔结构(图 4.36)。该方法制备的 MBG 多孔支架大孔结构十分均匀,而且也有很好的介孔结构,更重要的是机械强度远远高于聚氨酯模板法制备的 MBG 多孔支架。Wu 等[52]使用聚乙烯醇作为黏结剂利用改良的三维打印技术来制备支架,制备出的支架拥有很高的机械强度,是传统聚氨酯模板法制备的支架的 200 倍,而且该支架还具有孔结构可控和良好的羟基磷灰石矿化能力等优点。由图 4.37 可见,这种技术的优点在于可以根据不同情况设计不同形状和不同大孔结构的 MBG 多孔支架,并且制备的支架机械强度高可以满足临床要求,但是技术比较复杂,需要特殊的设备,因此还处于研究阶段。随着科技的发展,今后会有很大的应用前景。

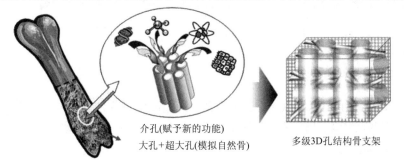

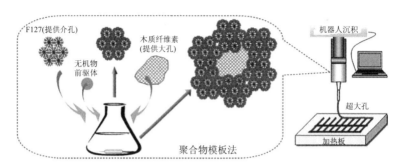

图 4.35　快速成型技术制备 MBG 多孔支架的机理[51]

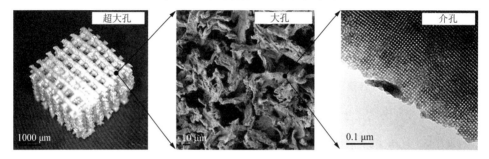

图 4.36　快速成型技术制备的 MBG 多孔支架的超大孔、大孔和介孔的光学和电镜照片[51]

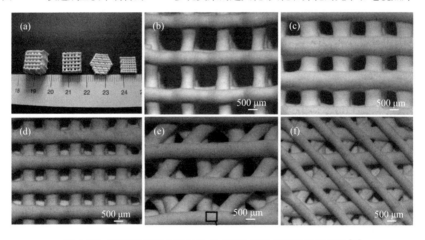

图 4.37　不同形状和大孔结构的 MBG 多孔支架的光学照片[52]

4.3.3　与其他材料的复合

　　各类材料都有其优、缺点，因此，可根据不同的需要将两种或多种材料进行复合。MBG 具有很好的生物活性，常被用作生物活性组分加入到一些非生物活性材料中以提高材料的生物活性。

　　高分子材料具有降解快的优点,但是生物活性低。如能将 MBG 与高分子材料复合来增强其生物活性,则会在生物医药领域有广泛的应用。Li 等[53]制备了 MBG/聚乳酸-羟基乳酸共聚物(PLGA)复合微球载药系统,发现装载有庆大霉素的 MBG/PLGA 复合微球既具有生物活性,又具有药物缓释效果,是很好的药物载体。他们[54]还制备了 MBG/聚己酸内酯(PCL)复合支架,将 PCL 和 MBG 颗粒分散在三氯甲烷溶液中,加入一定颗粒大小的 NaCl 作为成孔剂,待溶剂挥发后将样品置于去离子水中,溶解 NaCl 得到大孔结构,待 NaCl 溶解完毕后干燥就得到 MBG/PCL 复合支架(图 4.38)。相比于 PCL 支架,复合支架的生物活性大大提高,而且复合支架的降解性能也要比 MBG 支架好。Zhu 等[55]将 MBG 涂覆在大孔聚乳酸 PLLA 支架表面(见图 4.39),首先利用冻干的方法制备 PLLA 多孔支架,然后利用类似聚氨酯泡沫制备 MBG 支架的方法,将 PLLA 多孔支架浸入到乙醇前驱体,拿出后干燥,除去结构导向剂得到 MBG 涂覆的 PLLA 支架,结构导向剂的去除不能使用焙烧的方法,因为 PLLA 不耐高温,因此采用醇酸回流的方法除去结构导向剂。MBG 涂覆的 PLLA 支架相比没有涂覆的 PLLA 支架生物活性和药物输送能力都得到了提高。

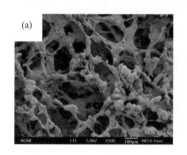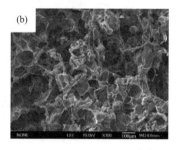

图 4.38　PCL 支架(a)和 PCL-MBG 复合支架(b)的 SEM 照片[54]

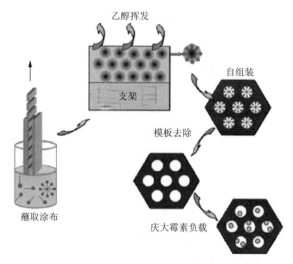

图 4.39　MBG 涂覆 PLLA 支架的机理图[55]

　　金属材料机械强度高、生物相容性较好且易加工,可广泛用作骨替换材料,但生物活性低导致其应用受到限制。Lin 等[56]将 MBG 复合在氧化锆多孔支架上,提高了氧化锆支架的生物活性和细胞黏附性。Huang 等[57]将 MBG 涂敷在镁合金表面,镁合金表面亲水性得到了很大改善(见图 4.40),从而提高了细胞黏附性,生物活性也有很大提升,且涂覆 MBG 的镁合金抗腐蚀能力也得到显著提高。

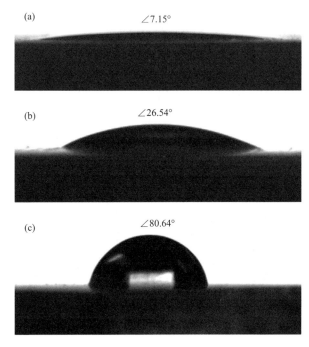

图 4.40　涂覆 MBG 的镁合金(a)、涂覆 BG 的镁合金(b)以及镁合金的表面(c)接触角
光学照片[57]

4.4　总结和展望

　　MBG 具有优异的生物活性、骨传导和生物相容性等优点,并且高度有序的介孔结构可以高效地负载药物或生长因子并进行缓释,还可以制成组织工程支架等,是理想的骨修复材料。鉴于 MBG 在骨修复领域的良好应用前景,各研究小组已从制备方法到生物活性机理、从形貌控制到调变组分、从药物负载到多孔支架等方面对 MBG 进行了大量研究,使得 MBG 在短短几年有了很大的发展。虽然已取得长足的进步。但 MBG 还存在很多问题。如现在制备的 MBG 介孔孔径最大只有 7 nm,而许多生长因子的尺寸都比较大,导致 MBG 不能直接有效地负载生长因子,需要制备成 MBG 多孔支架进行负载,而多孔支架只能将生长因子负载在大孔

中,这样的负载效率低且没有缓释效果。另外,现阶段制备的 MBG 多孔支架机械强度都较低,只能进行体外实验而达不到体内试验的要求,导致 MBG 体内应用数据相对较少。虽然体外实验是在 SBF 中进行,但是与体内外环境相差很大,体外实验数据只能作为参考,体内的实验数据才是判断材料骨修复性能好坏的直接证据。今后应该以已取得的大量基础研究数据为基础,进行更深入的探索,克服材料的现有缺点,将 MBG 应用到活体实验中,深入研究其对组织再生行为的影响。只有这样才能为今后进入临床应用打下坚实的基础。

(张兴棣　李永生　华东理工大学)

参 考 文 献

[1] Hench L L, Splinter R J, Allen W C, Greenlee T K. Bonding mechanisms at the interface of ceramic prosthetic materials. Journal of Biomedical Materials Research, 1971, 5(6): 117-141.

[2] Li R, Clark A E, Hench L L. An investigation of bioactive glass powders by sol-gel processing. Journal of Applied Biomaterials, 1991, 2(4): 231-239.

[3] Yan X X, Yu C Z, Zhou X F, Tang J W, Zhao D Y. Highly ordered mesoporous bioactive glasses with superior *in vitro* bone-forming bioactivities. Angewandte Chemie International Edition, 2004, 43(44): 5980-5984.

[4] Hench L L. Bioceramics: From concept to clinic. Journal of the American Ceramic Society, 1991, 74(7): 1487-1510.

[5] Hench L L. Biomaterials: A forecast for the future. Biomaterials, 1998, 19(16): 1419-1423.

[6] Hench L L, Paschall H A. Histochemical responses at a biomaterial's interface. Journal of Biomedical Materials Research, 1974, 8(3): 49-64.

[7] Hench L L, Clark D E. Physical chemistry of glass surfaces. Journal of Non-Crystalline Solids, 1978, (1), 28: 83-105.

[8] Hench L L. A genetic theory of bioactive materials. Key Engineering Materials, 2001, 192-195: 575-580.

[9] Xynos I D, Edgar A J, Buttery L D, Hench L L, Pola J M. Ionic products of bioactive glass dissolution increase proliferation of human osteoblasts and induce insulin-like growth factor II mRNA expression and protein synthesis. Biochemical and Biophysical Research Communications, 2000, 276(2): 461-465.

[10] Arcos D, Vallet-Regí M. Sol-gel silica-based biomaterials and bone tissue regeneration. Acta Biomaterialia, 2010, 6(8): 2874-2888.

[11] Horcajada P, Rámila A, Boulahya K, González-Calbet J, Vallet-Regí M. Bioactivity in ordered mesoporous materials. Solid State Sciences, 2004, 6(11): 1295-1300.

[12] Vallet-Regí M, Izquierdo-Barba I, Rámila A, Pérez-Pariente J, Babonneau F, González-Calbet J. Phosphorous-doped MCM-41 as bioactive material. Solid State Sciences, 2005, 7(2): 233-237.

[13] Xia W, Chang J. Well-ordered mesoporous bioactive glasses (MBG): A promising bioactive drug delivery system. Journal of Controlled Release, 2006, 110(3): 522-530.

[14] Brinker C J, Lu Y F, Sellinger A, Fan H Y. Evaporation-induced self-assembly: Nanostructures made

easy. Advanced Materials, 1999, 11(7): 579-585.

[15] Grosso D, Cagnol F, Soler-Illia G J A A, Crepaldi E L, Amenitsch H, Brunet-Bruneau A, Bourgeois A, Sanchez C. Fundamentals of mesostructuring through evaporation-induced self-assembly. Advanced Functional Materials, 2004, 14(4): 309-322.

[16] Yan X X, Deng H X, Huang X H, Lu G Q, Qiao S Z, Zhao D Y, Yu C Z. Mesoporous bioactive glasses. I. Synthesisand structural characterization. Journal of Non-Crystalline Solids, 2005, 351(40-42): 3209-3217.

[17] Yan X X, Huang X H, Yu C Z, Deng H X, Wang Y, Zhang Z D, Qiao S Z, Lu G Q, Zhao D Y. The in-vitro bioactivity of mesoporous bioactive glasses. Biomaterials, 2006, 27(18): 3396-3403.

[18] Yan X X, Wei G F, Zhao L Z, Yi J, Deng H X, Wang L Z, Lu G Q, Yu C Z. Synthesis and in vitro bioactivity of ordered mesostructured bioactive glasses with adjustable pore sizes. Microporous and Mesoporous Materials, 2010, 132(1): 282-289.

[19] Arcos D, López-Noriega A, Ruiz-Hernández E, Terasaki O, Vallet-Regí M. Ordered mesoporous microspheres for bone grafting and drug delivery. Chemistry of Materials, 2009, 21(6): 1000-1009.

[20] Zhao S, Li YB, Li DX. Synthesis and in vitro bioactivity of CaO-SiO$_2$-P$_2$O$_5$ mesoporous microspheres. Microporous and Mesoporous Materials, 2010, 135(1-3): 67-73.

[21] Yun H, Kim S, LeeS, SongI. Synthesis of high surface area mesoporous bioactive glass nanospheres. Materials Letters, 2010, 64 (16): 1850-1853

[22] Wu C T, Fan W, Chang J. Functional mesoporous bioactive glass nanospheres: Synthesis, high loading efficiency, controllable delivery of doxorubicin and inhibitory effect on bone cancer cells. Journal of Materials Chemistry B, 2013, 1: 2710-2718.

[23] Zhu M, Shi J L, He Q J, Zhang L X, Chen F, Chen Y. An emulsification-solvent evaporation route to mesoporousbioactive glass microspheres for bisphosphonate drug delivery. Journal of Materials Science, 2012, 47(5): 2256-2263.

[24] Hong Y, Chen X, Jing X, Fan H, Guo B, Gu Z, Dong X. Preparation, bioactivity, and drug release of hierarchical nanoporous bioactive glass ultrathin fibers. Advanced Materials, 2010, 22(6): 754-758.

[25] Hong Y, Chen X, Jing X, Fan H, Guo B, Gu Z, Dong X. Fabrication and drug delivery of ultrathin mesoporous bioactive glass hollow fibers. Advanced Functional Materials, 2010, 20(9): 1503-1510.

[26] Li X, Wang X P, Hua Z L, Shi J L. One-pot synthesis of magnetic and mesoporous bioactive glass composites and their sustained drug release property. Acta Materialia, 2008, 56(13): 3260-3265.

[27] Min D D, Zhang X D, He W, Zhang Y, Li P W, Zhang M M, Liu J N, Liu S J, Xu F W, Du Y, Zhang Z L. Direct immobilization of glucose oxidase in magnetic mesoporous bioactive glasses. Journal of Materials Chemistry B, 2013, 1: 3295-3303.

[28] Salinas A J, Shruti S, Malavasi G, Menabue L, Vallet-Regí M. Substitutions of cerium, gallium and zinc in ordered mesoporous bioactive glasses. Acta Biomaterialia, 2011, 7(9): 3452-3458.

[29] Li X, Wang X P, He D N, Shi J L. Synthesis and characterization of mesoporous CaO-MO-SiO$_2$-P$_2$O$_5$ (M = Mg, Zn, Cu) bioactive glasses/composites. Journal of Materials Chemistry, 2008, 18: 4103-4109.

[30] Lin H M, Zhang J, Qu F Y, Jiang J J, Jiang P P. In vitro hydroxyapatite-forming ability and antimicrobial properties of mesoporous bioactive glasses doped with Ti/Ag. Journal of Nanomaterials, 2013: 1-8.

[31] López-Noriega A, Arcos D, Vallet-Regí M. Functionalizing mesoporous bioglasses for long-term anti-osteoporotic drug delivery. Chemistry: A European Journal, 2010, 16(35): 10879-10886.

[32] Sun J, Li Y S, Li L, Zhao W R, Li L, Gao J H, Ruan M L, Shi J L. Functionalization and bioactivity in vitro of mesoporous bioactive glasses. Journal of Non-Crystalline Solids, 2008, 354(32): 3799-3805.

[33] Shi Q H, Wang J F, Zhang J P, Fan J, Stucky G D. Rapid-setting, mesoporous, bioactive glass cements that induce accelerated in vitro apatite formation. Advanced Materials, 2006, 18(8): 1038-1042.

[34] Cicuéndez M, Portolés M T, Izquierdo-Barba I, Vallet-Regí M. New nanocomposite system with nanocrystalline apatite embedded into mesoporous bioactive glass. Chemistry of Materials, 2012, 24(6): 1100-1106.

[35] Riley E H, Lane J M, Urist M R, Lyons K M, Lieberman J R. Bone morphogenetic protein-2: Biology and applications. Clinical Orthopaedics & Related Research, 1996, 324: 39-46.

[36] Arnold U, Schweitzer S, Lindenhayn K, Perka C. Optimization of bone engineering by means of growth factors in a three-dimensional matrix. Journal of Biomedical Materials Research A, 2003, 67(1): 260-269.

[37] Zhao L Z, Yan X X, Zhou X F, Zhou L, Wang H N, Tang J W, Yu C Z. Mesoporous bioactive glasses for controlled drug release. Microporous and Mesoporous Materials, 2008, 109(1-3): 210-215.

[38] Vallet-Regíand M, Ruiz-Hernández E. Bioceramics: From bone regeneration to cancer nanomedicine. Advanced Materials, 2011, 23(44): 5177-5218.

[39] Li X, Wang X P, Chen H R, Jiang P, Dong X P, Shi J L. Hierarchically porous bioactive glass scaffolds synthesized with a PUF and P123 cotemplated approach. Chemistry of Materials, 2007, 19(17): 4322-4326.

[40] Zhu Y F, Wu C T, Ramaswamy Y, Kockrick E, Simon P, Kaskel S, Zreiqat H. Preparation, characterization and in vitro bioactivity of mesoporous bioactive glasses (MBGs) scaffolds for bone tissue engineering. Microporous and Mesoporous Materials, 2008, 112(1-3): 494-503.

[41] Wu C T, Miron R, Sculean A, Kaskel S, Doert T, Schulze R, Zhang Y F. Proliferation, differentiation and gene expression of osteoblasts in boron-containing associated with dexamethasone deliver from mesoporous bioactive glass scaffolds. Biomaterials, 2011, 32(29): 7068-7078.

[42] Wu C T, Fan W, Zhu Y F, Gelinsky M, Chang J, Cuniberti G, Albrecht V, Friis T, Xiao Y. Multifunctional magnetic mesoporous bioactive glass scaffolds with a hierarchical pore structure. Acta Biomaterialia, 2011, 7(10): 3563-3572.

[43] Wu C T, Zhou Y H, Xu M C, Han P P, Chen L, Chang J, Xiao Y. Copper-containing mesoporous bioactive glass scaffolds with multifunctional properties of angiogenesis capacity, osteostimulation and antibacterialactivity. Biomaterials, 2013, 34(2): 422-433.

[44] Wu C T, Zhou Y H, Lin C C, Chang J, Xiao Y. Strontium-containing mesoporous bioactive glass scaffolds with improved osteogenic/cementogenic differentiation of periodontal ligament cells for periodontal tissue engineering. Acta Biomaterialia, 2012, 8(10): 3805-3815.

[45] Zhu Y F, Li X L, Yang J H, Wang S L, Gao H, Hanagat N. Composition-structure-property relationships of the CaO-$M_x O_y$-SiO_2-$P_2 O_5$ (M = Zr, Mg, Sr) mesoporous bioactive glass (MBG) scaffolds. Journal of Materials Chemistry, 2011, 21: 9208-9218.

[46] Zhu Y F, Zhang Y F, Wu C T, Fang Y, Yang J H, Wang S L. The effect of zirconium incorporation on the physiochemical and biological properties of mesoporous bioactive glasses scaffolds. Microporous

and Mesoporous Materials，2011，143(2-3)：311-319.

[47] Wang X P，Li X，Ito A，Sogo Y. Synthesis and characterization of hierarchically macroporous and mesoporous CaO-MO-SiO$_2$-P$_2$O$_5$(M＝Mg，Zn，Sr) bioactive glass scaffolds. Acta Biomaterialia，2011，7 (10)：3638-3644.

[48] Wu C T，Zhang Y F，Zhu Y F，Friis T，Xiao Y. Structure-property relationships of silk-modified mesoporous bioglass scaffolds. Biomaterials，2010，31(13)：3429-3438.

[49] Wu C T，Fan W，Chang J，Xiao Y. Mesoporous bioactive glass scaffolds for efficient delivery of vascular endothelialgrowth factor. Journal Biomaterials Applications，2012：1-8.

[50] Dai C L，Guo H，Lu J X，Shi J L，Wei J，Liu C S. Osteogenic evaluation of calcium/magnesium-doped mesoporous silica scaffoldwith incorporation of rhBMP-2 by synchrotron radiation-based mCT. Biomaterials，2011，32(33)：8506-8517.

[51] Yun H，Kim S，Hyeon Y. Design and preparation of bioactive glasses with hierarchical pore Networks. Chemical Communications，2007，21：2139-2141.

[52] Wu C T，Luo Y X，Cuniberti G，Xiao Y，Gelinsky M. Three-dimensional printing of hierarchical and tough mesoporous bioactive glass scaffolds with a controllable pore architecture，excellent mechanical strength and mineralization ability. Acta Biomaterialia，2011，7(6)：2644-2650.

[53] Li X，Wang X P，Zhang L X，Chen H R，Shi J L. MBG/PLGA composite microspheres with prolonged drug release. Journal of Biomedical Materials Research B，2009，89B(1)：148-154.

[54] Li X，Shi J L，Dong X P，Zhang L X，Zeng H Y. A mesoporous bioactive glass/polycaprolactone composite scaffold and its bioactivity behavior. Journal of Biomedical Materials Research A，2008，84A(1)：84-91.

[55] Zhu M，Zhang L X，He Q J，Zhao J J，Guo L M，Shi J L. Mesoporous bioactive glass-coated poly(L-lactic acid) scaffolds：a sustained antibiotic drug release system for bone repairing. Journal of Materials Chemistry，2011，21：1064-1072.

[56] Lin F，Yan C，Zheng W，Fan W，Adam C，Oloyede A. Preparation of mesoporous bioglass coated zirconia scaffold for bone tissue engineering. Advances in Materials Research，2011，365：209-215.

[57] Huang K，Cai S，Xu G H，Ye X Y，Dou Y，Ren M G，Wang X X. Preparation and characterization of mesoporous 45S5 bioactive glass-ceramic coatings on magnesium alloy for corrosion protection. Journal of Alloys and Compounds，2013，580：290-297.

第5章　成骨相关生长因子的固载与控制释放

通常,生物材料的活性化包括构建具有生物活性的新型生物材料和在现有已获 FDA 批准的材料基础上进行活性化修饰两条途径。与设计构建新材料相比,对现有材料进行活性化修饰的手段更简单、更容易突破,因而近年来被广泛关注。材料活性化常用的方法主要包括:①将细胞或生长因子引入到生物材料中,以促进诱导体内细胞的迁移、增殖、分化;②采用物理、化学或两者结合的方法对材料表面进行修饰,导入生物活性化基团。

生长因子是一类通过与特异的、高亲和的细胞膜受体结合,调节细胞生长和其他细胞功能等多效应的多肽类物质。在骨组织的修复过程中,细胞生长因子起着至关重要的调控作用。骨组织修复材料活性化修饰常用的生长因子主要有:骨形态发生蛋白(bone morphogenetic proteins,BMP)、血管内皮生长因子(vascular endothelial growth factor,VEGF)、转化生长因子-β(transformation growth factor,FGF-β)、成纤维生长因子(fibroblast growth factor,FGF)等[1,2],这些生长因子被证明在骨组织的修复和发育过程中起着重要的作用。早在 1965 年,美国医师 Urist 首先发现脱钙的骨基质中存在具有异位诱导成骨作用的物质,即骨形态发生蛋白 BMP。到目前为止,已发现二十余种 BMP,分别命名为 BMP-1,BMP-2,…。BMPs(除 BMP-1 以外)属于 TGF-β 超家族,其中 BMP-2 被证明具有突出的诱导成骨分化和促进成骨的功能[3-5]。BMP-2 不仅在胚胎早期参与多种器官的发育和细胞的定向分化,而且出生后可使未分化的间充质干细胞及成骨前体细胞等经过趋化、分裂和分化,定向分化为软骨细胞和成骨细胞,诱导新骨生成,并形成骨组织[6]。自 2002 年,重组人 BMP-2(rhBMP-2)被美国 FDA 和欧洲医药管理机构批准应用于脊柱融合、胫骨骨折和齿科移植[7,8]。

已有的研究和临床应用结果表明,BMP-2 只有负载在一定的载体上才能够发挥其诱导成骨活性[9,10]。高活性固载 BMP-2 以及 BMP-2 在骨缺损部位的"长效保留和控释"是确保活性骨修复材料成骨活性发挥的前提和关键[11]。所使用的载体要求不仅能够为细胞和血管提供空间,而且与 BMP-2 具有较好的亲和性,并可实现其可控释放。目前用做 BMP-2 载体的材料有胶原海绵、脱钙骨基质、磷酸钙及其复合/杂化材料、多孔氧化物涂层等。通常,BMP-2 可通过物理吸附和化学偶联的方法固载于载体表面或材料中。物理吸附由于具有过程简单以及对蛋白活性影响小等优点,仍为目前 BMP-2 常用的固载方法(包括美国的 Infuse™ 等产品)。然而,随着基础研究和临床应用病例的不断积累,人们发现,这种产品的 BMP-2 仅在植入早期能促进成骨且需要使用高剂量，直接导致产品的价格昂贵；同时伴随着潜在风险。进一步的分析认为，导致这一结果的重要原因一方面由于体内的 Noggin 蛋白、Chordin 蛋白以及某些 DNA 族蛋白对 BMP-2 的活性的抑制作用，另一方面由于目前对 BMP-2 在载体中的吸附、有效装配和控制释放等问题一直未能很好地解决。为此，借鉴或应用相关领域的研究成果开展 BMP-2 在载体中的固载和控释成为本领域目前的研究热点。

与蛋白直接接触的材料的组成、结构及表/界面特征等直接影响固载蛋白的活性。如研究发现，与传统的胶原相比，钙磷盐对 BMP-2 有较好的亲和性，更有利于维持 BMP-2 的结构和活性，但对 BMP-2 的释放缺乏有效的控制[12]。Luca 等[13]研究发现，与带正电的壳聚糖相比，负电性的透明质酸更有利于 BMP-2 的固载和控释。在相同的剂量下，BMP-2 与透明质酸复合体系具有更好的异位成骨效果。以双相磷酸钙陶瓷为基质，Johnson 等[14,15]研究发现，BMP-2 可显著促进微孔（小于 50 μm）中的骨整合，而对大孔（大于 100 μm）的骨整合作用效果不明显。

另外，近年来，多种因子共同作用诱导成骨引起了人们的极大关注。Jorgensen 等[16]使用地塞米松、维生素 D 和 rhBMP-2 共培养从志愿者身上提取的原代成骨细胞时发现，地塞米松能够诱导人体骨髓间质细胞的生长和成熟，地塞米松能够诱发多种成骨基因的表达，但是它会抑制 I 型前胶原（P1NP）的表达量。维生素 D 能够与地塞米松或 BMP-2 协同作用诱导基质矿化，但是维生素 D 单独使用并不能诱导间质细胞的成骨分化。Na 等[17]使用热敏性水凝胶负载地塞米松、抗坏血酸和 TGF-β 能够诱导兔子软骨的形成。

因此，本章以研究团队近年来取得的研究成果为基础，结合国内外在该领域的最新研究进展，系统介绍了材料的组成、材料表/界面（包括零维、一维、二维和介孔材料等）以及化学分子等对 BMP-2 生物活性的影响规律及相关的机制。其内容可为新型骨组织修复生物材料/植入体和组织工程支架材料的活性化修饰提供理论依据。

5.1　成骨相关生长因子简介

5.1.1　骨形态发生蛋白-2

骨形态发生蛋白-2（BMP-2）是目前发现的所有骨生长因子中对骨形成促进作用最强的生长因子，对其结构与功能的研究也最为深入。天然的人 BMP-2 是一种疏水性非胶原酸性糖蛋白，不溶于水，易溶于高浓度的尿素和盐酸胍。BMP-2 分子上有一疏水核，有 30% 的酸性氨基酸，其 pI 为 8.0 左右。BMP-2 蛋白一级结构中含有非常保守的七个半胱氨酸残基，组成三对链内二硫键和一对链间二硫键桥，这对于维持分子的天然活性构象具有重要作用。若使用还原剂将二硫键打开，其骨诱导活性将完全丧失。成熟的 BMP-2 分子以二聚体形式存在，由 2 个单体通过二硫键结合而成，每个活性单体均由 114 个氨基酸构成，分子质量约 13 kDa，含有糖基化位点（图 5.1），分子尺寸为 7 nm×3.5 nm×3 nm[18]。从整体上看，BMP-2 的形貌类似于手型，其中 α-螺旋类似于手腕，半胱氨酸结点像手掌，β-折叠结构好比手指，而 N 端则像大拇指。

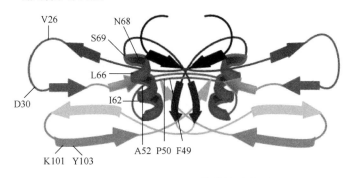

图 5.1　rhBMP-2 的三维结构示意图

　　BMP-2 细胞受体信号通路由两种类型的丝氨酸激酶受体链构成[5]。如图 5.2 所示，位于 α-螺旋中心区域的"腕关节"受体通过激发细胞 SMAD1、SMAD5 信号通路结合 I A（BMPR-I A）型抗体和 I B（BMPR-I B）型抗体。而"膝关节"受体结合区域位于"手"的后部，近"手指"部分，通过激发 I 型受体来结合 BMPR-II 或 ActR-II 型抗体[19]。BMP-2 细胞受体通道通过高亲和力的"腕关节"受体结合位点和低亲和力的"膝关节"受体结合位点激发，其中 BMPR-I A 在细胞响应过程中

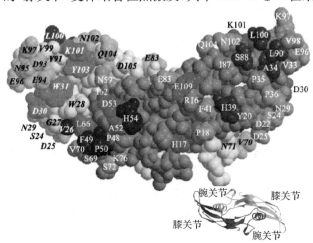

图 5.2　rhBMP-2 的"腕关节"和"膝关节"受体结合位点分布示意图

起决定性作用。进一步研究发现，BMPR-ⅠA所对应的"腕关节"结合区域是由两支单体组成的。一支单体提供位于长环端的 Val 26、Asp 30、Trp 31 四种氨基酸，而另一支单体提供位于 α3 区域的 Ⅱe 62、Leu 66、Asn 68 和 Ser 69。所以，为了保持 rhBMP-2 在载体上的高活性，确保受体结合位点暴露在外是关键因素。不同的材料组成和表/界面特征对 rhBMP-2 活性位点暴露的影响程度不同，因而对 rh-BMP-2 的二级结构和活性的影响也不尽相同。

5.1.2　血管内皮生长因子

及时、与骨再生过程相协调的再血管化是影响修复效果的一个关键因素。血管内皮生长因子（VEGF）及其相应受体是血管形成过程的主要调节蛋白。VEGF 有六个等型（isoforms）：VEGF-A，-B（包括 VEGF-B167 和 VEGF-B186），-C，-D，-E；其分子质量从 35 kDa 至 44 kDa 不等，每个等型特异性地与三个血管内皮生长因子受体（VEGFR-1，-2 及-3）的特定组合相结合。

VEGF 是高度保守的同源二聚体糖蛋白。两条分子质量各为 24 kDa 的单链以二硫键组成二聚体。VEGF 分解的单体无活性，去除 N_2 糖基对生物效应无影响，但可能在细胞分泌中起作用。由于 mRNA 不同的剪切方式，产生出 VEGF121、VEGF145、VEGF165、VEGF185、VEGF206 等至少五种蛋白形式，其中 VEGF121、VEGF145、VEGF165 是分泌型可溶性蛋白，能直接作用于血管内皮细胞，促进血管内皮细胞增殖，增加血管通透性。

5.1.3　成纤维生长因子

作为在体内有着广泛生物学效应的生长因子，成纤维生长因子（FGF）以两种密切相关的形式存在，即酸性成纤维细胞生长因子（αFGF）与碱性成纤维细胞生长因子（βFGF）。FGF 是由 150～200 个氨基酸组成的多肽，其中心区域有大约 120 个氨基酸序列存在高度的同源性（50%～70%）。FGF 对培养细胞的作用具有多样性，可以是促丝分裂活性和非促丝分裂活性。FGF 能刺激细胞的增殖，并伴有促细胞分化。研究表明，FGF 能诱导包括成纤维细胞、成软骨细胞、平滑肌细胞、成骨细胞、神经外胚层、骨骼肌细胞的复制，促进生成大量的成骨细胞、抑制破骨细胞。体外实验中，两种 FGF 均能刺激分离的大鼠颅盖骨成骨细胞样细胞的 DNA 合成。

FGF 对骨的作用还与多种生长因子密切相关，如 TGF-β、胰岛素样生长因子（IGF）等，这些生长因子可以和 FGF 协同来调控成骨相关细胞的行为和组织的形成。

5.2　硅元素掺杂对 rhBMP-2 成骨活性的影响[20]

5.2.1　含硅磷酸钙骨水泥支架材料的制备

将硅酸钙粉末(CS)按照所需比例掺入到磷酸钙骨水泥(CPC)材料中构建含硅 CPC/rhBMP-2(CSPC/rhBMP-2)支架,研究硅元素的掺入对材料性能、rhBMP-2 活性及体内外成骨活性的影响。图 5.3 为构建的 CSPC/rhBMP-2)支架的形貌。micro-CT 扫描重建三维多孔结构和表面形貌 SEM 照片均显示所制备的 CPSC 支架孔隙率>70%,孔连通性好、大孔分布均匀、孔壁具有小于 10 μm 的微孔。两种支架对 rhBMP-2 的释放均可分为两个阶段:一是初始 24 h 的突释,二是之后的 24-168 h 的缓慢释放。

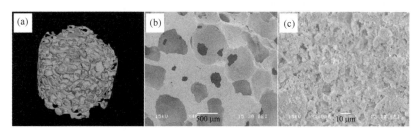

图 5.3　CSPC 的 micro-CT 扫描重建三维多孔结构(a)和表面形貌 SEM 照片(b,c)

5.2.2　CSPC 材料对细胞行为的影响

以 C2C12 细胞为模型,研究了细胞对不同组成材料的响应。从图 5.4 可以看出,C2C12 细胞可以成功地在大孔支架表面上着陆并铺展,细胞伪足伸展充分,紧贴材料表面生长。细胞在各支架表面细胞增殖情况良好,表明材料支架表现出良好的生物相容性和较好的生物活性。从图 5.5 可以看出,在培养至 3、7 天后,两种支架材料负载 BMP-2 后对 C2C12 细胞的分化作用有较明显的促进作用,而细胞在 CSPC/rhBMP-2 大孔支架材料上的分化能力较 CPC/rhBMP-2 要高得多,两者相比具有显著性差异。这表明 CSPC 支架材料负载 rhBMP-2 后具有加速成骨细胞分化、增强骨重建和骨再生的能力。

5.2.3　硅对 rhBMP-2 结构和活性的影响

采用紫外圆二色谱(CD)分析了不同状态下 rhBMP-2(游离 rhBMP-2,CPC 中释放 rhBMP-2,CSPC 中释放 rhBMP-2,Si + rhBMP-2)的蛋白二级结构[图 5.6(a)],并利用 CD 谱图计算了 rhBMP-2 的二级结构组成(表 5.1)。结果表

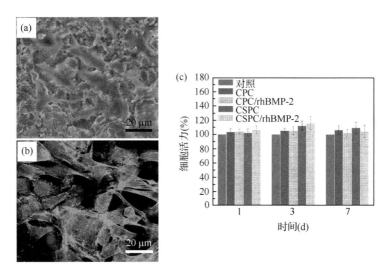

图 5.4　CSPC/rhBMP-2 对细胞黏附形貌和细胞增殖的影响

(a)SEM 观察支架表面细胞黏附形貌；(b)细胞丝状肌动蛋白 FITC-Phalloidin 染色观察；

(c)MTT 法检测支架表面细胞增殖情况

本图(b)另见书末彩图

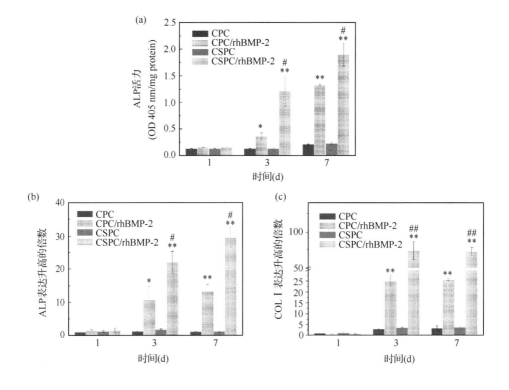

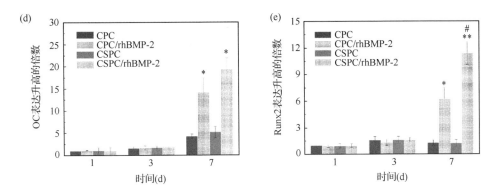

图 5.5　CSPC/rhBMP-2 对 C2C12 细胞成骨分化的影响

(a)细胞 ALP 活性测定；(b~e)细胞成骨相关基因：ALP，COL Ⅰ，OC，Runx2 表达情况

* $P<0.05$，** $P<0.01$，与 CPC 相对照；♯ $P<0.05$，♯♯ $P<0.01$，CSPC/rhBMP-2 与 CPC/rhBMP-2 对照

明 CPC 释放的 rhBMP-2 结构中 α-螺旋含量减少。而从 CSPC 释放的 rhBMP-2 和加入 Si 离子的 rhBMP-2 的结构中，相应的 α-螺旋含量增加。rhBMP-2 与细胞表面受体结合实验结果[图 5.6(b)]表明 CSPC 和 Si 离子作用下 rhBMP-2 与细胞表面受体的结合效率升高。

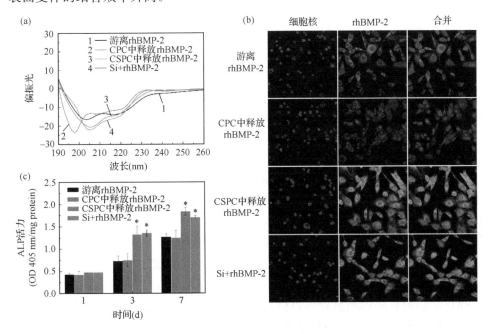

图 5.6　CSPC 对 rhBMP-2 的结构与活性的影响

(a)CD 分析不同条件下 rhBMP-2 的蛋白构象谱图；(b)免疫荧光法分析 rhBMP-2 与细胞表面受体结合情况；(c)rhBMP-2 对细胞 ALP 活性的影响

本图(b)另见书末彩图

表 5.1　rhBMP-2 二级结构组成

二级结构组成	游离 rhBMP-2	CPC 中释放 rhBMP-2	CSPC 中释放 rhBMP-2	Si＋rhBMP-2
α-螺旋(%)	12.4	8.5	15.6	15.2
β-折叠(%)	44.7	32.1	39.8	40.6
β-转角(%)	22.8	12.6	20.9	19.7
自由状态(%)	20.1	46.8	23.7	24.5
α-螺旋、β-折叠和 β-转角的改变量(%)	—	26.7	13.6	14.4

不同状态下的 rhBMP-2 诱导细胞 ALP 活性表达的结果[见图 5.6(c)]也进一步证实从 CSPC 释放的 rhBMP-2 和外加 Si 离子的 rhBMP-2 作用诱导细胞的 ALP 活性显著高于游离的 rhBMP-2 和 CSPC 释放的 rhBMP-2。也就是说,rhBMP-2/CSPC 支架具有较强的促进成骨分化能力与其材料中释放的硅离子直接相关,硅离子有利于 rhBMP-2 二级结构的维持和活性发挥。

5.2.4　CSPC/rhBMP-2 支架体内异位诱导成骨研究

将不同组成的支架植入小鼠右后腿肌袋研究支架诱导异位成骨情况。小鼠 X 射线活体成像和异位骨数码照片显示,在 2 周和 4 周,负载 rhBMP-2 的支架周围均有显著的异位骨形成,而单纯 CPC 和 CSPC 支架周围未见骨组织形成[图 5.7(a)]。从 micro-CT 扫描三维重建后的异位骨和支架中间截面照片[图 5.7(b)]可以看出,在第 2 周,CSPC/rhBMP-2 支架周围形成的异位骨量较 CPC/rhBMP-2 支架明显增多。在第 4 周,CSPC/rhBMP-2 支架也生成了更多的骨组织。四组支架在第 2 周和第 4 周都有不同程度的材料降解,其中 CSPC 和 CSPC/rhBMP-2 支架降解更快。

图 5.7(c)为四组支架 2 周和 4 周异位骨组织切片 H&E 染色照片。可以看出,在 2 周和 4 周,无 rhBMP-2 组支架周围只有纤维组织包膜形成,未见新生骨组织。在第 2 周,CPC/rhBMP-2 支架形成的异位骨中充满了骨髓组织和少量新生骨组织,而在 CSPC/rhBMP-2 组,异位骨中红骨髓和骨小梁含量更多,且有血管生成。在第 4 周,CSPC/rhBMP-2 组有大量成熟骨小梁生成。图 5.7(d)为第 4 周时 CPC/rhBMP-2 和 CSPC/rhBMP-2 材料孔道内部骨形成情况。图中显示 CSPC/rhBMP-2 组材料降解明显较多,材料孔道边缘有骨组织长入,孔道内部充满骨髓组织。相比之下,CPC/rhBMP-2 孔道内部几乎没有骨组织长入,孔内形成大量脂肪泡。

进一步采用兔股骨缺损模型研究了不同材料的原位成骨能力。从图 5.8(a)可以看出,单独支架材料组,缺损位置被材料所填充,并且支持组织向内部长入,其

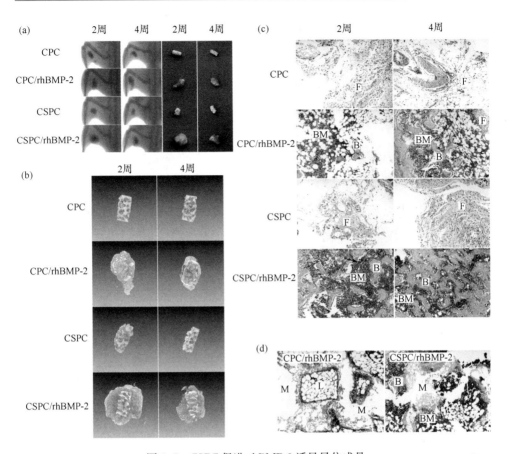

图 5.7　CSPC 促进 rhBMP-2 诱导异位成骨

(a)小鼠 X 射线活体成像照片(左)和异位骨数码照片(右);(b)异位骨 SRμCT 三维重建照片;
(c)异位骨切片 H&E 染色照片(B:骨组织,M:支架材料,BM:骨髓组织,F:纤维组织,箭头:血管);
(d)植入 4 周后,切片 H&E 染色观察材料边缘骨形成及材料降解情况

修复能力比无材料修复时明显增高。负载 rhBMP-2 的两个实验组,其新骨生成量
要较单独支架高很多。特别是 CSPC/rhBMP-2 组,材料与新生骨紧密结合,且材
料边界棱角已不明显,部分区域被新生骨覆盖。

图 5.8(b)的新生骨体积定量分析结果表明,随着 rhBMP-2 的加入,载
rhBMP-2 的 CPC 和 CSPC 实验组的成骨能力均比无 rhBMP-2 的材料组的新骨生
成量高,CSPC/rhBMP-2 组的新生骨体积最高,显著高于 CPC/rhBMP-2 组($P<$
0.05)。组织切片观察表明,CPC 和 CSPC 实验组均无明显炎症反应,少见炎性细
胞[图 5.8(c)]。8 周后,CPC 多孔支架的形貌保持较完整,表明其降解速度较慢,
其他组材料外周开始出现部分降解,含 rhBMP-2 的实验组可观察到大量的成熟骨
小梁,且 CSPC/rhBMP-2 组内部新生骨量明显高于 CPC/rhBMP-2 组。上述成骨

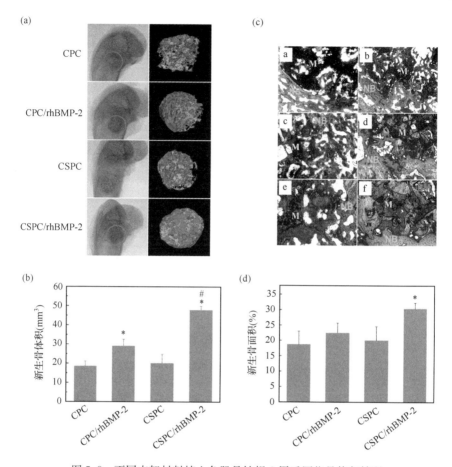

图 5.8　不同支架材料植入兔股骨缺损 8 周后原位骨修复情况

（a）左为 Micro-CT 扫描缺损部位（红色圆圈）照片，右为缺损区域灰度区分三维重建照片（红色：新生骨组织；蓝色：支架材料）；（b）Micro-CT 定量分析新生骨体积（∗，$P<0.05$，vs CPC；♯，$P<0.05$，CSPC/rhBMP-2 vs CPC/rhBMP-2）；（c）植入支架部位组织切片 VG 染色观察（a：CPC；b，e：CPC/rhBMP-2；c：CSPC；d，f：CSPC/rhBMP-2；M：材料；NB：新生骨组织；BM：骨髓）；（d）切片新生骨面积定量统计分析（∗，$P<0.05$）

本图（a，c）另见书末彩图

趋势与 micro-CT 所观察到的结果一致。

图 5.8（d）为组织形态计量学统计获取的大量切片样本的各组植入材料的新生骨面积百分比。多孔 CPC 组新生骨面积约为 18％，而 CPC/rhBMP-2 组的面积上升至 23％，最高新生骨面积仍然是 CSPC/rhBMP-2 组（30％），与其他三组相比具有显著性差异（$P<0.05$）。

综上所述，体内外实验结果表明，掺杂硅后的 CSPC/rhBMP-2 支架有利于细胞的黏附和成骨分化，同时具有提高诱导异位成骨及原位骨缺损修复能力的作用。

CSPC 是通过调控 rhBMP-2 的释放行为,并使得 rhBMP-2 释放后具有理想的二级构象和活性,从而提高细胞的成骨分化,进而实现骨组织的快速修复。这种成骨诱导能力的机理有待进一步研究。

5.3　生长因子在零维材料表面的固载与控释

零维材料是由少数原子或分子堆积而成,微粒的大小为纳米量级。纳米氧化硅球是由氧原子和硅原子堆积而成,是较典型的零维材料。纳米氧化硅球的曲率、表面特性等对蛋白的构象和生物活性具有显著的影响。牛血清白蛋白吸附在小尺寸的二氧化硅纳米粒子表面时,能够较好保持其原有的结构特征,当牛血清白蛋白吸附到较大尺寸(100~200 nm)的二氧化硅纳米粒子表面时,其原有的二级结构则会受到较大的影响(α-螺旋和 β-折叠/转角互相转化,或者 α-螺旋和 β-折叠/转角转化为无规缠绕链结构);而纤维原蛋白吸附在小尺寸的二氧化硅纳米粒子表面时,原有的二级结构则随着二氧化硅纳米粒子粒径的减小而逐渐转化为其他结构,当它吸附到较大尺寸的二氧化硅纳米粒子表面时,能够较大程度保持其原有的二级结构[21]。二氧化硅纳米粒子的合成工艺较为成熟,相对较容易制备出小粒径的纳米粒子,而且其熔点高,化学性质稳定,没有毒害,适合选取作为蛋白质的载体。为此,具有不同曲率、粒径的纳米二氧化硅纳米粒子成为开展蛋白固载过程研究的理想模型。

5.3.1　rhBMP-2 在纳米氧化硅球表面的固载

以典型的零维材料——纳米氧化硅球(SNP)为模型,选择粒径大小为 20~100 nm 的纳米氧化硅研究了 rhBMP-2 在不同曲率大小纳米表面的二级结构和生物活性。图 5.9TEM 照片显示,二氧化硅纳米粒子大小规整、分散性良好,大小分别为 20 nm、60 nm、100 nm,分别称为 SNP20、SNP60 和 SNP100。其他相关的参数见表 5.2。

研究发现,在整个吸附过程的前 15 分钟内,二氧化硅纳米粒子表面的rhBMP-2 负载量随时间增长呈线性增加;在第 20 分钟时,吸附已接近饱和状态;在第 30 分钟时,二氧化硅纳米粒子表面的 rhBMP-2 负载量已不再增加,达到完全饱和状态。从 TEM 图[图 5.9(a~f)]可以清楚地看到,三种不同粒径大小的 SNP 表面均吸附了一层 rhBMP-2。相比之下,SNP60 外表面有很明显的 rhBMP-2 蛋白质覆盖层,并且蛋白质层和 SNP 的分界面非常明显,SNP100 表面也能观察到蛋白质覆盖层;但是在 SNP20 表面则无法观察到明显的 rhBMP-2 蛋白质覆盖层。从图 5.9(g)可以看出,rhBMP-2 吸附到二氧化硅纳米粒子表面的过程是一个动态平衡过程,随着溶液中 rhBMP-2 浓度的提高,SNP 表面的 rhBMP-2 的负载量也逐

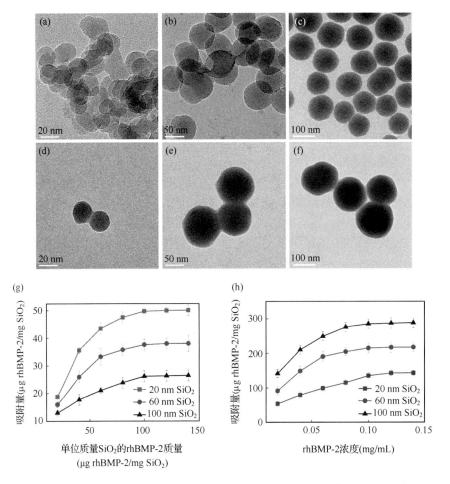

图 5.9　(a,b,c)SNP20,SNP60 和 SNP100 的 TEM 图;(d,e,f)吸附 rhBMP-2 后 SNP20,SNP60 和 SNP100 的 TEM 图;(g)单位质量二氧化硅纳米粒子表面 rhBMP-2 的负载量随溶液中 rhBMP-2 浓度的变化;(h)单位面积二氧化硅纳米粒子表面 rhBMP-2 的负载量随溶液中 rhBMP-2 浓度的变化。rhBMP-2 吸附的时间 30 min,实验重复三次,取平均值($n=3$)

表 5.2　三种不同直径的二氧化硅纳米粒子的比表面积和 ζ 电位

样品	比表面积(m^2/g)	ζ 电位(mV)
20 nm SiO_2	351.3±2.9	−10.81±0.03
60 nm SiO_2	175.3±0.9	−16.63±0.02
100 nm SiO_2	92±0.4	−21.89±0.09

渐增大,直到饱和为止。观察不同粒径的二氧化硅纳米粒子的最大负载量可以发现,随着二氧化硅纳米粒子的粒径逐渐增大,单位质量的 SNP 分别所对应的

rhBMP-2的最大负载量逐渐减小。单位质量的 SNP20 表面 rhBMP-2 的最大吸附量最大,单位质量的 SNP100 表面 rhBMP-2 的最大吸附量最小。然而,根据 BET 测出不同粒径的二氧化硅纳米粒子所对应的比表面积,计算单位面积(m^2)二氧化硅表面 rhBMP-2 的最大负载量后发现,SNP100 表面 rhBMP-2 的最大负载量($288~\mu g~rhBMP-2/m^2~SiO_2$)几乎是 SNP20 的 2 倍。以 rhBMP-2 的分子大小计算,每个 SNP20、SNP60 和 SNP100 粒子上吸附的 BMP-2 分子为 2,15 和 72 个,是理论吸附量的 13%、12% 和 19%。这种现象可能和 rhBMP-2 在不同粒径的二氧化硅纳米粒子表面的吸附方式有关。

考察吸附在二氧化硅表面的 rhBMP-2 和二氧化硅的结合牢固程度,用新鲜配制的 PBS 溶液冲洗 rhBMP-2/二氧化硅复合体表面,实验结果发现,在低吸附量的情况下,rhBMP-2 和二氧化硅的非特异性结合程度非常好,经过 PBS 溶液的 4 次冲洗,rhBMP-2 仍然能够牢固地吸附在二氧化硅表面。高温环境常使蛋白质/酶变性。但据相关实验报道表明,某些蛋白质/酶下吸附在载体上,在高温条件下有利于其保持其原有的结构和活性[22]。实验选取上述吸附实验中得到的 rhBMP-2 分别与 20 nm、60 nm、100 nm 的 SiO_2 纳米粒子形成的复合体,在 80 ℃ 的环境下对上述三种蛋白质-二氧化硅纳米粒子复合体加热 30 分钟。从图 5.10 可以看出,当加热 30 分钟后,原本分别牢固吸附在各不同粒径的二氧化硅纳米粒子上的 rhBMP-2大多数都已脱落下来。RhBMP-2 的脱附现象说明它在 80℃ 的条件下,内部结构发生改变,导致原来在室温条件下和纳米二氧化硅之间建立的非特异性吸附点被打开。这表明 rhBMP-2 并不能通过吸附在载体上这种方式,避免在高温条件下发生结构的改变和变性现象。

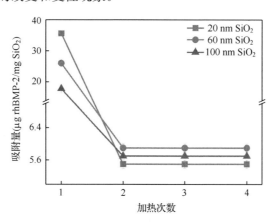

图 5.10 加热 30 分钟后,吸附二氧化硅纳米粒子表面的 rhBMP-2 的量

5.3.2　rhBMP-2 吸附在氧化硅表面的二级结构的研究

　　蛋白质的二级结构主要是指蛋白质多肽链本身的折叠和盘绕方式,主要有 α-螺旋、β-折叠、β-转角。溶液相中的蛋白质和吸附在材料上的蛋白质二级结构的变化可以通过 α-螺旋和 β-折叠/转角结构的改变来进行判断。研究分别采用红外光谱和圆二色谱对游离的及吸附在不同粒径 SNP 表面的 rhBMP-2 进行了分析。图 5.11 为 rhBMP-2 的典型红外光谱及二级结构的分峰示意图。

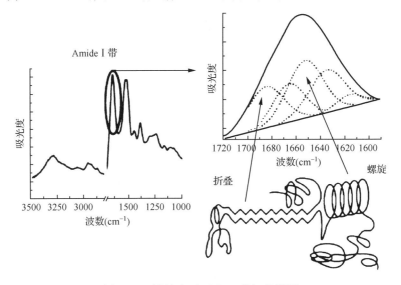

图 5.11　溶液态 rhBMP-2 的红外谱图
虚线部分表示各个子峰

　　从 FTIR 光谱分析结果来看,rhBMP-2 吸附在 SNP20 表面时,二级结构的损失量最大,β-转角/折叠和 α-螺旋的损失量均明显下降;SNP60 和 SNP100 也使 rh-BMP-2 的 β-转角/折叠和 α-螺旋含量下降。

　　图 5.12 为不同粒径的 SNP 对 BMP 二级结构影响的圆二色谱远紫外谱图。结果表明,二氧化硅纳米粒子的添加对 rhBMP-2 的二级结构有明显的影响。随着二氧化硅纳米粒子直径的减小,rhBMP-2 二级结构的变化量也越来越大。采用相应的软件对上述测试结果进行计算(表 5.3),圆二色谱和红外光谱法对 rhBMP-2 二级结构的分析结果均表明:二氧化硅纳米粒子对 rhBMP-2 的解折叠效果非常明显,不同粒径的二氧化硅纳米粒子均能降低 rhBMP-2 中的 β-转角/折叠和 α-螺旋结构,并且有明显的规律性:二氧化硅纳米粒子的直径从 100 nm、60 nm、20 nm,对 rhBMP-2 的解折叠作用依次加强。

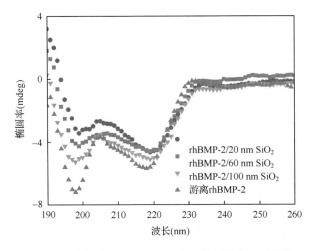

图 5.12　吸附在 SNP 上 rhBMP-2 的远紫外圆二色谱

表 5.3　圆二色谱和红外光谱法计算出的 rhBMP-2(吸附前后)的二级结构的含量

样品	CD 分析(%)			FTIR 分析(%)		
	β-转角/折叠	α-螺旋	变化量	β-转角/折叠	α-螺旋	变化量
rhBMP-2	43.5	15.2	0	44.2	17.3	0
rhBMP-2/SNP20	24.6	12.8	20.6	25.2	11.9	26.4
rhBMP-2/SNP60	30.5	13.5	14.7	33.9	13.9	13.7
rhBMP-2/SNP100	37.7	14.7	6.3	40.6	15.6	5.3

5.3.3　吸附在纳米二氧化硅上的 rhBMP-2 的生物活性

　　rhBMP-2 作为成骨生长因子,它与细胞表面的受体结合是成骨过程中的第一步以及最重要的步骤。而碱性磷酸酶(ALP)在成骨分化过程中起到关键性作用,同时也被广泛用作定量分析 BMP-2 生物活性的指标[23]。所以,通过测试 rhBMP-2 与其细胞表面的受体结合和 ALP 的表达量变化来研究吸附前后 rhBMP-2 活性的变化。

　　通过免疫荧光法检测吸附在二氧化硅纳米粒子上 rhBMP-2 与其细胞表面受体的结合情况,结果见图 5.13(a～d)。从图 5.13(a～d)可以看出,和溶液状态下的 rhBMP-2 相比,rhBMP-2 吸附到二氧化硅纳米粒子(直径分别为 20 nm、60 nm、100 nm)上以后,所表现出来的荧光强度均有所减弱。表明在二氧化硅纳米粒子表面的吸附会不同程度地影响 rhBMP-2 与细胞表面受体的结合能力。

　　进一步的 ALP 表达结果显示,与溶解在溶液中的 rhBMP-2 的活性相比,吸附在二氧化硅纳米粒子表面的 rhBMP-2 的 ALP 活性均有所降低[图 5.13(e)]。其中,吸附在 SNP100 表面的 rhBMP-2 的 ALP 活性最低,降低了 60%;吸附在 SNP60 表面的 rhBMP-2 的 ALP 活性最高,比溶液状态下的 rhBMP-2 的生物活性仅降低了 20%。此实验结果与 rhBMP-2 的免疫荧光强度实验的结果一致,即二氧化硅纳米粒子会降低 rhBMP-2 的生物活性。

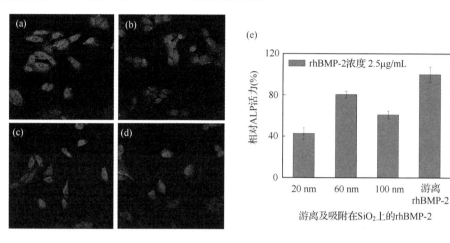

图 5.13　在不同粒径的二氧化硅纳米粒子表面 rhBMP-2 与受体的结合(a~d)
和活性表达(e)

(a)溶液态 rhBMP-2;(b)吸附在 20 nm SiO₂;(c)吸附在 60 nm SiO₂;(d)吸附在 100 nm SiO₂

图 5.14 中 ALP、Col Ⅰ、OCN 和 Runx2 等成骨相关基因的表达结果显示,吸附在 SNP 上后,rhBMP-2 作用于细胞的四种成骨基因的表达均出现不同程度的下降。值得注意的是,在这些时间点,SNP60 的成骨基因表达最高。这表明 rhBMP-2吸附在 SNP 上后从基因水平影响细胞相关成骨分化蛋白合成。

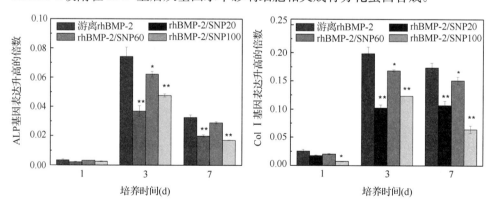

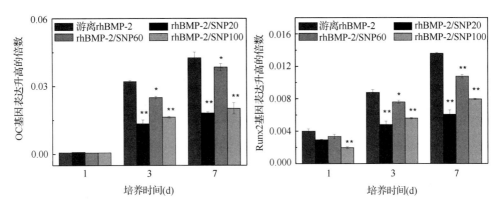

图 5.14　吸附前后 rhBMP-2 对细胞成骨分化相关基因 ALP,COL I ,OC,Runx2 的影响

5.4　生长因子在一维纳米表/界面的固载

5.4.1　单壁碳纳米管

单壁碳纳米管(SWNTs)作为一种成熟的纳米材料,在生物传感器领域、生物电化学领域、生物医疗器械和细胞运输多肽及蛋白质领域领域得到广泛应用,是典型的一维纳米材料。SWNTs 作为某些蛋白质的固载和运输的载体,对维持蛋白质的二级结构和生物活性具有促进作用[24-26]。

选取单壁碳纳米管这种直径分布均一、管壁缺陷少的管装结构,考察了亲水性碳纳米管(SWNTs-COOH)和疏水性碳纳米管(SWNTs-CH₃)对 rhBMP-2 吸附特性、二级结构和活性的影响[27]。

5.4.2　生长因子在单壁碳纳米管上的固载

对 SWNTs-CH$_3$ 改性,制备出亲水性的 SWNTs-COOH。本研究采用有机相/水相置换法制取在水相中分散性良好的碳纳米管分散液。从 TEM(图 5.15)照片可看出,利用有机相/水相置换法所获得的羧基化亲水性碳管和疏水性碳管在水相中均能保持良好的分散性,且无其他杂质存在、纯度高。单束亲水性 SWNTs-COOH 或 SWNTs-CH$_3$ 的直径约为 6~8 nm,该尺寸与所研究的蛋白质的三维大小相当。图 5.15(c)为羧基化亲水单壁碳纳米管的高倍放大照片,可看出碳纳米管束最细可达到 2~3 nm。

图 5.16 为 rhBMP-2 分别与 SWNTs-CH$_3$ 和 SWNTs-COOH 的时间吸附曲线。由于碳纳米管的高比表面积和优异的吸附性能,溶液中的 rhBMP-2 很容易吸附到碳纳米管表面,从而使溶液中 rhBMP-2 的浓度显著降低。从图 5.16(a)可以

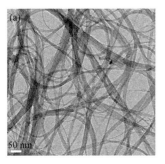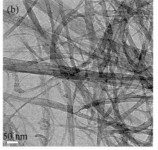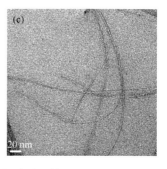

图 5.15　(a)羧基化亲水性碳纳米管的 TEM 照片;(b)疏水性碳纳米管的 TEM 照片;
(c)羧基化亲水性碳纳米管的高倍放大 TEM 照片

看出,rhBMP-2 对 SWNTs-CH₃ 和 SWNTs-COOH 有很强的亲和力,在吸附最初的十分钟内即可达到饱和吸附量的 90% 以上。

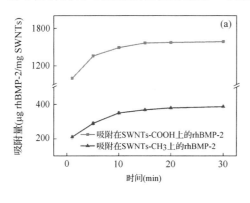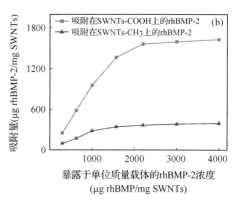

图 5.16　(a) rhBMP-2 随时间变化和(b)rhBMP-2 随蛋白浓度变化的饱和吸附曲线

图 5.16(b)分别为 rhBMP-2 与 SWNTs-CH₃ 和 SWNTs-COOH 的饱和吸附曲线。rhBMP-2 对 SWNTs-CH₃ 和 SWNTs-COOH 均有很强的亲和力,但最大吸附量差异显著。rhBMP-2 在羧基化亲水性单壁碳纳米管、疏水性单壁碳纳米管上的最大饱和吸附量分别为 1583 μg rhBMP-2/mg 和 386 μg rhBMP-2/mg。究其原因,与疏水性碳纳米管相比较,rhBMP-2 与亲水性碳纳米管之间可能存在某种更强的非特异性作用力,促使 rhBMP-2 更多地吸附到亲水性碳纳米管上。

进一步的稳定性实验发现,在低浓度下,rhBMP-2 能够通过非特异性吸附紧密地附着在 SWNTs-COOH 和 SWNTs-CH₃ 表面。即使经历了洗脱过程后的蛋白质-碳纳米管体系上的蛋白质负载量几乎没有改变,由此说明 rhBMP-2 分别与亲水性碳纳米管和疏水性碳纳米管之间具有良好的非特异性吸附能力。

5.4.3　碳纳米管表面 BMP-2 的微观结构分析

表 5.4 为 FTIR 检测游离态 rhBMP-2 以及吸附在单壁碳纳米管上的 rhBMP-2 的二级结构。可以看出,吸附到 SWNTs-CH$_3$ 和 SWNTs-COOH 上的 rhBMP-2 均发生了明显的、不同程度的解折叠现象。rhBMP-2 吸附到 SWNTs-CH$_3$ 表面后,其 β-折叠/转角结构仅剩下 11.8%,而其 α-螺旋结构(20.3%)和游离态的 rhBMP-2 的 α-螺旋结构的含量基本相同。然而,吸附到亲水性 SWNTs-COOH 表面的 rhBMP-2 的 α-螺旋结构和 β-折叠结构均有明显程度下降。分别计算吸附到疏水性 SWNTs-CH$_3$ 和亲水性 SWNTs-COOH 表面的 rhBMP-2 二级结构的总变化量发现,吸附到疏水性 SWNTs-CH$_3$ 表面的 rhBMP-2 的二级结构的总变化量为 34.2%,而吸附到亲水性 SWNTs-COOH 表面的 rhBMP-2 的二级结构总变化量为 25%。rhBMP-2 吸附到疏水性 SWNTs-CH$_3$ 表面和亲水性 SWNTs-COOH 表面所引起的自身的解折叠程度不同,这可能是由于 rhBMP-2 分别与具有不同表界面化学性质的碳纳米管进行非特性结合时具有不同的相互作用方式所造成的。

表 5.4　碳纳米管上 BMP-2 二级结构的变化

样品	结构(%)		折叠态改变总量
	β-转角/折叠	α-螺旋	
游离 rhBMP-2	44.0	18.3	0
吸附在 SWNTs-CH$_3$ 上的 rhBMP-2	11.8	19.3	33.2
吸附在 SWNTs-COOH 上的 rhBMP-2	36.0	5.3	21.0
从 SWNTs-CH$_3$ 上释放的 rhBMP-2	48.2	28.6	14.5
从 SWNTs-COOH 上释放的 rhBMP-2	42.1	16.8	3.4

因为每个 rhBMP-2 分子中含有 4 个色氨酸残基,所以可以通过研究 rhBMP-2/SWNTs-COOH 复合体和 rhBMP-2/SWNTs-CH$_3$ 复合体中色氨酸的荧光发射光谱,从而得到 rhBMP-2 在色氨酸区域附近的结构变化情况。实验采用 295 nm 代替 280 nm 作为激发波长,以避免酪氨酸残基的荧光性对色氨酸残基荧光性的干扰。图 5.17 为 rhBMP-2 在加入 SWNTs-CH$_3$ 或 SWNTs-COOH 前后的典型的荧光发射光谱图。从图中可以看出,向 rhBMP-2 蛋白质溶液中加入疏水性 SWNTs-CH$_3$ 或亲水性 SWNTs-COOH 分散液均能降低荧光发射光谱的强度。在加入亲水性 SWNTs-COOH 时还发现,rhBMP-2 发射光谱的波峰位置(410 nm)发生了红移现象。红移现象表明色氨酸暴露到亲水性环境中,而蓝移现象说明色氨酸转移到更疏水的环境中[28]。

进一步选取谱图上发射波长分别为 321 nm(F_L)和 361 nm(F_R)处所对应的荧光强度,通过计算 F_L/F_R 比值来进一步判断、确定 SWNTs-COOH/SWNTs-CH$_3$

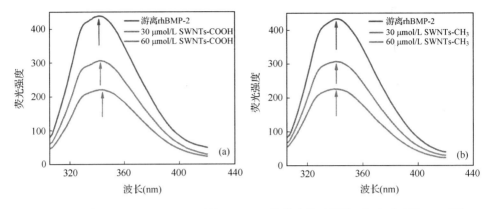

图 5.17 (a)加入 SWNTs-COOH 后的 rhBMP-2 的荧光猝灭图谱；(b)加入 SWNTs-CH₃ 后的 rhBMP-2 的荧光猝灭图谱

对 rhBMP-2 荧光发射光谱波峰位置的影响。图 5.18 所示分别为 SWNTs-COOH 和 SWNTs-CH₃ 对 rhBMP-2 荧光发射波谱位置的影响。不同浓度条件下的 F_L/F_R 的值线性拟合出的直线的斜率被用来判断荧光发射光谱波峰所发生的位移情况：斜率的绝对值越大，那么荧光发射光谱波峰所发生的位移就越大。实验结果表明，向 rhBMP-2 溶液中加入 SWNTs-COOH 分散液会导致荧光发射光谱波峰红移，而向 rhBMP-2 溶液中加入 SWNTs-CH₃ 分散液会导致荧光发射光谱波峰蓝移，表明 SWNTs-COOH 和 SWNTs-CH₃ 对 rhBMP-2 上的色氨酸的影响方式有显著差异。通过比较线性拟合所得的直线的斜率可发现，相比 SWNTs-CH₃ 对 rhBMP-2 的影响，加入 SWNTs-COOH 分散液会使 rhBMP-2 荧光发射光谱波峰发生更大程度的位移，这说明 SWNTs-COOH 比 SWNTs-CH₃ 更能改变 rhBMP-2 的内部结构。

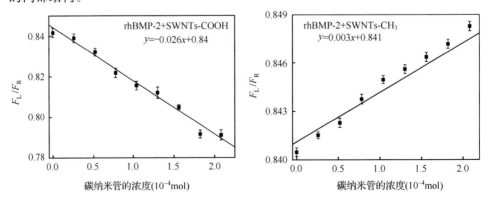

图 5.18 通过双波长法(最大发射峰左右各 20 nm 处所对应荧光强度的比值 F_L/F_R)判断 SWNTs-COOH、SWNTs-CH₃ 分别对 rhBMP-2 最大发射波长位置的影响

5.4.4　吸附在单壁碳纳米管上的 rhBMP-2 的生物活性变化

图 5.19 为 rhBMP-2 与细胞表面受体结合的荧光实验结果。从图中可以看出,吸附到 SWNTs-COOH 和 SWNTs-CH₃ 后,rhBMP-2 所表现出来的荧光强度显著增强。相比之下,吸附到 SWNTs-CH₃ 上的 rhBMP-2 所显示的荧光强度要大于吸附到 SWNTs-COOH 上的 rhBMP-2 所显示的荧光强度,说明碳纳米管有利于提高 rhBMP-2 的受体结合能力,特别是吸附到 SWNTs-CH₃ 上的 rhBMP-2 与受体结合能力。

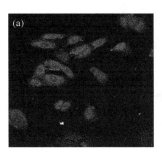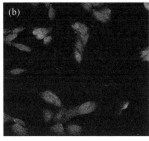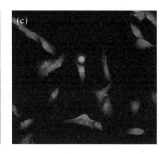

图 5.19　rhBMP-2 分别吸附到 SWNTs-COOH 表面和 SWNTs-CH₃ 表面后的生物活性
(a)溶液态的 rhBMP-2;(b)吸附在 SWNTs-CH₃ 表面的 rhBMP-2 的生物活性;
(c)吸附在 SWNTs-COOH 表面的 rhBMP-2 的生物活性
C2C12 细胞分别与复合体 rhBMP-2/SWNTs-CH₃ 和复合体 rhBMP-2/SWNTs-COOH 培养 2 h 后固定,
rhBMP-2 浓度均为 2.5 μg/mL
用 BMP-2 抗体和 FITC 标记的二抗(绿色)测定,细胞核定位用 DAPI 染色(蓝色)(400×)
本图另见书末彩图

图 5.20ALP 检测结果表明,与溶液状态下的 rhBMP-2 生物活性相比较,吸附到 SWNTs-CH₃ 和 SWNTs-COOH 上的 rhBMP-2 的生物活性分别提高 51% 和 23%,无论是以 SWNTs-COOH 还是 SWNTs-CH₃ 作为载体都能显著提高 rhBMP-2 的生物活性,此结果与细胞受体结合实验所得到的结果大致相同。

进一步研究了从 SWNTs-CH₃ 和 SWNTs-COOH 上缓释下来的 rhBMP-2 的生物活性[图 5.21(b)]。实验结果表明,rhBMP-2 分别从 SWNTs-CH₃ 和 SWNTs-COOH 表面上释放下来后,生物活性出现程度不同的下降。其中,与游离态的 rhBMP-2 相比,从 SWNTs-CH₃ 表面缓释下来的 rhBMP-2 的生物活性下降了约 30%;而从 SWNTs-COOH 表面上释放下来的 rhBMP-2 的生物活性则相当。与此同时,与吸附状态下的 rhBMP-2 生物活性的比较发现(吸附状态和缓释后的 rhBMP-2 的浓度相同),从 SWNTs-CH₃ 表面缓释下来的 rhBMP-2 的生物活性降低了约 50%,而从 SWNTs-COOH 表面缓释下来的 rhBMP-2 的生物活性降低了约 25%。这可能是由于从 SWNTs-CH₃ 和 SWNTs-COOH 表面释放下来的

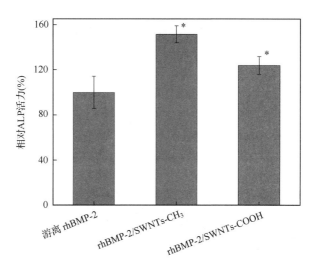

图 5.20　溶液状态中的 rhBMP-2 以及吸附在 SWNTs-COOH 和 SWNTs-CH₃ 表面的
rhBMP-2 的 ALP 活性

每组数据为 5 个平行样的平均值

rhBMP-2 进入水环境后,rhBMP-2 的二级结构发生了变化,又发生了一定的折叠,使受体结合位点包埋到蛋白质内部,不利于与细胞表面受体结合,即生物活性的表达。此推论和红外光谱所得到的二级结构的数据以及缓释后的 rhBMP-2 的圆二色谱结果相吻合[图 5.21(a)和表 5.4]。SWNTs-COOH 和 SWNTs-CH₃ 分别作为载体负载 rhBMP-2 时,均能使 rhBMP-2 的生物活性得到显著提高,其中 SWNTs-CH₃ 对 rhBMP-2 的生物活性的促进作用更强。

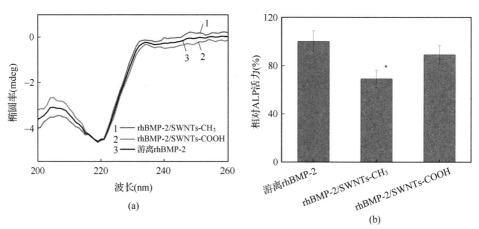

图 5.21　从 rhBMP-2/SWNTs-CH₃ 和 rhBMP-2/SWNTs-COOH 复合体上释放下来的
rhBMP-2 的(a)圆二色谱分析,(b)生物活性

每组数据为 5 个平行样的平均值

在上述研究的基础上,结合 rhBMP-2 分子的结构特点,提出了 rhBMP-2 在纳米碳管表面吸附、缓释的示意图(图 5.22)。静电作用力、疏水作用力是维持蛋白质和载体表面相互接触、相互作用的主要作用力。如果蛋白质和载体所带电荷为异性电荷(且电荷的绝对值较高),或者两者之间具有较强的疏水作用力,或者两者之间的接触面积较大,都可以增强蛋白质与载体之间的相互作用。与其他蛋白质一样,rhBMP-2 是氨基酸序列,这些氨基酸有的为极性氨基酸,有的为非极性氨基酸。所以,蛋白质链具有吸附到亲水表面的趋势,也有吸附到疏水表面的趋势。

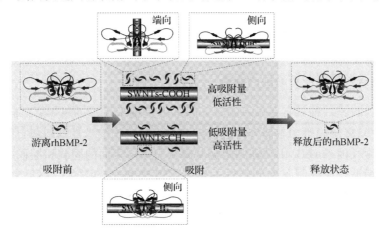

图 5.22　rhBMP-2 分别与 SWNTs-CH₃ 和 SWNTs-COOH 相互作用的流程图

rhBMP-2 的主要活性端位于其疏水结构域。rhBMP-2 的"腕关节"表面抗原决定部位具有高的吸附力,它和 BRIA 型受体在细胞反应过程中起重要作用,在整个细胞反应过程中 60% 的接触面积都是由疏水氨基酸残基提供。当 rhBMP-2 溶解于水性溶液中时,为了能够充分和水分子接触,rhBMP-2 分子会把极性氨基酸暴露于自身结构的外部;因此,绝大部分疏水型的"腕关节"表面抗原决定部位被包埋在疏水核内。

当 rhBMP-2 非特异性结合到 SWNTs-COOH 或 SWNTs-CH₃ 表面时,蛋白质分子为了能够和碳纳米管表面有更大程度的接触,其原先的折叠结构会有部分解折叠现象发生,从而导致 rhBMP-2 二级结构的变化。根据 rhBMP-2 自身的形态尺寸,推测 rhBMP-2 在碳纳米管上的负载方式主要有两种:垂直吸附和平行吸附(如图 5.22)。由于 α-螺旋附近区域的氨基酸(Lys3,Lys5,Lys8,Lys11,Lys15 和 Arg7,Arg9)所带电荷为正电荷,而 SWNTs-COOH 带负电荷。所以,在 rhBMP-2 和 SWNTs-COOH 的吸附过程中,垂直吸附和平行吸附方式共存,故造成了 SWNTs-COOH 具有相当高的 rhBMP-2 负载量,以及 α-螺旋结构的损失。SWNTs-CH₃ 表面主要为疏水基团,rhBMP-2 上的疏水性氨基酸和 SWNTs 表面的疏水基团通过疏水作用力相互作用,rhBMP-2 在 SWNTs-CH₃ 上的负载方式为平行吸附,导致 β-折叠结构解折叠。由于 rhBMP-2 吸附在碳纳米管上所带来的解折叠效应,使得 rhBMP-2 原有的 α-螺旋结构和 β-折叠结构均被打开,可能使原本位于这些疏水区域内的 rhBMP-2 活性位点暴露于水环境中,从而使活性位点更容易与细胞表面受体结合,进而增强 ALP 活性表达。rhBMP-2 分子一旦从 SWNTs-COOH 和 SWNTs-CH₃ 表面释放下来,其结构倾向于回复到自由能低的状态。

5.5　生长因子在二维材料表面的固载与控释

5.5.1　纳米羟基磷灰石涂层的制备

二维材料是一种只有在单一的 z 方向维度是纳米尺度的材料;二维材料主要包括超薄膜、多层膜等。本研究通过在金芯片表面沉积纳米羟基磷灰石涂层,并进一步研究生长因子 rhBMP-2 在纳米羟基磷灰石涂层表面的固载和控释情况。

采用微波合成法制备不同特性的纳米羟基磷灰石(NHA)。NHA60 是冻干后得到的 NHA 样品;NHA60Sin 是烧结后得到的 NHA 样品;NHA60Glu 是在制备过程中添加了 5 wt% 的葡萄糖并且未经烧结得到的 NHA 样品。图 5.23 的 XRD 曲线在 $2\theta = 25.864°$ 和 $32.186°$ 都有强烈的峰,这是 NHA 晶粒(002)面和(112)面的标准峰,证明合成的物质是纳米羟基磷灰石,且均具有较高的结晶度。

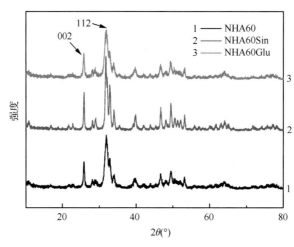

图 5.23　NHA60、NHA60Sin 和 NHA60Glu 的 XRD 图谱

进一步采用电泳沉积法在 QCM-D 芯片表面制备 NHA 涂层,其表面特性如图 5.24 所示。Au 表面的高度标尺为 20 nm,表面比较平整,纳米羟基磷灰石涂层

表面高度标尺为 40 nm,表面比较粗糙。经计算得出(表 5.5),Au、NHA60、NHA60Sin、NHA60Glu 四种样品表面粗糙度分别为 1.92 nm±0.18 nm、6.22 nm±0.31 nm、6.72 nm±0.22 nm、7.43 nm±0.10 nm。表面粗糙度反应的是样品表面的"增加面积",表面粗糙度越大,增加面积越多,可吸附蛋白位点相对较多;表面粗糙度越小,增加面积越小,可吸附蛋白位点相对较少。

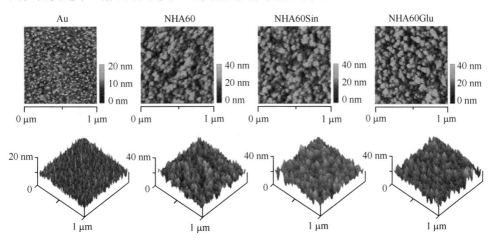

图 5.24 纳米羟基磷灰石涂层 QCM-D 芯片的原子力显微镜图谱

表 5.5 纳米羟基磷灰石及纳米羟基磷灰石涂层 QCM-D 芯片的特性

	Au	NHA60	NHA60Sin	NHA60Glu
ζ 电位(mV)	—	-2.97 ± 0.09	-1.69 ± 0.10	-0.15 ± 0.03
d_{002}(nm)	—	19.7 ± 1.4	30.5 ± 1.7	25.7 ± 1.2
d_{112}(nm)	—	10.4 ± 0.9	17.0 ± 1.0	14.6 ± 0.7
RMS(nm)	1.92 ± 0.18	5.12 ± 0.28	7.72 ± 0.22	7.43 ± 0.10
WCA(°)	70.88 ± 1.18	76.50 ± 0.91	67.56 ± 0.86	36.70 ± 4.08

5.5.2 rhBMP-2 在 HAP 纳米涂层表面的吸附

采用石英晶体微天平(QCM-D)研究 rhBMP-2 及其抗体在纳米羟基磷灰石涂层表面的吸附情况。实验结果如图 5.25 和表 5.6 所示。

四种芯片表面吸附 BMP-2 后引起的频率变化差别不大,但是吸附 rhBMP-2 抗体后引起的频率变化差别很大。Au、NHA60、NHA60Sin、NHA60Glu 表面吸附 rhBMP-2 的质量密度分别为(81.14±1.76) ng/cm²、(65.56±1.40) ng/cm²、(71.58±1.24) ng/cm²、(74.41±1.36) ng/cm²,而相应的 rhBMP-2 抗体吸附质

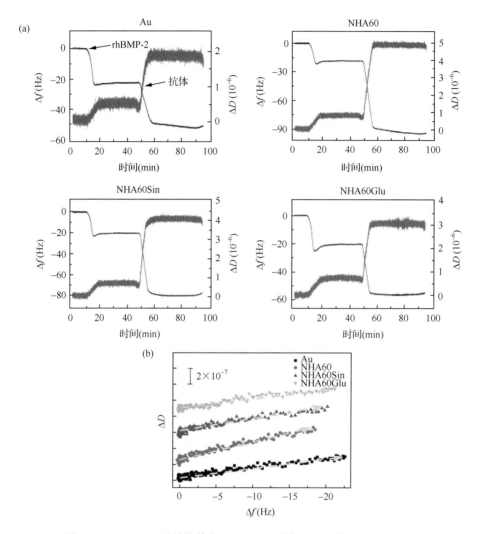

图 5.25　rhBMP-2 及其抗体在 QCM-D 芯片表面的吸附(a)及耗散(b)

表 5.6　rhBMP-2 在纳米羟基磷灰石涂层 QCM-D 芯片的吸附

	Au	NHA60	NHA60Sin	NHA60Glu
$\Delta m_{rhBMP-2}$ (ng/cm^2)	81.1±1.8	65.6±1.4	71.6±1.2	74.4±1.4
$\Delta m_{抗体}$ (ng/cm^2)	97.8±1.7	262.2±3.9	210.9±1.7	127.3±2.1
$(\Delta D/\Delta f)_{rhBMP-2}$ (10^{-8} Hz^{-1})	2.25±0.13	4.34±0.18	3.47±0.05	2.94±0.11
$N_{抗体}/N_{rhBMP-2}$	0.201±0.003	0.667±0.007	0.492±0.012	0.285±0.004

量密度分别为(97.77±1.71) ng/cm^2、(262.17±3.90) ng/cm^2、(210.91±1.71) ng/cm^2、(127.30±2.03) ng/cm^2。由此表明,HA60 芯片表面吸附的 rhBMP-2 分

子结构比较松散,吸附抗体的活性位点比较多。Au 表面吸附的 rhBMP-2 质量最多,但是吸附 rhBMP-2 抗体质量最少,说明吸附在其表面的 rhBMP-2 分子结构比较紧密,吸附抗体的活性位点少,活性位点有可能在吸附过程中失活。

耗散是表征黏弹性的一个物理量,单位质量的耗散值表征单个分子的黏弹性。从图 5.25(b)可以看出,Au 表面吸附 rhBMP-2 后的耗散值最少,其$(\Delta D/\Delta f)_{BMP-2}$ 为$(2.25 \pm 0.13) \times 10^{-8}\ Hz^{-1}$,表明吸附在上面的 rhBMP 分子间相互作用强,分子紧密堆积在一起,因而活性低。NHA60、NHA60Sin、NHA60Glu 对应的耗散值分别为$(4.34 \pm 0.18) \times 10^{-8}\ Hz^{-1}$、$(3.47 \pm 0.05) \times 10^{-8}\ Hz^{-1}$、$(2.94 \pm 0.11) \times 10^{-8}\ Hz^{-1}$。羟基磷灰石表面吸附的 rhBMP-2 分子比较松散,因而活性高。其中,NHA60 表面的活性最高,这与频率改变的结果一致。

5.5.3 ALP 活性

通过检测 C2C12 细胞的 ALP 活性研究吸附在芯片表面的 rhBMP-2 的生物活性。如图 5.26 所示。从图中可以看出,未吸附 rhBMP-2 表面上的 C2C12 细胞 ALP 活性很低,吸附 rhBMP-2 表面上的 C2C12 细胞 ALP 活性明显升高。NHA 表面上的 ALP 活性明显高于金表面的 ALP 活性。NHA 表面上 ALP 活性的顺序为,NHA60 > NHA60Sin > NHA60Glu。这些结果跟 QCM-D 得到的结论一致。有文献报道,rhBMP-2 对细胞的黏附增殖也有促进作用。为此,研究了 Au、NHA60、NHA60Sin、NHA60Glu 四种芯片表面吸附了 rhBMP-2 后的细胞黏附行为,实验结果如图 5.27 所示。采用 Image-Pro Plus 6.0 软件定量计算 C2C12 细胞黏附的细胞面积和周长,计算结果如图 5.28 所示。

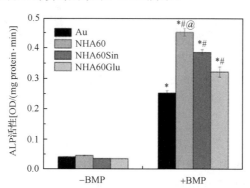

图 5.26 rhBMP-2 吸附前后,细胞在 HAP 表面的 ALP 活性

* $P < 0.05$,与不含 BMP-2 组相比;# $P < 0.05$,与 Au/BMP-2 组相比;

@ $P < 0.05$,与含 BMP-2 的 NHA60Sin 和 NHA60Glu 相比

吸附 rhBMP-2 的芯片表面的细胞面积明显高于没有吸附 rhBMP-2 的芯片表面的细胞面积,表明 rhBMP-2 有利于细胞黏附,细胞与材料接触面积提高。对于

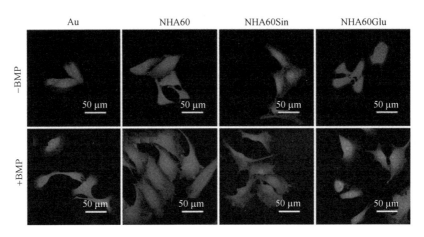

图 5.27　C2C12 细胞在有无吸附 rhBMP-2 的表面孵育 12 h 的黏附形态

吸附 rhBMP-2 的试样,细胞面积的大小顺序为: NHA60 > NHA60Sin > NHA60Glu>Au。此外,细胞周长的结果与细胞面积的结果类似。细胞黏附实验结果与 QCM-D 实验结果一致。

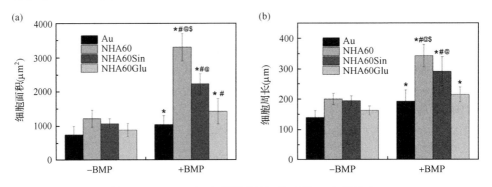

图 5.28　C2C12 细胞黏附后的细胞面积(a)和周长(b)

* $P<0.05$,与不含 BMP-2 组相比;♯ $P<0.05$,与 Au/BMP-2 组相比;

@ $P<0.05$,与 NHA60Glu/BMP-2 组相比,\$ $P<0.05$,与 NHA60Sin/BMP-2 组相比

基于上述 rhBMP-2 在 HAP 纳米涂层表面吸附和活性的研究结果,结合 rh-BMP-2 分子的结构,推测出 rhBMP-2 在 Au、NHA60、NHA60Sin、NHA60Glu 表面可能的吸附状态及其活性位点,如图 5.29 所示。图 5.29(a)是 rhBMP-2 的一个分子示意图。rhBMP-2 分子有两种类型的细胞结合受体,一种是位于"腕关节"部分的 I 型受体,包含 BMPR-ⅠA 和 BMPR-ⅠB;另一种是位于"膝关节"部分的 Ⅱ型受体,包含 BMPR-Ⅱ 和 ActR-Ⅱ。rhBMP-2 活性起主要作用的受体是 BMPR-ⅠA。在水性溶液中,为了提高分子的稳定性,rhBMP-2 分子会倾向于形成亲水性的极性氨基酸朝向外部的水相、疏水性的"腕关节"朝内的构象。也就是说,在水相

中,rhBMP-2 分子表面 I 型受体部位多被包埋在疏水核内,这在一定程度上会影响其活性。而吸附在基体材料表面(如 Au、NHA60 和 NHA60Glu 等)后,rhBMP-2 分子的构象会发生一定的变化,如图 5.29(b)。一般来讲,蛋白与基体之间的作用力包括静电力、疏水-疏水作用力等。在基体 Au 表面,由于材料表面粗糙度小和疏水性强,因此蛋白与材料表面相互作用力强,rhBMP-2 分子紧密地吸附在 Au 表面,分子活性位点易被包埋,所以吸附后 rhBMP-2 的活性较低。而对于 NHA60,材料表面的粗糙度较大,表面疏水性也增强,rhBMP-2 分子与基体之间的相互作用强,rhBMP-2 分子伸展疏松地吸附在表面,活性位点打开,所以 rhBMP-2 吸附后的活性高;对于 NHA60Glu,表面粗糙大,但材料表面亲水性较强,rhBMP-2 分子与基体之间的疏水-疏水作用弱,分子构象发生改变的程度较小,因此 rhBMP-2 吸附后的活性居中。

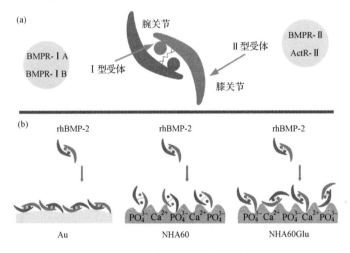

图 5.29　推测的吸附机理图

5.5.4　掺镁纳米 HAP 涂层

进一步在 HAP 涂层中掺杂镁元素,研究了 HAP 纳米涂层中镁含量对 rhBMP-2吸附、微观结构和活性的影响。合成的纳米 HAP 尺寸为 $15\sim20$ nm× $15\sim20$ nm× $80\sim120$ nm,分散性良好,且表面略微带正电(4.4 mV±0.3 mV)。包括掺杂低含量镁的纳米羟基磷灰石涂层(NHA-Mg-Low)、掺杂高含量镁的纳米羟基磷灰石涂层(NHA-Mg-High)、不掺杂镁的纳米羟基磷灰石涂层(NHA)。制备得到的三种涂层表面的元素组成及表面形貌如图 5.30 和图 5.31 所示。

EDS 和 XPS 图谱直接证明 NHA、NHA-Mg-Low 和 NHA-Mg-High 涂层的成功制备。从 XPS 计算得出,NHA、NHA-Mg-Low、NHA-Mg-High 表面的 Ca： P 分别为 1.71、1.66、1.64,证明涂层表面的纳米羟基磷灰石经过电泳沉积过程后

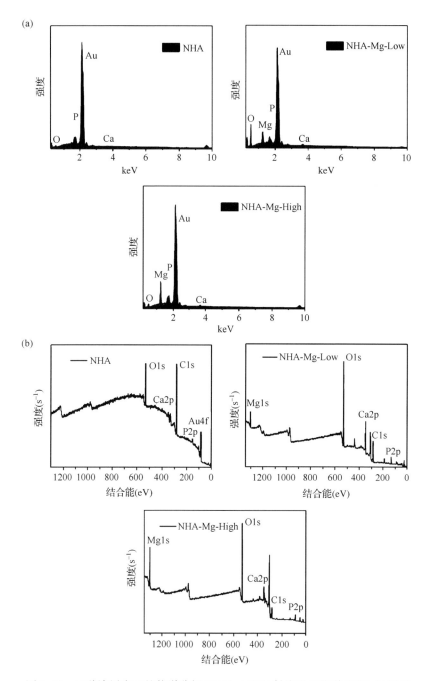

图 5.30 三种涂层表面的能谱分析(EDS,a)和 X 射线电子能谱(XPS,b)图谱

没有发生明显变化,保持典型的纳米羟基磷灰石的钙磷比。此外,镁元素在涂层表面主要以二价镁离子的形式存在,NHA-Mg-Low、NHA-Mg-High 表面的 Mg^{2+}:

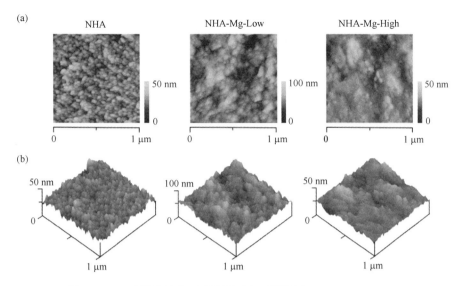

图 5.31　三种样品的表面形貌原子力显微镜图(1.0 μm× 1.0 μm)
(a) 二维图;(b) 三维图

NHA 分别为 0.48、1.80。

从原子力显微镜图(图 5.31)看出,样品表面形貌均匀。NHA 表面涂层呈颗粒状,NHA-Mg-Low、NHA-Mg-High 表面涂层呈片状,原因可能是 Mg^{2+} 的加入影响了样品表面形貌。此外,NHA、NHA-Mg-Low、NHA-Mg-High 样品表面的粗糙度(RMS)分别为,5.2 nm±0.2 nm、13.6 nm±0.5 nm、5.1 nm±0.3 nm。NHA、NHA-Mg-Low、NHA-Mg-High 样品表面的水接触角分别为,74.7°±2.4°,65.5°±2.8°,43.3°±2.2°。

采用 QCM 检测了 rhBMP-2 及其抗体在样品表面的吸附量及吸附状态(图 5.32)。结果表明,NHA-Mg-Low 和 NHA-Mg-High 样品表面蛋白吸附质量明显大于 NHA 表面的蛋白吸附量,原因可能是 Mg^{2+} 的加入增加了 rhBMP-2 的蛋白表面吸附量。然而,不同镁离子浓度的样品表面蛋白吸附量也存在差异,高浓度镁离子的表面 rhBMP-2 的吸附量最多。但 NHA-Mg-Low 表面抗体的吸附量大大高于 NHA 和 NHA-Mg-High 表面,表明 rhBMP-2 吸附在 NHA-Mg-Low 表面具有更多的 rhBMP-2 II 型结合位点。从吸附蛋白层的黏弹性($\Delta D/\Delta f$)来看,NHA-Mg-High 表面的黏弹性最大,似乎表明 rhBMP-2 在 NHA 表面吸附后分子构象发生了明显改变,导致 rhBMP-2 活性降低。抗体/蛋白分子比($N_{抗体}/N_{rhBMP-2}$)是表征单个蛋白分子的活性大小的指标,同时 $N_{抗体}/N_{rhBMP-2}$ 也表明 NHA-Mg-Low 的 rhBMP-2 活性最大。样品表面的 rhBMP-2 吸附量、rhBMP-2 抗体吸附量、黏弹性及抗体/蛋白分子比见表 5.7。

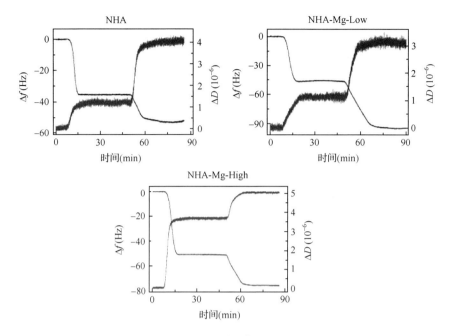

图 5.32　rhBMP-2 及其抗体在样品表面的吸附

表 5.7　样品表面的 **rhBMP-2 吸附量、rhBMP-2 抗体吸附量、黏弹性及抗体/蛋白分子比**

	NHA	NHA-Mg-Low	NHA-Mg-High
$\Delta m_{\text{rhBMP-2}}(\text{ng/cm}^2)$	126 ± 9	164 ± 12	181 ± 11
$\Delta m_{\text{抗体}}(\text{ng/cm}^2)$	62 ± 5	170 ± 8	90 ± 6
$(\Delta D/\Delta f)_{\text{rhBMP-2}}(10^{-8}\text{Hz}^{-1})$	3.4 ± 0.3	2.3 ± 0.2	7.2 ± 0.4
$N_{\text{抗体}}/N_{\text{rhBMP-2}}$	0.08 ± 0.01	0.17 ± 0.03	0.08 ± 0.01

　　采用 C2C12 细胞研究了三种涂层的生物相容性和吸附在涂层表面的 rhBMP-2 成骨诱导活性，包括 ALP 活性、细胞毒性 MTT、细胞黏附、细胞凋亡、细胞增殖，结果如图 5.33 所示。

　　结果显示，所有样品均没有明显的细胞毒性，且预先吸附 rhBMP-2 的样品组生物相容性更好。同时，未加入 rhBMP-2 的样品组，ALP 活性非常低。加入 rhBMP-2后，ALP 活性显著升高。这表明 rhBMP-2 吸附在样品表面仍然保持成骨诱导活性。其中，吸附在 NHA-Mg-Low 上的 rhBMP-2 活性最高。可以推测，Mg^{2+} 存在纳米羟基磷灰石表面促进了 rhBMP-2 的成骨诱导活性，高浓度的 Mg^{2+} 反而抑制 rhBMP-2 的诱导成骨活性。

　　采用 Annexin V-FITC/碘化吡啶染色研究细胞的凋亡。实验结果显示 [图 5.33(c)]，未吸附 rhBMP-2 的样品表面的细胞凋亡率(包括早期凋亡和晚期凋亡)均较高,与其他报道一样。而吸附 rhBMP-2 后,细胞的凋亡显著下降,特别是 NHA-Mg-Low 实验组。由此可见,rhBMP-2 能够降低 C2C12 细胞在样品表面的凋亡,而低含量的镁则有助于这一过程的进行。

进一步验证了涂层表面对细胞增殖的影响[图 5.33(d)]。细胞数目随着时间的增加呈指数型增长。同一时间点,吸附 rhBMP-2 的样品组细胞数目高于未吸附 rhBMP-2 的样品组,rhBMP-2 具有促进细胞增殖的作用。NHA-Mg-Low 和 NHA-Mg-High 样品组的细胞数目高于 NHA 样品组,表明 Mg^{2+} 的存在同样也促进了细胞增殖。然而,在高浓度的镁离子作用下这种促进作用减弱。

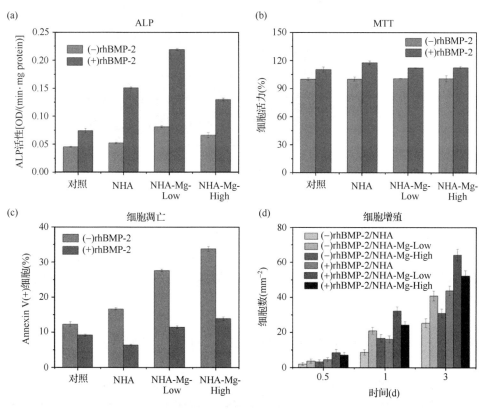

图 5.33　细胞响应行为
(a)ALP 活性;(b)细胞毒性;(c)细胞凋亡;(d)细胞增殖

采用 SEM 观察 C2C12 细胞在涂层表面的黏附形态,共聚焦显微镜观察 C2C12 细胞在涂层表面黏附的细胞骨架、黏着斑和细胞核。从细胞黏附的数据图(图 5.34)可以看出,吸附 rhBMP-2 有促进细胞黏附的作用。同时,发现掺杂镁离子的纳米羟基磷灰石涂层,细胞的铺展面积大于单纯的纳米羟基磷灰石涂层的细胞面积。而在高浓度镁离子的作用下,细胞的铺展面积略微降低。

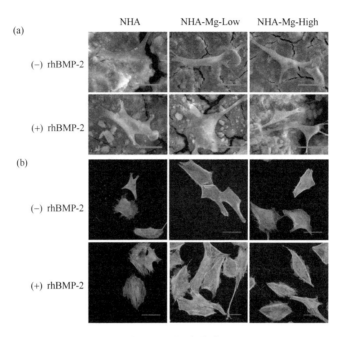

图 5.34　细胞黏附

(a)扫描电镜图,标尺 20 μm;(b)激光共聚焦图;标尺 50 μm

本图(b)另见书末彩图

从细胞响应的结果,结合 QCM-D 的实验结果,可以得出:①rhBMP-2 不仅可以诱导成骨,而且可以促进细胞黏附、细胞增殖,抑制细胞凋亡。②掺杂镁离子的羟基磷灰石涂层能够促进 rhBMP-2 的生物活性,而高浓度的镁离子使这种促进作用减弱。

5.6　生长因子在介孔载体中的固载与控释

由于具有大的孔径和比表面积,特别是大孔径介孔材料的成功合成,介孔材料被用于蛋白的固载。已有的研究表明,与传统的载体相比,介孔材料不仅能够实现蛋白的装载和控释,而且在高温下可以提高蛋白的稳定性[22]。然而,目前关于介孔材料装载蛋白的研究刚刚起步,对于介孔大小、材料化学组成等对蛋白装载效率及蛋白活性的影响少有关注。我们合成了三种不同孔径的介孔二氧化硅,研究了生长因子 rhBMP-2 在不同孔径介孔内的固载和缓释活性。

采用正硅酸乙酯为有机硅源,P123、CTAB 和 1,3,5-均三甲苯分别为模板剂和扩孔剂,通过溶剂挥发诱导自组装和水热后处理制备出不同孔径的氧化硅介孔材料。通过改变表面活性剂的种类及用量、扩孔剂的投入量、水热处理等途径,制

备了一系列具有不同孔径的钙磷介孔氧化硅（MPS）材料。介孔孔径为 4 nm、8 nm
和 40 nm 的材料分别记为 MPS-4、MPS-8、MPS-40。对应的不添加钙源、磷源可分
别得到对应的纯二氧化硅介孔粉末 pMPS-4、pMPS-8、pMPS-40 和 pNPS。不添加
任何模板剂、扩孔剂，可得到无介孔含钙磷二氧化硅粉末（NPS）。

　　图 5.35 为 MPS-4、MPS-8、MPS-40 和 NPS 的氮吸附曲线和孔径分布、及透
射电镜拍摄的介孔孔道照片。图 5.35(a)吸附脱附曲线表明粉末具有介孔，其中
MPS-4 和 MPS-8 的吸附脱附曲线为典型的 H1 型磁滞回线；从孔径分布图
图 5.35(b)中可看出，MPS-4 和 MPS-8 介孔均具有较好的单分散性，而 MPS-40
的介孔由于添加了扩孔剂，孔径分布相对较宽。表 5.8 为根据氮吸附结果计算的
材料介孔结构参数，三种介孔二氧化硅粉末的比表面积均远大于无介孔粉末。
MPS-4、MPS-8 和 MPS-40 的平均孔道直径分别为 4.3 nm、7.7 nm 和 44.0 nm。
TEM(图 5.36)拍摄的介孔形貌证实了氮吸附的结果，MPS-4 和 MPS-8 介孔均具
有良好的规整二维六方孔道，MPS-40 呈现无序介孔，NPS 则为非介孔材料。

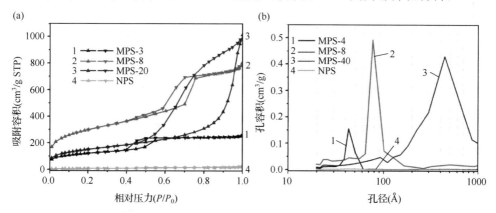

图 5.35　MPS-4、MPS-8、MPS-40 和 NPS 的氮气吸附脱附曲线(a)和孔径分布图(b)

表 5.8　MPS-4、MPS-8、MPS-40 和 NPS 的介孔结构参数

材料	BET 比表面积(m^2/g)	平均孔道直径(nm)
MPS-4	433.37	4.30
MPS-8	1080.42	7.67
MPS-40	548.77	44.03
NPS	27.87	—

　　图 5.37 为 rhBMP-2 在不同孔径的介孔二氧化硅的吸附结果，表明钙磷元素
对 rhBMP-2 在介孔二氧化硅中的吸附行为至关重要。纯 MPS 粉末对 rhBMP-2
蛋白的吸附量较低，且不同大小介孔材料中的吸附量差异不明显。相比之下，含钙

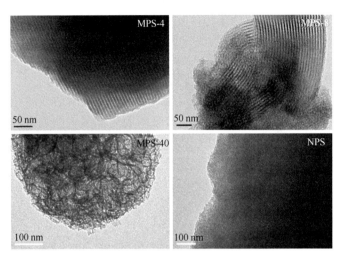

图 5.36 MPS-4、MPS-8、MPS-40 和 NPS 的 TEM 照片

磷的二氧化硅中 rhBMP-2 蛋白吸附量显著高于相同孔径的不含钙磷二氧化硅与非介孔粉末的吸附量。因此材料中掺一定比例的钙和磷元素是材料主动吸附 rhBMP-2蛋白的必要条件。进一步将 pMPS 在 SBF 模拟体液中浸泡 7 天产生一层含钙磷的矿化沉积层后用于 rhBMP-2 蛋白吸附,发现钙磷层的存在大大增加了 rhBMP-2 的吸附量,进一步证明了钙和磷元素是材料主动吸附 rhBMP-2 的重要条件。比较含钙磷的介孔二氧化硅粉末对 rhBMP-2 的吸附量,发现介孔粉末的吸附量明显高于无介孔粉末,且不同孔径的介孔 MPS-4、MPS-8 和 MPS-40 的吸附

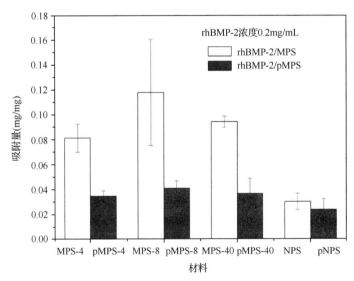

图 5.37 不同孔径的介孔二氧化硅对 rhBMP-2 蛋白的吸附量

量差异明显。其中,MPS-8 中 rhBMP-2 的吸附量最高。

研究不同孔径的介孔二氧化硅对固载 rhBMP-2 的缓释及缓释 rhBMP-2 的活性影响,对比了含钙磷的二氧化硅 MPS-4、MPS-8、MPS-20 和 NPS 中 rhBMP-2 的缓释速率,并通过圆二色谱解析和细胞分化能力测试对缓释 rhBMP-2 的二级结构和生物活性进行了研究(见图 5.38、表 5.9 和图 5.39)。

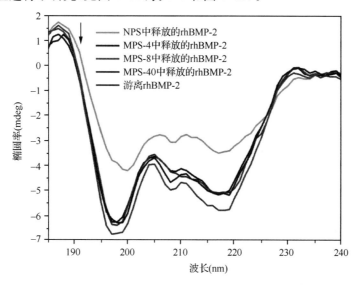

图 5.38　介孔中缓释出来的 rhBMP-2 蛋白与游离 rhBMP-2 蛋白的圆二色谱图

表 5.9　缓释的 rhBMP-2 蛋白与游离 rhBMP-2 蛋白的二级结构的含量(%)

	α-螺旋	β-折叠	β-转角	无规卷曲	结构变化率
NPS 中释放的 rhBMP-2	17.43	40.50	18.09	23.98	12.80
MPS-4 中释放的 rhBMP-2	17.05	46.92	19.07	16.96	3.28
MPS-8 中释放的 rhBMP-2	17.32	44.66	18.80	19.21	3.25
MPS-40 中释放的 rhBMP-2	17.38	45.08	18.93	18.61	2.04
游离 rhBMP-2	17.99	45.27	19.15	17.58	0

蛋白质的二级结构决定其生物活性。圆二色谱数据表明固载在几种二氧化硅粉末上缓释出的 rhBMP-2 相较于未经吸附作用的游离 rhBMP-2,其二级结构发生了一定变化,但结构变化率均不大,其中 MPS-4、MPS-8 和 MPS-40 缓释出的 rhBMP-2结构变化率仅为 2%～3%,NPS 缓释出的 rhBMP-2 结构变化率相对较大,达到了 12.80%。表明介孔对蛋白的二级结构能够起到较好的保护作用,固载在介孔内的蛋白缓释后能够保持原有的生物活性。表明细胞分化能力的 ALP 测试结果与圆二色谱结构解析结果相一致,介孔二氧化硅粉末固载 rhBMP-2 对其生

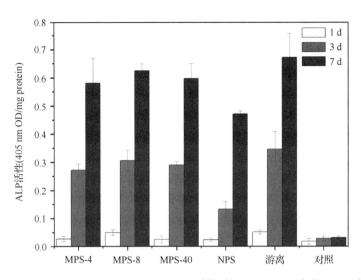

图 5.39　MPS-4、MPS-8、MPS-40 和 NPS 缓释的 rhBMP-2 蛋白的 ALP 活性

物活性无明显影响。

　　由此可见,7～8 nm 的含钙、磷的介孔材料 MPS-8 不仅对 rhBMP-2 有较高的负载量,而且可以维持其结构和活性,是 rhBMP-2 的理想载体。

5.7　地塞米松与 rhBMP-2 的协同诱导成骨活性的研究

　　地塞米松(Dex)作为一类临床上广泛使用的糖皮质激素,在自身免疫缺陷、过敏、哮喘、皮肤和眼科的治疗中起着非常重要的作用。近年来的研究表明,Dex 对许多细胞具有诱导分化作用[28]。早在 1994 年,国外报道发现 Dex 对原代培养的大鼠成骨细胞系有非常显著的促进成骨的作用,并据此将 Dex 作为阳性对照应用到研究成骨药物的筛选中。Nuttelman 等[29]使用负载了 Dex 的凝胶能够诱导包入胶囊的人骨髓间质干细胞分化。Igarashi 等[30]用浓度 10^{-7} mol/L 的 Dex 培养胎鼠颅盖骨细胞(foetal rat calvarial cells,FRCC),能够诱导 FRCC 细胞的钙沉积和 ALP 表达的增加。研究发现,Dex 主要是通过诱导核心结合因子 Cbfa1、Osterix蛋白和骨基质蛋白(bone matrix proteins)的基因表达,来调控 FRCC 的成骨分化。Partridge 等[31]研究发现,对于成骨细胞 MC3T3-E1 细胞而言,Dex 对其矿化和成骨基因的表达具有双向调控性。使用较低浓度(如浓度低于 10^{-8} mol/L)时,Dex 能够诱导 MC3T3-E1 细胞的分化和成骨,但是当浓度升高到药理学浓度(如 10^{-7}～10^{-6} mol/L)时,Dex 会抑制成骨相关基因的表达。

　　基于 Dex 的促进成骨分化作用,我们将其与 rhBMP-2 联合使用来提高rhBMP-2的活性,降低 rhBMP-2 的使用量。下面将介绍这方面近年来的研究进展情况。

5.7.1　地塞米松和 BMP-2 协同诱导多能干细胞的成骨分化及其机理

　　Mikami 等[32]以鼠的多能干细胞系 C3H10T1/2 为模型,研究了 Dex 对 BMP-2 诱导的成骨分化过程的影响规律及相关机制。研究发现,Dex 与 BMP-2 可协同性的促进 ALP 的表达,而且过程呈现显著的时间和浓度依赖性(图 5.40)。特别是采用切换式轮流加入 Dex 与 BMP-2 的效果远低于 Dex 与 BMP-2 的同时作用。当 Dex 与 BMP-2 同时作用于 C3H10T1/2 细胞时,可显著提升 ALP 的基因表达水平。表明 Dex 与 BMP-2 的作用是通过同一分子通道。

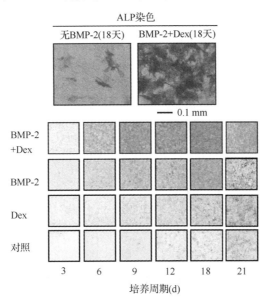

图 5.40　Dex 与 BMP-2 协同促进 C3H10T1/2 的成骨分化

　　进一步研究发现,在 C3H10T1/2 细胞中,Dex 对 BMP-2 诱导分化的 Smad1/5/8 分子通道(图 5.41)和 Runx-2 分子表达没有显著影响,而是通过 STAT3 通道

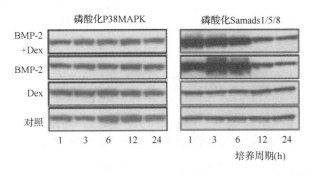

图 5.41　Dex 对磷酸化 P38MAPK 和磷酸化 Smad1/5/8 表达的影响

而起作用的。

5.7.2　地塞米松和 BMP-2 协同诱导 C2C12 细胞成骨分化

多能性骨髓间质前体细胞 C2C12[33]为小鼠肌原性亚克隆细胞系,作为多能性间质前体细胞系,为研究肌组织中的骨形成过程中早期的成骨分化提供了一个细胞模型。在这个模型中,BMP-2 不只是抑制 C2C12 成肌方向的终末分化,同时也诱导其成骨分化。因此,使用这个经典的细胞系模型,获得的结果可以用来分析 BMP-2 的一般的和特殊的信号通道,也可以为骨组织修复生物材料的设计提供指导。

以 C2C12 细胞为模型,研究发现 5～200 nmol/L 的 Dex 均可促进 rhBMP-2 的碱性磷酸酶(ALP)的表达(图 5.42a),且 ALP 水平随着 Dex 浓度的增加而增加,但是 200 nmol/L 时略有下降。图 5.42(b)为 C2C12 细胞进行 ALP 的组织化学染色分析(使用固蓝 BB 盐和色酚 AS-BI 磷酸盐染色),结果也直观地证实了 ALP 活性表达对 Dex 的剂量依赖效应。

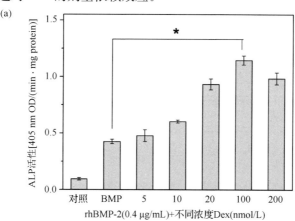

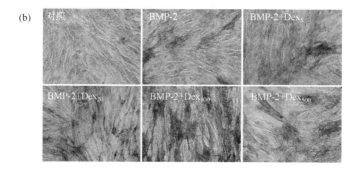

图 5.42　Dex 增强 BMP-2 在 C2C12 细胞中的生物活性

(a)ALP 定量检测不同浓度 Dex 对 0.4 μg/mL BMP-2 的生物活性的影响;(b)ALP 染色结果(* P<0.05)

　　进一步研究了 Dex 和 rhBMP-2 对 C2C12 细胞不同分化阶段的影响,对细胞"前期"(1~2 天)和"后期"(3~4 天)ALP 的表达进行比较,结果见图 5.43。可以看出,只有在前期(1~2 天)和后期(3~4 天)都同时加入 BMP-2 和 Dex 培养的细胞才表现出最高的 ALP 表达。同时,在早期或后期不添加 Dex 诱导的 ALP 水平稍低于最高 ALP 表达,但远高于在早期或后期没有添加 BMP-2 培养的细胞。表明无论是在"前期"还是"后期",BMP-2 均具有非常重要的作用。

　　前人的研究表明,BMP-2 对于多能干细胞和前成骨细胞的成骨分化作用明显,但对于成熟的成骨细胞系作用很小。与之不同的是,Dex 主要作用于成骨分化的终端。据此推测,BMP-2 和 Dex 对于细胞不同时期的 ALP 表达和生物活性应该有不同的作用。联合使用 BMP-2 和 Dex 可能增强 BMP-2 诱导前成肌细胞分化成为成骨细胞,同时也能增强 Dex 诱导的成骨细胞终末分化。但是实验结果显示,在 C2C12 细胞系中,rhBMP-2 在"前期"(1~2 天)和"后期"(3~4 天)的作用都非常重要。而同时使用 rhBMP-2 和 Dex 的实验组诱导的 ALP 表达最明显。因此,rhBMP-2 和 Dex 可能作用于同一个信号通道,或者是作用于同一个分化阶段。单独使用 Dex 处理 C2C12 细胞对 ALP 的表达和活性的作用可以忽略。只有在 rhBMP-2 存在下,Dex 才能诱导细胞 ALP 的表达。因此可以推断,在 C2C12 细胞系中,rhBMP-2 起着主要作用,而 Dex 对 rhBMP-2 的信号通道起着辅助作用。

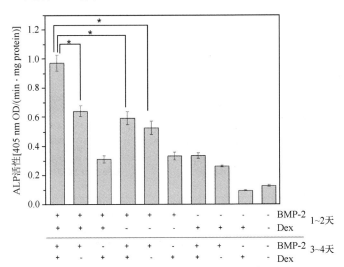

图 5.43　细胞分化不同阶段用 BMP-2 和 Dex 分别培养后的 ALP 活性。C2C12 细胞先在
BMP-2 或者 Dex 或者两者都加的培养基中培养 2 天后,去除培养基。加入新的指定的
培养基。4 天后检测 ALP 水平
BMP-2 (0.4 μg/mL),Dex (100 nmol/L),4 个平行样

　　研究了 Dex 促进 BMP-2 诱导成骨的机理,结果如图 5.44 所示。图 5.44(a)
蛋白印迹(Western blotting)结果显示,BMP-2 和 BMP-2＋Dex 两组之间的
Smad1/5/8 蛋白表达并没有明显的差异,说明 BMP-2＋Dex 同时作用于 C2C12 细
胞时 Dex 对 Smad1/5/8 蛋白表达没有明显的促进作用。实时逆转录聚合酶链式
反应(realtime RT-PCR)结果显示,培养基中加入 BMP-2 会使得 Id-1 的表达升
高,但是使用 Dex 对 Id-1 的表达没有显著性影响。

　　进一步探讨了 Dex 对 BMP-2 诱导的成骨细胞转录因子和成骨细胞标志物表
达水平的影响。结果显示,培养 24 h 后,和单独采用 BMP-2 培养的细胞及对照组
相比,BMP-2 和 Dex 联合培养后的 ALP 基因表达显著性增加。而且,在前 5 天
里,经"BMP-2＋Dex"培养和单独用 BMP-2 培养细胞的 ALP 基因表达随时间的
延长而不断增加,特别是采用"BMP-2＋Dex"培养的 C2C12 细胞 ALP 的基因表达

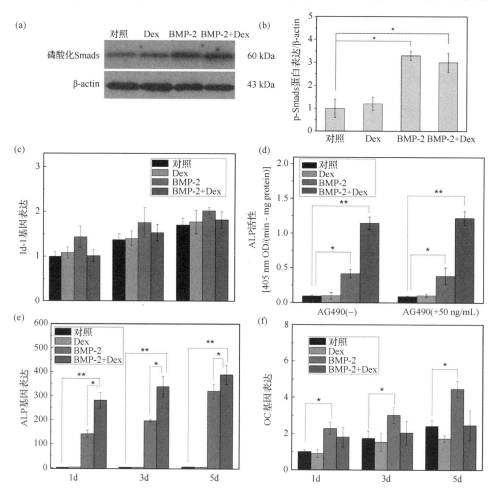

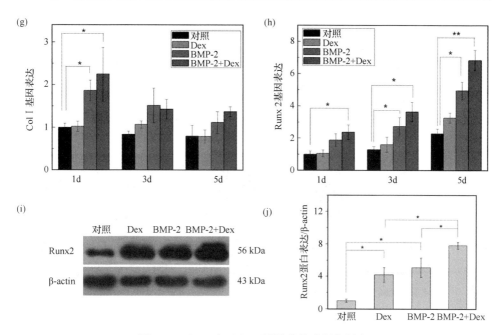

图 5.44　Dex 对 BMP-2 诱导成骨过程的影响

（a）Dex 对 BMP-2 磷酸化 Smad1/5/8 信号的影响；（b）p-Smads 结果的定量分析；（c）Dex 和 BMP-2 对 Id-1 表达的影响（$n=4$）；（d）Dex 对 JAK/STAT 抑制剂 AG490 表达的影响；Dex 和 BMP-2 对 ALP（e），osteocalcin（f），Collegen I（g）和 Runx2（h）等成骨相关基因表达的影响（$n=4$）；（i）Dex 和 BMP-2 对 Runx2 蛋白表达的影响；（j）Runx2 蛋白表达的定量分析结果

$* P<0.05, ** P<0.001$

接近对照组的 400 倍。但 Dex 的加入对骨钙素的基因表达有部分抑制作用。培养 1 天后，用"BMP-2+Dex"培养后的细胞的 I 型胶原的基因表达明显增加，但随着时间的延长，这一增长逐渐被抑制。在 1 天和 3 天后，采用 BMP-2 和 Dex 联合培养的细胞的 Runx2 的基因表达水平明显增加，特别是在第 5 天。而与对照组相比，在第 3 天和第 5 天单独用 BMP-2 或 Dex 培养的 Runx2 的基因表达水平都略有增加。表明 Dex 的作用可能是通过 Runx2 实现的。

　　通过体内异位动物实验研究了 Dex 对 BMP-2 诱导成骨活性的影响。实验以 15 μg BMP-2 为基础，分别加入 0 μg，4 μg，20 μg，100 μg 的 Dex，采用 Micro-CT 研究对比了 2 周后不同组的成骨效果，结果如图 5.45 所示。表明加入 Dex 组的成骨效果均优于单独使用 BMP-2 组。相比之下，加入 20 μg 的 Dex 组的成骨效果最佳。采用蛋白印记（Western blotting）的研究结果也显示，加入 20 μg Dex 实验组的骨组织中 Runx2 蛋白的表达最高。上述结果有力证明 Dex 可与 BMP-2 协同促进成骨，且这一过程与 Runx2 蛋白的升高直接相关。

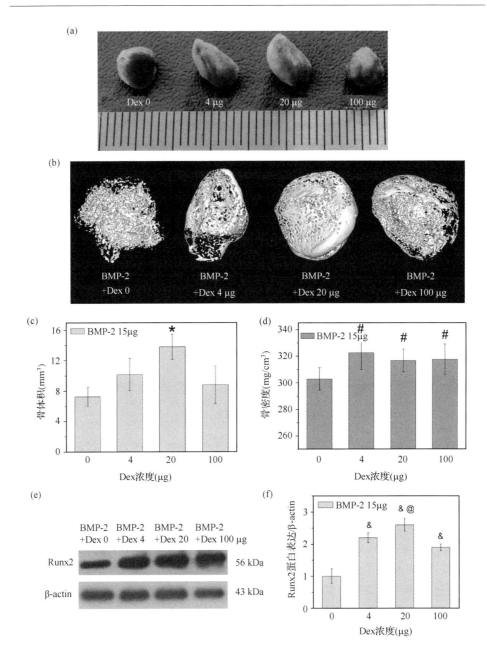

图 5.45　Dex 和 BMP-2 诱导异位成骨的研究

2 周后新骨的(a)数码照片和(b)μCT 照片;新生骨的骨体积(c)和骨密度(d)的定量分析(# $P<0.05$,与无
Dex 组相比);(e)体内 Runx2 蛋白的表达情况及(f)Runx2 蛋白表达的定量分析结果。15 μg BMP-2,
Dex 的量分别为:0 μg, 4 μg, 20 μg, 100 μg

5.7.3 pH 响应的壳聚糖/MSNs 负载 Dex 和 BMP-2

在实际应用中,BMP-2 需固载在一定的载体上,否则在体内环境下会迅速失去生物活性或流失,难以发挥作用。Dex 的使用也受浓度的影响,高浓度的地塞米松长期使用会导致骨质疏松,也可能导致药物依赖性。而且,Dex 的作用靶点在细胞质中。因此,为了进一步优化和提高 Dex 与 BMP-2 的协同诱导成骨效果,我们设计了 pH 响应型壳聚糖/MSNs 复合载药体系。通过硅烷偶联剂 GPTMS 与壳聚糖上的氨基反应,再加入到 MSNs 的悬浮体系中,通过 GPTMS 把壳聚糖连接到 MSNs 的表面,从而形成一个具有 pH 响应性能的复合载药体系 chi-MSNs(图 5.46)。在中性 pH 值环境下,壳聚糖处于蜷缩状态,壳聚糖分子相互缠绕,从而封盖住了 MSNs 的孔道,抑制了地塞米松的释放;而当 pH 值降到 6.0 时,壳聚糖变为伸展状态,分子间的间隙增大,导致地塞米松从孔道中释放。

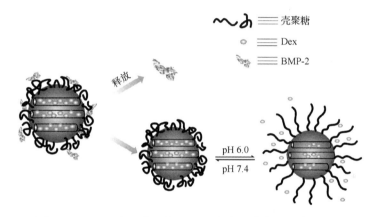

图 5.46 pH 响应型壳聚糖/MSNs 复合载药体系设计示意图

合成的 MSNs 样品呈现出球形或者椭球形状,电镜下显示分散性能较好,尺寸在 100~150 nm 之间。小角 XRD 图谱结果表明,MSNs 材料具有明显的介孔特征峰。经过壳聚糖表面改性后,能够封盖其介孔孔道。当缓冲溶液的 pH 值为 7.4(模拟人体体液环境)时,只有少量的地塞米松缓慢释放到缓释介质中(图 5.47)。在中性环境下,孔道中所负载的地塞米松不能释放出来。当缓冲介质的 pH 值为 6.0(模拟细胞内溶酶体 pH)时,地塞米松的释放在开始 20 min 内随着时间的增加,大概经过 50 min,药物基本释放完全。表明所合成的 chi-MSNs 纳米复合载药体系具有明显的 pH 响应性能。图 5.47(c)的结果也显示,壳聚糖/MSNs 能够控制 BMP-2 的释放。体外细胞实验结果显示(图 5.48),壳聚糖/MSNs 有助于维持 BMP-2 的二级结构,从而提高其成骨活性。这与壳聚糖/MSNs 对 BMP-2 的缓释和活性维持密切相关。

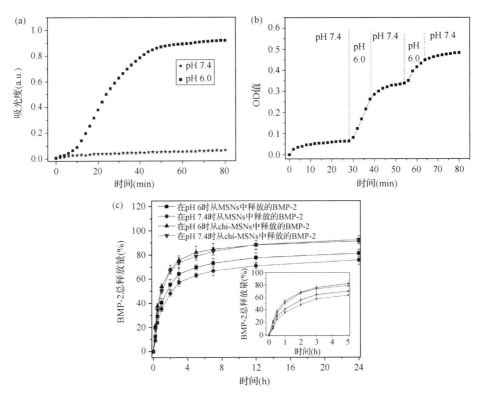

图 5.47　(a)和(b)Dex 从壳聚糖/MSNs 中的释放;(c)BMP-2 的释放

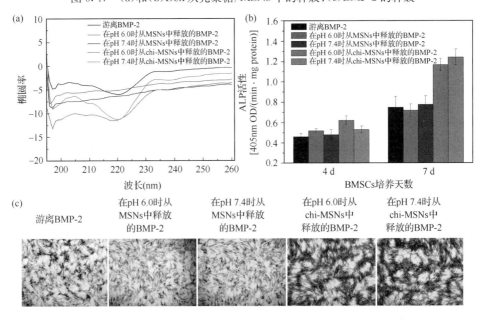

图 5.48　从壳聚糖/MSNs 中释放出来 BMP-2 的二级结构(a)、ALP 活性(b)和 ALP 染色结果(c)

图 5.49 为动物体内异位成骨实验结果。图 5.49(a)为 4 组样品在小鼠体内 2
周和 4 周后的异位成骨照片及 Micro-CT 重构图。2 周时 4 种样品的异位成骨差
别并不大;但是 4 周后,MSNs 或者 chi-MSNs 负载 BMP-2 和 Dex 样品组的成骨
量明显优于 BMP-2/明胶海绵组和 BMP-2+Dex/明胶海绵组的成骨情况,特别是
双载药系统"ACS/rhBMP-2 +Dex @chi-MSNs"样品组的成骨体积和骨密度均明
显高于其他样品组。

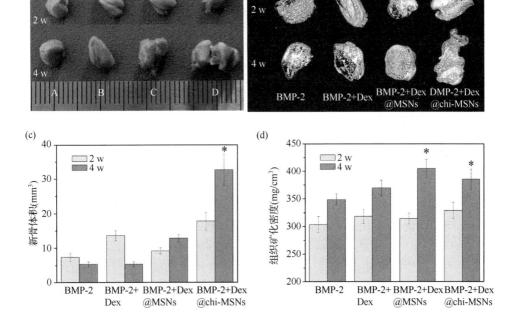

图 5.49　四组材料植入小鼠体内 2 周和 4 周的异位成骨情况

(a) 术后 2 周和 4 周 rhBMP-2 诱导生成的新骨数码照片,A: 可吸收明胶海绵(ACS)/rhBMP-2 (15 μg),
B: ACS/rhBMP-2 (15 μg)+Dex (20 μg), C: ACS/rhBMP-2 (15 μg)+Dex (20 μg)@MSNs,
D: ACS/rhBMP-2 (15 μg)+Dex (20 μg)@chi-MSNs;(b) Micro-CT 重构图;(c) 新骨体积比较,
* $P<0.05$;(d) 组织矿化密度比较,* $P<0.05$

5.8　其他成骨相关生长因子的控释

5.8.1　血管内皮生长因子的控释

血管再生和营养物质的传输等对骨修复质量至关重要。研究表明,血运再生
或重建可以确保骨组织损伤部位营养物质的供应,有利于骨创伤的修复,是实现高

质量骨修复的保证。近年来,以胚胎发育和骨折愈合为模型,研究发现骨组织的血管化可以通过血管新生(angiogenesis)或血管发生(vasculogenesis)两种过程,局部微环境或血液中的内皮和内皮祖细胞参与新血管形成[34]。血管内皮生长因子(VEGF)及其相应受体是血管形成过程的主要信号调节通路。在骨折愈合过程中,包括炎性细胞和间充质干细胞等通过分泌 VEGF 来调控血管的形成[35]。但VEGF 的促血管生成作用具有浓度效应,过高浓度的 VEGF 会增加血管的通透性,造成血管渗漏,导致畸形、无功能化血管的形成[36]。此外,在骨组织再生过程中,成血管和成骨作用在时序和空间均表现出密切的联系和相互影响[37]。例如Leedy 等在钛金属表面制备 VEGF/壳聚糖涂层,研究发现,负载 VEGF 后,细胞的 ALP 表达水平和成骨矿化能力分别提高 2 倍和 10 倍[38]。Ramazanoglu 和 Lin等的研究均表明,同时负载 VEGF 和 BMP 可显著促进骨组织的矿化和成骨相关蛋白的表达,加速骨组织的生成,两者具有理想的协同效果[39,40];我们的研究发现,类肝素磺化壳聚糖和镁离子可促进骨损伤部位 VEGF 的表达,与 rhBMP-2 协同促进骨组织和血管的生成[41]。

5.8.2　多生长因子缓/控释系统

近年来不同生长因子的协同作用越来越引起关注,相关的研究逐渐从某一活性因子的研究转入到多生长因子、生长因子与细胞外基质的协同作用研究。通过具有不同成骨诱导作用的生长因子的协同作用,能更好地诱导新骨形成,并经过重塑后,使骨组织更加成熟。特别是在某些特殊的临床治疗中,例如口腔颌面部位以及大块的节段性颌骨缺损,要求在快速再生修复骨组织基础上进行功能重建,此时单一模式地释放生长因子仍无法完全满足临床修复的要求。例如,在家兔胫骨缺损模型中同时用胶原载体控释 IGF-I 和 TGF-β1,所产生的成骨效果比单用任何一种生长因子都强。另外,在时间顺序上,骨诱导、骨形成是一个复杂而连续的过程,许多骨生长因子在不同时间环节上参与了不同时期骨组织生长代谢的调节,并且相互协调,共同构成对骨形成和骨吸收平衡过程的精细调控网络。例如早期的炎症反应期主要表达 PDGF 和 BMP-2,而到较晚的矿化阶段则可能以 bFGF 为主。设计多生长因子载体时必须考虑如何实现多种成骨生长因子的程序控释和科学配合,获得的成骨效果将显著超过单一生长因子。目前虽然已经认识到各生长因子的作用主次不同,它们的受体也在特定细胞上按一定顺序出现,但如何构建多生长因子分段顺序释放体系还处于起步阶段。

目前构建多生长因子分段释放体系的方法主要有两种:①单一基质分层释放。例如采用多层凝胶材料,不同层次包被不同生长因子,由各层次降解先后不同来决定所含生长因子的释放。②多种基质梯次组合。例如将 PDGF 预先用微胶囊包被,再与 VEGF 一同结合到 PLGA-藻酸盐支架上,两种生长因子按照各自的动力学释放,所产生的促血管生成作用相比单用任何一种生长因子明显增强。这些尝试虽然还处于起步阶段,但已充分说明多生长因子程序释放的方式是今后局部控释治疗的发展方向。

5.9　总结与展望

生长因子在材料表面的固载和控释是改善和提高材料生物活性的重要手段。材料的化学组成、表/界面特征(化学组成、亲/疏水性、形貌、曲率、孔隙率等)以及小分子药物均可从不同角度对生长因子的蛋白二级结构产生显著影响,是调控蛋白活性的有效手段。

材料中硅离子的引入有利于维持 rhBMP-2 构象和活性,促进成骨分化,实现骨组织的快速修复。rhBMP-2 在 SiO_2 纳米粒子表面呈现较好的非特异性吸附;SiO_2 粒径越小、曲率越高,rhBMP-2 的吸附量越小,二级结构的改变量越大,解折叠现象越明显。亲水性的纳米碳管 SWNTs-COOH 表面有利于 rhBMP-2 的吸附,但在疏水性的 SWNTs-CH$_3$ 表面,吸附导致 rhBMP-2 的解折叠,提高 rhBMP-2 的生物活性。与基体金表面相比,rhBMP-2 在纳米 HAP 的表面吸附量较少,但表现出较高的活性;镁的引入,显著改变了纳米 HAP 表面 rhBMP-2 的吸附及其活性,低含量的镁更有利于 rhBMP-2 的吸附和活性维持。以介孔二氧化硅颗粒为载体,当介孔孔径与蛋白尺寸相近或大于蛋白尺寸时,蛋白质能够发生介孔内吸附;$7\sim8$ nm 的介孔更有利于 rhBMP-2 的吸附,钙和磷元素对主动吸附 rhBMP-2 蛋白至关重要。MSN 可以实现 rhBMP-2 的缓释,且对蛋白的二级结构能够起到较好的保护作用,保持原有的生物学活性;

地塞米松能够显著提高 rhBMP-2 诱导 C2C12 细胞碱性磷酸酶(ALP)的活性和体外矿化水平,过程具有明显的时间和浓度依赖性。地塞米松和 rhBMP-2 的协同作用,不是通过 Smad 信号分子等通道发挥作用,而是通过促进 Runx2 表达的途径来实现的,从而促进成骨分化。采用 pH 响应型壳聚糖/介孔氧化硅复合材料(chi-MSNs)同时控释地塞米松和 rhBMP-2,可以有效地提高地塞米松和 rhBMP-2 的协同促进成骨效果。

rhBMP-2 作为目前最有效的成骨细胞因子之一,在临床和研究中得到了广泛关注。但目前的研究大多是通过简单的物理吸附或化学接枝在材料表面固载 rhBMP-2 来改善材料的活性,而对于固载过程中蛋白活性变化方面的研究涉及不多。应当指出的是,蛋白在材料表面固载过程中微观结构和活性的维持是一个极其复杂的过程,不仅涉及材料的化学组成、本体结构和表/界面结构,而且固载过程的工艺条件等也会产生影响。同时,目前尚没有可直接用于观察蛋白在材料表面的微观结构的手段。要实现 BMP-2 在材料表面结构和活性的精确控制还有许多问题亟待解决,如从分子水平认识 BMP-2 分子不同肽链与材料表面的相互作用规律及其对微观结构的影响;BMP-2 分子在介孔材料中的存在状态及释放过程;小分子或蛋白或者不同蛋白之间协同作用过程的剂量、释放速率、作用时间的控制等等。我们相信,对这些问题的深入研究将为 BMP-2 的活性固载和新型高活性骨修复材料的设计与构建提供直接的理论和实验指导;同时加深对 BMP-2 的认识,丰富 BMP-2 诱导成骨的基本理论。

(袁　媛　张　婧　甘　琪　李孜宇　刘昌胜　华东理工大学)

参 考 文 献

[1] Discher D E, Mooney D J, Zandstra P W. Growth factors, matrices, and forces combine and control stem cells. Science, 2009,324:1673-1677.

[2] Kolambkar Y M, Boerckel J D, Dupont K M, Bajin M, Huebsch N, Mooney D J, Hutmacher D W, Guldberg R E. Spatiotemporal delivery of bone morphogenetic protein enhances functional repair of segmental bone defects. Bone, 2011, 49:485-492.

[3] Urist M R. Bone formation by autoinduction. Science, 1965, 150: 893-899

[4] McKay W F, Peckham S M, Badura J M. A comprehensive clinical review of recombinant human bone morphogenetic protein-2 (INFUSE Bone Graft). International Orthopaedics, 2007,31:729-734.

[5] Keller S, Nickel J, Zhang J L. Molecular recognition of BMP-2 and BMP receptor IA. Nature Structural and Molecular Biology,2004, 11(5):481-488.

[6] Croteau S, Rauch F, Silvestri A, Hamdy R C. Bone morphogenetic proteins in orthopedics. Basic science to clinical practice. Orthopedics, 1999,22(7):686-696.

[7] US Food and Drug Administration. InFUSE Bone Graft/LTCAGE LumbarTapered Fusion Device, P000058 approval letter. http://www. accessdata. fda. gov /cdrh _ docs/pdf/P000058a. pdf, 2002; http://www. accessdata. fda. gov/cdrh_docs/pdf/P000058a. pdf [Online; accessed 01-Jul-2010].

[8] European Medicines Agency. European Public Assessment Report, InductOs. http://www. ema. europa. eu/humandocs/Humans/EPAR/inductos/inductos. htm, 2008 [Online; accessed 01-Jul-2010].

[9] Geiger M, Li R H, Friess W. Collagen sponges for bone regeneration with rhBMP-2. Advanced Drug Delivery Reviews, 2003, 55:1613.

[10] Crouzier T, Ren K F, Nicolas C, Roy C, Picart C. Layer-By-Layer Films as a biomimetic reservoir for rhBMP-2 Delivery: Controlled differentiation of myoblasts to osteoblasts. Small, 2009, 5(5): 598-608.

[11] Kempen D H R, Lu L C, Hefferan T E, Creemers L B, Maran A, Classic K L, Dhert W J A, Yaszemski M J. Retention of in vitro and in vivo BMP-2 bioactivities in sustained delivery vehicles for bone tissue engineering. Biomaterials, 2008, 29 : 3245-3252.

[12] SeehermanH. The influence of delivery vehicles and their properties on the repair of segmental defects and fractures with osteogenic factors. Journal of Bone and Joint Surgery-American, 2001,83-A (Suppl 1):79-81.

[13] Luca L, Rougemont A L, Walpoth B H, Gurny R, Jordan O. The effects of carrier nature and pH on rhBMP-2-induced ectopic bone formation. Journal of Controlled Release, 2010,147: 38-44.

[14] Levengood S K L, Polak S J, Poellmann M J, Hoelzle D J, Maki A J, Clark S G, Wheeler M B, John-

son A J W. The effect of rhBMP-2 on micro-and macroscale osteointegration of biphasic calcium phosphate scaffolds with multiscale porosity. Acta Biomaterialia, 2010,6:3283-3291.

[15] Lan Levengood S K L, Polak S J, Wheeler M B, Maki A J, Clark S G, Jamison R D, Johnson A J W. Multiscale osteointegration as a new paradigm for the design of calcium phosphate scaffolds for bone regeneration. Biomaterials, 2010,31:3552-3563.

[16] Jorgensen N R, Henriksen Z, Sorensen O H, Civitelli R. Dexamethasone, BMP-2, and 1, 25-dihydroxyvitamin D enhance a more differentiated osteoblast phenotype: validation of an *in vitro* model for human bone marrow-derived primary osteoblasts. Steroids, 2004,69(4):219-26.

[17] Na K, Park J H, Kim S W, Sun B K, Woo D G, Chung H M. Delivery of dexamethasone, ascorbate, and growth factor (TGF beta-3) in thermo-reversible hydrogel constructs embedded with rabbit chondrocytes. Biomaterials, 2006,27(35):5951-5957.

[18] Scheufler C, Sebald W M. Hülsmeyer. Crystal structure of human bone morphogenetic protein-2 at 2. 7 Å resolution. Journal of Molecular Biology, 1999,287:103-115.

[19] Kirsch T, Nickel J, Sebald W. BMP-2 antagonists emerge from alterations in the low-affinity binding epitope for receptor BMPR-II. EMBO Journal, 2000, 19: 3314-3324.

[20] Zhang J, Zhou H J, Yang K, Yuan Y, Liu C S. rhBMP-2-loaded hierarchically porous calcium silicate/calcium phosphate cement/rhBMP-2 scaffold for bone tissue regeneration. Biomaterials, 2013, 34: 9381-9392.

[21] RoachP, Farrar D, Perry C C. Surface tailoring for controlled protein adsorption: effect of topography at the nanometer scale and chemistry. Journal of the American Chemical Society, 2006, 128: 3939-3945.

[22] Chen B W, Qi W, Li X L, Lei C H, Liu J. Heated proteins are still active in a functionalized nanoporous support. Small, 2013, 9(13): 2228-2232.

[23] ZhouH J, Qian J C, Wang J, Liu C S. Enhanced bioactivity of bone morphogenetic protein-2 with low dose of 2-N, 6-O-sufated chitosan *in vitro* and *vivo*. Biomaterials, 2009, 30: 1715-1724.

[24] Asuri P, Karajanagi S S, Yang H, Yim T J, Kane R S, Dordick J S. Increasing protein stability through control of the nanoscale environment. Langmuir, 2006, 22:5833.

[25] Karajanagi S S, Vertegel A A, Kane R S, Dordick J S. Structure and function of enzymes adsorbed onto single-walled carbon nanotubes. Langmuir, 2004, 20:11594.

[26] Li Z Y, Gan Q, Zhang W J, Zhang J, Yuan Y, Liu C S. Surface-induced conformational and functional changes of bone morphogenetic protein-2 adsorbed onto single-walled carbon nanotubes. Biochemical and Biophysical Research Communications, 2013, 440 (2): 215-221.

[27] Callis P R. ^1L_a and ^1L_b transitions of tryptophan: Applications of theory and experimental observations to fluorescence of proteins. Methods in Enzymology, 1997, 278, 113-150.

[28] Matsumoto Y, Otsuka F, Takano M, Mukai T, Yamanaka R, Takeda M. Estrogen and glucocorticoid regulate osteoblast differentiation through the interaction of bone morphogenetic protein-2 and tumor necrosis factor-alpha in C2C12 cells. Molecular and Cellular Endocrinology, 2010,325(1-2):118-27.

[29] Nuttelman C R, Tripodi M C, Anseth K S. Dexamethasone-functionalized gels induce osteogenic differentiation of encapsulated hMSCs. Journal of Biomedical Materials Research Part A, 2006,76A(1):183-195.

[30] Igarashi M, Kamiya N, Hasegawa M, Kasuya T, Takahashi T, Takagi M. Inductive effects of dexam-

ethasone on the gene expression of Cbfa1, osterix and bone matrix proteins during differentiation of cultured primary rat osteoblasts. Journal of Molecular Histology, 2004,35(1):3-10.

[31] Partridge N C, Alcorn D, Michelangeli V P, Ryan G, Martin T G. Morphological and biochemical characterization of four clonal osteogenic sarcoma cell lines of rat origin. Cancer Research, 1983, 43: 4308-4314.

[32] Mikami Y, Asano M, Honda M J, Takagi M. Bone morphogenetic protein 2 and dexamethasone synergistically increase alkaline phosphatase levels through JAK/STAT signaling in C3H10T1/2 cells. Journal of Cellular Physiology, 2010, 223:123-133.

[33] Lee K S, Kim H J, Li Q L, Chi X Z, Ueta C, Komori T, Wozney J M, Kim E G, Choi J Y, Ryoo H M, Bae S C. Runx2 is a common target of transforming growth factor beta 1 and bone morphogenetic protein 2, and cooperation between Runx2 and Smad5 induces osteoblast-specific gene expression in the pluripotent mesenchymal precursor cell line C2C12. Molecular and Cellular Biology, 2000, 20: 8783-8792.

[34] Tepper O M, Capla J M, Galiano R D, Ceradini D J, Callaghan M J, Kleinman M E, Gurtner, G C. Adult vasculogenesis occurs through in situ recruitment, proliferation, and tubulization of circulating bone marrow derived cells. Blood, 2005,105(3):1068-77.

[35] Uchida S, Sakai A, Kudo H, Kudo H, Otomo H, Watanuki M, Tanaka M, Nagashima M, Nakamura T. Vascular endothelial growth factor is expressed along with its receptors during the healing process of bone and bone marrow after drill-hole injury in rats. Bone, 2003,32: 491-501.

[36] Drake C J, Little C D. Exogenous vascular endothelial growth factor induces malformed and hyperfused vessels during embryonic neovascularization. Proceedings of the National Academy of Sciences, 1995, 92: 7657-7661.

[37] Kempen D H R, Lu L C, Heijink A, Hefferan T E, Creemers L B, Maran A, Yaszemski, M J, Dhert W J A. Effect of local sequential VEGF and BMP-2 delivery on ectopic and orthotopic bone regeneration. Biomaterials, 2009, 30: 2816-2825.

[38] Leedy, M R, Jennings, J A, Haggard, W O, Bumgardner J D. Effects of VEGF-loaded chitosan coatings. Journal of Biomedical Materials Research Part A, 2014, 102(3): 752-759.

[39] Ramazanoglu M, Lutz R, Rusche P, Trabzon L, Kose G T, Christopher P, Schlegel K A. Bone response to biomimetic implants delivering BMP-2 and VEGF: An immunohistochemical study. Journal of Cranio-Maxillo-Facial Surgery, 2013,41: 826-835.

[40] Lin C Y, Chang Y H, Lin K J, Yen T C, Tai C L, Chen C Y. The healing of critical-sized femoral segmental bone defects in rabbits using baculovirus-engineered mesenchymal stem cells. Biomaterials, 2010, 31(12): 3222-3230.

[41] Cao L Y, Wang J, Hou J, Xing W L, Liu C S. Vascularization and bone regeneration in a critical sized defect using 2-N,6-O-sulfated chitosan nanoparticles incorporating BMP-2. Biomaterials, 2014, 35(2): 684-698.

第6章　利用三维多孔支架在体内非骨环境构建骨修复体

骨骼作为人体的支架,担负着运动、支撑和承重的功能,其中的骨髓还担负着主要的造血功能。骨缺损是临床骨科中最常见的疾病之一,主要由感染、外伤、肿瘤以及先天性缺陷等原因引起。对于那些较大体积的骨缺损修复,仅靠自然愈合修复是非常困难的,在很大程度上需要依靠骨移植体进行修复。

对于骨移植体来源,人们首先想到的是自体骨移植和异体骨移植或异种骨移植。自体移植至今仍是最常用的移植材料,它是从患者非承重部位利用附加手术的方式获取骨组织,之后修复骨缺损部位。由于不存在免疫排斥反应,骨修复恢复较快,在骨缺损修复中被定为"金标准"。但是,自体移植也存在很多问题,如可能引起感染、出血、破坏组织结构完整性等缺点。此外,自体移植的骨组织来源非常有限,只能从自体非承重骨部位如腓骨、肩胛骨、髂骨嵴或肋骨获得,获取自体骨移植体的体积不能太大,否则可能对获得部位造成骨不连、感染等严重后果[1]。

异体骨移植或异种骨移植是指从捐献者或动物体内取得的骨组织进行缺损修复。虽然异体骨移植体来源丰富,但其成骨性能较自体骨差,据统计修复成功率只有20%左右[2]。此外,异体移植容易引起免疫排斥反应,可能携带致病菌引起患者感染,威胁患者健康[3, 4]。

人造骨替代品即生物材料制品避免了生物源性修复材料的缺陷,且具有优良的生物相容性和力学性能,用于充填缺损部位,起到支撑及引导细胞、血管及骨组织长入并生长,诱导骨前体细胞分化形成新骨的作用。尽管骨生物材料的发展历经了从生物惰性材料,到生物活性材料,再到目前的组织诱导生物材料的衍化,但生物材料仍然存在着诸多不足之处,例如生物陶瓷的脆性、高分子材料的降解性及金属植入体的生物活性等材料性能还远不能满足在骨缺损重建中实现仿自然过程的修复,有待进一步完善和提高。这种修复类似于使用自体骨移植体修复过程达到修复体与自然组织的一体化融合。为此,利用多孔贯通生物材料支架在体内自然生理环境异位培养组织工程化骨修复体可谓是另辟蹊径。

6.1　体内非骨部位诱导成骨

体内非骨部位诱导成骨又称异位成骨,是指在体内非骨部位,如皮下或肌肉内,植入生物材料,利用材料本身的性质诱导这些组织中游离的干细胞分化为成骨或骨细胞[5]。自从 20 世纪 30 年代 Huggins 发现异位骨形成以来,针对该现象进行了大量的研究报道。Hulbert 总结出在非骨部位中诱导成骨的三个必要条件:①有诱导因子存在;②存在成骨的前体细胞;③有可允许骨形成的环境[6]。随后,Hulbert 又围绕这三个条件对骨诱导性的生理、生物机制进行了深入的研究。

6.1.1　骨诱导现象的历史衍化

骨诱导现象最早由 Huggins 在 1931 年提出,他将狗的膀胱上皮植入自体腹壁肌肉后发现其刺激了异位骨形成[7]。随后,Levander 首次证明将骨的活性提取物注射到肌肉组织后能诱导骨形成[8]。1960 年,Selye 及其研究团队将直径 30 mm、长 20 mm 的商品化生物玻璃植入大鼠皮下,组织学分析显示植入 60 天后在横膈膜出现了包含骨、软骨及造血系统的组织[9]。1965 年,Urist 描述了将脱钙骨基质(DBM)植入肌内后异位骨发生现象,认为 DBM 能诱导异位的间充质干细胞分化为成骨细胞和软骨细胞,且在活体的非骨组织中未分化间充质干细胞在一定条件下能够分化为成熟骨细胞。这一重要发现掀起了对骨基质中含有的骨诱导物质的研究[5]。1969 年,Winter 和 Simpson 报道了 poly-HEMA 植入猪皮下组织后的成骨现象[10]。随后,Iwata 和 Urist 证明了脱钙骨基质中能提取出低相对分子质量蛋白质,这些蛋白质较 DBM 有更为强烈的促骨形成作用,它们被称为骨形态发生蛋白(bone morphogenetic proteins,BMP)[11]。1991 年,Yamasaki、张兴栋和 Ripamonti 分别报道了多孔羟基磷灰石植入犬、猴子和狒狒后能诱导骨形成[12-14]。在这之后,大量研究报道了包括多孔陶瓷、骨水泥、涂层在内的磷酸钙生物材料在多种动物模型体内的显著骨诱导作用。同时,高聚物与 HA 复合材料也被证实具有异位诱导骨形成的作用。除磷酸钙陶瓷外,在氧化铝陶瓷、钛及多孔生物玻璃研究中也观察到骨诱导性[9, 15, 16]。

除骨诱导因子及生物材料的重要影响外,多孔支架材料的植入部位也同样影响异位骨形成。游离干细胞多的组织中更容易发生异位成骨,如小鼠的后肢股部肌肉陷窝、大鼠的腹部肌肉内及狗的颈背部肌肉内都可以顺利诱导出成骨细胞并有骨发生现象。因而,种植体植入部位选择不当可能无法诱导骨形成[17, 18]。

6.1.2　骨诱导性概念

1967 年 Urist 将骨诱导性定义为:由物理化学因素作用或与其他组织接触所致细胞向骨组织分化的机制[5]。随后,Friedenstein 在 1968 年提出骨诱导性的概念为:对未分化为骨原细胞的骨祖细胞的诱导[19]。1987 年 Wilson-Hench 又提出了骨诱导性的定义:骨生成被诱发的过程[20]。现在普遍认为骨诱导性特指在非骨组织或器官的异位植入中的骨形成。

Urist 等对 DBM 和 BMP 引起的异位骨诱导过程做了充分描述。当负载于不溶性胶原骨基质的 BMP 或 DBM 被植入啮齿类动物的非骨部位时,引发了一系列级联反应:未分化的间质细胞化学趋化聚集,细胞增殖,分化为成软骨细胞和软骨细胞,并形成含 II 型胶原和蛋白聚糖的软骨基质;软骨细胞成熟,肥大和软骨钙化;血管和骨前体细胞侵入,软骨移除和类骨质沉积,骨基质生成;骨髓形成和骨重建。也有研究报道异位诱导骨形成是通过膜内成骨过程,例如在纤维胶原膜、HA 和仿生磷酸钙涂层载 BMP 材料诱导骨形成中就没有出现明显的软骨中间体[21]。BMP诱导的异位成骨的不同过程也许与血管化的不同有关,因而导致载体中氧供和力学特性(微流体)也有所不同。

6.1.3　骨发生和骨形成

骨骼的发生和形成有两种不同的发生机制:膜内成骨和软骨内成骨[22, 23]。这两种成骨方式都发生在靠近血管向内生长的地方。膜内成骨的特征是毛细血管向间质层长入,间质细胞出现并分化为成熟的成骨细胞(图 6.1)。这些成骨细胞不断沉积骨基质导致骨针形成。骨针不断生长并相互融合最后形成骨小梁。骨小梁的尺寸和数量不断增多并相互连接形成编织骨(结构组织性很差但有很高比例的骨细胞),最后编织骨被具有更高组织性、更高力学强度的板层骨所替代。这样的成骨过程发生在胚胎发育期,包括颅骨的扁骨发育,各种面部骨骼,部分下颚骨和锁骨,以及大多数骨骨干的新骨生长。而组成承重关节的骨则由软骨内成骨形成。

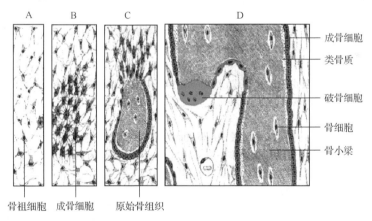

图 6.1　膜内成骨示意图[23]

软骨内成骨是骨骼生长发育的另一种机制(图 6.2)。在胚胎发育期,胚胎肢芽内的间质前体细胞分化为软骨细胞,并发育为类似长骨的结构。长入软骨模板结构的血管协同骨干处的软骨细胞分化为肥大软骨细胞。肥大软骨细胞通过分泌VEGF-A 型因子诱使软骨膜中发生血管萌芽,进而募集成骨细胞、破骨细胞和造血细胞,从而引导软骨模板中初级骨化中心的发育。这些骨化中心内的基质随后发生退化,凋亡的软骨细胞好似矿化的软骨支架,将成为成骨细胞和破骨细胞进行骨构建的模板。募集来的成骨细胞替代了退化的软骨,在位于形成初级骨小梁的肥大软骨细胞柱状带之间的支架模板上发生分化,形成了骨小梁,骨髓也随之形成。同时,围绕骨干的软骨膜内成骨细胞形成了骨领;当长骨内出现管状结构后,初级骨化中心即告终止。在软骨的骨骺端,次级骨化中心开始形成,在骨骺和骨干间形成了生长板。生长板内的软骨细胞在增殖的同时亦发生细胞肥大,凋亡及血管长入,这种相互协调的过程引导了骨骺端的生长和骨干的径向生长[23]。

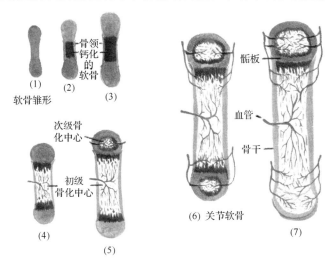

图 6.2　软骨内成骨示意图[23]

6.1.4　骨生长因子的作用

在骨的生长、发育及生理病理修复过程中,有许多活性生长因子被表达和分泌,并参与调节骨平衡。这些生长因子通过细胞的自分泌和旁分泌系统以级联方式来控制成骨细胞和破骨细胞的功能分化。目前已知的骨生长因子主要有包括 BMP 在内的转化生长因子家族(TGF)、成纤维细胞生长因子(FGF)、血小板衍生生长因子(PDGF)、血管内皮生长因子(VEGF)、胰岛素样生长因子(IGF)等。

不同生长因子作用于骨形成的不同阶段,根据其生物学特性可分为四类:①促进靶细胞趋化、增殖和分化的有 BMP、TGF-13、bFGF、PDGF、VEGF 和 IGF;②促进靶细胞内基质合成的有 BMP、IGF;③与血管生成有关的包括 bFGF、VEGF、PDGF;④偶联骨形成和骨吸收的包括 TGF-B、IGF。

在骨生长因子中,BMP 是唯一可以单独诱导骨组织异位生成的因子。BMP 是转化生长因子-β 超家族的一员,是一类疏水性酸性多肽,相对分子质量为 $18\,000\sim50\,000$。目前在骨发生与形成中研究较多的包括 BMP-2、BMP-4、BMP-7

和 BMP-9。它能使未分化的间充质干细胞发生化学趋化、聚集并定向分化为成骨细胞,合成胶原促进骨基质生成,从而形成自然骨。BMP 诱导成骨无种属特异性,但其用量和诱导时间在不同种属间差异较大。在小鼠股部肌肉中植入0.1 mg/kg的 BMP,2～3 周即可成骨,在大鼠中则需要 4～6 周,在兔中需要 3～5 周,在狗中需要 8～12 周。

多种因子协同作用共同参与骨再生,而在成骨的过程中成骨效应与骨生长因子的浓度、作用时间、负载材料、种子细胞及生长微环境密切相关。对骨生长因子的骨诱导能力的认识是推动临床治疗骨缺损前进的一个主要动力。

6.1.5　三维多孔组织工程支架

引导或诱导骨组织生长的生物材料以三维多孔贯通支架为主要形式,不仅在骨组织培养与骨再生治疗中起支撑作用,为组织生长提供空间,而且还起到模板作用,为细胞提供赖以黏附、增殖和分化的场所,从而引导受损组织的再生并控制再生组织的结构。

理想的骨三维多孔支架材料的设计和构建需要满足以下几个方面条件:①必须具有良好的生物相容性,无细胞毒性,不引起机体排斥反应和致畸性;②若支架发生降解,其降解产物必须是无毒的;③具有较高孔隙率和优良的贯通性,有利于细胞的渗透、营养物质的运输、组织的长入以及新生血管的长入;④具有一定力学性能和可塑性,保证其在使用中按要求制成所需的形状,而且在组织生长过程中保持恰当的力学性能。

国内外在制备多孔贯通组织工程支架方面进行了大量的研究工作。西南交通大学翁杰教授研究团队利用高分子凝胶体系制备磷酸钙陶瓷类球形颗粒,将球形陶瓷颗粒堆积在网化陶瓷圆筒中获得三维贯通多孔磷酸钙陶瓷支架[图 6.3(a)]。

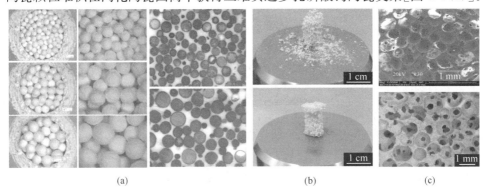

(a)　　　　　　　　　　(b)　　　　　　　　　　(c)

图 6.3　颗粒堆积支架的贯通结构(a)[24];网状支架涂覆 PCL 改善其力学性能,经抗压强度测试后涂覆支架形态保持完好(b)[25, 26]和颗粒制孔改善支架贯通性(c)[27]

堆积支架的孔隙大小、贯通性及表面显微结构通过调制陶瓷颗粒大小及其显微结构可方便地调控[24]。为了改善网状陶瓷的韧性,采用 PCL 涂覆泡沫复形法制备磷灰石网状陶瓷表面,有效地提高了其力学性能,保证了其现场切割等机械操作的可加工性[图 6.3(b)][25,26]。在颗粒制孔陶瓷支架的研究中,采用熔融工艺增大制孔剂球粒的接触面积,有效地提高改善了多孔陶瓷支架贯通窗口的孔径大小,从而使封闭孔隙完全打开变成为有效贯通的孔隙[图 6.3(c)][27]。

6.1.6　骨修复体的体内组织工程培养技术

体内自然生理环境具有体外培养环境无法完全模拟的独特性,尤其为体内培养提供了血管化体系和丰富的自体组织基础,将体内自然生理环境视为体内生物反应器,利用具有骨诱导特性的生物材料支架本身如磷酸钙陶瓷支架,或支架携带生长因子或植入细胞,直接在体内生物反应器中调控和引导组织生长,构建组织工程化的类自然骨组织修复体,是体内骨组织工程的核心思想。这类类自然骨组织修复体具有与自然骨组织相同的生理属性和力学特征,有望实现下阶段承力骨缺失部位的修复重建[28-34]。

目前,在利用多孔磷酸钙陶瓷支架非骨部位培育骨组织方面,国内外研究人员已开展了许多研究,发现磷酸钙支架的成分(磷酸三钙与羟基磷灰石成分比)、多孔结构、晶体结构等对诱导成骨都有潜在的作用[35-38];此外,实验动物的种类也显示出不同的诱导成骨效果[39]。多孔双相磷酸钙陶瓷支架诱导成骨作用机理被认为是磷酸钙陶瓷具有选择性吸附骨形态发生蛋白的作用,同时磷酸三钙的降解增加局域钙磷离子浓度,从而表现出诱导成骨特性[40]。

6.2　具有骨诱导性的生物材料

研究发现具有骨诱导性的生物材料以含钙生物陶瓷为主,也包括少数高聚物(如聚甲基丙烯酸羟乙酯,Poly-HEMA)和金属钛。Poly-HEMA 是最先被报道的具有异位成骨效果的合成聚合物,也是迄今为止报道的唯一具有骨诱导性的单纯聚合物材料[10]。最近报道的含 HA 的聚乳酸复合材料也具有骨诱导性[41]。而唯一报道显示出骨诱导倾向的金属是多孔钛,尤其当其复合磷酸钙涂层或与磷酸钙陶瓷组成复合材料时,表现出的骨诱导性更加显著[16]。

生物陶瓷材料的骨诱导研究以磷酸钙类陶瓷为主,包括 HA、β-磷酸三钙(β-tricalcium phosphate, β-TCP)、双相磷酸钙(biphasic calcium phosphate, BCP)、HA/TCP 混合物、无水磷酸二钙(dicalcium phosphate anhydrous, DCPA)、二水磷酸二钙(dicalcium phosphate dehydrate, DCPD)、碳磷灰石、焦磷酸钙(calcium pyrophosphates)、HA/碳酸钙共混物(HA/calcium carbonate, CC)

和玻璃陶瓷等。

进一步的分析发现,目前报道的具有骨诱导性的生物材料均具有生物活性。Hench 对生物材料的生物活性定义是,材料在体内生理环境下或与模拟体液接触时表面具有形成类磷灰石层的能力[42]。除了磷酸钙材料以外,钛和 Poly-HEMA 材料均具有在体外模拟体液中及体内环境下成核形成磷酸钙层的能力。这种生物矿化能力被认为是骨诱导过程发生的前提条件之一。

虽然现在还不能精确描述具有骨诱导性的材料应该怎样设计和制备,但是通过对骨诱导性材料的综合分析也许能从理论上提出具有骨诱导性材料的相关特征。材料最终的特征很大程度上依赖于制备的工艺参数,然而在文献报道中往往缺失材料制备工艺参数的细节。总的来讲,目前认为材料的化学成分、植入物几何特征和孔隙结构等在材料的骨诱导性中起着重要的作用,尤其是微结构表面特征,如颗粒尺寸、微孔隙率、表面粗糙度及特殊表面区域等。

6.2.1　材料化学因素的作用

涉及材料化学因素的作用,主要考虑材料化学成分与其诱导成骨性之间的关系。大量的研究表明,具有骨诱导性的生物材料主要是磷酸钙类生物陶瓷[43-46],而非含钙又表现出骨诱导性的材料极少,报道的仅仅只有表面改性多孔钛、Poly-HEMA 等。骨诱导材料显示出的共同特性是在模拟体液(SBF)中均能在其表面生成类骨磷灰石层(图 6.4 和图 6.5)[43, 47]。

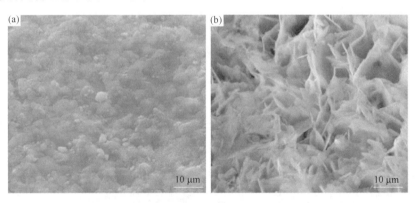

图 6.4　SEM 示在 SBF 中浸泡 7 天后的 HA 表面的钙磷矿化层[43]

针对磷酸钙陶瓷材料,其表面释放出的 Ca^{2+}、PO_4^{3-}、HPO_4^{2-} 导致材料周围离子局部过饱和状态,继而在材料表面形成包含钙离子、磷酸根和其他离子(Mg^{2+}、Na^+、CO_3^{2-})的类骨磷灰石层。在体内生理环境的生物矿化过程同时也使蛋白质和其他有机物沉积其中,从而促使干细胞骨向分化,最后形成骨。此外,不同的钙磷比例使其在体内具有不同的降解速率,这也影响了钙磷的溶解和再沉积情况,从

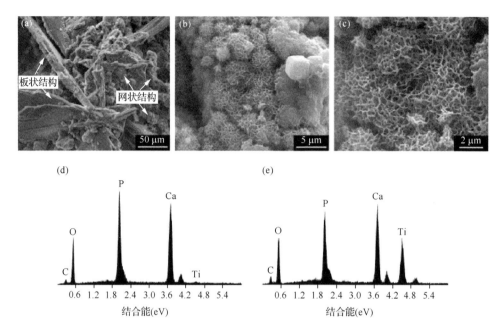

图 6.5　SEM 示在 SBF 中浸泡 7 天后多孔钛表面的钙磷矿化层[47]

而影响其骨诱导能力。

　　对于非钙磷材料的金属钛，经表面改性后其表面存在的水合钛使其在模拟体液中亦能诱导类骨磷灰石层生成。大量文献报道了各种表面处理改善金属钛的生物矿化能力即生物活性，提高钛植入体与骨组织的键合强度。因此，表面改性赋予多孔钛生物活性使其在植入体内后的生物矿化过程与磷酸钙类材料相似，从而表现出骨诱导性（图 6.6）[16]。

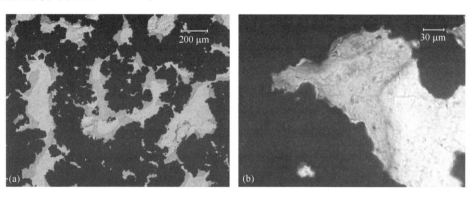

图 6.6　表面改性的多孔钛植入狗肌内后诱导支架内骨形成的组织学切片甲苯胺蓝染色[16]
（a）孔隙内表面板层状新骨形成；（b）新骨组织内可见骨陷窝和成熟骨细胞

6.2.2　支架宏观孔隙结构特征的作用

多孔支架孔隙的几何特性和宏观孔隙结构特征也是影响骨诱导性的重要原因。宏观孔隙结构中最重要的特征是孔隙率,尤其重要的是多孔支架孔隙的贯通性,贯通孔隙决定了血管的长入,从而保障维持支架中细胞新陈代谢必需的养分和氧。正是由于多孔支架的血管化,具有分化为成骨细胞能力的细胞才能通过血管有效地达到支架内部。此外,宏观孔隙形态及其贯通孔径的大小还影响到支架植入后孔隙空间中的液体流动情况,从而对蛋白质、细胞的迁徙产生影响。

Klawitter 等研究发现当多孔生物陶瓷支架的贯通孔隙直径在 15～40 μm 时可允许纤维组织长入陶瓷内部,而孔径为 40～100 μm 可允许非矿化的骨样组织长入,当孔径达到 150 μm 及以上时,能够为骨组织长入提供理想场所[48]。此外,有学者将珊瑚通过水热转换制成珊瑚状 HA 多孔支架,其特点是具有直径为 140～160 μm 的连续贯通网状孔隙[49]。一些研究结果表明当珊瑚状 HA 支架植入与骨组织接触的环境,其内的孔隙结构能完全被骨组织充满[50, 51]。

除了具有合适尺度的孔隙外,植入体几何形状也很重要。具有不同高度和直径凹面的棒状及盘状 HA 陶瓷植入狒狒肌肉中,结果骨形成总是发生在凹面而从不发生在凸出的部位[52]。我们最近的研究表明,将两种微孔结构相同、宏孔结构互补的 HA 颗粒堆积支架[24]和颗粒造孔支架[27](图 6.7 所示)分别植入犬背肌和腹腔中,植入后组织学结果显示,在样品植入早期[1 个月,图 6.8(a1～d1)],颗粒造孔支架内观察到更多的结缔组织长入。同时,背肌植入支架内长入的组织明显多于腹腔植入的支架内。随着植入时间的延长至 3～6 个月,颗粒堆积支架星状孔隙中的新骨生成及血管化情况则优于颗粒造孔支架球状孔隙[33]。这些结果说明孔隙的某些几何形状更有利于液体流动,蛋白黏附以及细胞的迁移,从而成为骨发生的先决条件之一(图 6.9)。将具有管状孔隙的多孔陶瓷支架植入非骨部位后,骨发生主要位于周围孔隙的内部,靠近开孔处[53]。

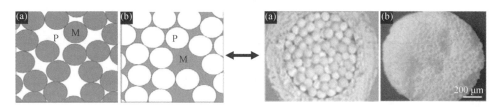

图 6.7　(a)颗粒堆积支架;(b)颗粒造孔支架[24, 27]

左:示意图,右:实物图

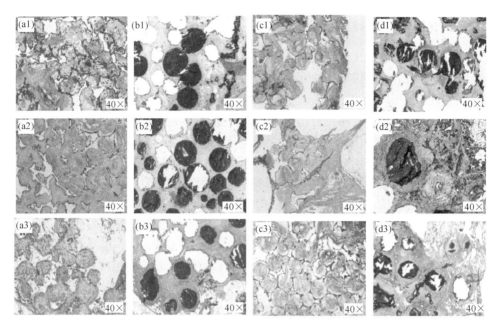

图 6.8　宏孔结构互补的 HA 支架植入背肌后组织学 HE 染色[33]

(a1～d1)植入 1 月；(a2～d2)植入 3 月；(a3～d3)植入 6 月。

(a，c)颗粒造孔支架；(b，d)颗粒堆积支架；(a，b)腹腔植入；(c，d)背肌植入

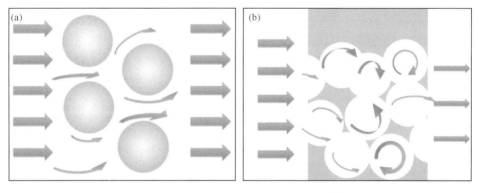

图 6.9　体液流经贯通孔隙结构示意图[33]

(a)颗粒堆积支架；(b)颗粒造孔支架

6.2.3　支架表面微纳米结构特征的影响

　　多孔支架孔隙表面的微纳米结构包括晶粒尺寸、微纳尺度孔隙、表面粗糙度及特殊的表面区域等。通过增大比表面积、改进表面形貌或调节表面电性等手段，可影响材料的溶解与再沉积、材料与蛋白质的相互作用，进而引导细胞黏附、增殖、分

化,调控植入体组织周围免疫反应,从而在骨诱导中起着重要作用。

材料表面结构的变化对细胞的影响比较复杂,其机理尚在探索之中。目前基本被认可的一个理论是接触诱导理论[54],当细胞板状伪足上的肌动蛋白移动到一个障碍物前时,受到阻止肌动蛋白合成的外力作用,细胞的肌动蛋白丝自动选择沿受外力作用最小的方向进行合成和移动,因而导致细胞轴向延长。而细胞形状的改变对细胞骨架产生一种机械力,然后再传递给与细胞骨架直接接触的细胞核,及细胞核基质蛋白,从而影响细胞黏附、增殖和分化,以及基因表达等细胞功能变化。

6.2.3.1　微米结构的作用

材料表面微纳米结构从尺寸来讲可分为微米、纳米、微纳米多级结构三个层次,各种形貌对骨细胞行为的影响规律有所不同。微米级表面结构有利于骨细胞的黏附与增殖,促进骨长入及骨传导,并与周围骨组织形成机械结合。细胞对随机微结构表面敏感,在一定的尺寸范围($1\sim10~\mu m$)内随机微结构可促进骨细胞黏附与增殖。具有精确定义的、统一的拓扑形貌的表面微图形与结构除了对骨细胞及骨组织具有诱导取向作用外,还对细胞的增殖、分化、矿化等细胞功能表达量产生重要影响。

Perizzolo 等研究了成骨细胞在不同形貌(微沟槽、微坑)的羟基磷灰石表面的行为,发现细胞能沿沟槽方向定向附着、伸长、钙化,并比光滑表面形成更多的钙化结节[55]。成骨细胞和成肌细胞在具有不同尺寸微沟槽的羟基磷灰石表面的附着,发现 $8~\mu m$ 的宽沟槽显著影响两种细胞的附着和纵横比,而 $24~\mu m$ 宽的沟槽则对成肌细胞的作用显著强于成骨细胞[56, 57]。

Kilian 等研究了间充质干细胞在不同形态微孔隙中的分化情况。结果发现:干细胞在平滑边界的微孔隙中总是趋于分化成脂肪细胞,而在尖角边界的微孔隙中干细胞倾向于分化成成骨细胞(图 6.10)[58];这一现象被解释为具有尖角边界的微孔隙对细胞内骨架作用显著,导致细胞感受到外力作用而促进成骨分化。同样地,Habivovic 等通过烧结温度控制多孔磷酸钙陶瓷支架孔隙表面的微孔构成,并将具有不同微孔结构的支架植入山羊肌肉内研究异位成骨时发现:孔壁带有微孔的支架能顺利诱导骨组织形成,而孔壁不具有微孔的支架则不能诱导产生骨组织[59]。

6.2.3.2　纳米结构的作用

纳米结构不仅可以诱导细胞的黏附、增殖、分化,而且对骨形成具有很强的诱导作用。近年来在化学处理后的纯钛片表面通过阳极氧化方法制备结构高度有序的高密度 TiO_2 纳米管阵列成为一种比较流行的制备纳米图案的方法。纳米管的尺寸改变可以调节细胞行为,30 nm 左右的纳米管高度促进细胞黏附但不利于细

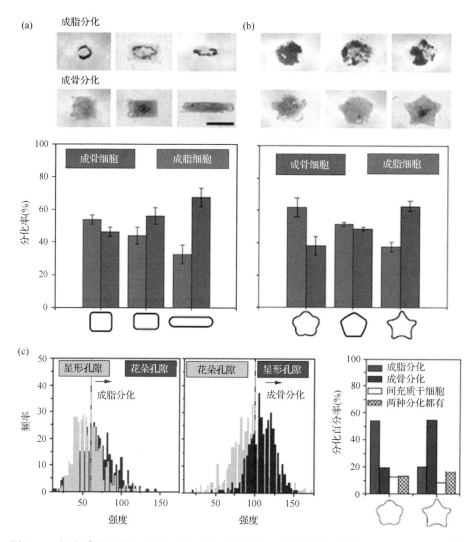

图 6.10　间充质干细胞在不同长宽比的矩形孔隙(a)和不同五角星形孔隙(b)内分化成脂肪
细胞或成骨细胞的比例。(c)利用红色(图中浅色)和紫色(图中深色)通道检测细胞在花朵和
星形孔隙中分化的颜色强度对比柱状图($n=393$)。标尺:50 μm[58]

胞的分化,而70～100 nm 的纳米管相对于小尺寸而言显著促进碱性磷酸酶的形
成但抑制细胞的增殖。我们对纯钛表面采用电化学阳极氧化处理,获得管径为
100 nm 的纳米管,再经 150 V 电压的微弧氧化获得 200～400 nm 的介孔层
(图 6.11)。蛋白吸附和成骨细胞培养实验结果表明具有纳米管的钛表面比光滑钛
表面更利于纤粘蛋白吸附和成骨细胞的黏附(图 6.12),说明纳米管的存在影响了
蛋白质的吸附及细胞的黏附和生长能力[60,61]。其机理可能是纳米管的存在增加

了试样表面的粗糙度,为成骨细胞的早期黏附和铺展提供了更多表面积。其次,表面的纳米结构带来了高的表面亲水性,而与疏水性基底相比,细胞更容易在亲水性基底表面黏附、铺展和生长,纳米管样品表面表现出很好的亲水性和高表面能。此外,经过 450℃热处理 3 小时后,阳极氧化表面的无定形二氧化钛转变为锐钛矿型二氧化钛,而光滑钛表面只有一层极薄的惰性 TiO_2,这提示纳米管上锐钛矿结构的 TiO_2 更有利于成骨细胞的早期黏附和铺展。体内植入实验表明,纳米管钛表面能促进细胞聚集、血管生长和新骨形成(图 6.13)。

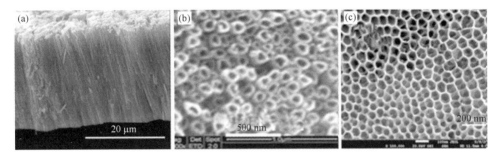

图 6.11　SEM 示钛表面氧化钛纳米管阵列[60]
(a)纳米管纵剖面;(b)纳米管;(c)介孔层

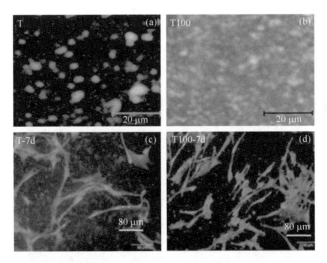

图 6.12　钛及纳米管钛表面对纤粘蛋白的吸附及细胞黏附绿色荧光染色。蛋白质在纳米管钛表面的吸附(b)多于钛表面(a);纳米管表面的成骨细胞增殖(d)也优于钛表面(c)[60]

6.2.3.3　微纳多级结构的协调作用

近年来,研究进一步发现,合理结构和尺寸的微纳多级结构对于骨整合具有更

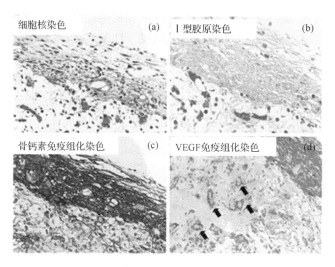

图 6.13　植入兔胫骨 14 天后,纳米管钛表面有细胞聚集(a),纤维组织生长(b),新骨形成
(骨钙素高表达,c)和血管生成(黑色箭头所示,d)[61]

本图另见书末彩图

好的促进作用。有文献报道,微米结构上的纳米结构对成骨细胞的增殖、蛋白质合
成、碱性磷酸酶合成、胶原蛋白的分泌及胞外基质矿化等能够产生协同增强效应。
我们结合微弧氧化和低压阳极氧化制备了微纳多级结构的钛表面(图 6.14)[62]。
实验结果表明微/纳米多孔结构层表面比纳米管表面具有更好的形成羟基磷灰石
涂层的能力;而对于不同管径的纳米管表面,170 nm 管径较 50 nm 管径更容易促

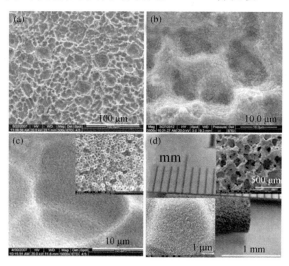

图 6.14　(a)钛表面微孔形貌;(b)微孔-纳米孔形成的钛表面微纳米结构;(c)微孔-
纳米管形成的钛表面微纳米结构;(d)微纳结构多孔钛[62]

进羟基磷灰石晶体的成核生长。在一定范围内,管径越大,越利于涂层的形成。成骨细胞在微纳结构钛表面呈现良好的黏附能力和生长行为,较光滑钛表面具有更高成骨活性。对多孔钛进行纳米结构化处理后,尤其是再进一步作热处理后的微纳结构多孔钛,提高了仿生矿化能力,促进了骨组织生长。植入肌肉内试验发现,微纳结构多孔钛能诱导血管长入,且能促进 BMP-2 表达;而植入骨内后,微纳结构多孔钛中的新骨生长量远高于普通多孔钛,同时材料与骨组织之间的结合强度显著增加,显示出优良的骨传导能力(图 6.15)。

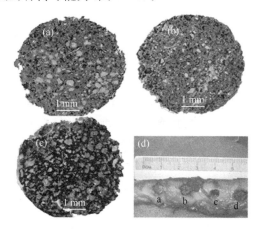

图 6.15　植入狗股骨 3 个月后多孔钛植入体的 HE 染色[62]

(a)多孔钛;(b)微纳结构多孔钛;(c)热处理的微纳结构多孔钛;(d)植入后大体样本观察

6.3　材料骨诱导性机制

到目前为止,研究者对于生物材料骨诱导现象的机制仍未能彻底理解。尽管有很多假说被提出,对生物材料周围及其中的骨诱导发生及生物过程的机制阐述仍不完全。在已知的研究结果基础上,主要提出了以下假说及观点。

6.3.1　异位骨形成的生理介导机制

在生物相容性材料植入血管化组织(如肌肉)之后发生的宿主反应与一系列事件相关:造成创伤,炎性细胞浸润,急慢性炎症出现,肉芽组织形成及异物反应。一般来说,由多形核白细胞主导的炎症反应和白细胞/单核细胞主导的慢性炎症反应消退很快,一般在 2 周内。肉芽组织形成过程以单核细胞和巨噬细胞活动为标志,随后继发异物反应——有纤维囊形成或巨噬细胞和巨细胞功能活跃——这在很大程度上依赖于植入材料的化学性质和表面形貌特征。很多研究都显示异位骨形成由生理的宿主反应介导。在研究多孔 BCP 陶瓷植入狗肌肉内 7~45 天后的宿主

反应中,Yang 等[63]在第 7 天观察到血管栓和纤维组织长入陶瓷孔隙中。在第 15
天观察到肉芽组织伴随着成纤维细胞、巨噬细胞和一些新生血管长入。在第 30 天
贴孔壁生长的致密纤维组织出现,并有多形核细胞随毛细血管和小血管长入,部分
细胞 ALP 染色呈阳性。在第 45 天,陶瓷表面出现新骨生长,大量的多核巨细胞和
成骨细胞线状排列在新骨表面。Yuan 等将 HA 和 BCP 陶瓷植入狗肌肉内 7～
360 天后观察到类似的骨形成过程[36]:紧邻材料表面的毛细血管周围聚集了体积
较大的成骨前体细胞,这些细胞被骨基质包埋后导致骨形成,骨改建和骨髓腔出
现。在两种陶瓷中观察到的系列过程都很相似,然而在 BCP 中该过程发生较早,
且成骨量也较 HA 更多。Kondo 等也在 β-TCP 植入狗肌肉后观察到类似现
象[64]:在第 14 天观察到红细胞,成纤维样梭形细胞,少量多核细胞和一些血管,在
第 28 天有疏松结缔组织散在分布,在第 56 天在陶瓷表面出现新骨及 TRAP 和
Cathepsin-K 阳性表达的多核细胞,随后新骨继续生长。Ripamonti 将 HA 植入狒
狒肌肉内 3 个月、6 个月和 9 个月,观察到纤维结缔组织、大量细胞和血管形成,在
HA 内部有胶原纤维沉积,最后观察到骨形成及骨改建,出现了板层骨和骨髓
腔[14]。在所有这些研究中,材料植入软组织后都观察到了宿主反应。而最终这些
材料都导致了异位成骨。目前的研究焦点主要集中在以下两个问题上:①如何判
断细胞被激活向骨源性细胞分化;②是什么促使其在材料表面聚集并向成骨分化。
对这两个问题的研究结论将在 6.4.2 节中进行讨论。

6.3.2　异位骨形成的激发机制假说

6.3.2.1　细胞骨向分化成骨说

研究发现植入体内的陶瓷支架内壁与毛细血管紧靠着,在血管外与陶瓷表面
间观察到许多细胞聚集[14,36,63]。我们进一步证明多形核细胞很可能是从毛细血
管和小血管中移出向陶瓷支架中迁徙,随后这些聚集在陶瓷表面的细胞发生了成
骨分化[33,34]。他们认为细胞从血管移出,细胞聚集和细胞分化可能是相关的,这
种变化引发了间质细胞和内皮细胞的增殖、分化和迁徙。

在骨骼形成中,间充质细胞聚集并形成疏松间质组织,组成骨骼胚芽。在此过
程中,当细胞周围有大量血管生成时,细胞将向成骨细胞分化,从而直接引起骨化,
最终导致密质骨或松质骨形成(膜内成骨)。相反,间充质细胞在缺乏血管的环境
中将向软骨细胞分化,生成软骨,并最终被骨替代(软骨内成骨)。生物材料的异位
成骨常常由膜内成骨的方式发生,这表明新生血管及材料附近的内皮细胞和周细
胞的重要性。

周细胞来源于多形细胞,能获得多种表型。这些细胞位于血管腔的管壁上,正
对着内皮细胞。据报道周细胞能合成 ALP 和骨钙素,在体外能形成矿化结节。此

外,在钙化血管中周细胞也能沉积类似矿化结节的基质。Sato 和 Urist 利用盖骨创伤愈合模型证明 BMP 诱导周细胞向成骨细胞分化,形成软骨和编织骨[65]。大鼠体外研究显示微血管血管壁上的内皮细胞和周细胞标志物染色也能在骨发育中的某些成骨细胞上观察到,这说明在膜内成骨中周细胞也是成骨细胞的来源之一。

最近的研究表明[66]部分 MSC 的前体细胞可能存在于血管壁中,属于血管前体细胞的亚型。周细胞在血管受损或发生炎症时被释放出来,激活 MSC,从而激发组织内在的损伤修复机制。我们的研究数据证实陶瓷材料异位成骨与材料表面的血管形成密切相关[32, 34],这也与 Yuan 等[67]的体内外研究结果一致。在此基础上,我们提出假设:来自血管或参与循环的间质细胞或/和周细胞可能参与了骨诱导性材料表面的骨形成过程,这可能是通过骨向分化或是被 MSC 激活所致。Ripamonti 等认为骨骼肌中的肌内皮细胞也可能在与骨诱导性生物材料接触后向成骨细胞分化[68],因为在体外研究中已发现肌内皮细胞能向心肌细胞、骨细胞系及软骨细胞系分化。

6.3.2.2　材料富集内源性 BMP 诱导成骨说

Urist 等早期对 DBM 的骨诱导性研究及对 BMP 的分离纯化证实 BMP 能诱导周细胞的骨向分化,从理论上讲内源性的 BMP 可能引发生物材料骨诱导发生。Ripamonti 等将 HA 植入灵长类肌肉诱导成骨后,在组织-HA 植入体界面上检测到 BMP-3 和 BMP-7,因此提出这些材料的骨诱导性是与 BMP 相关的,骨诱导性材料作为实物基体能有助于 BMP 的吸附、蓄积和可控释放,以使其达到诱导骨形成的浓度阈值[52]。Nasu 等将 EP4 拮抗剂注射到 TCP 植入体并观察其在动物体内促进骨形成过程,相较于单纯材料植入组,实验组材料富集 BMP 的能力得到显著提高。EP4 是前列腺素 E2(PGE2)受体,在体内作为蛋白载体容易与 BMP 结合,从而降低 BMP 的生物活性及其在材料表面的富集浓度[69]。这些研究认为异位骨形成首先是在骨诱导材料上发生破骨吸收,伴随钙离子释放,依次刺激血管化和干细胞向成骨分化。接着干细胞可能表达和分泌 BMP,这些活性物质与生物材料表面结合并最终诱导骨形成。

虽然内源性 BMP 诱导成骨假说看起来很合理,但它却很难解释为何不是所有材料,尤其是所有磷酸钙陶瓷材料都具有骨诱导性。因为磷酸钙陶瓷与 BMP 亲和度非常高,而如果按照该假说,是因为内源性 BMP 在材料表面的富集从而参与了骨诱导,则材料的骨诱导性应依赖于,或者至少与材料植入后的其他过程相关——如生物磷灰石层的沉积。因此一种材料在其表面形成生物磷灰石层的能力,通过溶解/再沉积或是通过体液成核,即是表征所有材料骨诱导性的唯一特性。生物磷灰石层的沉积伴随着生物活性因子如骨源性蛋白的共沉积,这些有机因子可能触发相关细胞的成骨分化;而如果生物磷灰石层的沉积没有发生,即使骨源性蛋白可能吸附在材料的表面,骨诱导也不可能发生。这或许与刺激骨诱导发生所需蛋白质的量有关。

6.3.2.3　材料促进活性因子分泌诱导成骨说

该假说认为材料具有诱导骨形成的能力是因为其能刺激生物活性因子分泌而非能在表面蓄积这些因子。研究发现内皮细胞表达 BMP-2,BMP-4 和 BMP-7,而 BMP-2 和 BMP-7 能显著上调炎症反应的强度[70,71]。机体对于骨诱导性陶瓷发生的特殊的炎症反应被认为是材料具有骨诱导性的原因。Le Nihouannen 等认为从微孔陶瓷上释放出小于 5 μm 的颗粒引起了组织的特殊炎症反应,随后引起的细胞因子释放促进了血液循环中的干细胞分化成成骨细胞。微米级别的颗粒也可能从其他的材料,如金属和多聚物上被释放[72]。然而,不仅从植入物上释放的颗粒,植入物本身的表面形貌和粗糙度也能影响巨噬细胞的活性。De Bruijn 等认为 PGE2 在骨诱导中发挥作用。PGE2 是由生物材料植入后炎症期的巨噬细胞产生的因子,微粗糙表面能上调 PGE2 的表达。该研究显示在骨诱导性材料中,唯有具有微粗糙表面的 HA 能够刺激巨噬细胞产生更多的 PGE2。此外,PGE2 也是 hMSCs 的化学趋化因子,能刺激其骨向分化[73]。基于这些发现,研究者认为异位成骨的过程是由植入导致的损伤引起的。材料植入造成的损伤引起炎症反应,从而使巨噬细胞浸润并产生炎性因子,包括 PGE2 在内,导致 MSC 趋化至植入体,最终分化形成新骨。

研究已经证实,骨生长因子(如 BMP)和生物材料所导致的骨诱导具有明显差别。包括:①成骨过程;②合成的生物材料很难在小动物模型中诱导成骨,而 BMP 则很容易;③大动物模型中生物材料骨诱导的时间较慢,通常需要数周到数月,而 BMP-2 和 BMP-7 诱导的骨形成在啮齿类模型上时间在 2～3 周左右;④生物材料诱导骨形成的位置往往在孔隙中或其他"保护性"区域而 BMP 诱导的骨形成常见于载体周围甚至是远离载体表面的软组织中。

尽管上述假说认为炎症过程可能与生物材料导致的异位成骨相关,一个不能忽视的事实是,在不同材料和不同动物模型中异位成骨的时间点不同,有的时间点已经远远超过了材料植入引发的炎性反应的时间,这就说明在生物材料异位成骨的机制中还有其他的过程参与。综合以上假说及观点,现在对生物材料骨诱导性可能机制的研究主要集中在用于体内研究的动物模型的选择、体内植入部位及材料自身特性上。

6.3.3　材料诱导成骨的动物模型因素

随着骨诱导性生物材料体内成骨机理研究的深入,为排除自体骨组织等机体内不确定性因素对支架材料成骨的影响,研究者将具骨诱导性的生物材料植入不同动物的骨膜下、肌肉、脂肪、皮下等不同非骨部位建立动物实验模型,结果显示,包括天然或人工合成的 HA、TCP 等具有骨诱导性的生物材料能在羊、犬、猪、猴和猴甚至人体内软组织异位成骨。例如 Gronthos 利用体内组织工程在猪肌内构建出长 7 cm 血管化的肌肉-骨移植物。Stevens 等在新西兰大白兔的胫骨和骨膜之间注射 30 mm×7 mm×1 mm 生物相容性海藻酸盐多孔材料,6 周后获得 200 mm³ 新骨,其认为该方法调用了机体自身创伤愈合机制,在长骨和富含多潜能干细胞的骨膜之间创造的这一"空间"内,生成骨组织所需的细胞群和生物分子信号均可以在局部获取。

目前应用于材料骨诱导性研究的动物模型主要包括:狗、羊、猪、兔、猴、狒狒、大鼠、小鼠。不同种类动物的骨诱导能力具有较大差异,通常在灵长目和犬齿类动物中易发现诱导成骨现象,啮齿类动物的诱导成骨作用不明显。有研究者将相同材料植入不同种系动物体内,其诱导成骨效应按强弱排序如下:猴>猪>狗>兔>鼠>羊。即使是同种动物间,也存在差异。除了考虑种类因素外,还有其他因素也会影响材料的骨诱导能力,包括动物血统、年龄、性别及体重。一般而言,选择用于骨诱导性实验的动物除去上述考虑外,还应注意伦理学、可获得性、饲养条件、操作性、成本、患病率及背景资料获得等因素。

6.3.4　植入部位与诱导成骨的关系

目前有报道的用于进行骨诱导植入的非骨部位包括皮下、股骨旁、肌内、壁层腹膜内和腹腔大网膜内。机体内异位植入的部位对种植体体内成骨有影响。有研究者将 Wistar 大鼠背部皮下、臀部肌肉和网膜等部位植入部位,结果表明各植入部位的成骨效应有较大差异,往往在供血丰富的部位能获得更好的成骨效果,因为在这些部位能提供大量的骨前驱细胞和诱导因子。我们的研究也表明,血供丰富、应力载荷较大的生理环境能在较短时间内向植入体内富集细胞、活性因子,促进细胞和组织长入,血管生成,通过应力刺激加快钙磷离子的降解和再沉积,以及新骨形成后的改建[32]。这种长期植入后引起的形态学及组织学变化通过影像学(图 6.16)和组织学结果得到明确显示(图 6.17)。

而在间充质细胞及血管分布稀少、应力载荷较小的生理环境,植入时的炎性刺激引起的血管长入就显得尤为重要。血管的形成会为植入体内带入间充质干细胞和未分化的前体细胞,从而帮助骨形成。同时,血管的长入还为氧和养分的传输提供了帮助。我们的研究[34]显示,HA 颗粒堆积支架植入犬的背肌和腹腔后,组织学结果显示(图 6.18)在植入 1 月后,背肌及腹腔内的支架均无骨形成,而植入 3 月后,腹腔内支架中的骨形成主要位于支架外围部分,而背肌内植入支架的骨形成则外围、内部区域均有,外围区域较多。这种骨形成分布趋势在植入 6 个月后也是如此。DSA 活体检测结果(图 6.19)与组织学检测结果一致,显示出背肌部位植入

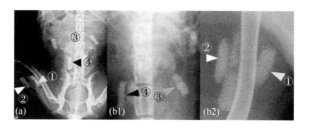

图 6.16　X 射线成像显示支架经杂化 6 月后放射密度影有明显降低,接近正常骨组织的骨皮质密度。肌内及股骨旁植入的支架形态发生梭形改变,腹膜及网膜内植入的支架形态无明显改变

(a) 支架植入当天;(b) 支架杂化 6 月。箭头①示股骨旁植入支架;箭头②示肌内植入支架;
箭头③示网膜内植入支架;箭头④示腹腔内植入支架

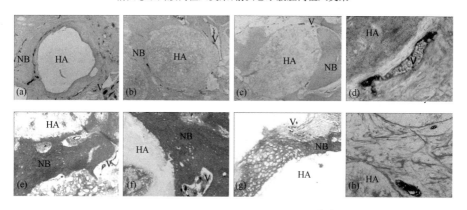

图 6.17　血管化支架组织学染色结果[32]

(a~d):H&E 染色;(e~h):Masson 三色染色。HA:材料;NB:新生骨组织;V:新生血管
本图另见书末彩图

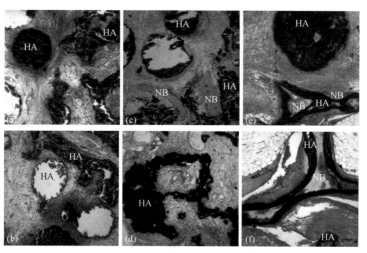

图 6.18　植入支架甲苯胺蓝染色[34]

(a, c, e)腹腔内植入;(b, d, f)背肌内植入。HA:植入支架,NB:新骨生成,红色箭头指示血管生成
本图另见书末彩图

支架发生了形态变化,而腹腔植入支架形态基本无变化;血管长入情况表明背肌内植入支架内有更多血管长入。

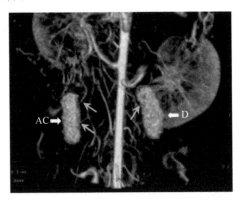

图 6.19　DSA 检测体内植入 6 个月后[34]

AC 为腹腔植入,D 为背肌植入,箭头指示血管长入

6.3.5　材料理化特征诱导成骨机制

尽管关于生物材料骨诱导性的各种假说还未得到结论性证据,在图 6.20 中总结了关于生物材料的理化特征诱导骨发生各种可能的过程。

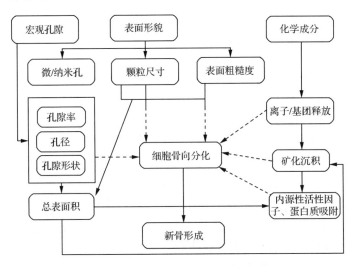

图 6.20　生物材料的理化特征诱导骨发生各种可能的过程示意图

6.4　体内构建自然骨特征的骨修复体

尽管体外组织工程可通过控制培养条件,如调节培养体系中模拟生理环境的组成、模拟体内细胞生长所处微环境的动力特征等,实现体外培养组织工程化骨修复体。但是,机体在真实生理条件下骨组织生长的微环境非常复杂,体外构建的方式难以完全模拟或尽可能模拟机体成骨微环境。因此,体外组织工程化骨修复体的力学特性还远达不到临床修复大体积骨缺失尤其是承力部位骨缺失的要求。为此,利用生物材料的骨诱导性在体内真实生理环境构建组织工程化骨修复体,就自然成为人们尝试获得一类具有自然骨特性修复体的新途径。

6.4.1　体内骨组织工程化

在体内构建组织工程化骨,需要利用体内自然生理环境为生物反应器,利用具有骨诱导特性的多孔磷酸钙陶瓷支架,或携带生长因子或杂化细胞,直接植入体内生理环境诱导组织中游离的间充质干细胞分化为骨原细胞或骨细胞并表达成骨所需活性因子,从而调控组织在多孔支架提供的空间内生长并发展成为组织工程化骨修复体,以便完成骨缺损部位骨组织的重建。

6.4.2　血管化的重要性

6.4.2.1　血管发生及血管化生理机制

血管是循环系统的一部分,它们运输富含养分的血液到几乎所有的机体器官,并将代谢废物从器官中运回处理。血管系统有三个被明确区分的结构:①大血管(大动脉、大静脉),它们分支为②小血管(小动脉和小静脉),最终分支为③毛细血管。毛细血管有利于养分在机体组织中的实际分配。

血管形成期共有三个过程:血管发生(vasculogenesis)、血管发育(angiogenesis)和动脉形成(arteriogenesis)[74]。血管发生是体内血管形成的过程,发生于胚胎发育早期。内皮细胞由存在于无血管组织中的内皮祖细胞分化而来,并增殖形成原始的毛细血管网。血管发育紧随血管发生,最初的血管网被改建形成更复杂的网络。在此过程中,内皮细胞被激活并开始通过释放基质金属蛋白酶(matrix metalloproteinase,MMP,可降解多种细胞外基质蛋白的酶)来降解它们周围的基质,从而在基质中形成沟状结构。此后,内皮细胞迁徙到这些沟隙中,形成幼稚毛细血管并以出芽方式延伸。动脉形成是已存在的小动脉扩大并改建其结构形成更大的血管的过程。存在于外周血中的骨髓来源内皮祖细胞数量在对某些细胞因子或/和组织缺氧的应答中增加,并归巢到新生血管形成的位置,参与血管形成的过程。

血管成熟是血管形成的一个重要过程。分化的周细胞(血管外周细胞的统称)和平滑肌细胞稳定血管结构并抑制内皮细胞生长。如果血管生长与血管成熟不能同步进行,将导致血管结构紊乱、易漏和出血的退化倾向。因为血管成熟伴随着内皮细胞生长抑制,所以在进行血管化策略设计时血管成熟的时间非常关键。假如血管成熟得太快,血管网将不能充分延伸,以致养分不能供应到全体组织中去。反之,如果成熟得太晚,血管有可能退化以致不能建立起生理性的血液循环。

6.4.2.2　组织工程骨修复体血管化的重要性

机体的大部分组织都依赖血管网向个体细胞供应营养物质与氧。对于长度超过 $100\sim200~\mu m$(氧气扩散最大距离)的组织,形成新生血管就很有必要了[75],对于组织工程化构建体来说,也同样如此。在体外培养条件下,较大体积的组织工程化构建体能够通过诸如灌注式生物反应器(是一种对构建体进行灌注式培养的生物反应器。能对构建体深部的细胞进行主动的养分和氧气的供给)供给营养。然而,在组织工程化构建体被植入体内后,由于机体邻近毛细血管扩散的氧气和营养物质只能供应距离毛细血管不超过 $200~\mu m$ 的细胞,因此移植物内的氧气和营养物质供应常常因扩散过程而受到限制。为了使得更大尺寸的移植组织能够存活,组织工程化构建体就必须血管化,这就意味着在构建体中形成能运送营养物质的毛细血管网。

移植后构建体中形成血管网的部分原因是由于植入细胞因缺氧而分泌的信号因子引起的生物应答。然而,这种自发的血管长入常常被限制在每天几十微米的生长速度,这就是说,几毫米的构建体要想完全血管化需要几周的时间。在这段时间内,血管化不足可能导致养分缺乏及深部组织缺氧。此外,在植入体的外围部分存在养分和氧气的梯度分布,这可能导致细胞分化和整合的不一致,从而降低植入体的功能活性。这些问题甚至可能最终导致植入体修复失败。

由于组织工程构建体植入后血管化的问题一直制约着其临床应用的范围,所以组织工程构建体的成功使用至今仍限制在薄层或是无血管组织,比如皮肤或软骨,这些组织工程构建体移植后,来自宿主的新生血管足以提供移植体所需的氧气和养分。为了能将体积更大的构建体(如骨和肌肉)成功应用于组织工程,就必须解决血管化的问题。

6.4.2.3　骨修复体血管化研究

我们在最近的一项研究中,为了考察三维多孔支架的促血管化能力与骨诱导能力之间的关系,设计并制备了 C 型多孔 HA 支架(图 6.21)。C 型多孔支架通过蜡球造孔法制备,并经二甲苯处理得到平均孔径为 $550\sim650~\mu m$,贯通孔径为

$150 \sim 200~\mu m$，支架的贯通性为 72% 的三维支架。

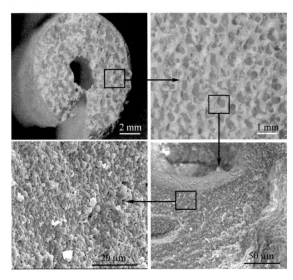

图 6.21 C 型多孔 HA 支架材料的宏观形貌及 SEM 照片

选择四种不同的体内植入方式,分别是:A 组,背脊肌肌袋内(dorsal muscle);B 组,腹股沟浅动脉(superficial femoral artery);C 组,腹股沟无名动脉末端结扎(inguinal anonymous artery ligation);D 组,腹股沟神经束(inguinal neurovascular bundle)。植入 9 只实验犬 1 个月、3 个月、6 个月。B、C 组血管植入示意图如图 6.22。

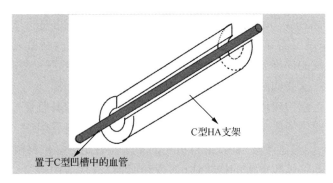

图 6.22 C 型多孔 HA 支架植入示意图

组织学染色结果(图 6.23)显示各个时间点获得的修复体均有组织长入;在修复体内部和边缘,新骨形成出现在材料与组织接触的位置,随着植入时间的增加,新骨形成量在增加。背肌及腹股沟无名动脉植入组较腹股沟动脉及腹股沟神经束植入组新骨形成更多。这可能是由于:股深动脉是成熟的大血管,管壁较厚,因此对周围的组织影响较少。而腹股沟无名动脉组血管盲端的设计,局部形成血肿,加快了周围毛细血管的生长,进而加快了局部营养物质、氧和代谢废物循环,从而比其他组新骨的形成速度更快、形成量更多。神经束植入组仅在外周区域内有少量类骨质出现,说明与新骨的形成无直接关系。组织形态学分析结果与组织学染色结果相一致。

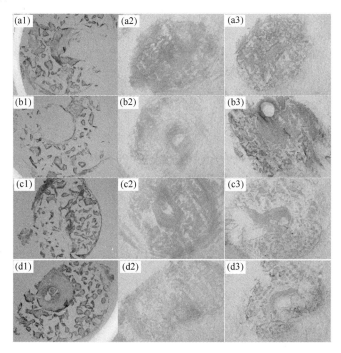

图 6.23　组织学观察低倍图

(a1~d1)Masson 染色;(a2~d3)HE 染色。(a1~d1)植入 1 月;(a2~d2)植入 3 月;(a3~d3)植入 6 月。

(a1~a3)背脊肌内;(b1~b3)腹股沟浅动脉;(c1~c3)腹股沟无名动末端结扎;(d1~d3)腹股沟神经束。

标尺:均为 2 mm

1、3、6 个月时间各组的血管密度统计结果(表 6.1)显示腹股沟无名动脉组的血管化程度及速度最高,这可能是由于无名动脉末端结扎后促进了小血管出芽。

表 6.1　血管密度统计结果(mm^{-2})

	1 月	3 月	6 月
A 组	$4.17\pm2.21*$	$10.41\pm3.12*$	$25.22\pm5.59*$
B 组	$9.38\pm4.38*$	$12.54\pm3.95*$	$14.58\pm6.45*$
C 组	16.67 ± 3.23	27.08 ± 5.48	38.54 ± 13.36
D 组	10.41 ± 4.76	$11.45\pm7.03*$	$13.54\pm4.70*$

注:方差分析,* 与 C 组比较,$P<0.05$。

研究表明体内植入支架的骨形成程度和血管形成数量成正相关。而利用合适的方式促进植入支架的血管化速度和程度能提高支架内骨生成的效率。

6.4.3　生物力学特征

体内构建的骨修复体,其生物力学强度与正常骨的接近程度十分重要。羟基磷灰石(HA)作为一种常见的磷酸钙生物陶瓷具有优良的生物相容性。但由于HA 支架材料的机械强度差,弹性模量过高,韧性差,脆性高等,限制了其临床应用。目前常用于增加支架材料力学性能的方法是在支架材料表面涂覆高分子、浆料中添加生物活性玻璃纤维等,但是通过体内组织工程的方法却能使其力学性能显著提高至接近正常松质骨的抗压强度。体内不同植入部位和植入时间对骨修复体力学强度影响显著。我们的研究报道显示,将同样孔隙结构的 HA 支架分别植入狗的背肌和腹腔,其植入体的力学强度从植入 3 个月后发生明显差异。尽管植入支架的抗压缩强度均随时间增加而增加(图 6.24),在植入 6 个月后腹腔及背肌内植入支架的强度均已接近正常生理松质骨的强度。但背肌植入物在植入 3 个月后的时间点均显著高于腹腔植入物[34]。而孔隙结构特征也会明显影响修复体力学性能的获得[33]。贯通性更好、更适宜液体流动及表面具有微结构的植入物更易在相对短的时间内获得更高的力学强度(图 6.25)[33]。

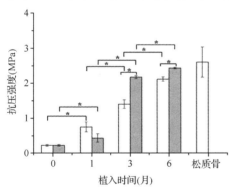

图 6.24　HA 颗粒堆积支架植入背肌和腹腔抗压强度检测[34]
白柱:腹腔支架,灰柱:背肌内支架

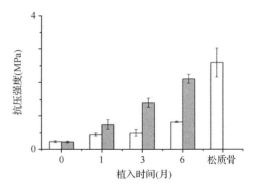

图 6.25　不同表面微结构的 HA支架抗压强度检测[33]
白柱:颗粒造孔支架,灰柱:颗粒堆积支架

6.4.4　骨缺损修复的动物实验及临床研究

6.4.4.1　动物实验

由 Stevens 领导的组织工程研究者将手术用生理盐水注入到兔的胫骨和骨膜之间,构建了一个小的由液体充满的腔,希望在其中长出新骨。为了防止机体吸收生理盐水后造成腔隙塌陷,研究者又向其中注射含钙的海藻酸盐凝胶。早期的研究提示钙有助于激发骨膜中的细胞分化形成新骨,这也确实在该研究中被报道。在几周内,这个被凝胶充填的腔隙中被新骨填充(图 6.26)。当长出的骨被取出并移植到该动物的骨缺损部位后,新骨与宿主骨完美整合了[76]。

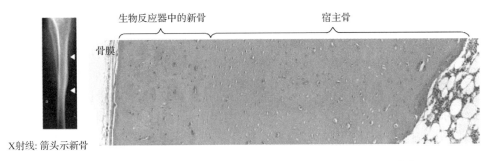

图 6.26　利用手术造成的骨膜下腔隙作为生物反应器,构建新骨[76]

我们将具有骨诱导性的 HA 球粒堆积支架植入犬的腹腔内构建骨修复体,并移植到该实验动物的股骨缺损部位。结果表明,在体内构建不同时间的骨修复体均能对骨缺损部位进行有效修复,而构建时间对骨修复体的修复功能有直接的积极作用。X 射线检查(图 6.27)显示:术后当天植入物界限清晰,与相邻骨组织之间可见明显缝隙,呈现高密度影;1 月后植入物与相邻骨组织间界限较为模糊,影密度降低,内固定钛板周围可见骨痂爬行;3 月后植入物与相邻骨组织间界限几乎

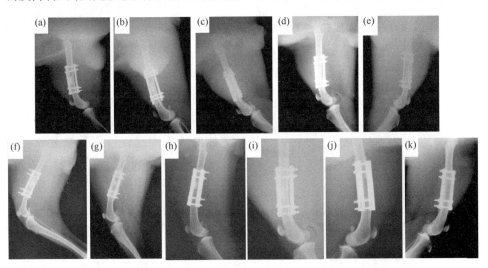

图 6.27　(a) 杂化支架植当天;(b)1 月-1 月;(c)1 月-3 月;(d)3 月-1 月;(e)3 月-3 月;
(f)6 月-1 月;(g)6 月-3 月;(h)直接植入 1 月;(i)直接植入 3 月;(j)空白对照-1 月;
(k)空白对照-3 月

完全消失,影密度进一步降低,与皮质骨密度相似,骨痂爬行更为明显。研究表明利用体内培育的三维陶瓷支架骨修复体修复承重骨部位骨缺损效果明显。

6.4.4.2　临床研究

张兴栋、张聪等研究人员自 2010 年起,在征得医院伦理委员会及患者同意后,对体内植入多孔活性磷酸钙生物陶瓷的 45 例临床患者中的 12 例于材料植入 3 天、3 个月、6 个月及 1 年后分别在 C 型臂数字 X 射线引导下,经动脉置管行患侧肢体血管造影行 DSA 及 3D 成像,并在健侧行对照观察。术后 2 个月的 X 射线检查显示植入的生物陶瓷材料呈现较高密度影,边缘清晰,与宿主骨区别明显;术后 1 年的 X 射线检查显示植入材料的影密度明显降低,与宿主皮质骨的影密度类似,且形态模糊[图 6.28(a, b)]。DSA 检查结果显示血管长入了植入的材料中[图 6.28(c, d)]。

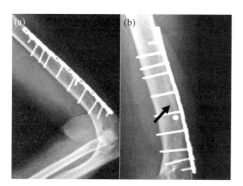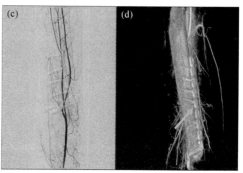

图 6.28　体内构建血管化生物活性磷酸钙陶瓷骨修复体
(a) 术后两个月 X 射线检查;(b) 术后 1 年 X 射线检查;(c,d) DSA 检查示血管生成;
(b)箭头指示植入材料,(d)箭头指示血管长入部位

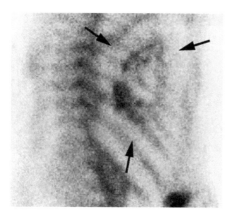

图 6.29　箭头显示背阔肌内 U 形植入物[30]

Terheyden 及其研究团队也开展了体内环境构建血管化骨修复体的研究。研究者在将复合了新鲜骨髓和 BMP-7 的多孔生物陶瓷植入迷你猪的背阔肌内,成功构建了具有骨髓腔及新骨的骨修复体后,利用该技术为一位因患下颌部骨肿瘤而被切除了大部分下颌骨的患者重建了下颌骨[30]。在将复合了 BMP-7 和自体骨髓干细胞的磷酸钙陶瓷植入该患者的背阔肌 3 个月后,X 射线检查显示植入体内已有新骨形

成(图 6.29)。随后该修复体及其周围部分邻近组织被植入患者下颌部缺损处。随着植入时间增加,该患者的下颌咀嚼功能得到了很好的改善。

尽管这些临床试验结果十分令人满意,但并没有确定在骨修复体中诱导骨组织再生的主要原因,有可能骨髓和生物活性因子在其中都起到了使周围组织内的未分化前体细胞和骨髓中的间充质细胞富集的作用。

6.5　挑战与展望

6.5.1　体内非骨环境构建骨修复体面临的挑战

体内构建方式立足于生理成骨机制,通过在自体内构建骨修复体以避免当前骨移植中所面临的骨量不足、二次创伤、疾病传染、免疫排斥等不良后果。虽然体内构建骨修复体具有很大的作为生物活性医疗器械的潜能,但至今生物材料骨诱导机制还没有被阐述清楚;同时受到植入部位血供、应力刺激、植入物体积的限制,尤其大块移植物内部血管化需要时间,因此,自体骨移植仍然是大节段骨缺损治疗的标准手段。修复体植入后的快速血管化是当前最主要的瓶颈之一[77]。另一方面,在许多体内构建的研究中,还难以实现生物活性因子持续稳定高效地协同诱导成骨。由于生物活性因子半衰期短,局部使用时可被稀释,故需反复使用或加大剂量,从而增加了成本及副作用的风险。因此,体内构建骨修复体在支架/基质材料、种子细胞、生物活性因子和构建技术等方面还需要更加深入的研究。此外,体内构建的骨修复体要想最终作为产品应用,还需进一步研究包括保存、抗排斥和评价标准在内的诸多问题。

6.5.2　展望

由各种创伤、感染、先天畸形和恶性肿瘤所致,造成的大范围、长段骨缺损在临床上最常见,其修复仍然是临床医生长期所面临的难题。现行的组织工程骨构建方法无论从形成新生骨组织的数量还是质量上,都远未达到临床修复大体积、长段骨缺损的要求。未来需要进一步从机制上确定骨诱导潜能与材料自身的化学性质、微纳结构及几何特征的生物生理性关系,特别关注影响材料吸收速度及细胞-材料相互作用的因素。

单纯利用生物材料自身结构和形态因素调制细胞行为和组织再生,原则上其生物学效果是有限的。为增强生物材料的组织再生能力,国内外进行了许多尝试,其中重要的方向之一是探索生物材料与生物活性因子的有效结合,其目标是实现生物材料和生物活性因子的协同作用,加强组织再生能力。

在人工骨替换材料中加入外源性生长因子如 BMP 被认为是提高材料骨形成

能力的较有效方法[30]。但是,单纯的 BMP 以及其他生物因子在体内溶解或降解太快,保持局部有效浓度的时间非常有限,难以有效发挥作用。将药物控释体系引入骨组织支架材料为保持生物因子活性并实现这种调控提供了可能性。如在支架材料中包覆生长因子、装载聚合物微球控释生长因子、引入能表达生长因子的基因控释体系和干细胞等。现在已有报道表明在聚合物涂层中装载生长因子将有利于促进骨组织的生长,也开始探索从抑制某种蛋白质/基因表达的角度调节骨再生。Wang 等将 RANK-SiRNA 包封到聚乳酸-聚乙醇酸(PLGA)微球中,再与磷酸钙骨水泥形成复合物。体外研究表明,该复合物能响应吞噬作用并特异性释放SiRNA,从而下调巨噬细胞和破骨细胞相关基因 RANK 表达,促进骨生长[78]。Tian 和 Yang 等在成骨细胞培养基中加入磷脂酰肌醇 3-激酶,能靶向抑制细胞间信号传递分子 Rho 相关激酶(ROCK),明显改进细胞活性,促进细胞在聚合物和磷酸钙表面的增殖和迁移,有助于骨生长[79, 80]。

　　因此,研究构建具有时序可控释放生物活性因子的三维多孔层级结构骨修复支架,在纳米相、亚微米结构、时序释放的生物活性因子及多层次空间结构等协同作用下调控细胞应答,从而促进骨组织快速生长和血管化,最终实现临床大节段骨缺损部位的全自然骨组织修复和再生是体内组织工程技术应用的重要发展方向。

(翁　杰　智　伟　冯　波　鲁　雄　汪建新　西南交通大学)

参 考 文 献

[1] Silber J S, Anderson D G, Daffner S D, Brislin B T , Leland J M, Hilibrand A S, Vaccaro A R, Albert T J. Donor site morbidity after anterioriliac crest bone harvest for single-level anterior cervical discectomy and fusion. Spine, 2003, 28(2): 134-139.

[2] Zhang X, Zhou J, Chen W, Wu C. A calciuphosphate bioceramics with osteoinduction. Trans Fourth World Biomaterials Congress, Berlin, Germany, April 24-28, 1992.

[3] Lord C F, Gebhardt M C, Tomford W W, Mankin H J. Infection in bone allografts. Incidence, nature, and treatment. Journal of Bone and Joint Surgery, 1988, 70(3): 369-376

[4] James L,Ferrara M, Yanik G. Acute graft versus host disease: Pathophysiology, risk factors, and prevention strategies. Clinical Advances in Hematology and Oncology, 2005, 3(5): 415-419.

[5] Urist M R. Bone formation by autoinduction. Science, 1965, 150(698): 893-899.

[6] Hulbert S F, Klawitter J J. A histological study of ceramic-bone compaibility. IADR Program and abstract, 1970, 49(75): 134-140.

[7] Huggins C B. The formation of bone under the influence of epithelium of the urinary tract. Archives of Surgery, 1931, 22(3): 377-408.

[8] Levander G. Tissue induction. Nature, 1945, 155: 148-149.

[9] Selye H, Bajusz E, Grasso S, Mendell P. Simple techniques for the surgical occlusion of coronary vessels in the rat. Angiology, 1960, 11(5):398-407.

[10] Winter G D, Simpson BJ. Heterotopic bone formed in a synthetic sponge in the skin of young pigs.

Nature，1969，223：88-90.

[11] Iwata H，Urist M R. Protein polysaccharide of bone morphogenetic matrix. Clinical Orthopaedics and Related Research，1972，87：257-274.

[12] Yamasaki H. Heterotopic bone formation around porous hydroxyapatite ceramics in the subcutis of dogs. Japanese Journal of Oral Biology，1990，32：190-192.

[13] Zhang X D，Zou P，Wu C. A study of porous block HA ceramics and its osteogenesis. Bioceramics and the human body. Amsterdam：Elsevier，1991：408-415.

[14] Ripamonti U. The morphogenesis of bone in replicas of porous hydroxyapatite obtained from conversion of calcium carbonate exoskeletons of coral. Journal of Bone and Joint Surgery，1991，73(5)：692-703.

[15] Yuan H，De Bruijn J D，Zhang X. Osteoinduction by porous alumina ceramic. Abstract Book of the 16th European Conference on Biomaterials，London，2001：209.

[16] Fujibayashi S，Neo M，Kim H M，Kokubo T，Nakamura T. Osteoinduction of porous bioactive titanium metal. Biomaterials，2004，25(3)：443-450.

[17] Li S P，Zhang S C，Cheng F. Studies on effects of apatite ultrafinepowder on cancer cells. Journal of Wuhan University of Technology，1996，18(1)：5-8.

[18] Rao R R，Roppa H N，Kannan T S. Solid tate synthesis and thermal stability of HAP and HAP-β-TCP composite ceramic powders. Journal of Materials Science：Materials in Medicine，1997，8(8)：511-518.

[19] Friedenstein A Y. Induction of bone tissue by transitional epithelium. Clinical Orthopaedics and Related Research，1968，59：21-38.

[20] Wilson-Hench J. Osteoinduction. Progress in Biomedical Engineering，1987，4：29.

[21] Kuboki Y，Saito T，Murata M，Takita H，Mizuno M，Inoue M，Nagai N，Poole A R. Two distinctive BMP-carriers induce zonal chondrogenesis and membranous ossification，respectively：geometrical factors of matrices for cell-differentiation. Connective Tissue Research，1995，32(1-4)：219-226.

[22] Suva L J，Washam C，Nicholas R W，Griffin R J. Bone metastasis：Mechanisms and therapeutic opportunities. Nature Reviews Endocrinology，2011，7(4)：208-218.

[23] 邹仲之，李继承. 组织学与胚胎学. 第 7 版. 北京：人民卫生出版社，2001，48-49.

[24] Peng Q，Jiang F X，Huang P，Zhou S B，Weng J，Bao C Y，Zhang C. A novel porous bioceramics scaffold by accumulating hydroxyapatite spherulites for large bone tissue engineering *in vivo*. I：Preparation and characterization of scaffolds. Journal of Biomedical Materials Research Part A，2010，1；93(3)：920-929.

[25] Zhao J，Guo L Y，Yang X B，Weng J. Preparation of bioactive porous HA/PCL composite scaffolds. Applied Surface Science，2008，255(5)：2942-2946.

[26] Zhao J，Duan K，Zhang J W，Lu X，Weng J. The influence of polymer concentrations on the structure and mechanical properties of porous polycaprolactone-coated hydroxyapatite scaffolds. Applied Surface Science，2010，256(14)：4586-4590.

[27] 赵婧，李金雨，智伟，鲁雄，贾治彬，翁杰. 蜡球造孔法制备多孔 HA 陶瓷支架及其性能优化. 无机材料学报，2012，28(1)：74-78.

[28] Zhang C，Wang J X，Feng H Z，Lu B，Zhang X D. Repairing segmental bone defects with living porous ceramic cylinders：An experimental study in dog femora. Journal of Biomedical Materials Research Part A，2001，55(1)：28-32.

[29] Cao Y，Vacanti J P，Paige K T，Upton J，Vacanti C A. Transplantation of chondrocytes utilizing a pol-

ymer-cell construct to produce tissue-engineered cartilage in the shape of a human ear. Plastic and Reconstructive Surgery, 1997, 100(2): 297-302.

[30] Warnke P H, Springer I N G, Wiltfang J, Acil Y, Eufinger H, Wehmller M, Russo P A, Bolte H, Sherry E, Behrens E, Terheyden H. Growth and transplantation of a custom vascularised bone graft in a man. The Lancet, 2004, 364(9436): 766-770.

[31] Stevens M M, Marini R P, Schaefer D, Aronson J, Langer R, Shastri V P. *In vivo* engineering of organs: The bone bioreactor. Proceedings of the National Academy of Sciences USA, 2005, 102(32): 11450-11455.

[32] Zhang C, Huang P, Weng J, Zhi W, Hu Y, Feng H,, Yao Y, Li S, Xia T. Histomorphological research on large porous hydroxyapatite cylinder tubes with polylactic acid surface coating in different non-skeletal sites *in vivo*. Journal of Biomedical Materials Research,2012, 100: 1203-1208.

[33] Wang H, Zhi W, Lu X, Duan K, Duan R, Mu Y, Weng J. Comparative studies on ectopic bone formation in porous hydroxyapatite scaffolds with complementary pore structures. Acta Biomaterialia, 2013, 9(9): 8413-8421.

[34] Zhi W, Zhang C, Duan K,Li X, Qu S, Wang J, Zhu Z, Huang P, Xia T, Liao G, Weng J. A novel porous bioceramics scaffold by accumulating hydroxyapatite spherulites for large bone tissue engineering *in vivo*. Ⅱ. Construct large volume of bone grafts. Journal of Biomedical Materials Research Part A, 2013.

[35] Kasten P, Beyen I, Niemeyer P,Luginbühl R, Bohner M, Richter W. Porosity and pore size of β-tricalcium phosphate scaffold can influence protein production and osteogenic differentiation of human mesenchymal stem cells: An *in vitro* and *in vivo* study. Acta Biomaterialia, 2008, 4(6): 1904-1915.

[36] Yuan H, Van Blitterswijk C A, De Groot K,de Bruijn J D. A comparison of bone formation in biphasic calcium phosphate (BCP) and hydroxyapatite (HA) implanted in muscle and bone of dogs at different time periods. Journal of Biomedical Materials Research Part A, 2006, 78(1): 139-147.

[37] Fellah B H, Gauthier O, Weiss P,Chappard D,Layrolle P. Osteogenicity of biphasic calcium phosphate ceramics and bone autograft in a goat model. Biomaterials, 2008, 29(9): 1177-1188.

[38] von Doernberg MC, von Rechenberg B, Bohner M,Grünenfelder S, van Lenthe GH, Müller R, Gasser B, Mathys R, Baroud G, Auer J. *In vivo* behavior of calcium phosphate scaffolds with four different pore sizes. Biomaterials, 2006, 27(30): 5186-5198.

[39] Yang Z, Yuan H, Tong W, Zou P, Chen W, Zhang X. Osteogenesis in extraskeletally implanted porous calcium phosphate ceramics: variability among different kinds of animals. Biomaterials, 1996, 17(22): 2131-2137.

[40] Daculsi G, Laboux O, Malard O, Weiss P. Current state of the art of biphasic calcium phosphate bioceramics. Journal of Materials Science:Materials in Medicine, 2003, 14(3): 195-200.

[41] Hasegawa S, Neo M, Tamura J,Fujibayashi S, Takemoto M, Shikinami Y, Okazaki K, Nakamura T. *In vivo* evaluation of a porous hydroxyapatite/poly-DL-lactide composite for bone tissue engineering. Journal of Biomedical Materials Research Part A, 2007, 81(4): 930-938.

[42] Hench L L, Wilson J. An Introduction to Bioceramics. vol 1. Singapore:World Scientific, 1993.

[43] Peng Q, Qu S X, Lu X Y,Weng J. Fabricating hydroxyapatite spherulites with characteristic microporous structure by chitin sol smulsified in oil and gelatinized *in situ*. Key Engineering Materials, 2005, 284: 419-422.

[44] 罗会涛，智伟，鲁雄 李金雨，冯波，翁杰. 致密羟基磷灰石球粒的制备及其生物学性能研究. 无机材料学报，2012，28(1)：40-44.

[45] Jiang F X, Peng Q, Liang L F, Weng J. Effect of LiCl on mechanics property of HA ceramics during sintering. Key Engineering Materials, 2006, 309: 1125-1128.

[46] Hoang Q Q, Sicheri F, Howard A J, Yang D S. Bone recognition mechanism of porcine osteocalcin from crystal structure. Nature, 2003, 425(6961): 977-980.

[47] Zhao J, Lu X, Weng J. Macroporous Ti-based composite scaffold prepared by polymer impregnating method with calcium phosphate coatings. Materials Letters, 2008, 62(17): 2921-2924.

[48] Klawitter J J. A basic investigation of bone growth into a porous ceramic material. Doctoral Thesis, Clemson University. Clemson, SC, 1970.

[49] Chiroff R T, White E W, Weber K N, Roy D M. Tissue ingrowth of replamineform implants. Journal of Biomedical Materials Research, 1975, 9(4): 29-45.

[50] Yamasaki H, Sakai H. Osteogenic response to porous hydroxyapatite ceramics under the skin of dogs. Biomaterials, 1992, 13(5): 308-312.

[51] Hollinger J O, Brekke J, Gruskin E, Lee D. Role of bone substitutes. Clinical Orthopaedics and Related Research, 1996, 1(324): 55-65.

[52] Ripamonti U, Crooks J, Kirkbride A N. Sintered porous hydroxyapatites with intrinsic osteoinductive activity: Geometric induction of bone formation. South African Journal of Science, 1999, 95 (8): 335-343.

[53] Habibovic P, Gbureck U, Doillon C J, Bassett D C, van Blitterswijk C A, Barralet J E. Osteoconduction and osteoinduction of low-temperature 3D printed bioceramic implants. Biomaterials, 2008, 29(7): 944-953.

[54] Walboomers X F, Monaghan W, Curtis A S G. Attachment of fibroblasts on smooth and micro grooved polystyrene. Journal of Biomedical Materials Research, 1999, 46(2): 212-220.

[55] Perizzolo D, Lacefield W R, Brunette D M. Interaction between topography and coating in the formation of bone nodules in culture for hydroxyapatite-and titanium-coated micromachined surfaces. Journal of Biomedical Materials Research, 2001, 56(4): 494-503.

[56] Lu X, Leng Y. Quantitative analysis of osteoblast behavior on microgrooved hydroxyapatite and titanium substrata. Journal of Biomedical Materials Research Part A, 2003, 66(3): 677-687.

[57] Lu X, Leng Y. Comparison of the osteoblast and myoblast behavior on hydroxyapatite microgrooves. Journal of Biomedical Materials Research Part B, 2009, 90(1): 438-445.

[58] Kilian K A, Bugarija B, Lahn B T, Mrksich, M. Geometric cues for directing the differentiation of mesenchymal stem cells. Proceedings of the National Academy of Sciences USA, 2010, 107(11): 4872-4877.

[59] Habibovic P, Yuan H, van der Valk C M, Meijer G, van Blitterswijk C A, de Groot K. 3D microenvironment as essential element for osteoinduction by biomaterials. Biomaterials, 2005, 26 (17): 3565-3575.

[60] Shi J, Feng B, Lu X, Weng J. Adsorption of bovine serum albumin onto titanium dioxide nanotube arrays. International Journal of Materials Research, 2012, 103(7): 889-896.

[61] Xia L, Feng B, Wang P, Ding S Y, Liu Z Y, Zhou J, Yu R. In vitro and in vivo studies of surface-structured implants for bone formation. International Journal of Nanomedicine, 2011, 7: 4873-4881.

[62] Fan X P, Feng B, Liu Z, Tan J, Zhi W, Lu X, Wang J X, Weng J. Fabrication of TiO$_2$ nanotubes on porous titanium scaffold and biocompatibility evaluation *in vitro* and *in vivo*. Journal of Biomedical Materials Research Part A, 2012, 100(12): 3422-3427.

[63] Yang Z J, Yuan H, Zou P, Tong W, Qu S, Zhang X D. Osteogenic responses to extraskeletally implanted synthetic porous calcium phosphate ceramics: An early stage histomorphological study in dogs. Journal of Materials Science: Materials in Medicine, 1997, 8(11): 697-701.

[64] Kondo N, Ogose A, Tokunaga K, Umezu H, Arai K, Kudo N, Hoshino M, Inoue H, Irie H, Kuroda K, Mera H, Endo N. Osteoinduction with highly purified β-tricalcium phosphate in dog dorsal muscles and the proliferation of osteoclasts before heterotopic bone formation. Biomaterials, 2006, 27(25): 4419-4427.

[65] Sato K, Urist M R. Induced regeneration of calvaria by bone morphogenetic protein (BMP) in dogs. Clinical Orthopaedics and Related Research, 1985, 197: 301-311.

[66] Crisan M, Yap S, Casteilla L, Chen C W, Corselli M, Park T S, Andriolo G, Sun B, Zheng B, Zhang L, Norotte C, Teng P N, Traas J, Schugar R, Deasy B M, Badylak S, Buhring H J, Giacobino J P, Lazzari L, Huard J, Péault B. A perivascular origin for mesenchymal stem cells in multiple human organs. Cell Stem Cell, 2008, 3(3): 301-313.

[67] Yuan H, Fernandes H, Habibovic P, de Boer J, Barradas A M, de Ruiter A, Walsh W R, van Blitterswijk C A, de Bruijn J D. Osteoinductive ceramics as a synthetic alternative to autologous bone grafting. Proceedings of the National Academy of Sciences USA, 2010, 107(31): 13614-13619.

[68] Ripamonti U, Klar R M, Renton L F, Ferretti C. Synergistic induction of bone formation by hOP-1, hTGF-β3 and inhibition by zoledronate in macroporous coral-derived hydroxyapatites. Biomaterials, 2010, 31(25): 6400-6410

[69] Nasu T, Takemoto M, Akiyama N, Fujibayashi S, Neo M, Nakamura T. EP4 agonist accelerates osteoinduction and degradation of β-tricalcium phosphate by stimulating osteoclastogenesis. Journal of Biomedical Materials Research Part A, 2009, 89(3): 601-608.

[70] Collett G D M, Canfield A E. Angiogenesis and pericytes in the initiation of ectopic calcification. Circulation Research, 2005, 96(9): 930-938.

[71] Cola C, Almeida M, Li D, Romeo F, Mehta J L. Regulatory role of endothelium in the expression of genes affecting arterial calcification. Biochemical and Biophysical Research Communications, 2004, 320(2): 424-427.

[72] Le Nihouannen D, Saffarzadeh A, Gauthier O, Moreau F, Pilet P, Spaethe R, Layrolle P, Daculsi G. Bone tissue formation in sheep muscles induced by a biphasic calcium phosphate ceramic and fibrin glue composite. Journal of Materials Science: Materials in Medicine, 2008, 19(2): 667-675.

[73] De Bruijn J D, Shankar K, Yuan H, Habibovic P. Osteoinduction and its evaluation//Kokubo T, ed: Bioceramics and their Clinical Applications, Boca Raton, FL: Woodhead Publishing, CRC Press, 2008: 199-219.

[74] Risau W. Mechanisms of angiogenesis. Nature, 1997, 386(6626): 671-674.

[75] Gorustovich A A, Roether J A, Boccaccini A R. Effect of bioactive glasses on angiogenesis: a review of *in vitro* and *in vivo* evidences. Tissue Engineering Part B: Reviews, 2009, 16(2): 199-207.

[76] Stevens M M. Biomaterials for bone tissue engineering. Materials Today, 2008, 11(5): 18-25.

[77] Rouwkema J, Rivron N C, van Blitterswijk C A. Vascularization in tissue engineering. Trends in Bio-

technology，2008；26(8)：434-441.

[78] Wang Y，Tran K K，Shen H，Grainger D W. Selective local delivery of RANK siRNA to bone phago-cytes using bone augmentation biomaterials. Biomaterials，2012，33(33)：8540-8547.

[79] Tian Y S，Kim H J，Kim H M. Rho-associated kinase (ROCK) inhibition reverses low cell activity on hydrophobic surfaces. Biochemical and Biophysical Research Communications，2009，28，499-503.

[80] Yang S，Tian Y S，Lee Y J，Yu F H，Kim H M. Mechanisms by which the inhibition of specific intra-cellular signaling pathways increase osteoblast proliferation on apatite surfaces. Biomaterials，2011，32(11)：2851-2861.

第7章 口腔颌面部骨组织再生的研究与应用

7.1 概　　述

口腔颌面部骨组织主要由 14 块骨组成,包括下颌骨、梨骨、上颌骨(2)、鼻骨(2)、泪骨(2)、颧骨(2)、腭骨(2)、下鼻甲(2),上述相邻诸骨互相连接,构成颌面部的基本骨架。不同于其他部位的长骨组织,颌面部骨组织小巧、精细,而且紧靠具有很高细菌污染概率部位。更重要的是其不仅需要一定承载能力而且始终需要保持特定的三维形状。颌面部骨组织不仅具有支持软组织结构功能,而且与颌面部所特有的许多基本生命功能如呼吸、言语、咀嚼和吞咽密切相关[1]。

颌面部常见的骨组织修复主要有两类情况:第一类是口腔颌面部骨组织缺损,缺损的原因有多种,但基本上可分为先天性和后天性两种情况。在先天性因素中,以牙槽突裂、腭裂造成的骨组织缺损最为多见。在后天性因素中,颌骨肿瘤手术造成的颌骨骨缺损、交通事故、自然灾害(如地震)等也可造成颌面部骨缺损。第二类是临床上常见的牙周组织疾病或牙齿缺失所导致的牙槽骨吸收,由于牙槽骨的特殊解剖位置,使得牙槽骨在失去牙齿的依存后进行持续地、不可逆地骨吸收,直至出现临床上常见的低平或凹陷的牙槽骨嵴,这不仅影响患者的咀嚼功能,而且还会造成口颌功能的紊乱[2,3]。此外,严重吸收的牙槽骨还会影响到后续功能修复如义齿的固位和稳定或造成种植区骨量不足,成为其功能修复失败的重要原因。因此不同于其他部位骨缺损,颌面部骨组织修复需要精确复杂的三维结构重建,以满足后续义齿或牙种植功能恢复。因此,颌面骨再生的最终目标是同时实现形态和功能恢复的生理性骨再生[3]。而临床上无论是采用自体骨、异体骨以及传统的植骨材料进行治疗,效果仍不能完全满足临床对形态和功能重建的双重需求。近年来随着生物活性材料以及干细胞/组织工程技术发展,可望为颌面部骨组织再生提供新的思路和策略。

7.2 种 子 细 胞

颌骨缺损重建和牙槽嵴增高是临床上迫切需要解决的难题。随着细胞治疗和组织工程技术的不断发展和深入探索,以之为基础的再生医学逐步成为替代自体/异体骨移植、实现骨再生的理想策略[4]。种子细胞是组织工程的关键要素。合适的种子细胞应当具备取材容易,对机体损伤小;来源广泛,数量充足;体外培养时增殖力强,遗传背景稳定,可稳定表达成骨细胞表型;纯度高,具有特定功能的细胞占主导;植入体内后能耐受机体免疫,继续快速产生成骨活性;且无致瘤性等特点[5]。本节将围绕不同的种子细胞,从它们的来源、分类、特性和应用策略展开讨论,综合阐述骨组织再生在口腔颌面部的研究现状和发展前景。

7.2.1　成骨细胞在颌骨组织再生中的应用研究

成骨细胞(osteoblasts, OBs)作为骨形成细胞的主要功能细胞,由间充质细胞分化而来,骨膜形成后由骨膜的一些细胞分化而成,负责骨基质的合成、分泌和矿化。OBs 在骨基质沉积活跃的部分呈单层排列,为立方状单核细胞,直径约 $20 \sim 30~\mu m$,核圆形,细胞质强嗜碱性,彼此由突起相连;在生成有机的细胞间质以后,OBs 本身被埋于其中,变为骨细胞。

OBs 成骨能力强,可作为种子细胞应用于骨组织再生。OBs 来源主要包括自体或异体的骨组织、骨膜、组织干细胞以及胚胎干细胞,后两者属于干细胞应用策略,不在此赘述。自体骨组织、骨膜来源的 OBs 研究得最早,其取材、培养的方法也较为成熟。Riccio 等体外培养从人胚胎颅盖骨取得的成纤维细胞样细胞,发现细胞具有很强的成骨分化能力,且能与生物材料复合后形成骨组织。Breitbart、Puelacher 等使用骨膜来源的 OBs 与可降解的材料复合,能够修复兔颅骨、鼠股骨骨缺损,组织学显示其成骨过程为软骨内成骨。我们课题组发现在颌骨磨牙后区外侧骨皮质部位取材少量骨组织,即可分离、培养、扩增得到一定数量的 OBs,具有良好的成骨活性,能够满足一定体积颌骨再生种子细胞的需求,而且此部位取材对口腔颌面部骨组织修复尤为方便。在此基础上,本课题组比较了 OBs 复合生物陶瓷构建的组织工程骨与自体骨提升犬牙槽嵴顶的能力。从 beagle 犬口内下颌骨体获取 3 mm×3 mm 的皮质骨片进行体外培养,成功获得颌骨来源的 OBs。通过实时定量荧光 PCR、碱性磷酸酶(alkalinephosphatase, ALP)染色、茜素红染色及骨钙素(osteocalcin, OCN)免疫组化等体外检测,发现组织块培养法可获得足量的高表达 OCN、骨桥素(osteopontin, OPN)、Ⅰ型胶原蛋白(Collagen Ⅰ, Col Ⅰ)的 OBs;ALP 染色和茜素红染色表明体外培养的 OBs 成骨活性好,且有明显钙结节形成能力(图 7.1)[6]。

体内研究发现 OBs 作为种子细胞构建的组织工程骨与单独材料组相比显示出明显增强的成骨速度和质量,并可维持增高牙槽嵴的高度和厚度,其程度与自体骨相当。本课题组同期进行了 β-TCP 支架材料复合颌骨来源 OBs 提升犬上颌窦的体内外研究。发现 OBs/β-TCP 构建的组织工程骨具有更快的矿化和成骨速度,在提升上颌窦的高度、体积以及抗压能力方面表现出良好的效果。该研究证明,OBs 作为种子细胞构建的组织工程骨可作为临床无牙颌患者上颌窦提升的一种

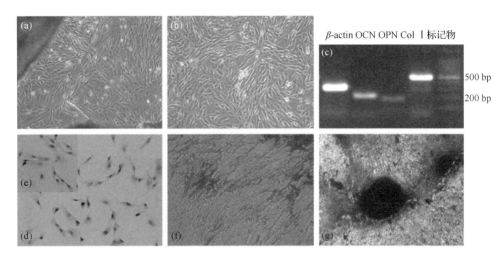

图 7.1　(a)组织块培养法培养颌骨来源 OBs;(b)OBs 增殖至达到 90% 密度;(c)RT-PCR 显示
扩增细胞表达 Col Ⅰ,OPN 以及 OCN;(d)OCN 免疫组化高表达;(e)对照组无阳性反应;
(f)ALP 染色;(g)Von Kossa 钙结节染色[6]

新的策略[7]。

　　冻存骨技术始于 20 世纪,利用冻存的异体、异种骨为骨缺损的修复开辟了新
途径。有学者对深低温冻存骨进行了初步研究,发现冻存骨组织块体外培养可爬
行出具有一定成骨能力的细胞。本课题组探索了冻存颌骨来源 OBs 的生物学活
性及在骨组织再生中的应用。通过研究发现,冻存颌骨来源 OBs 具有良好的增殖
和成骨分化能力,且在裸鼠皮下显示,冻存颌骨来源的 OBs 与 β-TCP 复合表现出
良好的异位成骨效果。将冻存细胞负载于磷酸钙骨水泥(calcium phosphate
cement,CPC)支架材料上用于提升犬上颌窦的研究发现,在术后 20 个月可有效
提升上颌窦底高度达 5.18 mm±0.75 mm,CT 重建后显示骨容积增加达 0.61 mL
±0.07 mL,均显著高于单独 CPC 组与自体骨组(图 7.2)。

　　此外,利用该组织工程方法所新生的骨组织比单纯支架和自体骨形成的骨组
织更加成熟。此研究表明冻存颌骨是种子细胞良好的供体。该研究不仅为再生医
学提供新的种子细胞来源,还有助于提高现有冻存组织库的使用效率,推动组织器
官冻存技术在基础领域和临床应用研究方面的发展,为将来构建医用成体干细胞
库提供可能[8,9]。

7.2.2　间充质干细胞在颌骨组织再生中的应用研究

　　间充质干细胞(mesenchymal stem cells,MSCs)是中胚层来源的、具有多向分
化潜能的成体干细胞。它可从骨髓、交叉韧带、脐血、脂肪、肝脏、角膜等多种组织
中获得,在一定条件下可定向生成皮肤、血液、神经、肌肉、骨骼等组织。除来源广

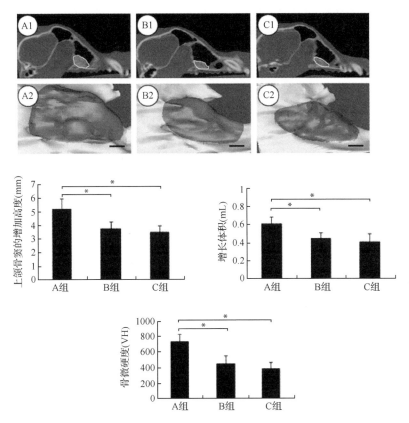

图 7.2　CT 重建示组织工程骨用于上颌窦提升术 20 周后以及相应提升的骨高度，骨容积，
骨微硬度的统计学分析[9]

A 组：冻存骨来源 OBs/CPC 组；B 组：单独 CPC 组；C 组：自体骨

泛、可自我更新、拥有多向分化潜能外，MSCs 还具有多种生物学特性，如表达 CD105、CD73、CD44、CD71、CD90、CD166 和基质细胞抗原 1(stromal cell antigen, STRO-1)等多种细胞表面分子。在口腔颌面部骨组织再生领域采用最为广泛的是来源于骨髓的骨髓间充质干细胞(bone mesenchymal stem cells, BMSCs)和来源于脂肪组织的脂肪基质干细胞(adipose derived stem cells, ADSCs)，下面将对这两种细胞进行简要介绍。

7.2.2.1　骨髓间充质干细胞

骨髓间充质干细胞(BMSCs)主要存在于骨髓、软骨膜、骨膜、骨骼肌、骨小梁中，以骨髓组织中含量最为丰富。它具有多向分化潜能，在特定的条件下能向多种细胞系分化，并具有向损伤局部集中的趋化功能、免疫调节、支持造血等生物学特性，目前已广泛应用于骨和软骨、心脏、皮肤、神经系统等多种组织修复的实验及临床研究,展现出良好的应用前景,已成为骨组织工程最主要的种子细胞来源。

BMSCs 是最早发现且研究最为广泛的成体干细胞(1867 年,德国 Cohnheim)。1984 年,Owen 首先将其定义为骨髓间充质干细胞(BMSCs)。但直到 1998 年,Krebsbach 等尝试用该细胞治疗颅面部缺损时,BMSCs 的临床应用研究才真正开始。接下来,对于 BMSCs 多向分化能力的研究更为广泛,它不仅能向 OBs、软骨细胞分化,还可以向肌细胞、脂肪细胞、神经细胞分化。目前,对 BMSCs 的研究已较为深入。

BMSCs 易于分离、培养和扩增(可从患者髂骨中直接穿刺)、体外培养条件不高、细胞分裂快、成骨能力不随多次传代减弱、具有低免疫原性和免疫调节功能,同时易于转染和稳定表达外源基因,因此被认为是细胞工程及基因治疗理想的靶细胞,最有可能作为骨组织再生的种子细胞应用于临床。本课题组通过体外培养,将负载有 BMSCs 的支架材料植入犬下颌骨节段性缺损处,与单纯植入支架材料相比,前者获得了更好的成骨效果。将 BMSCs 复合磷酸钙骨水泥的组织工程骨填入山羊上颌窦内,同期植入种植体,三月后可有效提升并维持上颌窦底的高度并稳固支持种植体。这些研究为 BMSCs 在口腔颌面部骨组织再生的应用展示了良好的前景。

虽然在 BMSCs 的研究与应用方面已取得了很大的进展,但仍存在一些问题:骨髓中 BMSCs 含量极少,要获得足够的 BMSCs,就必须实现其体外分离培养、扩增;BMSCs 要多种诱导因子的参与才能向成骨方向定向分化,成骨量较少,且不同条件下分化诱导的机制仍不清楚,因此尚需探索最佳的诱导方法以提高其成骨能力;体外培养 BMSCs 用于不同个体时,有可能出现免疫排斥反应,因此,如何降低免疫源性仍显得很重要;对于 BMSCs 是否为杂合源性的细胞群体、是否为含有各种组织的祖细胞仍有争议;经过多次传代后,BMSCs 仍有衰老、转化等征象,给临床使用的安全性和有效性带来一定的隐患;BMSCs 的鉴定还没有一个统一规范的标准。

7.2.2.2　脂肪来源的间充质干细胞

脂肪基质细胞或脂肪来源干细胞(ADSCs)是存在于人体脂肪组织中、具有多向分化潜能的成体干细胞。ADSCs 因其来源丰富、安全可靠、获取便捷等优势,有望作为骨组织工程理想的种子细胞而成为近年来国内外骨再生研究的热点。

ADSCs 最早是 2001 年由 Zuk 等分离、鉴定的。脂肪组织的三分之一是脂肪细胞,剩下的组织主要由小血管、神经、成纤维细胞、脂肪前体细胞和成体干细胞构成。来自机体不同部位的脂肪组织有各自不同的代谢特点,在数量和表型上亦不相同。实验发现皮下脂肪组织虽然比内脏脂肪组织增殖得快,但在体外培养时,来自内脏脂肪组织的干细胞随着细胞代数的增加,CD166、CD90、CD73、CD44 和

CD29 的表达逐渐增高,P2 代时趋于稳定,其分化能力特别是成骨分化明显优于皮下脂肪组织来源。

　　组织工程化骨的应用大多仍停留在动物实验阶段,尤其是以 ADSCs 为种子细胞的骨组织工程在人体的应用研究很少,而且大多局限于病例报告的形式。首例临床报道是 Lendeckel 等于 2004 年应用自体 hADSCs 修复人颅骨骨缺损,并获得成功。Sándor 等于 2013 年报道了应用自体 hADSCs 复合生物陶瓷和生长因子修复一名 55 岁男性患者下颌骨成釉细胞瘤切除后大块骨缺损的病例,该研究应用经体外扩增的自体 ADSCs 复合 β-磷酸三钙支架和重组人 BMP-2(rhBMP-2)构建组织工程骨植入体内并获得成功,其生成的骨量足够进行后期的种植手术,为快速功能性修复下颌骨大块骨缺损提供了一种新的思路和方法。

　　近年来,BMSCs 和 ADSCs 已被广泛应用于组织工程骨再生的研究领域,但是对其两者成骨能力的比较研究较少,且结论不一,而对于两者在颌面部骨再生方面的应用比较尚无报道。为了有效评价 BMSCs 和 ADSCs 两者在颌面部骨再生方面的能力,本课题组将两种细胞同时用于提升犬的上颌窦底,比较两者快速成骨的能力。体外研究显示,BMSCs 的成骨相关基因和蛋白的表达水平均明显高于 ADSCs。利用 CPC 支架材料负载相同浓度的 BMSCs 或 ADSCs,按 CPC/ADSCs 组、CPC/BMSCs 组、CPC 组填入犬上颌窦底,6 周后观察结果见图 7.3。荧光标记

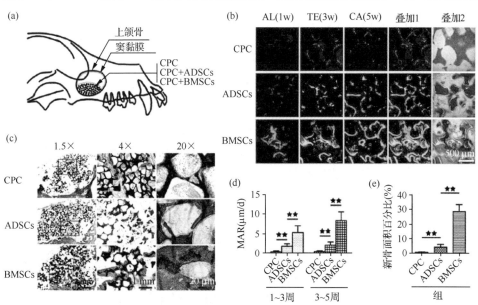

图 7.3　上颌窦提升术中对 ADSCs 与 BMSCs 快速成骨能力的比较[10]
(a)犬上颌窦术示意图;(b)免疫荧光标记示新骨形成情况;(c)术后 6 周取材行 Van Gieson 染色;
(d,e)矿物质沉积率、新骨形成面积的定量分析

显示 CPC/BMSCs 组术后第一周内开始出现明显矿化,而 CPC/ADSCs 组从第三周开始才表现出矿化,矿物质沉积率(MAR)和新生骨区域面积均显示 BMSCs 具有比 ADSCs 更快速、更明显的成骨能力。同时,上述三组植入物在裸鼠皮下的异位成骨结果显示只有 CPC/BMSCs 组有新骨生成。该研究结果说明 BMSCs 较 ADSCs 有更强、更快的成骨能力,适合用于颌面部骨再生[10]。

7.3　成骨诱导因子

骨再生是一个多种骨生长因子参与并调节的过程,网络协调作用是其生物学特点。随着骨组织工程的发展,应用外源性或内源性成骨诱导因子构建组织工程骨的研究越来越被关注。成骨诱导因子是一类可以有效调节和促进骨细胞生长的多肽或蛋白质性质的细胞因子,可以诱导异位间充质细胞向成骨细胞分化,并能够促进骨细胞的生长、增殖、迁移、分化、趋化、蛋白质表达及细胞基质的形成,在骨组织再生中具有治疗作用。目前已知的成骨诱导因子主要包括:骨形成蛋白家族(BMP)、转化生长因子家族(transforming growth factor,TGF)、成纤维细胞生长因子(fibroblast growth factor,FGF)、血小板衍生生长因子(platelet derived growth factor,PDGF)、血管内皮生长因子(vascular endothelial growth factor,VEGF)、Nel 样 I 型分子(Nel-like type 1 molecule,NELL-1)等。下面将着重介绍 BMP-2、PDGF 以及 NELL-1。

7.3.1　BMP-2 在颌骨再生中的应用研究

BMP 属于 TGF-β 超家族成员之一,是由 2 个单体以多个二硫键结合而成的一种二聚体分子,为一种酸性糖蛋白,具有扩散性,富含谷氨酸,与羟基磷灰石有较高的亲和力。BMP 通过与受体结合而起到骨诱导作用。在对 BMP 进行生物活性分析后发现,首先是间充质细胞发生化学趋向、聚集、分化形成软骨和骨,最后形成骨髓,所以认为 BMP 的靶细胞是一种成骨潜能的、未分化的间充质细胞。BMP 属于多功能细胞因子,研究证实 BMP 不仅与骨骼的形成有关,还与细胞的增殖、分化、凋亡、迁移有关。目前为止已鉴定并克隆出的 BMP 至少有 20 余种,其中研究较多的是 BMP-2、BMP-4 和 BMP-7,而 BMP-2 是研究最为广泛,具有明确骨诱导作用的成员。在骨骼愈合时,BMP-2 能同时刺激成骨细胞的增殖和分化,与此同时它还能募集周围组织中的间充质干细胞并诱导其分化[11]。

本课题组应用腺病毒介导 BMP-2(AdBMP-2)转染体外培养的羊骨髓基质细胞,观察其对羊骨髓基质细胞生长以及 ALP 和 OCN 等成骨标志的影响。转染 BMP-2 基因后,细胞形态向成骨细胞表型分化,体积逐渐变大,形态出现由梭形向立方形转化的趋势(图 7.4);目的基因转染后 12 天,碱性磷酸酶阳性染色面积较对照组增加(图 7.5);而转染 6 天骨钙素含量显著增高。上述结果表明,AdBMP-2 基因修饰能有效促进 BMSC 向成骨细胞分化,有望成为颌骨缺损修复的新型种子细胞[12]。

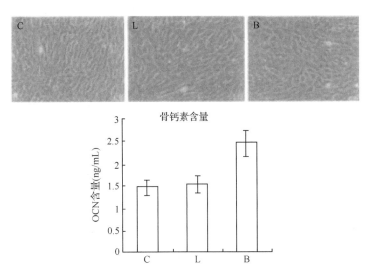

图 7.4　细胞转染 3 天后,各组细胞形态学观察(×200):B:AdBMP-2 组,L:AdLacZ 组,
C:bMSCs 组。下图,AdBMP-2 基因转染后 6 天,OCN 含量较对照组显著增高[12]

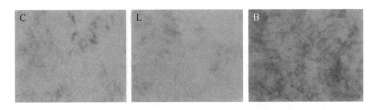

图 7.5　AdBMP-2 基因转染 12 天,ALP 阳性染色面积较对照组明显增大,呈条索状、片状[12]
B:AdBMP-2 组,L:AdLacZ 组,C:bMSCs 组

本课题组进一步采用 AdBMP-2 转染 BMSCs,培养增殖后被用于与丝蛋白支架材料结合形成组织工程骨以修复大鼠下颌骨缺损。实验结果显示实验组新骨形成能力明显优于对照组,充分证明了 BMP-2 基因治疗在下颌骨缺损与骨再生中具有良好的发展前景[13]。最近本课题组应用 LvBMP-2 转染体外培养的鼠 BMSCs (图 7.6),1 周后将其分离并接种至 CPC 多孔支架材料表面,并植入鼠颅骨缺损处。8 周后,micro-CT 和组织学分析显示,LvBMP-2 转染组与各对照组相比,可明显促进新骨形成(图 7.7)。表明 CPC 与 BMP-2 修饰的 BMSCs 构建的组织工程骨在修复鼠颅骨标准骨缺损方面具有很好的效果,也将为颌骨再生提供新策略[14]。

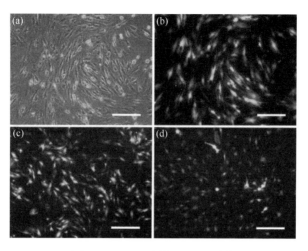

图 7.6　EGFP 在体外的表达[14]

(a)BMSCs 在 LvEGFP 转染一周后的生长情况，未观察到明显的细胞死亡；(b)在 1 周时，超过 80%
的细胞显示 EGFP 阳性；(c,d)转染 LvEGFP 两周及八周后的细胞状态(标尺为 100 μm)

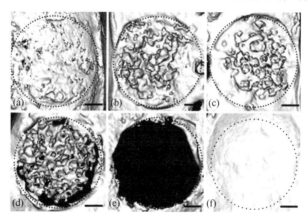

图 7.7　Micro-CT 检测材料植入大鼠颅骨缺损八周后，LvBMP-2/BMSCs/CPC 组(a)有明显
的骨再生，骨密度明显高于 LvEGFP/BMSCs/CPC(b)组及 BMSCs/CPC 组(c)，此外单独
植入 CPC 材料组(d)成骨效果也低于 LvBMP-2/BMSCs/CPC 组(e)，(f)为正常颅骨
(标尺为 mm)[14]

7.3.2　PDGF 在颌骨再生中的应用研究

PDGF 存在于血清中，有两条相关多肽链，是多功能多肽家族一员，其中包含
PDGF-AA、PDGF-BB、PDGF-AB、PDGF-CC 和 PDGF-DD。PDGF 能使静止状态
的 G0/G1 期细胞转变为具有分化潜能的细胞，其他生长因子则在 PDGF 的基础
上使细胞通过 G0、G1 期进入 S 期，进行 DNA 复制，进而发生有丝分裂，促进成

骨细胞的增殖。同时 PDGF 通过与细胞上的受体结合完成一系列的生物学反应，诱导细胞增殖分化而且在间充质细胞的迁移过程中发挥重要作用。有研究发现 PDGF 能促进软骨细胞和成骨细胞的增生，加快软骨形成和膜内骨化的完成。其中 PDGF-BB 已经证明对牙周组织再生、骨缺损修复有明显作用，并且能够促进血管生成，上调 VEGF 的产生。这些特性对于骨及其临近组织的再生都有非常重要的意义。随着组织工程技术的不断发展，基因重组技术的成熟，使得将 PDGF 与支架材料结合运用于临床骨再生成为可能。其中，重组人 PDGF-BB（rhPDGF-BB）是牙周和颌面部组织重建中应用最为广泛的临床治疗性生长因子，此种生物合成分子与内源性 PDGF-BB 具有相同的结构、功能、生物活性及特异性。

目前许多临床前动物研究表明 rhPDGF-BB 在骨缺损修复方面具有很好的效果。其中包括骨质疏松大鼠，糖尿病大鼠的骨折修复等。Hollinger 等通过切除大鼠双侧卵巢建立骨质疏松模型，并在右侧胫骨骨干制造骨折，然后将负载有 rhPDGF-BB 的磷酸三钙/胶原蛋白支架植入骨折区，术后 3～5 周后 rhPDGF-BB 组表现出明显的骨折愈合现象，而对照组动物则表现出很少或者几乎没有组织愈合现象，同时实验组骨密度明显增加[15]。Choo 等为研究 rhPDGF-BB 与 β-TCP 支架结合对种植体周围临界大小环状缺损的修复作用，在每只羊髂骨上植入三个种植钉，并且每个种植体周围留有 3.25 mm 的环状缺损；三个缺损处分别加入血凝块、β-TCP、rhPDGF-BB/β-TCP；三个缺损处均覆盖有可吸收的生物引导膜。结果显示 rhPDGF-BB/β-TCP 组缺损处具有最高骨密度，同时发现 β-TCP 组材料降解速度明显快于 rhPDGF-BB/β-TCP 组，而血凝块组新骨形成与 β-TCP 无差异，只是血凝块组缺损区出现坍塌。实验结果说明在相同的情况下，rhPDGF-BB/β-TCP 能最好地促进新骨形成，加速组织愈合[16]。本课题组研究也发现不同浓度 rhPDGF-BB 刺激 BMMSCs 成骨分化具有浓度依赖性（图 7.8）。同时将 BMMSCs

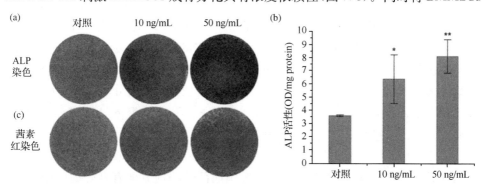

图 7.8　不同浓度 rhPDGF-BB 对大鼠 BMSCs 成骨分化作用研究[17]
(a)不同浓度 rhPDGF-BB 作用细胞 14 天后 ALP 染色情况；(b)14 天后 ALP 半定量检测结果；(c)21 天后 ARS 染色情况

接种至负载最适浓度 rhPDGF-BB 的 β-TCP 支架表面,并植入大鼠颅骨 5 mm 缺损处以观察其成骨效果。结果发现与对照组相比缺损处修复明显加快,而且序列荧光及组织学分析显示新骨形成明显高于对照组,表明 PDGF 载体释放系统对引导性骨缺损修复有一定的价值(图 7.9)[17]。

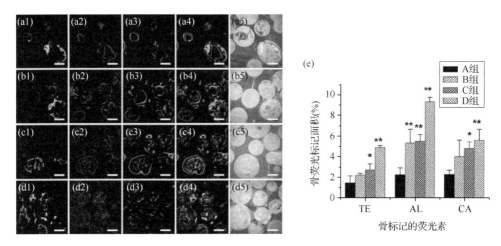

图 7.9　序列荧光检测新骨形成和矿化[17]

左图显示术后 2 周(a1~d1)、4 周(a2~d2)及 6 周(a3~d3)后的四环素、茜素红及钙绿素标记情况、(a4~d4)为三种荧光标记复合图像、(a5~d5)为三种荧光与组织白片复合图像。a~d 分别代表 β-TCP 组、rhPDGF-BB/β-TCP 组、BMSCs/β-TCP 组和 rhPDGF-BB/BMSCs/β-TCP 组

7.3.3　NELL-1 在颌骨再生中的应用研究

1996 年,Watanabe 等从人胎儿脑 cDNA 文库中分离出两种编码肽具有 6 个表皮生长因子样重复序列的新型基因,这两种基因序列与在鸡神经系统中表达的尼尔(Nel)基因相似,他们分别将其命名为 NELL-1 基因和 NELL-2 基因。NELL-1 基因编码的分泌蛋白具有一些高度保守的结构:分泌信号肽,NH$_2$-端凝血酶敏感素-1 样结构域,4 个腱蛋白样半胱氨酸富集区结构域,6 个表皮生长因子样结构域。并且 NELL-1 基因编码的蛋白质具有较高的相对分子质量(M_r),单体的 M_r 为 1.30×10^5 左右,以三聚体($M_r > 4.00 \times 10^5$)或五聚体($M_r > 7.00 \times 10^5$)的形式分泌到细胞外基质并发挥作用。

NELL-1 作为新克隆的成骨基因,具有在颅颌面部骨组织中特异性表达的特点以及明显的成骨能力,使其在修复口腔颌面部骨缺损方面有良好的应用前景。本课题组利用体外腺病毒转染技术将 NELL-1 转移到高等哺乳动物(山羊)的BMSCs 内。体外研究中发现 AdNELL-1 转导的 BMSCs 与 LacZ 转染的细胞相比,其 ALP 表达以及钙结节形成显著增加,且表达量与 AdBMP-2 转导的 BMSCs

相当。此外肌肉内注射 4 周后，AdNELL-1 转染组具有明显的新骨形成，相比之下，大多数对照组仅有纤维化组织或少量的早期软骨组织的形成。另外，为了探讨 NELL-1 对大鼠 BMSCs 成骨分化的调控作用，体外将 NELL-1 高表达的 BMSCs 与 β-TCP 支架复合构建了组织工程骨，并将该复合材料植入到裸鼠皮下进行异位成骨，结果证实 NELL-1 可明显促进新生骨的形成[18]。

更有研究表明，NELL-1 诱导的新生骨的形成具有较高的特异性，与 BMP-2 诱导的新生骨的体积、结构等方面有很大的差异。进一步研究证实 NELL-1 与 BMP 拥有强大的协同成骨能力。本课题组将兔 BMSCs 进行培养并分别转染 AdEGFP、AdNELL-1、AdBMP-2 及 AdNELL-1＋AdBMP-2，然后与 β-TCP 支架复合构建组织工程骨，在兔上颌窦提升模型评价其体内成骨效果。结果显示共转染 AdNELL-1 和 AdBMP-2 的 BMSCs/β-TCP 的新骨形成面积最大，新生骨结构最成熟（图 7.10）。从而证明 NELL-1 与 BMP 共修饰 BMSCs 具有协同促进新骨形成作用，并可用于颌骨再生[19]。

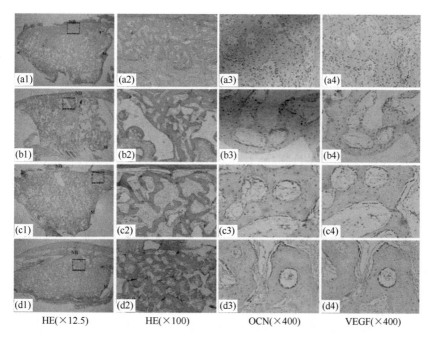

图 7.10　组织学及免疫组织化学观察：材料植入两周后各组的新骨形成情况[19]
(a～d)分别代表 AdEGFP-bMSCs/β-TCP 组、AdNell-1-bMSCs/β-TCP 组、AdBMP-2-bMSCs/β-TCP 组及 AdNell-1＋AdBMP-2-bMSCs/β-TCP 组。(a3～d3)、(a4～d4)分别为 OCN、VEGF 免疫组化染色情况

7.4　生物支架材料

目前用于骨组织修复再生的生物支架材料主要是人工合成的生物无机材料，如磷酸钙骨水泥(CPC)、磷酸三钙(TCP)、羟基磷灰石(hydroxyapatite，HA)等。这类材料主要由人类骨组织的主要无机成分——钙、磷元素组成，由于其具有良好的生物相容性、生物活性、骨传导性、骨降解性，而被广泛应用于骨组织再生的研究。然而，传统的生物陶瓷材料缺乏诱导成骨类干细胞分化的骨诱导活性，无法满足颌面部骨缺损形态及功能重建需求。有研究报道 HA 生物陶瓷移植物在植入体内后，其表面可形成纤维组织，从而使得新形成骨组织无法完全替代植入物，最终导致修复的失败。上述缺点严重限制了生物陶瓷在临床上的进一步应用。因此，我们仍需要开发新型生物活性材料，目前主要的策略是通过改变材料的化学组成(离子成分)以及材料表面微纳结构修饰等来实现。

7.4.1　材料离子组成在颌骨再生中的应用研究

研究证实，生物材料的化学成分是决定其传导性和骨诱导活性的一个关键因素。组成人体骨骼的无机质主要有钙、磷酸盐等成分，而含有此类成分的生物支架材料可以为成骨细胞的增殖和分化提供一个类似于人体骨组织的微环境，有利于缺损部位的骨修复。其中，支架材料中无机离子的释放，对诱导成骨细胞的分化有重要的作用。除钙、磷等成分外，研究亦发现，部分微量元素在骨形成中也发挥着关键作用，如镁、硅、锌、锶、锂等离子。本课题组研究发现钙磷材料中复合镁离子可以促进 BMSCs 黏附、增殖及 ALP 的表达。体内研究证实，复合镁离子的 CMPC(calcium-magnesium phosphate cement)材料，其较单纯的 CPC 材料有较好的骨诱导能力和降解性能[20]。图 7.11 所示为 CPC、MPC、CMPC、CPC/BMSCs、MPC/BMSCs 及 CMPC/BMSCs 在兔上颌窦的成骨情况。由图可知，CMPC 的骨诱导能力较 CPC 和 MPC 良好，且可对 BMSCs 产生良好的成骨分化效应。

另外，硅离子也影响骨的形成和平衡，硅缺乏可直接导致骨发育异常、胶原形成减少和发育迟缓。本课题组研究发现，镁黄长石生物陶瓷浸提液对牙周膜干细胞的增殖和成骨分化具有强烈的促进作用，这与其释放的大量钙、镁和硅离子密切相关[21]。锶在人体骨骼中的含量仅占 0.035%，并非是一种必要的元素。但当支架材料中掺杂了锶离子后，可明显加强骨的再生能力，可能是由于锶离子在结构上类似于钙离子，可能通过钙离子诱导成骨发生的信号途径发挥作用。进一步的研究证实，锶离子可刺激成骨细胞中的钙离子敏感受体，进而刺激骨形成蛋白(osteoprotegerin，OPG)的生成，并降低了核因子 κB 受体活化因子配体(receptor activator for nuclear factor-κ B ligand，RANKL)的形成[22]。同时发现，掺锶硅酸

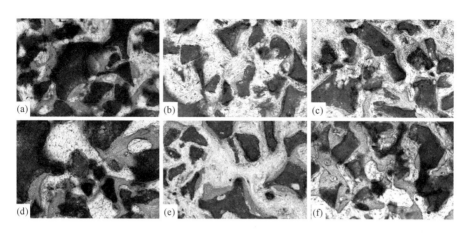

图 7.11　苦味酸品红染色的成骨检测[20]

(a)CPC；(b)MPC；(c)CMPC；(d)CPC/BMSCs；(e)MPC/BMSCs；(f)CMPC/BMSCs

本图另见书末彩图

钙陶瓷材料可以明显促进骨质疏松大鼠 BMSCs 的成骨分化,进而促进骨质疏松大鼠的颅骨修复[23]。

7.4.2　微纳结构修饰材料在颌骨再生中的应用研究

在骨再生领域,通过生物支架材料表面的三维结构的设计来增强生物活性和骨诱导能力是一种新的方法。三维大孔支架材料在骨再生中发挥重要的作用,它作为基质提供细胞迁移、增殖和分化及后续的骨组织长入的场所。这些过程受大孔孔径、孔隙率和互联性影响[24,25]。体内研究结果显示大孔孔径在 $150\sim500\ \mu m$,孔隙率超过 50% 可以直接引起骨矿化[26]。另外,孔互联直接关系到血管化,高的孔互联性可以显著促进血管化,而后者对成骨分化很重要[27]。

然而,不仅大孔相关的参数,孔壁上的微观结构也对骨再生很重要。一般认为纳米尺寸结构以及微纳多级结构不仅可以促进细胞的黏附、增殖和分化,而且对骨形成具有很强的诱导作用。这可能是因为纳米形貌能为细胞提供仿生环境,从而促进细胞的黏附、增殖、分化和基质合成。Webster 等研究发现钛或钛合金表面纳米尺寸颗粒与常规尺寸的表面相比,能显著促进成骨细胞的黏附,主要原因是晶界区域促进细胞黏附,细胞黏附的增加主要来自于材料表面的缺陷所形成的纳米结构。近年来,有研究发现微纳结构对骨结合具有更好的促进作用,微纳结构表面具有微米表面所不具备的性能,吸引很多学者研究微纳结构对细胞生物学性能的影响。微米结构上的纳米结构对成骨细胞的增殖、蛋白合成、ALP 合成和胞外基质分化等产生增强效应。有报道金属种植体表面带有微米/纳米形态可以一定程度上模仿人骨的分层结构特征,控制基本的细胞行为,最终促进体内骨结合[28,29]。

　　这些研究显示表面微米/纳米形貌的设计可以提高大孔结构材料的临床效能,可能是因为大孔结构允许细胞迁移和营养物质与废物的有效交换,而它的仿生微米/纳米表面可以促进细胞生长和与骨组织的界面整合[30]。

　　人工合成的 HA 由于与天然硬组织的化学成分相似,具有良好的生物相容性,已被许多研究用做构建组织工程骨的支架材料,但是因缺乏骨诱导能力,在大块骨缺损的修复、骨不愈合及后续的功能修复等方面显得不足。因此,微米/纳米结构表面的设计或许是增强 HA 生物陶瓷的成骨能力的有效方法[31]。本课题组与中国科学院上海硅酸盐研究所常江研究员课题组合作以 α-TCP 为前体通过水热反应调节制作而成表面纳米片(S1)、纳米棒(S2)和微纳米棒组合结构(微米棒和纳米棒组合结构,S3)形貌修饰微孔 HA 支架材料,研究兼具微米和纳米形貌多级支架材料对 BMSCs 的黏附、增殖和成骨分化的影响以及相关的机制。扫描电镜下观察发现在光滑表面(S0)细胞基本不铺展,呈圆形;在纳米形貌表面细胞在早期就能够很好地黏附,充分铺展,呈典型的成纤维细胞形态,而且微纳米棒组合结构组明显优于纳米片和纳米棒组(图 7.12)。MTT 检测细胞 1、4、7 天增殖情况显示微纳米棒组合结构相比其他二组纳米结构更能促进细胞增殖,并提高 ALP 活性和成骨相关基因 BMP-2、BSP、OCN 的表达水平。使用 S0、S1、S2、S3 四种 HA 及修饰材料修复大鼠颅骨标准缺损模型,体内证实,相比于新骨形成面积百分比只有 5.08%±1.09% 的传统的光滑表面的对照 HA 生物陶瓷,纳米结构修饰大孔 HA 生物陶瓷可以更好地促进骨形成和矿化,S1、S2 百分比分别为 8.17%±1.62%、11.13%±2.3%,而微纳米棒组合结构修饰材料能够达到最好的修复效果,百分比达到 14.79%±2.22%(图 7.12)。表明多级微纳米棒结构形貌优于单

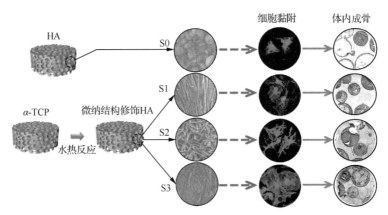

图 7.12　细胞在不同材料表面的黏附情况及体内成骨情况[31]

S0:HA;S1:纳米片;S2:纳米棒;S3:微纳米棒复合结构

本图另见书末彩图

一的纳米片或纳米棒结构形貌,这对于提升生物陶瓷的临床生物学性能具有重要价值,可进一步应用于颌骨缺损的再生修复。

7.4.3　新型蛋白缓释支架材料在颌骨再生中的应用

　　生物材料结合生长因子已被证实是一种有效的方法用于骨组织修复和再生。局部应用生长因子可促进组织再生修复,但存在早期突发性释放的效应,不能够缓慢、可控、靶向地释放,蛋白释放周期短,生物利用率低,在早期可促进成骨分化,但是不能持续地发挥生物效应,充分发挥促进骨再生的效果,在很大程度上影响了生长因子的应用。组织工程骨构建过程中生长因子能否持续缓释是影响成骨速度和质量的关键,现有多种材料的微球或支架作为缓释载体的报道,但缓释作用有待提高。优化载体的蛋白缓释效果有多种方法,例如对材料进行表面纳米结构的修饰或离子基团的修饰。纳米结构因为有大的比表面积和特殊的孔道结构,孔隙率高,孔与孔之间联通良好,可以高效地负载生长因子,因尺寸大小可以有效地穿越许多生物屏障和组织间隙,进而对药物进行更加高效的靶向输送和控释。生长因子的分子链上往往带有羟基、氨基、羧基等大量可反应的官能团,利用此对材料进行基团修饰可以增加材料和生长因子之间的亲和力,提高缓释性能。

　　介孔生物玻璃(mesoporous bioactive glass,MBG)属于一种纳米结构的材料,具有高度规则的介孔孔道,孔径在 $5\sim50$ nm,有促进磷灰石矿化的作用[32]。介孔生物玻璃的介孔结构对于载药和释放很重要,有研究指出 $3\sim5$ nm 的介孔可提供一个空间环境来吸收各种小的分子,比如药物、抗体等,降低初始突发释放,延长药物的停留时间,克服生物陶瓷和传统生物玻璃的爆发性释放问题。本课题组采用如图 7.13(a)所示介孔材料合成装置制作具有分层大孔隙($200\sim500$ μm)和规则的介孔(4.9 nm)的 $CaO-P_2O_5-SiO_2$-系统介孔硅(mesoporous silica,MS)支架材料[图 7.13(b,c)][33],并作为载体负载 rhBMP-2,构建 rhBMP-2/MS 缓释系统材料。研究该复合材料载体对 rhBMP-2 的缓释效果、对 BMSCs 成骨分化及骨组织再生的性能。结果显示 rhBMP-2/MS 在 24 小时内释放率在 28% 左右,持续缓慢释放 rhBMP-2 到 504 小时,释放率达到 $85.61\%\pm3.53\%$,说明 MS 材料可以降低爆发性释放,可作为缓释生长因子的载体用于体内骨再生[图 7.13(d)]。rhBMP-2/MS材料明显促进了 BMSCs 黏附,扫描电镜下[图 7.13(e)]发现培养后第 1 天细胞已充分铺展,可见许多伪足伸出。rhBMP-2/MS 材料也同样促进了细胞增殖、成骨分化;而体内兔上颌窦提升结果发现与 BMSCs/rhBMP-2、rhBMP-2/MS 组相比,rhBMP-2/MS/BMSCs 组骨诱导能力更高,亦更能促进上颌窦底的新骨生长和高度的提升。图 7.13(f)所示苦味酸品红染色显示在提升的区域里rhBMP-2/MS/BMSCs 组材料周围都有新骨的长入,且剩余材料较少。MS 支架具有分层大孔和规则的介孔,为细胞提供大的比表面积、充足的氧气和营养物质。

分析认为 MS 长时间释放 rhBMP-2,并且提供细胞生长所需的营养物质,从而促进了细胞增殖和成骨分化,最终促进骨组织的再生。

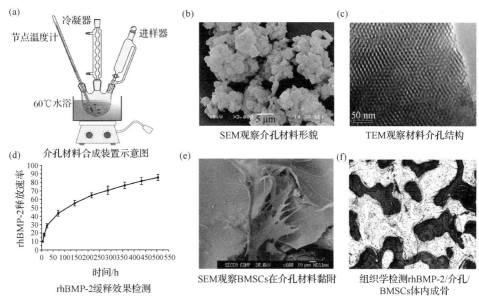

(a) 节点温度计 冷凝器 进样器 60℃水浴
介孔材料合成装置示意图

(b) SEM观察介孔材料形貌

(c) TEM观察材料介孔结构

(d) rhBMP-2缓释效果检测

(e) SEM观察BMSCs在介孔材料黏附

(f) 组织学检测rhBMP-2/介孔/BMSCs体内成骨

图 7.13 介孔硅(MS)生物玻璃支架材料的形貌、缓释、细胞黏附、体内成骨情况[33]

对材料进行电荷修饰,材料与生长因子之间发生正负电荷的离子相互作用,增加了材料对生长因子的结合力,实现材料对生长因子的负载与缓释。有研究表明,负电荷基团修饰的壳聚糖,特别是硫酸酯基团修饰的壳聚糖,表现出高的生物活性,因此,可以认为带负电荷的多糖链与带正电荷的空穴之间的离子相互作用增加了磺化壳聚糖(sulfated chitosan,SCS)与 BMP-2 的亲和性,这可能会反过来减缓 BMP-2 从 Ca/P 陶瓷材料的释放。已有研究证明硫酸化基团的存在,使磺化壳聚糖和生物大分子之间具有高亲和力,且使载体具有控释生长因子的潜力。低钙羟基磷灰石(calcium-deficient hydroxyapatite,CDHA)的组成和结构非常接近天然骨矿物质,因此从骨再生的生物相容性和生物活性方面来说,CDHA 作为生长因子的缓释是比 CPC 更好的材料。本课题组与华东理工大学刘昌胜教授课题组合作,利用 CDHA 支架材料负载磺化壳聚糖和 BMP-2 来提升生长因子的缓释效果,并修复大鼠颅骨标准骨缺损[34]。结果表明,这种方法在初始爆发释放后,可持续释放 BMP-2 蛋白。体内颅骨缺损修复实验发现,SCS 和 BMP-2 的相互作用促进了具有生物活性的生长因子在 CDHA 支架上的活性,从而提高缺损周围浸入细胞的成骨细胞分化,最终提升骨修复效果。与 CDHA/BMP-2 组相比,在 CDHA/BMP-2/SCS 组观察到更明显的成骨细胞和血管,进一步证明 SCS 和 BMP-2 共同促进新骨形成。SCS 涂层的存在还可提高 CDHA/BMP-2 复合材料的释放特性,进而促进大鼠颅骨缺损模型新骨形成。这些结果提示可通过采用 SCS 作为释放系统来提高用于颌骨再生的钙磷基材料的释放特性。

7.5　血管化及骨结合研究

颌面部骨组织修复需要在新生骨基础上借助植入口腔种植体实现口腔功能重建。因此,在颌面部骨修复过程中,不仅需要提升新生骨组织的质和量,另一方面通过对种植体进行改性提高种植体骨结合的效率。而在新骨形成过程中,通过提升血管化可明显改善新骨形成的质量;而种植体表面微纳结构/离子成分改性可明显提高种植体骨结合效果,从而最终达到口腔颌面部功能性重建的目的。

7.5.1　血管化

在骨组织的代谢与重建中,血管化对于最终骨形成的质量起着决定性的作用:在骨折愈合初期,病损区坏死骨的吸收需要血管化的支持,不充足的血液供给将会导致骨折愈合不良或不愈合;开放性长骨骨折易造成骨不连与骨坏死,主要原因是周围软组织的损伤破坏了其中的血管网。骨组织的形成与血管化紧密的关联主要是通过细胞间的交流而实现的,其中血管内皮细胞与成骨细胞之间的交流起到十分重要的作用。除了细胞与细胞之间的直接相接触,还通过复杂的自分泌或旁分泌网络,分泌出活性生长因子发生间接联系。目前,随着对颌面部骨再生研究的深入,将其转化为临床应用上所面临的一个很大挑战就是血管化问题。因此提高组织工程构建物的血管化成为其应用是否成功的关键之一[35]。

7.5.1.1　生长因子/转录因子促进血管化颌骨再生的实验研究

VEGF 为最重要的成血管因子之一,是血管内皮细胞特异的丝裂原,能够提高血管通透性。同时可调节成骨细胞活性,促进内皮细胞分泌 BMP 蛋白,增加骨基质分泌,从而促进骨生成[36]。此外,研究证实 BMP-2 及 VEGF 协同可明显促进新骨形成和血管化。

本课题组构建丝蛋白凝胶负载 VEGF 与 BMP-2 的双因子局部缓释系统,并通过酶联免疫吸附测定(enzyme-linked immuno sorbent assay,ELISA)证明该系统能起到缓释生长因子的作用,更重要的是所释放出的生长因子的活性没有受到明显的影响,表明了丝蛋白凝胶作为生长因子载体的可行性。将该缓释系统通过注射应用于兔上颌窦提升模型。通过序列荧光、Micro-CT、免疫组织化学等方法检测,发现 VEGF、BMP-2 双因子组与单独 BMP-2 组相比较,成骨效果得到一定程度的提高。VEGF 的引入可明显增加血管的形成,在 VEGF 与 VEGF＋BMP-2 双因子组分别为 4.66％±0.97％和 4.98％±1.01％,促进组织长入材料,加速材料降解,为新生组织提供足够的空间(图 7.14)。VEGF 与 BMP-2 协同应用,在骨修复的初期就开始有新骨的形成,术后 12 周新生骨质的高度为 11.53 mm±0.78 mm,具有更佳促进新骨形成的作用[37]。此外,本课题组进一步对该双因子协同促进成骨的机制进行了研究,认为 VEGF 与 BMP-2 可通过募集周围干细胞至病损区,并且促进干细胞向成骨、成血管方向分化,从而修复骨缺损[38]。

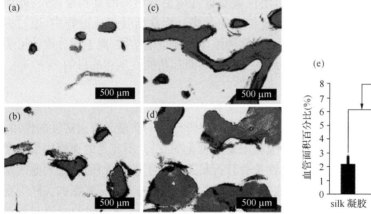
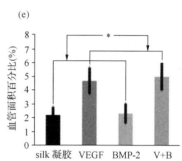

图 7.14　上颌窦提升术后 12 周取材行 Von Gieson 染色以及新生血管面积定量分析[37]
(a)单纯 silk 凝胶组;(b)silk 凝胶包被 VEGF 组;(c)silk 凝胶包被 BMP-2 组;
(d)silk 凝胶包被 VEGF＋ BMP-2 组

　　低氧诱导因子-1α(hypoxia inducible factor-1α, HIF-1α)是一种当环境在低氧水平下表达增高的核蛋白,通过调节下游一些基因的转录来调控生理活动。通过与低氧反应原件(hypoxic-response element, HRE)的结合,促发成血管反应。HIF-1α 一方面通过提高 VEGF 受体表达促进成血管,另一方面,通过激活下游的调控因子 BMP 或 Runx-2,从而促进成骨细胞的募集与分化,也能够直接或间接地促进成骨[39]。

　　本课题组在体外利用 HIF-1α 的慢病毒系统转染 BMSCs,通过 ALP、茜素红染色(alizarin red, AR)检测发现,转染 HIF-1α 的 BMSCs 具有早期成骨分化的表征以及钙结节的产生;qPCR 与 Western Blot 检测发现 BMSCs 在 mRNA 与蛋白质水平上,均可提升成血管相关指标(VEGF、ANG-1、SDF-1、PLGF 等)和成骨相关指标(BSP、COL-1、OCN、ALP 等)。进一步对 HIF-1α 进行结构改性,成功构建了 HIF-1α(constitutively active form of HIF-1α, CA5)。分别将野生型 HIF-1α(wildtype HIF-1α, WT)与 CA5 转染的 BMSCs 与明胶海绵支架(gelatin sponge, GS)相复合用于修复 F344 大鼠颅骨标准骨缺损模型,术后 8 周通过 Micro-CT、Microfill、组织学检测发现转染 WT 或 CA5 的 BMSCs 所构建而成的组织工程材料具有显著的新生血管形成,最终骨缺损修复的效果优于未转染 HIF-1α 的 BMSCs构建组,且经过改性的CA5的血管化能力与骨修复能力更强(图 7.15)[40]。

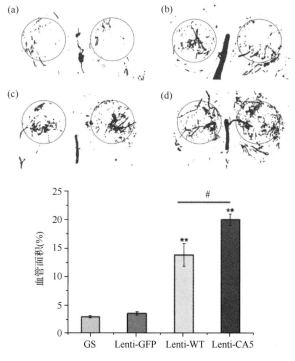

图 7.15　血管生成情况以及统计分析[40]

(a)单纯 GS 支架组;(b)转染 GFP 组;(c)转染 WT 组;(d)转染 CA5 组

此外,本课题组还制备了狗下颌骨种植体周围近中高 6 mm、近远中 5 mm、颊舌向 4 mm 的骨缺损模型,分别植入复合未转染或转染 HIF-1α 的 BMSCs 的 CMPC 支架,术后 12 周放射学、形态学测定分析显示骨容积(bone volume,BV)、骨密度(bone mineral density,BMV)、骨小梁厚度(trabecular thickness,TbN)、骨小梁体积分数(trabecular bone volume fraction)中,转染 HIF-1α 的 BMSCs/CMPC 复合组的成骨效果最好,并且促进了种植体与周围组织的骨结合[41]。

7.5.1.2　材料结构/离子成分促进血管化骨再生的实验研究

作为组织工程的核心要素之一的生物材料,从单纯的支持细胞生长的骨引导性,发展至骨诱导性以及促进血管化,对支架材料仿生学改性一直都是其研究的热点。已有研究表明:纳米羟基磷灰石与多孔支架结合进行结构改性,在体内异位成骨实验中,可保持局部 VEGF 表达的高水平,表明该纳米结构改性促使了成骨过程中血管化的参与[42]。有学者将 10% 质量分数的纳米结构生物玻璃颗粒加入到

Ⅰ型胶原膜/生物支架以使其表面纳米化,同样发现其植入体内后能够促进早期血管化[43]。目前,本课题组新近研究的多级微纳结构多孔状支架材料整体力学性能良好,能够承担起骨缺损区的力学传导。此外,材料内部具有大小不一、复合了微、纳米结构的孔径,模拟细胞外基质的结构,当种子细胞与其接触后,能够在表面黏附、迁移并且增殖,并且该微纳复合结构可利于早期血管化、促进微小血管的长入。

此外,本课题组和中国科学院上海硅酸盐研究所常江研究员课题组通过对支架材料离子成分进行调控,从而达到促进新骨血管化。发现硅酸钙陶瓷(calcium silicate, CS)支架材料具有良好的生物学活性,材料释放出的硅离子在促进骨质疏松大鼠 BMSCs 成骨分化的同时,也利于人脐静脉内皮细胞(human umbilical vein endo-thelial cells, HUVECs)的增殖。在该 CS 支架材料掺入锶离子构建出含锶硅酸钙($Sr-CaSiO_3$, SrCS),发现该材料浸提液在促进 HUVECs 的增殖同时,可显著上调骨质疏松大鼠 BMSCs 的 VEGF 与其受体 KDR 的表达,ECMatrix 胶体外显示 SrCS 浸提液能够使 HUVECs 形成具有网状小血管样结构,并且效果优于单纯 CS 浸提液组。在骨质疏松大鼠颅骨标准骨缺损模型的体内试验中,相对单纯 CS 组,SrCS 显著提升了早期骨修复的能力,并且增加了新生血管的面积。表明 SrCS 通过改善血管化来增强骨缺损修复的能力,可作为骨质疏松患者骨缺损修复的一种潜在的骨移植物[23]。

7.5.2　骨结合

种植体与宿主骨要达到良好的结合,除了需要良好的稳定度外,还需要快速的骨结合[44]。骨结合是 Branemark 于 20 世纪 60 年代提出的一个概念,描述的是种植体与周围骨组织直接接触,无任何纤维组织介于其间的一种现象。而钛因其优越的机械性能和出色的生物相容性被广泛应用于口腔种植领域[45]。但是因为其表面不理想的骨传导性能而导致植入后松动时有发生[46]。大量研究表明,具有粗糙微观表面的种植体可以减少种植术后早期纤维包裹的发生率并提高种植体-骨界面的结合强度,加快骨结合的速度[47-50]。所以,对钛种植体表面进行改性,使其表面结构、成分、形态等方面发生改变,以提高其生物活性,促进钛种植体在体内早期、快速的界面骨结合能力,满足临床应用的需求。

7.5.2.1　纳米图案修饰钛种植体研究

相关研究表明,纯钛粗糙表面比经过抛光的光滑的钛金属表面骨接触的程度高,相应的抗拉出强度也高很多,从而使早期种植体微动(micromovement)的现象得以减少。不仅如此,通过改变表面粗糙度,可以提高材料表面的亲水性,促进成骨细胞的黏附、分化和细胞外基质的形成、矿化等一系列生物学过程,从而促进骨形成,提高骨结合率[51]。已有研究表明微/纳米表面结构具有良好的生物性能、可促进干细胞的相关功能[52,53]。故在众多的改性方法中,钛表面纳米化的技术赢得广泛关注。其中,对钛表面进行化学处理是一种简单有效的获得纳米表面结构的方法。

　　本课题组与中科院上海硅酸研究所刘宣勇研究员合作,通过一定浓度的双氧水处理纯钛表面,控制处理时间获得如图 7.16 所示纳米锯齿、纳米棒等不同微纳结构表面修饰的钛材料,研究其对大鼠 BMSCs 的生物性能的调控作用[54],发现两种纳米锯齿形貌均能明显促进大鼠 BMSCs 的黏附、增殖、成骨向分化。而免疫荧光显示成骨后期表达物 OCN 和 OPN 的表达也得到促进,并且当纳米锯齿的平均宽度在 30 nm 左右时,其生物学性能最佳,促进大鼠 BMSCs 黏附、增殖、成骨向分化能力最强(图 7.17)。

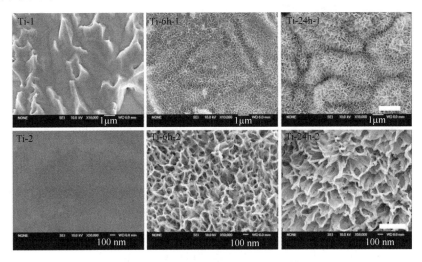

图 7.16　三种不同钛表面扫描电镜观察(上图为 10 000×;下图为 50 000×)[54]
左:未处理钛表面扫描电镜;中:过氧化氢 6 小时处理钛表面扫描电镜;
右:过氧化氢 24 小时处理钛表面扫描电镜

　　延长过氧化氢作用于钛表面的时间至 72 小时,发现钛表面形貌发生明显改变,形成一种微/纳米结构、形似羟基磷灰石的晶体结构,而在细胞的调控中发挥重要作用的细胞外基质正是由微米级别的胶原纤维和纳米级别的羟基磷灰石组成(图 7.18)[55]。故在钛片表面制备微/纳米结构,并研究该微纳结构对骨髓干细胞的黏附和成骨分化作用具有重要意义。

　　本课题组对该复合微纳结构的钛表面以整合素蛋白表达为标志的大鼠 BMSCs细胞黏附行为研究,结果显示该表面结构对细胞有促成骨分化作用。对细胞培养 14 天后进行实时 PCR 和逆转录 PCR 产物琼脂糖凝胶电泳检测,证实复合微纳结构可明显促进黏附和成骨相关基因的表达(图 7.19)。在蛋白水平上,OCN

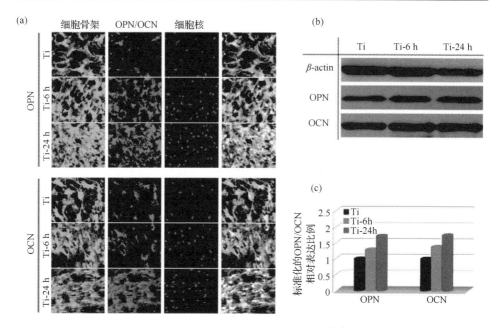

图 7.17　OPN 和 OCN 的表达分析[54]

(a)细胞培养 14 天后 OPN 和 OCN 免疫荧光检测；(b)Western blot 检测 OPN 和 OCN 表达；

(c)OPN 和 OCN 灰度值结果分析

本图(a)另见书末彩图

和 OPN 都明显优于对照组。钙结节染色也都有明显的促进。进一步表明此种结构可明显提升大鼠 BMSCs 的初始黏附能力，并显著促进 BMSCs 的成骨向分化能力。由此，过氧化氢处理纯钛表面形成的纳米棒状修饰钛表面材料能促进 BMSCs 的黏附及成骨向分化，有望在体内改善钛材料的骨结合能力。

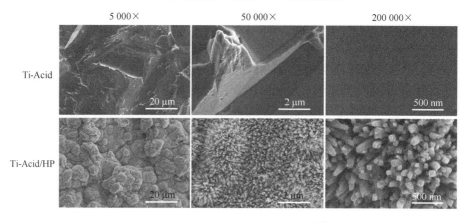

图 7.18　两种钛表面扫描电镜观察[55]

上图为对照组，下图为过氧化氢处理 72 小时组；左：5 000×；中：50 000×；右：200 000×

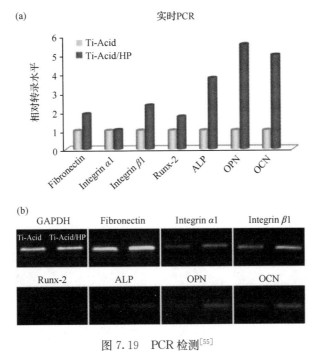

图 7.19　PCR 检测[55]

(a)细胞培养 14 天后进行实时 PCR 检测黏附相关基因的表达和成骨分化相关基因的表达;
(b)逆转录 PCR 产物琼脂糖凝胶电泳检测分析

7.5.2.2　锶黄长石涂层钛种植体研究

为了有效促进骨结合,对钛种植体表面的改性方法中,常使用并且有用的方法是掺入生物活性的元素,如能促进骨细胞活性的钙、修饰 HA 的硅,以及锌、锶等[56]。本课题组和中国科学院上海硅酸盐研究所以及澳大利亚悉尼大学合作,采用等离子喷涂的方法制备出如图 7.20 所示锌黄长石($Ca_2ZnSi_2O_7$,HT)和掺锶锌黄长石[$(Ca_{0.8}Sr_{0.2})_2ZnSi_2O_7$,Sr-HT]无机涂层钛种植体。与传统的羟基磷灰石(HAP)涂层相比,该新型涂层不仅具有明显的微纳米结构,还可以降低材料的降解率,从而减少因材料降解而造成的局部高 pH 值对细胞活性的损害。该涂层不仅具有更好的化学稳定性和良好的生物活性,而且随着材料的降解还可以释放出 Ca、Sr、Zn 和 Sr 等生物活性元素。

体外研究发现[57],材料表面接种细胞 24 小时后的免疫荧光染色显示,Sr-HT 和 HT 表面相比羟基磷灰石表面明显促进了 BMSCs 的黏附,但是 Sr-HT 和 HT 两者间没有明显的差异,表明材料表面的结构差异可以导致细胞黏附水平变化。而在 14 天后对材料进行 OCN 的免疫荧光染色显示,Sr-HT 和 HT 实验组比羟基磷灰石对照组得到了很大的提高,但以 Sr-HT 展现出最强的荧光结果,说明材料

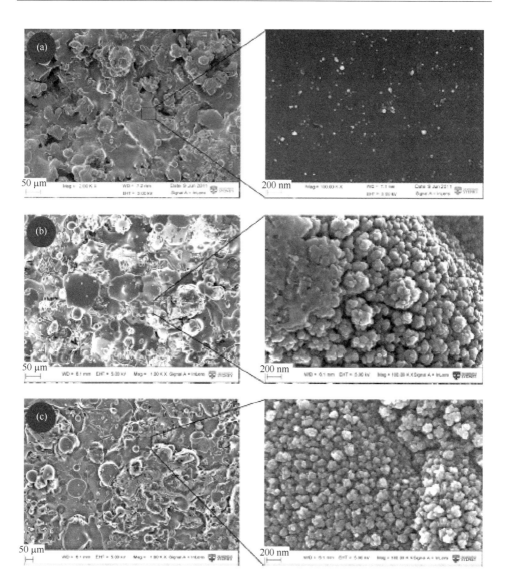

图 7.20　三种不同表面 SEM 观察[57]

上图为羟基磷灰石组,中图为锌黄长石组,右图为掺锶锌黄长石组。左 10 000×;右:500 000×

表面掺入锶元素后,其成骨诱导性能得到一定提升(图 7.21)。实时 PCR 检测黏附相关基因和成骨分化相关基因的表达结果也表现一致,即在材料涂层表面接种细胞 14 天后,Sr-HT 和 HT 材料上的细胞黏附相关基因如整合素的表达均比羟基磷灰石组要高,但是 Sr-HT 和 HT 二者没有差异;而 BMP-2、ALP 及 OCN 的表达则表现为 Sr-HT 组＞HT 组＞羟基磷灰石组,即三者的成骨诱导性能依次递减。从而进一步验证了表面结构促进细胞黏附,离子成分促进细胞成骨分化这一实验结果。

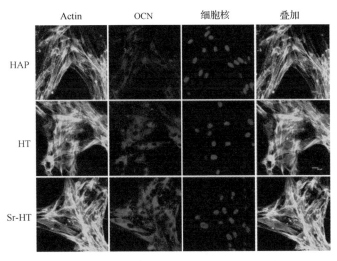

图7.21　OCN的表达分析。细胞培养14天后OCN免疫荧光检测[57]

本图另见书末彩图

离子释放检测结果显示,缓释的离子成分对细胞黏附无明显的作用,但碱性磷酸酶的活性和细胞的体外矿化能力提高,尤其是Sr的掺入效果显著。大动物犬股骨种植模型结果证实Sr-HT涂层的骨诱导及骨结合效果,经过micro-CT、序列荧光、组织学观察、骨结合力(拔出试验)实验等检测手段,Sr-HT涂层钛种植体表面骨结合率(BIC)以及力学效果明显优于HAp以及HT涂层种植体,Sr-HT涂层钛种植体显示出良好的临床应用前景。

综上所述,材料表面的微纳结构在促进细胞的黏附起主导作用,而离子成分在细胞成骨诱导分化中更重要。

在已有的表面改性结果基础上,可以将新型药物(例如双磷酸盐)、细胞、生长因子、功能性蛋白/片段等固化于种植体表面,以促进骨形成和骨结合,其关键问题是如何实现维持有效剂量的缓释,而不是瞬时爆发性释放[52]。此外,骨结合是一个复杂的过程,目前仍然有许多骨/种植体界面微观和宏观的问题不太明确,需要进一步的研究。已有足够的文献证实种植体表面形貌虽然在整个过程中不是起决定性因素,但是可以肯定骨结合和表面形貌之间存在直接联系。当然,成功的骨结合只有以精细的组织处理技术、精细的表面处理技术、逐级负重及多种种植修复技术作为支持才能达到。

7.6　总结与展望

由于口腔颌面部特殊解剖位置,因此口腔颌面部骨组织再生兼具美观和功能修复,特别是颌骨缺损导致其依附牙齿缺失影响咀嚼功能需进行牙种植重建。而目前临床上采用的方法在给患者带来"二次创伤"的同时又无法达到理想的美观和功能修复效果。如何解决新骨形成过程中血管化,如何进一步增强和加速新骨形成,如何提升新骨与牙种植体骨结合和生物力学性能等都是研究口腔颌面部骨组织再生时需要解决的难点。

近年来随着干细胞技术、新型生物材料研发以及组织工程技术发展,在以下几个方向取得突破性进展:①适合口腔颌面部骨再生的种子细胞(成骨细胞、成体干细胞)筛选;②促进成骨/成血管新型诱导因子的研究与应用;③材料微纳结构/离子成分提升新骨形成和血管化;④新型药物控释系统研发;⑤种植体纳米图案修饰和离子掺杂提升种植骨结合和生物力学。在今后的研究中,借助上述方向的最近研究进展,进一步组合优化,利用各因素之间协同作用,从而实现口腔颌面部骨组织美观和功能修复。

（蒋欣泉　夏伦果　张文杰　吴玉琼　上海交通大学附属第九人民医院）

参 考 文 献

[1] Sutradhar A, Paulino G H, Miller M J, Nguyen T H. Topological optimization for designing patient-specific large craniofacial segmental bone replacements. Proceedings of the National Academy of Sciences USA, 2010,107(30):13222-13227.

[2] 金岩. 口腔颌面发育生物学与再生医学. 北京：人民卫生出版社,2011.

[3] Kinoshita Y, Maeda H. Recent developments of functional scaffolds for craniomaxillofacial bone tissue engineering applications. Scientific World Journal, 2013,2013:863157.

[4] Bruder S P, Fox B S. Tissue engineering of bone: Cell based strategies. Clinical Orthopaedics and Related Research,1999, 367: S68-S83.

[5] Shi Y, Hu G, Su J, Li W, Chen Q, Shou P, Xu C, Huang Y, Zhu Z, Huang X, Han X, Xie N, Ren G. Mesenchymal stem cells: A new strategy for immunosuppression and tissue repair. Cell Research, 2010, 20(5):510-518.

[6] Wang S, Zhang Z, Zhao J, Zhang X, Sun X, Xia L, Chang Q, Ye D, Jiang X. Vertical alveolar ridge augmentation with β-tricalcium phosphate and autologous osteoblasts in canine mandible. Biomaterials, 2009, 30(13): 2489-2498.

[7] Wang S, Zhang Z, Xia L, Zhao J, Sun X, Zhang X, Ye S, Uludag H, Jiang X. Systematic evaluation of a tissue-engineered bone for maxillary sinus augmentation in large animal canine model. Bone, 2010, 46(1): 91-100.

[8] Wang S, Zhao J, Zhang W, Ye D, Yu W, Zhu C, Zhang X, Sun X, Yang C, Jiang X, Zhang Z. Main-

tenance of phenotype and function of cryopreserved bone-derived cells. Biomaterials, 2011, 32(15): 3739-3749.

[9] Wang S, Zhang W, Zhao J, Ye D, Zhu C, Yang Y, Zhang X, Sun X, Yang C, Jiang X, Zhang Z. Long-term outcome of cryopreserved bone-derived osteoblasts for bone regeneration *in vivo*. Biomaterials, 2011, 32(20): 4546-4555.

[10] Zhang W, Zhang X, Wang S, Xu L, Zhang M, Wang G, Jin Y, Zhang X, Jiang X Q. Comparison of the use of adipose tissue-derived and bone marrow-derived stem cells for rapid bone regeneration. Journal of Dental Research, 2013, 92(12): 1136-1141.

[11] 杨洁,李玉坤. 骨形态发生蛋白与骨代谢. 中华骨质疏松和骨矿盐疾病杂志, 2013, (1): 89-94.

[12] 张秀丽, 蒋欣泉. 腺病毒介导的骨形成蛋白-2 基因修饰促进羊骨髓基质细胞成骨分化的实验研究. 上海口腔医学, 2006, 15(6): 610-613.

[13] Zhao J, Hu J, Wang S, Sun X, Xia L, Zhang X, Zhang Z, Jiang X. Combination of β-TCP and BMP-2 gene-modified bMSCs to heal critical size mandibular defects in rats. Oral Diseases, 2010, 16(1): 46-54.

[14] Zhu C, Chang Q, Zou D, Zhang W, Wang S, Zhao J, Yu W, Zhang X, Zhang Z, Jiang X. LvBMP-2 gene-modified BMSCs combined with calcium phosphate cement scaffolds for the repair of calvarial defects in rats. Journal of Materials Science:Materials in Medicine, 2011, 22(8): 1965-1973.

[15] Hollinger J O, Onikepe A O, MacKrell J, Einhorn T, Bradica G, Lynch S, Hart C E. Accelerated fracture healing in the geriatric, osteoporotic rat with recombinant human platelet derived growth factor-bb and an injectable beta-tricalcium phosphate/collagen matrix. Journal of Orthopaedic Research, 2008, 26(1): 83-90.

[16] Choo T, Marino V, Bartold P M. Effect of PDGF-BB and beta-tricalcium phosphate (β-TCP) on bone formation around dental implants: a pilot study in sheep. Clinical Oral Implants Research, 2013, 24(2): 158-166.

[17] Xu L, Lv K, Zhang W, Zhang X, Jiang X, Zhang F. The healing of critical-size calvarial bone defects in rat with rhPDGF-BB, BMSCs, and β-TCP scaffolds. Journal of Materials Science:Materials in Medicine, 2012, 23(4): 1073-1084.

[18] 胡镜宙, 蒋欣泉, 张秀丽, 赵君, 张志愿. Nell-1 基因修饰的大鼠骨髓基质细胞裸鼠体内成骨研究. 2011 国际暨全国第十一届头颈肿瘤学术大会论文汇编, 2011.

[19] Xia L, Xu Y, Chang Q, Sun X, Zeng D, Zhang W, Zhang X, Zhang Z, Jiang X. Maxillary sinus floor elevation using BMP-2 and Nell-1 gene-modified bone marrow stromal cells and TCP in rabbits. Calcified Tissue International, 2011, 89(1): 53-64.

[20] Zeng D, Xia L, Zhang W, Huang H, Wei B, Huang Q, Wei J, Liu C. Maxillary sinus floor elevation using a tissue-engineered bone with calcium-magnesium phosphate cement and bone marrow stromal cells in rabbits. Tissue Engineering Part A, 2012, 18(7-8):870-881.

[21] Xia L, Zhang Z, Chen L, Zhang W, Zeng D, Zhang X, Chang J, Jiang X. Proliferation and osteogenic differentiation of human periodontal ligament cells on akermanite and β-TCP bioceramics. European Cells and Materials, 2011, 22:68-82.

[22] Coulombe J, Faure H, Robin B, Ruat M. *In vitro* effects of strontium ranelate on the extracellular calcium-sensing receptor. Biochemical and Biophysical Research Communications, 2004, 323 (4): 1184-1190.

[23] Lin K, Xia L, Li H, Jiang X, Pan H, Xu Y, Lu WW, Zhang Z, Chang J. Enhanced osteoporotic bone regeneration by strontium-substituted calcium silicate bioactive ceramics. Biomaterials, 2013, 34(38): 10028-10042.

[24] Guda T, Appleford M, Oh S, ONG J L. A cellular perspective to bioceramic scaffolds for bone tissue engineering: the state of the art. Current Topics in Medicinal Chemistry, 2008, 8:290-299.

[25] Yu X, Xia Z, Wang L, Peng F, Jiang X, Huang J, Roweb D, Wei M. Controlling the structural organization of regenerated bone by tailoring tissue engineering scaffold architecture. Journal of Materials Chemistry, 2012, 22:9721-9730.

[26] Holmes R, Mooney V, Bucholz R, Tencer A. A coralline hydroxyapatite bone graft substitute. Clinical Orthopaedics and Related Research, 1984, 188: 252-262.

[27] Mastrogiacomo M, Scaglione S, Martinetti R, Dolcini L, Beltrame F, Cancedda R, Quarto R. Role of scaffold internal structure on *in vivo* bone formation in macroporous calcium phosphate bioceramics. Biomaterials, 2006, 27(17): 3230-3237.

[28] Park J, Bauer S, Mark K V, Schmuki P. Nanosize and vitality: TiO$_2$ nanotube diameter directs cell fate. Nano Letters, 2007, 7(6):1686-1691.

[29] Zhao L, Mei S, Chu P K, Zhang Y, Wu Z. The influence of hierarchicalhybrid micro/nano-textured titanium surface with titania nanotubues on osteoblast functions. Biomaterials, 2010, 31(19): 5072-5082.

[30] Im O, Li J, Wang M, Zhang L G, Keidar M. Biomimetic three-dimensional nanocrystalline hydroxyapatite and magnetically synthesized single-walled carbon nanotube chitosan nanocomposite for bone regeneration. International Journal of Nanomedicine, 2012, 7: 2087-2099.

[31] Xia L, Lin K, Jiang X, Xu Y, Zhang M, Chang J, Zhang Z. Enhanced osteogenesis through nano-structured surface design of macroporous hydroxyapatite bioceramic scaffolds *via* activation of ERK and p38 MAPK signaling pathways. Journal of Materials Chemistry, 2013, 1(40):5403-5416.

[32] Zhu M, Zhang L, He Q, Shi J. Mesoporous bioactive glass-coated poly(L-lactic acid) scaffolds: a sustained antibiotic drug release system for bone repairing. Journal of Materials Chemistry, 2011, 21:1064-1072.

[33] Xia L, Zeng D, Sun X, Xu Y, Xu L, Ye D, Zhang X, Jiang X, Zhang Z. Engineering of bone using rhBMP-2-loaded mesoporous silica bioglass and bone marrow stromal cells for oromaxillofacial bone regeneration. Microporous and Mesoporous Materials, 2013, 173:155-165.

[34] Zhao J, Shen G, Liu C, Wang S, Zhang W, Zhang X, Zhang X, Ye D, Wei J, Zhang Z, Jiang X. Enhanced healing of rat calvarial defects with sulfated chitosan-coated calcium-deficient hydroxyapatite/bone morphogenetic protein 2 scaffolds. Tissue Engineering Part A, 2012, 18(1):185-197.

[35] Gotz W, Reichert C, Canullo L, Jäger A, Heinemann F. Coupling of osteogenesis and angiogenesis in bone substitute healing: A brief overview. Annals of Anatomischer Anzeiger: Official organ of the Anatomische Gesellschaft, 2012, 194: 171-173.

[36] Yang Y Q, Tan Y Y, Wong R, Wenden A, Zhang L, Rabie A B M. The role of vascular endothelial growth factor in ossification. International Journal of Oral Science, 2012, 4: 64-68.

[37] Zhang W, Wang X, Wang S, Zhao J, Xu L, Zhu C, Zeng D, Chen J, Zhang Z, Kaplan D L, Jiang X. The use of injectable sonication-induced silk hydrogel for VEGF(165) and BMP-2 delivery for elevation of the maxillary sinus floor. Biomaterials, 2011, 32(35): 9415-9424.

[38] Zhang W, Zhu C, Wu Y, Ye D, Wang S, Zou D, Zhang X, Kaplan DL, Jiang X. . VEGF and BMP-2 promote bone regeneration by facilitating bone marrow stem cell homing and differentiation. European Cells and Materials, 2014, 27: 1-12.

[39] Zou D, Han W, You S, Ye D, Wang L, Wang S, Zhao J, Zhang W, Jiang X, Zhang X, Huang Y. *In vitro* study of enhanced osteogenesis induced by HIF-1alpha-transduced bone marrow stem cells. Cell Proliferation, 2011, 44(3): 234-243.

[40] Zou D, Zhang Z, He J, Zhang K, Ye D, Han W, Zhou J, Wang Y, Li Q, Liu X, Zhang X, Wang S, Hu J, Zhu C, Zhang W, Zhou Y, Fu H, Huang Y, Jiang X. Blood vessel formation in the tissue-engineered bone with the constitutively active form of HIF-1α mediated BMSCs. Biomaterials, 2012, 33(7):2097-2108.

[41] Zou D, He J, Zhang K, Dai J, Zhang W, Wang S, Zhou J, Huang Y, Zhang Z, Jiang X. The bone-forming effects of HIF-1α-transduced BMSCs promote osseointegration with dental implant in canine mandible. PloS One, 2012, 7(3): e32355.

[42] Fricain J C, Schlaubitz S, Le Visage C, Arnault I, Derkaoui S M, Siadous R, Catros S, Lalande C, Bareille R, Renard M, Fabre T, Cornet S, Durand M, Léonard A, Sahraoui N, Letourneur D, Amédée J. A nano-hydroxyapatite pullulan/dextran polysaccharide composite macroporous material for bone tissue engineering. Biomaterials, 2013, 34(12): 2947-2959.

[43] Vargas G E, Haro Durand L A, Cadena V, Romero M, Mesones R V, Mačković M, Spallek S, Spiecker E, Boccaccini A R, Gorustovich A A. Effect of nano-sized bioactive glass particles on the angiogenic properties of collagen based composites. Journal of Materials Science: Materials in Medicine, 2013, 24(5): 1261-1269.

[44] 孟焕新. 牙周病学. 第 3 版. 北京：人民卫生出版社，2009.

[45] 刘宝林. 口腔种植学. 北京：人民卫生出版社，2011.

[46] Wennerberg A, Albrektsson T. Effects of titanium surface topography on bone integration: A systematic review. Clinical Oral Implants Research, 2009, 20(s4): 172-184.

[47] Branemark P I. Osseointegration and its experimental background. The Journal of Prosthetic Dentistry, 1983, 50(3): 399-410.

[48] Binon P. Implants and components:Entering the new millennium. TheInternationalJournal of Oral and Maxillofacial Implants, 2000, 15:76-94.

[49] Linder L, Albrektsson T, Branemark P I, Hansson H A, Ivarsson B, Jönsson U, Lundström I. Electron microscopic analysis of the bone-titanium interface. Acta Orthopaedica, 1983, 54(1): 45-52.

[50] Buser D, Schenk R K, Steinemann S, Fiorellini J P, Fox C H, Stich H. Influence of surface characteristics on bone integration of titanium implants. A histomorphometric study in miniature pigs. Journal of Biomedical Materials Research,1991, 25(7): 889-902.

[51] Chug A, Shukla S, Mahesh L,Jadwani S. Osseointegration-molecular events at the bone-implant interface: A review. Journal of Oral and Maxillofacial Surgery,2013, 25(1): 1-4.

[52] Zhao L, Mei S, Chu P K, Zhang Y, Wu Z. The influence of hierarchical hybrid micro/nano-textured titanium surface with titania nanotubes on osteoblast functions. Biomaterials, 2010, 31 (19): 5072-5082.

[53] Kubo K, Tsukimura N, Iwasa F, Ueno T, Saruwatari L, Aita H, Chiou WA, Ogawa T. Cellular behavior on TiO_2 nanonodular structures in a micro-to-nanoscale hierarchy model. Biomaterials, 2009,

30(29)：5319-5329.

[54] Zhang W，Li Z，Liu Y，Ye D，Li J，Xu L，Wei B，Zhang X，Liu X，Jiang X. Biofunctionalization of a titanium surface with a nano-sawtooth structure regulates the behavior of rat bone marrow mesenchymal stem cells. International Journal of Nanomedicine，2012，7：4459-4472.

[55] Zhang W，Li Z，Huang Q，Xu L，Li J，Jin Y，Wang G，Liu X，Jiang X. Effects of a hybrid micro/nanorod topography-modified titanium implant on adhesion and osteogenic differentiation in rat bone marrow mesenchymal stem cells. International Journal of Nanomedicine，2012，8：257-265.

[56] Mendonça G，Mendonca D，Aragao F J L，Cooper L F. Advancing dental implant surface technology：From micron-to nanotopography. Biomaterials，2008，29(28)：3822-3835.

[57] Zhang W，Wang G，Liu Y，Zhao X，Zou D，Zhu C，Jin Y，Huang Q，Sun J，Liu X，Jiang X，Zreiqat H. The synergistic effect of hierarchical micro/nano-topography and bioactive ions for enhanced osseointegration. Biomaterials，2013，34(13)：3184-3195.

第8章 纳米氧化钛涂层制备及其抗菌和成骨性能调控

8.1 钛-氧二元体系

硬组织置换与修复植入体(如人工关节、牙种植体、内固定等)大大提高了骨疾病患者的生活质量。钛及其合金因其较好的耐腐蚀和生物相容性,已成为硬组织置换与修复植入体的首选材料[1]。通常认为,钛较好的耐腐蚀性主要源于其自然钝化特性[2]。钛是一种非常活泼的过渡金属元素,其标准电极电位为-1.63 V[3]。当钛金属暴露于大气环境中,很快其表面将自发地形成一层完整且致密的氧化钛层,从而阻止钛基体继续被腐蚀[4]。但是,这并不意味着氧化钛是一种不可利用的惰性材料。事实上,钛表面的氧化钛层对钛基植入体生物相容性至关重要[5]。可见,调控氧化钛性能将有助于提升钛基植入体的植入效果。

Ehrlich 在 20 世纪 30 年代后期最先采用 X 射线衍射方法研究了钛-氧二元体系相结构[6]。随后,De Vries 和 Roy 于 1957 年发表了第一张钛-氧二元相图[7]。之后,大量研究又进一步完善了钛-氧二元体系[8,9]。

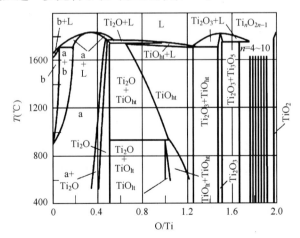

图 8.1 钛-氧二元相图[9]

钛-氧二元体系非常复杂,如图 8.1 所示,钛和氧可形成一系列化合物,如 TiO、Ti_2O_3、Ti_3O_5、Magnéli 相(通用化学式为 Ti_nO_{2n-1},$4<n<10$)等[9,10]。通

常,TiO_2 具有三种晶体结构,金红石、锐钛矿及板钛矿;Ti_2O_3 具有刚玉型结构;Ti_3O_5 为单斜结构。Magnéli 相是一系列具有结构缺陷(点缺陷及其扩展缺陷,如剪切面)氧化钛的总称。上述各种形式氧化钛中,TiO_2 由于其化学稳定、无毒、廉价等特性常被用作生物材料[11]。此外,利用低氧气氛[12]、光辐照[13,14]、电化学还原[15]、施加电场[16]等方法,可将 TiO_2 还原成低氧氧化钛。还原型 TiO_2 因形成氧空位(或 Ti^{3+} 位点)而使其性质与 TiO_2 有显著差异。研究表明,还原后,TiO_2 的电导率将有所提高[17];形成的氧空位可显著改善 TiO_2 表面化学活性[18]。可见,氧化钛涂层性能的可塑性很强,为此,本章将关注氧化钛涂层制备及其成果和抗菌性能调控相关的纳米化技术。

8.2　纳米氧化钛涂层制备

制备 TiO_2 薄膜的方法很多,包括等离子体喷涂、水热反应法、化学气相沉积、物理气相沉积、溶胶凝胶法等。化学气相沉积(CVD)是利用含有构成涂层元素的一种或几种气相试剂(即先驱体)的热分解反应而实现[19]。物理气相沉积(PVD)是将工件置于真空或等离子体环境中,将所需材料加热溶解至气化并沉积到基体表面形成薄膜的技术,主要有真空蒸镀、溅射和离子镀等[20]。溶胶凝胶法(sol-gel)是将金属醇盐或无机盐水解,经水解缩聚形成溶胶,将溶胶涂覆在基材表面,再经干燥、热处理后形成涂层[21]。本章重点关注等离子喷涂和水热反应法制备纳米氧化钛涂层。

8.2.1　等离子体喷涂制备纳米氧化钛涂层

等离子体喷涂是一种热喷涂技术,是将造粒粉料由送粉器送入等离子火焰,利用高温等离子体将粉料快速加热并熔化后,借助焰流本身(或辅助气体)喷射并沉积到基体表面,冷却固化获得所需功能涂层的工艺过程[22]。等离子体喷涂又可分为大气等离子体喷涂、低压或真空等离子体喷涂等。

图 8.2 为等离子体喷枪的结构示意图[23]。在等离子体喷枪内通入等离子体发生气体(一般为 Ar 或 N_2,再加入一定量的 H_2),在喷枪的阴极和阳极之间加上一定的电压后,两电极之间就会产生电弧,电弧温度一般在 5000℃ 左右。在电弧作用下,工作气体被加热膨胀并反作用于电弧,使电弧被压缩,电流密度增大,电弧温度升高。当电弧温度达到一定值时,气体开始离化,形成等离子火焰。与其他表面改性技术相比,等离子体喷涂具有工艺简单、涂层和基体选择范围广、涂层厚度可调范围大、沉积效率高、容易制备复合涂层等优点。

等离子体喷涂氧化钛涂层具有良好的耐磨损、光催化和电学性能。Mendelson[24]研究了等离子体喷涂 TiO_2 涂层的耐磨性能,并对其磨损机制进行探讨,认

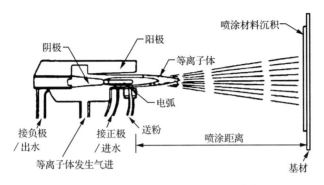

图 8.2　等离子体喷涂的工作原理[23]

为 TiO$_2$ 的磨损与穿晶断裂有关。中国科学院上海硅酸盐研究所发现[25]，等离子体喷涂纳米 Al$_2$O$_3$-3wt.％TiO$_2$ 涂层的力学性能较常规涂层有较大改善。在干摩擦、水润滑以及高温下，纳米 Al$_2$O$_3$-3wt.％TiO$_2$ 涂层都具有较好的抗磨性能，其磨损率仅约为常规涂层的 30％～60％。与常规涂层相比，纳米涂层具有较高的电阻率；其介电常数和介电损耗较小，说明纳米涂层具有更好的介电绝缘性能。Lee 等[26]以喷雾干燥法制备的纳米 TiO$_2$ 喷涂粉为原料，采用大气等离子体喷涂工艺制备了纳米结构 TiO$_2$ 涂层，该涂层降解亚甲基蓝溶液的效果良好。Ye 等[27]研究了 TiO$_2$-Fe$_3$O$_4$ 复合涂层，发现加入 Fe$_3$O$_4$ 可促进光生电子/空穴对分离，提高涂层光催化效率。中国科学院上海硅酸盐研究所[28]采用大气等离子体喷涂技术制备了 TiO$_2$ 涂层，发现改变喷涂参数，使涂层中出现较多锐钛矿相和气孔可提高催化效率；在催化反应过程中施加电场，以及加入适量铁酸锌亦可提高氧化钛涂层的光催化性能。此外，发现真空等离子体喷涂制备的纳米氧化钛涂层具有较大的 Li$^+$ 注入电流和良好的电化学稳定性[29]。

　　氧化钛具有良好耐腐蚀性和生物相容性，因此可将纳米氧化钛粉末用于等离子体喷涂，以制备纳米结构的涂层，应用于医疗器械表面改性。为保证纳米粉末在喷涂过程中具有良好流动性和熔化效果，通常采用喷雾干燥方法对纳米氧化钛粉末进行造粒处理，以获得适当颗粒大小和分布，满足喷涂工艺要求[30]。刘宣勇等采用纳米氧化钛粉体作为喷涂原料，制备出表面为纳米结构的氧化钛涂层，涂层表面颗粒直径约为 30～50 nm[31]。氧化钛涂层表面经酸或碱处理[32,33]、氢离子注入[34]、紫外光照射[35]等均可促进 Ti—OH 基团形成，为磷灰石提供有效成核位置，改善涂层的生物活性。图 8.3 所示为在 Ti6Al4V 上制备的纳米 TiO$_2$ 涂层的 SEM 形貌，表面晶粒尺寸约为 50 nm[31]。涂层表面出现纳米晶主要来源于未熔化纳米颗粒和涂层冷却过程中重结晶[36]。

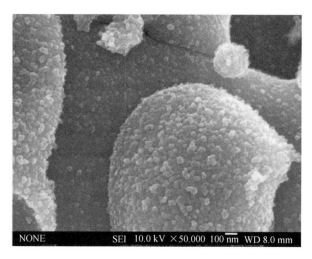

图 8.3　等离子喷涂制备的纳米 TiO_2 涂层的扫描电镜形貌[31]

8.2.2　水热反应制备氧化钛涂层

水热反应是指在密闭容器中以水溶液为反应介质,在一定温度和自生压强下,使原始混合物反应的一种湿化学合成方法[37]。水热反应法因其简单高效而受到广泛关注。应用水热反应可在钛基材料表面制备不同形貌的钛酸盐化合物相,热处理后可获得二氧化钛相。控制水热反应参数,如碱浓度、填充度、反应时间、反应温度及后处理方式可制得不同纳米表面结构,如纳米片、纳米线、纳米管等[38-42]。研究发现[43-45],水热反应温度为 $100\sim160^{\circ}C$ 时适合纳米管形成,而反应温度为 $180\sim250^{\circ}C$ 时适合纳米带形成;不同碱类阳离子在表面纳米结构形成过程中的作用也有所不同,如 Na^+ 有利于制备纳米管,而 K^+ 却有利于制备纳米线。钛在氢氧化钠体系中的水热反应机理已有较多讨论[46-50],一般认为,当氢氧化钠和过氧化氢的体积比为 1∶1 时,反应过程存在腐蚀和沉积的动态平衡,最终在材料表面形成了层次分明的纳米结构。反应如式(8.1)至式(8.6),其中 $Ti(IV)O_2^{2+}$ 表示钛的过氧凝胶(peroxy gel)。

$$H_2O_2 \longrightarrow H^+ + OOH^- \tag{8.1}$$

$$Ti + 2OOH^- \longrightarrow Ti(IV)O_2^{2+} + 2OH^- + 2e^- \tag{8.2}$$

$$Ti(IV)O_2^{2+} + e^- \longrightarrow Ti(IV)O_2^+ + e^- \longrightarrow Ti(IV)(OH^-)_x \tag{8.3}$$

$$Ti(IV)O_2^{2+} + OOH^- + 2OH^- \longrightarrow HTiO_3^- + H_2O + O_2 \tag{8.4}$$

$$2Na^+ + 3HTiO_3^- \longrightarrow Na_2Ti_3O_7 + H_2O + OH^- \tag{8.5}$$

$$2Na^+ + 4HTiO_3^- \longrightarrow Na_2Ti_4O_9 + H_2O + 2OH^- \tag{8.6}$$

所生成的 $Na_2Ti_3O_7$ 或 $Na_2Ti_4O_9$ 相为层状结构,其在 0.1 mol/L HCl 中浸泡

（如两个小时），可发生质子交换反应，将钠离子完全置换出来，反应式如式（8.7）（以 $Na_2Ti_3O_7$ 为例）[37, 51]。离子交换后的涂层经过 450℃ 热处理后，涂层可转变为二氧化钛。

$$Na_2Ti_3O_7 + 2H^+ \longrightarrow H_2Ti_3O_7 + 2Na^+ \qquad (8.7)$$

　　水热反应制备的二氧化钛不仅在太阳能电池、气体传感器、光催化等领域具有广泛的应用前景，在生物材料领域的应用也得到了重视[52-56]。钛及其合金经水热处理后，表面可形成多种纳米结构。体外实验证实这些表面结构有利于诱导类骨磷灰石沉积，促进细胞黏附、增殖和成骨分化。Wu 等[57]把多孔钛浸没在浓度为 10 mol/L 的氢氧化钠溶液中 60℃ 下水热处理，发现随着反应时间增加，钛表面可生成多层纳米钛酸盐结构，呈现出超亲水性，有利于类骨磷灰石沉积和细胞黏附。Rani 等[58]利用氢氧化钠体系的水热反应制备了纳米结构，发现改性后的纳米结构有利于蛋白吸附。除碱以外，其他一些介质的水溶液也可用于水热反应进行钛表面处理。Nakagawa 等[59]用氯化钙溶液在 200℃ 下对钛水热处理 24 小时，发现水热过程中可将钙引入涂层，从而加速类骨磷灰石沉积，促进 MC3T3-EI 细胞的黏附和分化。Hamada 等[60]用氧化钙和氯化钙溶液在 121℃ 下对钛水热处理 2 小时，XPS 检测显示涂层中生成了钛酸钙，可显著改善钛表面的生物活性。

　　此外，水热反应方法可在钛表面制备纳米花瓣状、纳米棒状和纳米线状 TiO_2 薄膜（图 8.4 和图 8.5）[37,61]。研究发现，随着反应体系中过氧化氢含量增加，钛表面的纳米线结构将转变为由纳米片构成的花瓣状结构。反应体系中氢氧化钠和过

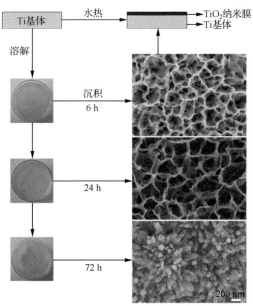

图 8.4　水热反应（过氧化氢体系）在钛表面构建微纳结构[61]

氧化氢的体积比对水热反应后钛表面形貌起着重要作用；随水热反应时间延长，钛表面电位越来越负。这一方面对改善钛表面的生物活性和细胞相容性有利；另一方面，由于细菌带负电，也为利用静电排斥效应获得抗菌性能奠定了基础。

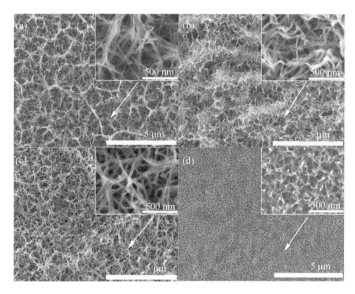

图 8.5　氢氧化钠/过氧化氢不同配比水热处理钛片表面形貌[37]
(a) NaOH；(b) NaOH(75%)＋H₂O₂(25%)；(c) NaOH(50%)＋H₂O₂(50%)；
(d) NaOH(25%)＋H₂O₂(75%)

8.3　纳米氧化钛涂层性能调控

8.3.1　紫外辐照调控纳米氧化钛涂层抗菌和成骨性能

氧化钛作为一种代表性光催化剂而被广泛研究[11,12]。氧化钛的光催化性能研究历史可以追溯到20世纪五六十年代[62]。1959年，Kato 和 Mashiko 报道氧化钛光催化可产生过氧化氢和羧基化合物；1964年有报道称氧化钛在紫外照射下可分解四氢萘(tetralin)。随后，1972年 Honda 和 Fujishima 报道了氧化钛光分解水，此后大量报道研究了氧化钛的光催化机理以及提高其催化活性的方法。

氧化钛(TO)也可用于抗菌。氧化钛的抗菌性能与其在光照情况下催化效应有关。其机理是氧化钛吸收大于其能带间隙(如锐钛矿为～3.2 eV)的光能($h\nu$)并产生电子/空穴对(e_{CB}^-/h_{VB}^+)，如式(8.8)[63,64]，故纯二氧化钛常常需要紫外光才能激发出显著催化效应。

$$TO + h\nu \longrightarrow h_{VB}^+ + e_{CB}^- \tag{8.8}$$

所产生的空穴可直接与细菌膜脂质反应,破坏其完整性,或与溶液中的水[H_2O,式(8.9)]及氢氧离子[OH^-,式(8.10)]反应,产生羟基自由基($OH \cdot$),从而使生物分子变性[65,66]。氧化钛的光催化抗菌性能已得到广泛研究[67,68]。

$$h_{VB}^+ + H_2O \longrightarrow OH \cdot + H^+ \tag{8.9}$$

$$h_{VB}^+ + OH^- \longrightarrow OH \cdot \tag{8.10}$$

利用各种掺杂技术,可使二氧化钛实现可见光光催化。如图 8.6 所示,二氧化钛吸收 $h\nu_2$ 能量的光即可将缺陷态电子激发到导带[69,70]。金属掺杂可在二氧化钛中形成“电子阱”并延缓光生电子/空穴复合,因此二氧化钛的纳米银掺杂及其催化性能研究得到广泛关注[71,72]。此外,氧化钯替代纳米银掺杂二氧化钛也有类似效应。Li 等的研究显示,光照情况下氧化钯可储存氧化钛的光生电子,这些电子可在无光照情况下释放并产生羟基自由基,从而杀死细菌[73,74]。

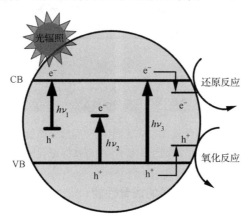

图 8.6　二氧化钛的光催化机制[70]

$h\nu_1$:非金属元素掺杂;$h\nu_2$:金属元素掺杂;$h\nu_3$:纯氧化钛

非金属元素掺杂可减小二氧化钛能带,实现可见光催化。Asahi 较系统地讨论了非金属元素(C, N, F, P 和 S)掺杂及其对二氧化钛光学性能的影响[75]。此外,研究显示还原二氧化钛可引入氧空位[76],并提高其光催化活性[77-79]。这些方法均可应用于可植入器械表面改性,以改善其抗菌性能。

更重要的是,光照还可改善氧化钛的生物活性。光照过程中,可在二氧化钛中产生氧空位,并使部分四价钛转换成三价钛[80]。三价钛(Ti^{3+})可吸附环境中的游离水,并形成 Ti^{4+}—OH 基团,如式(8.11)[81,82]:

$$Ti^{3+} + H_2O \longrightarrow Ti^{4+} - OH + \frac{1}{2}H_2 \tag{8.11}$$

所产生的 Ti^{4+}—OH 基团进一步与氢氧离子(OH^-)反应,使二氧化钛表面带负电[式(8.12)][82],并触发模拟体液中的一系列反应。也就是,溶液中的钙离子被负电吸引吸附到二氧化钛表面,然后是磷酸氢离子 HPO_4^{2-} 被吸附,促使类骨磷灰石形核并长大,从而表现出优异的生物活性。

$$Ti^{4+}-OH+OH^- \longrightarrow (Ti-O^-)+H_2O \tag{8.12}$$

动物实验研究表明,紫外照射可加速新骨形成。等离子喷涂制备的纳米氧化钛涂层经紫外辐照 168 h 后植入兔子股骨 2 个月后的横截面组织切片显示涂层表面有新骨形成[如图 8.7(b)],而未经紫外照射的涂层表面没有形成新骨[如图 8.7(a)],这说明紫外辐照可改善等离子喷涂 TiO_2 层的成骨性能[83]。

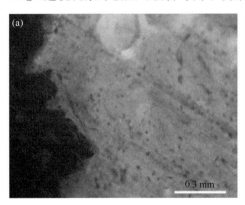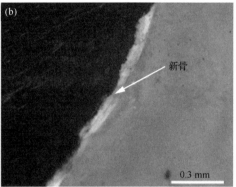

图 8.7　等离子喷涂纳米氧化钛涂层未光照(a)和经紫外照射后 (b) 植入兔子髁股骨
2 个月后的横截面组织切片,四环素标记荧光照片[83]

8.3.2 离子交换调控氧化钛涂层的成骨性能

在钛表面构建多级微纳结构可模仿骨组织细胞外基质结构,为细胞创造一个较有利的微环境[84]。此外,多种元素具有特殊的生物学效应,如 Ag 具有抗菌性、Sr 和 Mg 具有促成骨性[85]。故如能将"结构"与"功能性元素"结合,将有望激发协同效应,获得综合性能优良的生物材料。

如前所述,采用水热技术可制备纳米结构涂层,并且涂层(未热处理)为层状结构,层与层之间的间距可达 0.98 nm[86],这为氧化钛涂层改性提供了途径。一些具有生物功能的离子,如锶离子(半径为 0.126 nm[87])、镁离子(半径为 0.072 nm[87])和钙离子(半径为 0.1 nm[87])等均可采用离子交换技术"嵌入"涂层表面。研究表明[88],采用水热反应方法先在钛表面构建钛酸钠纳米结构薄膜,再利用离子交换技术,可将 Na 离子替换为 Sr、Mg、Ca 等离子(图 8.8)。所"嵌入"的功能性元素具有缓释行为,改性后钛表面呈现出良好的生物活性和成骨性能。

图 8.9 是氢氧化钠/双氧水体系水热制备的氧化钛涂层及其氢、锶和镁离子交换后的表面扫描电镜显微形貌。可见,离子交换前后水热氧化钛表面形貌无显著变化,即在保持氧化钛涂层纳米结构情况下,实现了功能元素掺杂。能谱(EDS)分

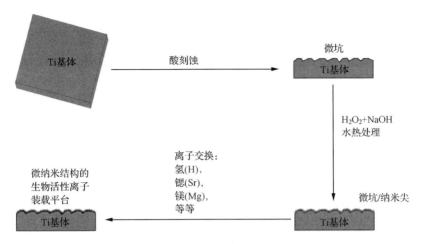

图 8.8 钛表面构建生物活性离子装载平台[88]

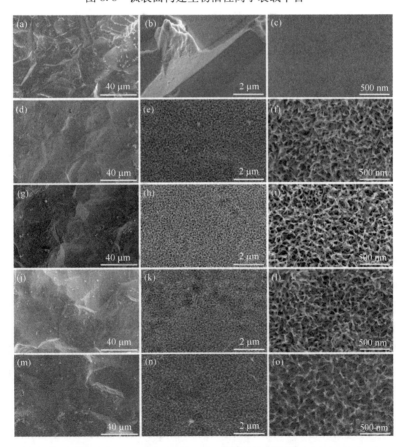

图 8.9 氢氧化钠/过氧化氢水热反应样品掺锶、镁前后的表面形貌[88]

(a，b，c)Ti；(d，e，f)未交换；(g，h，i)H交换；(j，k，l)Sr交换；(m，n，o)Mg交换

析结果显示,经离子交换后,水热反应过程中引入涂层的钠离子已被除去,锶、镁离子成功"嵌入"氧化钛表面结构中。进一步研究表明,氢离子交换可调高 OCN、Runx2 和 BMP-2 基因的表达,并且这种效应在锶和镁离子交换的样品表面更显著。镁离子交换的氧化钛对 OCN 和 Runx2 表达的促进作用更显著,而锶离子交换的氧化钛对 BMP-2 表达的促进更显著。

8.3.3　银注入调控氧化钛涂层抗菌性能

采用离子注入方法可在玻璃[89]、有机[90]及其他[91,92]基材上制备银纳米颗粒。一般认为,离子注入方法对纳米颗粒成核、长大过程的可控性较差[93],因此采用这种方法制备的纳米颗粒,其较宽的尺寸分布将影响银纳米颗粒具尺寸依赖效应的一些性能。近年,等离子体浸没离子注入(plasma immersion ion implantation,PIII)方法被广泛应用于生物材料表面改性过程[94-96],但利用这种方法可控制备纳米化表面还有待深入研究。中国科学院上海硅酸盐研究所发现,等离子体浸没离子注入(PIII)非视线注入的特点有可能成为调控纳米颗粒成核及生长的有利条件,利用银等离子体浸没离子注入(Ag PIII)技术可在等离子喷涂氧化钛涂层上"镶嵌"银纳米颗粒,并获得优异抗菌性能[70, 97, 98]。

SEM 观察结果显示(如图 8.10),等离子喷涂氧化钛涂层经 Ag PIII(负偏压为 30 kV)处理 0.5 h,1.0 h 和 1.5 h(依次表示为 0.5 h-30Ag PIII,1.0 h-30Ag PIII 及 1.5 h-30Ag PIII)后涂层表面可观察到纳米颗粒均匀分布。随注入时间由 0.5 h 延长至 1.5 h,0.5 h-30Ag PIII 表面可观察到少量颗粒尺寸较大的纳米颗粒(称为 A 类颗粒),当 Ag PIII 处理超过 1.0 h 时,在 1.0 h-30Ag PIII 和 1.5 h-30Ag PIII 表面还可观察到更多颗粒尺寸较小的纳米颗粒(称为 B 类颗粒)。此外,如图 8.11(a)所示,即使在一个氧化钛微球表面,两类纳米颗粒的分布也较均匀。

利用 X 射线光电子能谱(XPS)及透射电子显微镜(TEM)相关技术对 Ag PIII 处理表面进行分析。图 8.12(a, b, c)分别对应 0.5 h-30,1.0 h-30 及 1.5 h-30 Ag PIII 样品表面 Ag 3d 的 XPS 高分辨谱。由图可知,上述三个处理时间表面 Ag 3d 的结合能无明显偏差,且均与金属银的结合能对应[99]。故可推断银在上述三种样品表面存在的化学形式相同。但是,如图 8.12(d)所示,银在氧化钛涂层表面的深度分布却随处理时间不同有所变化。由图可知,上述三种样品银含量最高峰位置均在最外层,且随时间延长,最高峰值由 4.0at.％,升高到 5.5at.％,再升高到 8.5at.％。不过内部亚层处(10~55 nm 处)银含量却在处理时间超过 1.0 h 后无明显增加。这说明先注入的银对后注入的银施加了附加阻力,因此,虽然注入电压不变,但后注入银的注入深度却没有先注入银的深,后注入银只在样品最外层表面聚集(与最外层表面银含量持续增加一致)。

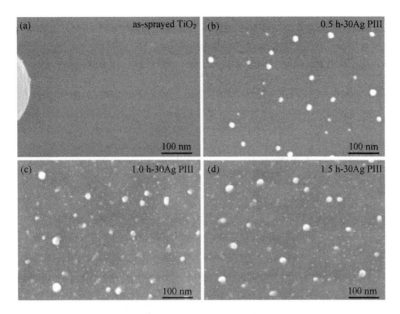

图 8.10　Ag PIII 处理氧化钛涂层表面的高倍 SEM 显微形貌变化[97]

(a)Ag PIII 处理前；(b)0.5 h-30 Ag PIII；(c)1.0 h-30 Ag PIII；(d)1.5 h-30 Ag PIII

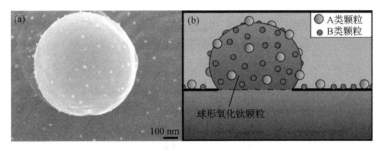

图 8.11　氧化钛微球表面离子注入[96]

(a)SEM 形貌；(b)颗粒分类示意图

透射电镜观察结果显示 Ag PIII 表面形成的纳米颗粒均表现为多重孪晶结构。图 8.13 所示为 1.5h-30 Ag PIII 表面的平面 TEM 样品观察结果，可见表面有大量纳米颗粒析出[图 8.13(a)]，这与 SEM 形貌观察结果一致。综合考虑上述实验结果，可以推断经 Ag PIII 处理在氧化钛涂层表面形成了金属银纳米颗粒。此外，横截面 TEM 观察结果表明，在靠近基体的亚表层，银纳米颗粒同样以多重孪晶结构形式析出（图 8.14），这些银纳米颗粒以低指数晶面作为纳米颗粒的表面[图 8.14(b,c)]。上述结果说明，银纳米颗粒在离子注入过程中析出时遵循能量最低原理，这与文献报道纳米颗粒多重孪晶结构的形成原理一致[100]。

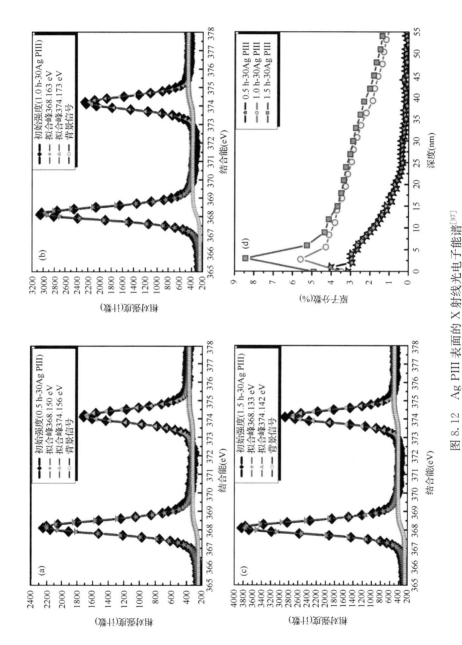

图 8.12　Ag PIII 表面的 X 射线光电子能谱[97]

(a)0.5 h-30 Ag PIII; (b)1.0 h-30 Ag PIII;(c)1.5 h-30 Ag PIII; (d)各 PIII 处理时间 Ag 元素浓度分布

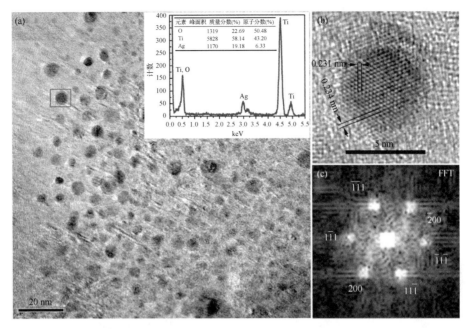

图 8.13　1.5 h-30 Ag PIII 表面的 TEM 分析(平面样品)[97]
(a)低倍明场像及相应 EDS 结果；(b)图 a 中方框位置高分辨；(c)与图 b 对应的傅里叶转换

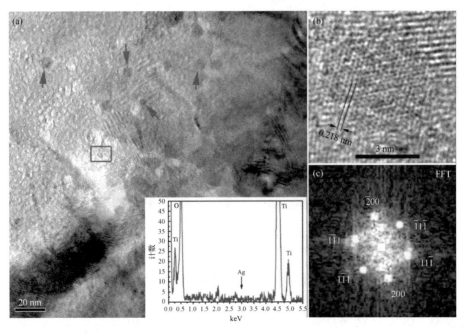

图 8.14　1.5 h-30 Ag PIII 表面的 TEM 分析(横截面样品)[97]
(a)低倍明场像及相应 EDS 结果；(b)图(a)中方框位置高分辨；(c)与图(b)对应的傅里叶转换

　　细菌及细胞培养实验结果表明,这种镶嵌有纳米银的氧化钛表面兼具良好接触抗菌性能及细胞相容性。图 8.15 所示为金黄色葡萄球菌在氧化钛[图 8.15 (a)],0.5 h-30Ag PIII[图 8.15(b)]及 1.5 h-30Ag PIII[图 8.15(c)]氧化钛表面培养(无光照条件下)24 h 后,细菌在上述表面的黏附情况。由图可知,未处理的表面可观察到大量细菌菌落[图 8.15(a)],而 Ag PIII 表面[图 8.15(b,c)],却很难观察到细菌菌落。可见 Ag PIII 处理氧化钛涂层表面可有效阻止金黄色葡萄球菌黏附及生长。依照菌落数实验步骤,进一步将金黄色葡萄球菌接种至氧化钛,0.5h-30Ag PIII 及 1.5h-30Ag PIII 表面培养(37℃,无光照条件,24 h)后,分别收集各涂层表面的菌液,并将菌液稀释 10 倍涂板(图 8.16)得到 0.5h-30Ag PIII 及 1.5h-30Ag PIII 表面抗菌率分别为 98%和 99%。可见 Ag PIII 氧化钛涂层表面具有优异抗菌性能。

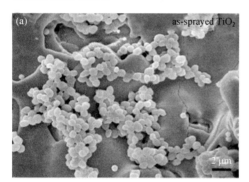
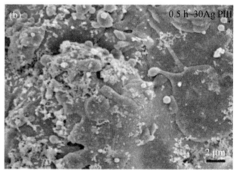
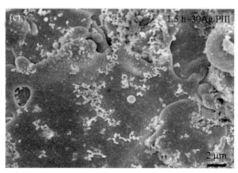

图 8.15　金黄色葡萄球菌在未处理(a),0.5h-30Ag PIII(b)及 1.5h-30Ag PIII(c)处理氧化钛涂层表面的黏附情况[97]

　　更重要的是,虽然较多报道称游离的纳米银颗粒具有生物毒性,但是应用 PIII 技术制备的镶嵌式银纳米颗粒却没有检测到银注入表面对 MG63 细胞增殖有显著抑制。图 8.17 结果显示,MG63 细胞在 0.5h-30Ag PIII 及 1.5h-30Ag PIII 氧化钛涂层表面的增殖速率并不亚于未处理氧化钛涂层。对在 1.5h-30Ag PIII 氧

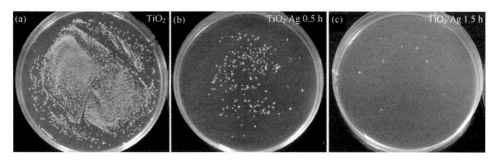

图 8.16　金黄色葡萄球菌在未处理(a)，0.5h-30Ag PIII(b)及 1.5h-30Ag PIII(c)处理的
氧化钛涂层表面的菌落数实验[97]

化钛涂层表面培养的 MG63 细胞形貌进行 SEM 观察,结果表明,仅培养一天,银注入表面的细胞已呈现铺展状态,在细胞周围可以观察到较多丝状伪足(图 8.18)。由此可见,MG63 细胞在 Ag PIII 处理氧化钛涂层表面能够很好地附着、铺展、生长和增殖,即 Ag PIII 氧化钛涂层具有良好的细胞相容性。

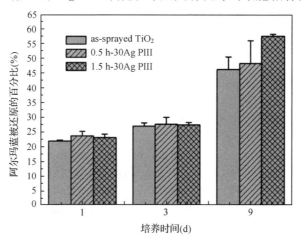

图 8.17　MG63 细胞在未处理、0.5h-30Ag PIII 及 1.5h-30Ag PIII 处理的氧化钛涂层
表面的增殖率[97]

上述结果可见 Ag PIII 技术也可调控银纳米颗粒的尺寸、分布。离子注入一般被认为是非平衡过程,在此过程中注入离子在电场作用下所获得的能量将在与靶材原子核碰撞过程中转化为瞬间热能。这种热能往往在原子尺度范围内产生,并瞬间传导至周围原子,因此形成特殊的脉冲式原子加热(ASH)效应[101,102]。在 Ag PIII 非视线注入情况下,上述脉冲式加热将有所不同。Ag PIII 过程的原子作用模型如图 8.19 所示,由于银离子以不同注入角度注入到氧化钛表面,当银离子浓度足够时,整个氧化钛表面将被均匀地浸没在银等离子体中,即整个氧化钛表面

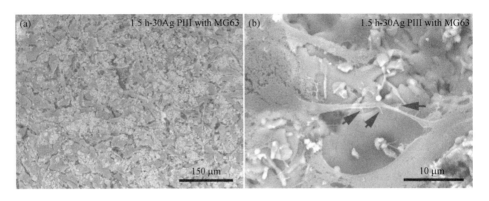

图 8.18　MG63 细胞在 1.5h-30Ag PIII 氧化钛涂层表面培养 1 天的形貌[97]
(a)低倍；(b)高倍

浸没于脉冲式原子加热效应中。此外，大部分固体材料的原子扩散激活能在 $10 \sim 40$ eV 范围[103]，故只要能量足够大，Ag PIII 过程中后续到达的银将"推动"先到达银在涂层中扩散。据此，通过调控后续到达银的浸没式原子加热效应即可控制涂层中银的临界晶核继续长大（促进长大，R1 反应）或者分解（抑制形核，R2 反应），即在涂层表面产生银浓度起伏。

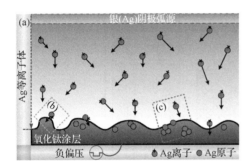
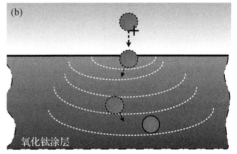
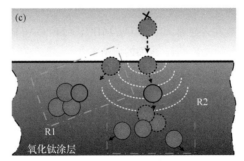

图 8.19　Ag PIII 过程中的原子作用模型
(a)氧化钛涂层被浸没在银等离子体中；(b)银原子注入在靶材表面形成脉冲式加热；
(c)脉冲式加热使先注入的银原子发生扩散

此外,如前所述先到达的银对后到达的银将施加阻力,故即便能量相同,后到达的银其注入深度要小于先到达的银。正是由于这种附加阻力,氧化钛涂层最外层的银含量将随着注入时间的延长而增加。这与图 8.12(d)银的深度分布情况一致,即随注入时间由 0.5 h 延长至 1.5 h,最外层银含量由 4.0at.% 持续增加到 8.5at.%,但在深度为 10~55 nm 范围处,处理时间超过 1.0 h 后银含量却无明显增加。依据附加阻力的影响,可将一个持续时间较长的 PIII 过程粗略地分为两个阶段。如 Ag PIII 处理少于 1.0 h 时,阻力较小,为第一阶段;Ag PIII 处理超过 1.0 h 时,阻力较大,为第二阶段。且在第二阶段(持续注入超过 1.0 h),氧化钛最外层表面银过饱和度(银含量)要高于第一阶段(持续注入少于 1.0 h)。上述银过饱和度的变化,将直接影响表面纳米结构的形成。这种影响可用下述经典形核理论加以说明。依据经典形核理论,形核率(N_s)间存在如式(8.13)所示关系[104]。

$$N_s = N_A C_{eq} S \times \exp\left(-\frac{\Delta G_s}{RT}\right) \tag{8.13}$$

式中,N_A 为阿伏伽德罗常数;C_s、C_{eq} 分别为过饱和及平衡状态时的溶质浓度;过饱和度 S 定义为它们的比值($S = C_s/C_{eq}$);RT 为摩尔气体常数(R)和绝对温度(T)的乘积;形核自由能变化(ΔG_s)可以进一步表示为如式(8.14)[105]:

$$\Delta G_s = 4\pi r^2 \gamma - \frac{4}{3}\pi r^3 \frac{RT \ln S}{V_m} \tag{8.14}$$

式中,γ 为单位面积表面能;V_m 为摩尔体积。在过饱和情况下,即 $S>1$,ΔG_s 随着临界晶核半径(r)的增加而减小,从而形成稳定颗粒。将式(8.14)代入式(8.13),可得式(8.15):

$$N_s = N_A C_{eq} \times \exp\left(-\frac{4\pi r^2 \gamma}{RT}\right) \times S^{\left(\frac{4\pi r^3}{3V_m}+1\right)} \tag{8.15}$$

由式(8.15)可知过饱和情况下($S>1$),形核率 N_s 与过饱和度 S 的 $\left(\frac{4\pi r^3}{3V_m}+1\right)$ 次幂成正比,这表明过饱和度 S 增大可显著提高形核率,从而改变相关 Ag PIII 表面颗粒密度。此外,将式(8.14)对晶核半径(r)做微分,可得到能稳定存在的最小临界晶核半径(r_m),即设 $d\Delta G_s/dr=0$,可得 r_m 如式(8.16)[105]:

$$r_m = \frac{2\gamma V_m}{RT \ln S} \tag{8.16}$$

由式(8.16)可知,能稳定存在的最小临界晶核半径 r_m 与 lnS 成反比,因此增大过饱和度 S,可减小最小临界晶核半径 r_m,即减小相关 Ag PIII 表面的颗粒尺寸。式(8.15)和式(8.16)的预测结果与本研究实验结果一致:图 8.10(b, c 和 d)显示,在注入第一阶段(持续注入少于 1.0 h),氧化钛最外层表面的银过饱和度较小,故形成颗粒尺寸较大,但数量较少的 A 类纳米颗粒[图 8.11(b)];在注入第二阶段(持续注入超过 1.0 h),氧化钛最外层表面的过饱和度较大,故形成颗粒尺寸较小,但数量较多的 B 类纳米颗粒[图 8.11(b)]。

可见,纳米银颗粒的形成满足经典形核理论,控制涂层表面特定深度银的过饱和度 S 可调控银纳米颗粒的尺寸及分布。如前所述,银注入是能量迅速转换的过程,银的注入深度与其达到样品表面前所获得的能量大小有关,故要达到控制特定深度银过饱和度的目的,应从银所获得的能量着手。本研究采用的是银脉冲阴极弧源,银离子在到达氧化钛表面前经历了三个阶段的加速:第一阶段为激发阶段,在这个阶段离子获得一个初始动能(E_o);第二阶段为负偏压加速阶段,在这个阶段一个带电量为 Q 的银离子,在负偏压 V_s 作用下可获得动能 QeV_s(e 为单位电荷);第三阶段加速发生在银离子到达氧化钛表面前的纳米尺寸范围,这个阶段,银离子被镜像电荷效应加速而获得动能 E_i。除获得动能外,银离子还将获得势能,包括内聚能(cohesive energy)E_c,电子激发能(excitation energy)E_e,以及电离能(ionization energy)E_Q。据此,银离子在到达氧化钛表面前所获得的能量 E_t 可以表示为通式(8.17)[102]。

$$E_t = E_o + QeV_s + E_i + E_c + E_e + \sum_{i=0}^{Q-1} E_Q(i) \tag{8.17}$$

由于电离能 E_Q 被定义为将一个电子由带电量为 Q 的离子上移走,形成带电量为 $Q+1$ 的离子所需要的能量[102]。故计算一个多电荷离子所具有的电离能时,须将各离化阶段所获得的电离能相加,即多电荷离子总电离能为式(8.18)。

$$E_Q^{sum} = \sum_{i=0}^{Q-1} E_Q(i) \tag{8.18}$$

而镜像电荷效应加速获得动能 E_i 可根据式(8.19)计算[106]。

$$E_i = \frac{\Psi}{2} \sum_{j=0}^{Q-1} \frac{2(Q-j)-1}{\sqrt{8(Q-j)+2}} \tag{8.19}$$

式中,氧化钛功函数 $\Psi \approx 4.13$ eV[107]。

表 8.1 列出了平均带电量 $Q \approx 2$[108] 的银离子在 30 kV 偏压作用下到达氧化钛表面前所获得的各部分能量。由于有报道称电子激发能 E_e 很小[109],据此表 8.1 所列数据中忽略了该项。

表 8.1 平均带电量 $Q \approx 2$ 的银离子在到达氧化钛表面前所获得的能量(eV)

E_o	QeV_s	E_i	E_c	E_Q^{sum}
69[a]	60E3[b]	2.1	2.95[a]	29.1[a]

a. 源于参考文献[102];

b. 以 $V_s \approx 30$kV 计算所得。

由表 8.1 所列数据可知,银离子在负偏压加速阶段即获得了 99.8% 的能量。

据此,适当调节负偏压即可调节银的注入深度,进而调节特定深度银的过饱和度,并最终调控银纳米颗粒的尺寸、分布。本研究希望能调节涂层最外层表面银纳米颗粒的尺寸、分布,故选择降低负偏压,以减小银的注入深度,增加涂层最外层表面银的过饱和度。图 8.20 为 14 kV Ag PIII 处理 0.5 h 及 1.0 h 的氧化钛表面形貌,可见 0.5 h-14Ag PIII 表面[图 8.20(a)]银颗粒较 0.5 h-30 Ag PIII 表面[图 8.10(b)]分布均匀,且颗粒尺寸较小。适当延长注入时间至 1.0 h[图 8.20(b)],这些银纳米颗粒密度增加,但颗粒尺寸无显著长大。实际上,银纳米颗粒的长大主要取决于先到达银的量及后续注入银脉冲式加热效应的强弱。如图 8.19(c)所示,先到达的银在原子加热效应作用下最大扩散距离 r_d 可由式(8.20)表示[110]:

$$r_\mathrm{d} = \frac{4}{(324\pi)^{1/6}}\left(\frac{E_\mathrm{t}'}{E_\mathrm{a}}\right)^{1/3} \times r_\mathrm{a} \qquad (8.20)$$

式中,E_t' 为先到达的银从后注入银处获得的能量,E_t' 的大小取决于后注入银的能

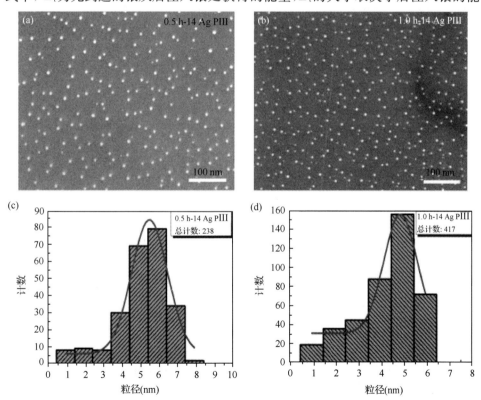

图 8.20 Ag PIII 处理(负偏压 14 kV,7 Hz)的氧化钛表面形貌[98]

(a)处理 0.5 h;(b)处理 1.0 h,及相应银纳米颗粒尺寸分布;(c)处理 0.5 h;(d)处理 1.0 h

量;E_a为先到达银的扩散激活能;r_a为银原子半径。可见先到达银的最大扩散距离r_d与从后注入银处获得能量E_t^i的 1/3 次幂成正比,能量E_t^i为银离子在到达氧化钛表面前所获总能量E_t的一部分,即E_t^i受注入偏压大小影响,适当调节偏压可在一定程度上调控银纳米颗粒的尺寸。据此,如图 8.21 所示,氧化钛涂层 1.0h-14Ag PIII(7Hz)处理后,再经 0.5h-30Ag PIII(9Hz)处理,可上调涂层表面银纳米颗粒尺寸。综上所述,基于 Ag PIII 工艺的非视线性特点,利用其特殊的浸没式原子加热效应,可控制纳米银颗粒的形核长大过程,获得所需纳米化表面。

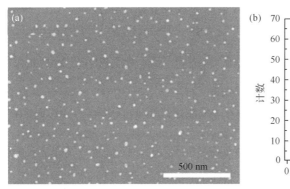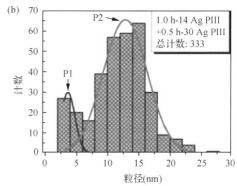

图 8.21　Ag PIII 处理的氧化钛表面形貌(a)及其表面颗粒尺寸分布(b),
Ag PIII 工艺为 14 kV(7 Hz)下 1.0h 后 30kV(9 Hz)下 0.5h

至于纳米银/氧化钛复合涂层无关条件下的抗菌机制,一方面,纳米银与 n 型半导体特性的氧化钛接触时可构成"肖特基接触"界面,形成肖特基势垒。如图 8.22所示,这种界面具有"整流"特性,即氧化钛中的电子(e^-)可轻易向纳米银聚集,而纳米银上的电子需要越过阻碍(肖特基势垒)才能回到氧化钛一侧(这种界面特性常用于光催化)。另一方面,细菌由于生理需要向外界输送电子(这是它们的本能)。如图 8.23 所示,当细菌在纳米银/氧化钛复合涂层表面黏附时,细菌向外界输送的电子可被收集,即电子(e^-)向纳米银汇集,并在氧化钛一侧聚集"空穴"(h^+)。汇集在纳米银表面的电子(e^-)可促使还原反应进行(如与质子反应),而聚集在氧化钛基体一侧"空穴"(h^+)可促使氧化反应进行(如与细菌壁反应,破坏细菌完整性),从而实现抗菌。值得一提的是,这种抗菌模式是依靠材料界面特性与细菌代谢特征的相互作用,这为我们依据细胞和细菌在结构和代谢特性上的差异,设计"抑制细菌而不伤害甚至促进细胞功能"的材料提供了依据。

此外,Ag PIII 技术也可将纳米银"镶嵌"在水热反应制备的纳米氧化钛薄膜表面。研究表明[111],一方面,考虑到 TiO₂ 在弱碱性环境中带负电荷[84],通过在钛表面构建 TiO₂ 微纳结构增大比表面积,进而增大表面负电位,从而利用静电排斥建立第一道抗菌防线,抑制细菌黏附;另一方面,通过离子注入技术,将 Ag 纳米颗

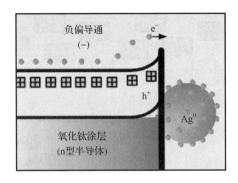

图 8.22　纳米银与氧化钛涂层构成的单向"电子转移"路径

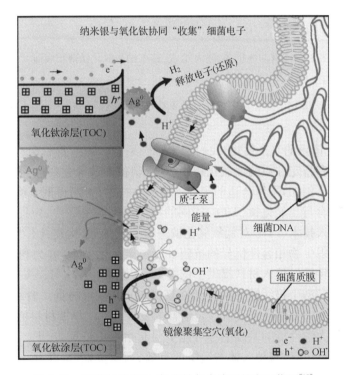

图 8.23　细菌与纳米银/氧化钛复合涂层的交互作用[97]

粒嵌入到纳米 TiO_2 薄膜中,使其不暴露于外,从而基于 Ag@TiO_2 肖特基势垒建立第二道抗菌防线,有效杀灭细菌(图 8.24)。更重要的是,嵌入式 Ag 纳米颗粒修饰的钛表面能够明显促进细胞的增殖和黏附功能。

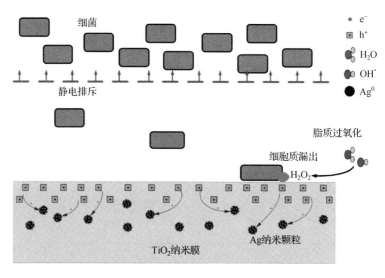

图 8.24　双防线抗菌、嵌入式 Ag 修饰纳米氧化钛薄膜表面[111]

8.4　总结与展望

钛-氧二元体系的复杂性,给我们带来了一系列"可塑"的钛氧化物,为依据使用环境制备具有特定性质的钛氧化物,或对所制备的钛氧化物进行"后期改性"提供了有利条件。例如,采用合适的等离子体喷涂技术,可制得低氧的氧化钛[96],这种钛氧化物具有与二氧化钛(TiO_2)不同的物理和化学性质[70],为我们利用等离子体浸没离子注入技术(PIII)对低氧氧化钛进行后续处理、构建具有"纳米肖特基效应"的涂层、获得生物相容性优异的抗菌性能奠定基础[96,97],并为利用钛氧化物制备具有"响应"特性的植入材料提供了依据。

"主动响应"型生物活性材料是骨修复材料未来发展方向。骨组织植入/修复体材料经历了由完全惰性到具有一定活性的发展过程。早期材料植入的目标在匹配被替换组织力学性能的基础上尽可能少引起宿主免疫反应[111]。为满足人们提高生活质量的诉求,改善植入体与组织的有效、高质量整合,具有一定表面活性的生物材料逐渐得到关注[112]。如今,具有"主动修复功能"和"可调控生物响应特性"的第三代生物活性材料成为当前的研究热点和未来的发展方向[113,114]。然而国内外针对"主动修复"和"可调控生物响应"的机制研究及理论体系建立仍很缺乏。鉴于此,需要着眼于揭示生物活性材料与宿主相互作用的机理,为骨组织缺损的生物性修复奠定系统理论基础,对提升我国在国际生物医学材料领域的研究地位和自主科技创新能力具有重要意义。

此外,感染是引起植入体失效的主要原因之一。一旦感染,第二次手术将很难避免,给患者带来不必要的创伤和经济负担。现阶段,预防性使用抗生素是临床防止植入相关感染的常用方式。然而,在耐药性问题日益凸显和“超级细菌”频现背景下,这种大量(甚至过度)使用抗生素的方式亟待改进。应当指出的是,抗生素抗菌性能优异,部分新型品种甚至可杀灭耐药菌种,但其对细胞的“识别”能力较差,有可能“误伤”正常人体细胞,影响植入体成骨速度和质量。故有必要开发可“区别对待”细菌和细胞的抗菌方法,而纳米银/氧化钛复合涂层的研究为此种抗菌涂层设计和制备提供了可能方向。

（曹辉亮　刘宣勇　中国科学院上海硅酸盐研究所）

参 考 文 献

[1] Geetha M, Singh A K, Asokamani R, Gogia A K. Ti based biomaterials, the ultimate choice for orthopaedic implants-A review. Progress in Materials Science, 2009, 54 (3): 397-425.

[2] Williams D F. On the mechanisms of biocompatibility. Biomaterials, 2008, 29(20): 2941-2953.

[3] Vanysek P. Electrochemical Series. USA: CRC Press LLC, 2000.

[4] Gilbert J L. Mechanically assisted corrosion of metallic biomaterials. ASM Handbook on Corrosion. Materials Park, Ohio: ASM International, 2004: 79-89.

[5] Petersson I U, Löberg J E L, Fredriksson A S, Ahlberg E K. Semi-conducting properties of titanium dioxide surfaces on titanium implants. Biomaterials, 2009, 30: 4471.

[6] Ehrlich P. Phasenverh altnisse und magnetisches Verhalten im System Titan/Sauerstoff. Z. Elektrochem, 1939, 45(5): 362-370.

[7] Sten A, Bengt C, Ulf K, Arne M. Phase analysis studies on the titanium-oxygen system. Acta Chemica Scandinavia, 1957, 11(10): 1641-1652.

[8] Tetot R, Picard C, Boureau G, Gerdanian P. High temperature thermodynamics of the titanium-oxygen system for $0 \leqslant O/Ti \leqslant 1$. Journal of Physical Chemistry, 1978, 69(1): 326-331.

[9] Diebold U. The surface science of titanium dioxide. Surface Science Reports, 2003, 48(5-8): 53-229.

[10] Waldner P, Eriksson G. Thermodynamic modelling of the system titanium-oxygen. Calphad, 1999, 23(2): 189-218.

[11] Carp O, Huisman C L, Reller A. Photoinduced reactivity of titanium dioxide. Progress in Solid State Chemistry, 2004, 32(1-2): 33-177.

[12] Chen X, Liu L, Yu P Y, Mao S S. Increasing solar absorption for photocatalysis with black hydrogenated titanium dioxide nanocrystals. Science, 2011, 331(6018): 746-750.

[13] Highfield J G, Graetzel M. Discovery of reversible photochromism in titanium dioxide using photoacoustic spectroscopy: Implications for the investigation of light-induced charge-separation and surface redox processes in titanium dioxide. Journal of Physical Chemistry, 1988, 92(2): 464-467.

[14] Le Mercier T, Mariot J M, Goubard F, Quarton M, Fontaine M F, Hague C F. Structural and chemical transformations induced by laser impact on TiO_2 and Nb_2O_5. Journal of Physics and Chemistry of Solids, 1997, 58(4): 679-684.

[15] Chen G Z, Fray D J, Farthing T W. Direct electrochemical reduction of titanium dioxide to titanium in

molten calcium chloride. Nature，2000，407：361-364.

[16] Yang J J，Pickett M D，Li X，Ohlberg D A A，Stewart D R，Williams R S. Memristive switching mechanism for metal/oxide/metal nanodevices. Nature Nanotechnology，2008，3：429-433.

[17] Breckenridge R G，Hosler W R. Electrical properties of titanium dioxide semiconductors. Physical Review，1953，91(4)：793-802.

[18] Wendt S，Sprunger P T，Lira E，Madsen G K H，Li Z，Hansen J∅，Matthiesen J，Blekinge-Rasmussen A，Lægsgaard E，Hammer B. The role of interstitial sites in the Ti3d defect state in the band gap of titania. Science，2008，320(5884)：1755-1759.

[19] Hocking M G，Vasantrasree V，Sidky P S. Metallic & Ceramic coatings. New York：Longman Scientific & Technical，John Wiley & Sons，Inc. ，1989.

[20] 赵晓兵. 等离子喷涂 TiO₂ 涂层生物活性研究：[博士学位论文]. 上海：中国科学院上海硅酸盐研究所，2006.

[21] Burggraaf A J，Keizer K，Hassel B A V. Ceramic nanostructure materials，membranes and composite layers. Solid State Ionics，1989，32/33：771-782.

[22] 刘宣勇. 等离子喷涂生物活性硅灰石涂层研究：[博士学位论文]. 上海：中国科学院上海硅酸盐研究所，2002.

[23] Bouos M I，Fauchais P，Vardelle A//Suryanarayanan R，Ed. Plasma Spraying：Theory and Appplication，Singapore：World Scientific，1993：3.

[24] Mendelson MI. Theoretical evaluation of wear in plasma-sprayed TiO₂ against grey cast iron. Wear，1978，50：71-83.

[25] 林新华. 等离子喷涂纳米结构氧化铝-3%氧化钛涂层的制备及表征：[博士学位论文]. 上海：中国科学院上海硅酸盐研究所，2003.

[26] Lee C，Choi H，Lee C，Kim H. Photocatalytic properties of nano-structured TiO₂ plasma sprayed coating. Surface and Coatings Technology，2003，173：192-200.

[27] Ye F，Ohmori A. The photocatalytic activity and photo-absorption of plasma sprayed TiO₂-Fe₃O₄ binary oxide coatings. Surface and Coatings Technology，2002，160：62-67.

[28] 刘军涛. 等离子喷涂二氧化钛涂层的制备及表征：[硕士学位论文]. 上海：中国科学院上海硅酸盐研究所，2005.

[29] 祝迎春. 等离子喷涂氧化钛、碳化钨纳米涂层的研究：[博士学位论文]. 上海：中国科学院上海硅酸盐研究所，1999.

[30] Strutt P R，Boland R F，Kear B H. Nanostructured feeds for thermal spray systems，methods of manufacture，and cortings therefrom. U. S. Patent，Field Nov. 1995.

[31] Liu X，Zhao X，Fu R K Y，Ho J P，Ding C，Chu P K. Plasma-treated nanostructured TiO₂ surface supporting biomimetic growth of apatite. Biomaterials，2005，26(31)：6143-6150.

[32] Zhao X，Liu X，Ding C. Acid-induced bioactive titania surface. Journal of Biomedical Materials Research A，2005，75：888-894.

[33] Zhao X，Liu X，Ding C，Chu P K. *In vitro* bioactivity of plasma-sprayed TiO₂ coating after sodium hydroxide treatment. Surface and Coatings Technology，2006，200：5487-5492.

[34] Zhao X，Liu X，You J，Chen Z，Ding C. Bioactivity and cytocompatibility of plasma-sprayed titania coating treated by sulfuric acid treatment. Surface and Coatings Technology，2008，202：221-3226.

[35] Liu X，Zhao X，Ding C，Chu P K. Light-induced bioactive TiO₂ surface. Applied Physics Letters，

2006，88：013905.

[36] Goberman D，Sohn Y H，Shaw L，Jordan E，Gell M. Microstructure development of Al₂O₃-13wt. % TiO₂ plasma sprayed coatings derived from nanocrystalline powders. Acta Materialia，2002，50：1141-1152.

[37] 李晋波. 医用钛表面改性及其抗菌性和生物活性研究：[博士学位论文]. 长沙：湖南大学，2011.

[38] Chen Q，Zhou W，Du G U，Peng L M. Trititanate nanotubes made *via* a single alkali treatment. Advance Materials，2002，14 (17)：1208-1211.

[39] Zhu H Y，Lan Y，Gao X P，Ringer S P，Zheng Z F，Song D Y，Zhao J C. Phase transition between nanostructures of titanate and titanium dioxides *via* simple wet-chemical reactions. Journal of The Amercian Chemical Society，2005，127(18)：6730-6736.

[40] Kubo T，Nakahira A. Local structure of TiO₂-derived nanotubes prepared by the hydrothermal process. The Journal of Physical Chemistry C，2008，112(5)：1658-1662.

[41] Ma R A，Bando Y，Sasaki T. Nanotubes of lepidocrocite titanates. Chemical Physics Letters，2003，380 (4-5)：577-582.

[42] Tsai C C，Teng H S. Structural features of nanotubes synthesized from NaOH treatment on TiO₂ with different post-treatments. Chemistry of Materials，2006，18 (3)：367-373.

[43] Yuan Z Y，Su B L. Titanium oxide nanotubes，nanofibers and nanowires. Colloids and Surfaces A，2004，241：173-183.

[44] Yuan Z Y，Colomer J Y，Su B L. Titanium oxide nanoribbons. Chemical Physics Letters，2002，363：362-366.

[45] Kim G S，Godbole V P，Seo H K，Kim Y S，Shin S H. Sodium removal from titanate nanotubes in electrodeposition process. Electrochemistry Communications，2006，8：471-474.

[46] Lamolle S F，Monjo M，Rubert M，Haugen H J，Lyngstadaas S P，Ellingsen J E. The effect of hydrofluoric acid treatment of titanium surface on nanostructural and chemical changes and the growth of MC3T3-E1 cells. Biomaterials，2009，30 (5)：736-742.

[47] Tengvall P，Elwing H，Lundstrom I. Titanium gel made from metallic titanium and hydrogen peroxide. Journal of Colloid and Interface Science，1989，130：405-413.

[48] Kasuga T，Hiramatsu M，Hoson A，Sekino T，Niihara K. Titania nanotubes prepared by chemical processing. Advance Materials，1999，11：1307-1311.

[49] Armstrong A R，Armstrong G，Canales J，Bruce P G. TiO₂-B nanowires. Angewandte Chemie International Edition，2004，43：2286-2288.

[50] Wu Y H，Long M，Cai W M，Dai S，Chen C，Wu D，Bai J. Preparation of photocatalytic anatase nanowire films by in situ oxidation of titanium plate. Nanotechnology，2009，20：185703-185710.

[51] Tsai C C，Teng H. Structural features of nanotubes synthesized from NaOH treatment on TiO₂ with different post-treatments. Chemistry of Materials，2006，18：367-373.

[52] Wu J M. Low-temperature preparation of titania nanorods through direct oxidation of titanium with hydrogen peroxide. Journal of Crystal Growth，2004，269：347-355.

[53] Wu J M，Qi B. Low-temperature growth of rutile nanorod thin films and their photon-induced property. Journal of the Amercian Ceramic Society，2008，91 (12)：3961-3970.

[54] Wu J M，Qi B. Low-temperature growth of monolayer rutile TiO₂ nanorod films. Journal of the Amercian Ceramic Society，2007，90 (2)：657-660.

[55] Wu J M, Liu J F, Hayakawa S, Tsuru K, Osaka A. Low-temperature deposition of rutile film on bio-materials substrates and its ability to induce apatite deposition *in vitro*. Journal of Materials Science: Materials in Medicine, 2007, 18 (6):1529-1536.

[56] Wu J M, Hayakawa S, Tsuru K, Osaka A. *In vitro* bioactivity of anatase film obtained by direct deposition from aqueous titanium tetrafluoride solutions. Thin Solid Films, 2002, 414 (2): 283-288.

[57] Wu S L, Liu X M, Hu T, Chu P K, Ho J P, Chan Y L, Yeung K W, Chu C L, Hung T F, Huo K F, Chung C Y, Lu W W, Cheung K M, Luk K D. A biomimetic hierarchical scaffold: Natural growth of nanotitanates on three-dimensional microporous Ti-based metals. Nano Letters, 2008, 8 (11): 3803-3808.

[58] Rani V V D, Manzoor K, Menon D. The design of novel nanostructures on titanium by solution chemistry for an improved osteoblast response. Nanotechnology, 2009, 20: 195101-195111.

[59] Nakagawa M, Zhang L, Udoh K, Matsuya S, Ishikawa K. Effects of hydrothermal treatment with $CaCl_2$ solution on surface property and cell response of titanium implants. Journal of Materials Science: Materials in Medicine, 2005, 16: 985-991.

[60] Hamada K, Kon M, Hanawa T, Yokoyama K, Miyamoto Y, Asaoka K. Hydrothermal modification of titanium surface in calcium solutions. Biomaterials, 2002, 23: 2265-2272.

[61] Li J H, Liu X Y, Qiao Y Q, Zhu H Q, Li J B, Cui T, Ding C X. Enhanced bioactivity and bacteriostasis effect of TiO_2 nanofilms with favorable biomimetic architectures on titanium surface. RSC Advances, 2013, 3(28): 11214-11225.

[62] Taga Y. Titanium oxide based visible light photocatalysts: Materials design and applications. Thin Solid Films, 2009, 517(10): 3167-3172.

[63] Fujishima A, Zhang X, Tryk D A. TiO_2 photocatalysis and related surface phenomena. Surface Science Reports, 2008, 63(12):515-582.

[64] Hoffmann M R, Martin S T, Choi W, Bahnemann D W. Environmental applications of semiconductor photocatalysis. Chemical Reviews, 1995, 95(1):69-96.

[65] Maness P C, Smolinski S, Blake D M, Huang Z, Wolfrum E J, Jacoby W A. Bactericidal activity of photocatalytic TiO_2 reaction: Toward an understanding of its killing mechanism. Applied and Environmental Microbiology, 1999, 65(9):4094-4098.

[66] Sunada K, Kikuchi Y, Hashimoto K, Fujishima A. Bactericidal and detoxification effects of TiO_2 thin film photocatalysts. Environmental Science and Technology, 1998, 32(5):726-728.

[67] Visai L, De Nardo L, Punta C, Melone L, Cigada A, Imbriani M, Arciola C R. Titanium oxide antibacterial surfaces in biomedical devices. International Journal of Artificial Organs, 2011, 34 (9): 929-946.

[68] Nakano R, Ishiguro H, Yao Y, Kajioka J, Fujishima A, Sunada K, Minoshima M, Hashimoto K, Kubota Y. Photocatalytic inactivation of influenza virus by titanium dioxide thin film. Photochemistry and Photobiology, 2012, 11(8):1293-1298.

[69] Zaleska A. Doped-TiO_2: A Review. Recent Patents on Engineering, 2008, 2(3):157-164.

[70] Cao H, Liu X. Activating titanium oxide coatings for orthopedic implants. Surface and Coatings Technology, 2013, 233:57-64.

[71] Yu B, Leung K M, Guo Q, Lau W M, Yang J. Synthesis of Ag-TiO_2 composite nano thin film for antimicrobial application. Nanotechnology, 2011, 22 :115603.

[72] Joya Y F, Liu Z, Joya K S, Wang T. Preparation and antibacterial properties of laser-generated silver anatase nanocomposite film against Escherichia coli and Staphylococcus aureus. Nanotechnology, 2012, 23: 495708.

[73] Li Q, Li Y W, Liu Z, Xie R, Shang J K. Memory antibacterial effect from photoelectron transfer between nanoparticles and visible light photocatalyst. Journal of Materials Chemistry, 2010, 20:1068-1072.

[74] Wu P, Imlay J A, Shang J K. Mechanism of Escherichia coli inactivation on palladium-modified nitrogen-doped titanium dioxide. Biomaterials, 2010, 31(29):7526-7533.

[75] Asahi R, Morikawa , Ohwaki T, Aoki K, Taga Y. Visible-light photocatalysis in nitrogen-doped titanium oxides. Science, 2001, 293(5528):269-271.

[76] Cronemeyer D C. Infrared absorption of reduced rutile TiO_2 single crystals. Physical Review, 1959, 113(5):1222-1226.

[77] Justicia I, Ordejón P, Canto G, Mozos J L, Fraxedas J, Battiston G A, Gerbasi R, Figueras A. Designed self-doped titanium oxide thin films for efficient visible-light photocatalysis. Advanced Materials, 2002, 14(19):1399-1402.

[78] Zuo F, Wang L, Wu T, Zhang Z, Borchardt D, Feng P. Self-doped Ti^{3+} enhanced photocatalyst for hydrogen production under visible light. Journal of the American Chemical Society, 2010, 132(34): 11856-11857.

[79] Lira E, Wendt S, Huo P, Hansen J Ø, Streber R, Porsgaard S, Wei Y, Bechstein R, Lægsgaard E, Besenbacher F. The importance of bulk Ti^{3+} defects in the oxygen chemistry on titania surfaces. Journal of the American Chemical Society, 2011, 133(17)6529-6532.

[80] Highfield J G, Graetzel M. Discovery of reversible photochromism in titanium dioxide using photoacoustic spectroscopy: Implications for the investigation of light-induced charge-separation and surface redox processes in titanium dioxide. Journal of Chemical Physics, 1988, 92: 464-467.

[81] Henderson M A. Structural sensitivity in the dissociation of water on TiO_2 single-crystal surfaces. Langmuir, 1996, 12 (2):5093-5098.

[82] Liu X, Zhao X, Ding C, Chu P K. Light-induced bioactive TiO_2 surface. Applied Physics Letters, 2006, 88:013905.

[83] Liu X, Zhao X, Li B, Cao C, Dong Y, Ding C, Chu P K. UV-irradiation-induced bioactivity on TiO_2 coatings with nanostructural surface. Acta Biomaterialia, 2008, 4(3):544-552.

[84] Liu X, Chu P K, Ding C. Surface nano-functionalization of biomaterials. Materials Science and Engineering: R: Reports, 2010. 70(3-6): 275-302.

[85] Lu T, Qiao Y, Liu X. Surface modification of biomaterials using plasma immersion ion implantation and deposition. Interface Focus, 2012, 2(3): 325-336.

[86] Miyauchi M. Thin films of single-crystalline $SrTiO_3$ nanorod arrays and their surface wettability conversion. Journal of Chemical Physics C, 2007, 111:12440-12445.

[87] Shannon R D. Revised effective ionic radii and systematic studies of interatomie. Acta Crystallographica, 1974, A32:751-767.

[88] Li J, Zhang W, Qiao Y, Zhu H, Jiang X, Liu X, Ding C. Chemically regulated bioactive ion delivery platform on a titanium surface for sustained controlled release. Journal of Materials Chemistry B, 2014, 2:283-294.

[89] Dubiel M, Hofmeister H, Tan GL, Schicke K D, Wendler E. Silver diffusion and precipitation of nanoparticles in glass by ion implantation. European Physical Journal D, 2003, 24:361-364.

[90] Stepanov A L, Khaibullin R I. Optics of metal nanoparticles fabricated in organic matrix by ion implantation. Reviews on Advanced Materials Science, 2004, 7:108-125.

[91] Meldrum A, Haglund R F, Boatner L A, White C W. Nanocomposite materials formed by ion implantation. Advanced Materials, 2001, 13:1431-1444.

[92] Carles R, Farcău C, Bonafos C, Pécassou B, Zwick A. The synthesis of single layers of Ag nanocrystals by ultra-low-energy ion implantation for large-scale plasmonic structures. Nanotechnology, 2009, 20(35):355305.

[93] Ramaswamy V, Haynes T E, White C W, MoberlyChan W J, Roorda S, Aziz M J. Synthesis of nearly monodisperse embedded nanoparticles by separating nucleation and growth in ion implantation. Nano Letters, 2005, 5(2): 373-377.

[94] Anders A. Metal plasma immersion ion implantation and deposition: A review. Surface and Coatings Technology, 1997, 93:158-167.

[95] Pelletier J, Anders A. Plasma-based ion implantation and deposition: A review of physics, technology, and applications. IEEE Transactions on Plasma Science, 2005, 33:1-72.

[96] Huang N, Yang P, Leng Y X, Wang J, Sun H, Chen J Y, Wan G J. Surface modification of biomaterials by plasma immersion ion implantation. Surface and Coatings Technology, 2004, 186:218-226.

[97] Cao H, Qiao Y, Liu X, Lu T, Cui T, Meng F, Chu P K. Electron storage mediated dark antibacterial action of bound silver nanoparticles: Smaller is not always better. Acta Biomaterialia, 2013, 9: 5100-5110.

[98] Cao H, Qiao Y, Meng F, Liu X. Spacing-dependent antimicrobial efficacy of immobilized silver nanoparticles. Journal of Chemical Physics Letters, 2014, 5:743-748.

[99] Moulder J F, Stickle W F, Sobol P E, Bomben K D. Handbook of X-ray photoelectron spectroscopy. Perkin-Elmer Corporation, Physical Electronics Division, Eden Prairie, MN, USA , 1992.

[100] Ajayan P M, Marks L D. Quasimelting and phases of small particles. Physical Review Letters, 1988, 60:585-587.

[101] Musil J. Hard and superhard nanocomposite coatings. Surface and Coatings Technology, 2000, 125: 322-330.

[102] Anders A. Atomic scale heating in cathodic arc plasma deposition. Applied Physics Letters, 2002, 80: 1100-1102.

[103] Nastasi M, Mayer J W, Hirvonen J K. Ion-solid interactions: Fundamentals and applications. Cambridge UK:Cambridge University Press, 1996.

[104] Peng Z, Yang H. Designer platinum nanoparticles: Control of shape, composition in alloy, nanostructure and electrocatalytic property. Nano Today, 2009, 4:143-164.

[105] Park J, Joo J, Kwon S G. Synthesis of monodisperse spherical nanocrystals. Angewandte Chemie International Edition, 2007, 46(25):4630-4660.

[106] Burgdorfer J, Meyer F. Image acceleration of multiply charged ions by metallic surfaces. Physical Review A, 1993, 47:R20-R22.

[107] Imanishi A, Tsuji E, Nakato Y. Dependence of the work function of TiO_2 (rutile) on crystal Faces, studied by a scanning auger microprobe. Journal of Chemical Physics C, 2007, 111:2128-2132.

[108] Brown IG. Vacuum arc ion sources. Review of Scientific Instruments, 1994, 65: 3036-3081.

[109] Anders A. Cathodic arcs: From fractal spots to energetic condensation. LLC, New York, USA: Springer Science Business Media, 2008.

[110] Seitz F, Koehler J S. Displacement of atoms during irradiation//Seitz F, Turnbull D. Solid State Physics: Advances in Research and Applications. Vol. 2. New York: Academic Press, 1956: 305-448.

[111] Li J, Liu X, Qiao Y, Zhu H, Ding C. Antimicrobial activity and cytocompatibility of Ag plasma-modified hierarchical TiO_2 film on titanium surface. Colloids and Surfaces B: Biointerfaces, 2014, 113: 134-145.

[112] Hench L L. Biomaterials. Science, 1980, 208: 826-831.

[113] Hench L L, Wilson J. Surface-active biomaterials. Science, 1984, 226: 630-636.

[114] Hench L L, Polak J M. Third-generation biomedical materials. Science, 2002, 295: 1014-1017.

第9章　仿细胞外基质纳米梯度
复合涂层的制备与性能

9.1　引　　言

9.1.1　金属植入体表面改性研究的进程

在现代生活中,创伤、肿瘤切除、感染、骨质疏松等病例越来越多,寻找合适的修复材料成为生物材料研究的热点之一。在进行硬组织(如骨骼、关节、牙齿)修复时,要求替代材料能承受或传递负载。医用金属材料由于具有高机械强度和抗疲劳性能而成为临床应用最广泛的植入材料[1],在骨修复手术中起到无可替代的作用。已经用于临床的医用金属材料主要有医用不锈钢、钴基合金、钛及钛基合金等。

钛是20世纪50年代发展起来的一种重要的金属材料,纯钛无细胞毒性,与人体组织和血液有良好的相容性,是一种理想的生物材料。钛合金因具有比强度高、耐蚀性好等特点,也被广泛用于生物医用材料领域。虽然金属钛及钛合金备受关注并在植入体中得到了广泛的应用,但其与人体组织结构差异大,且表面是化学惰性的,而人体骨组织与钛及钛植入体的相互作用一般发生在两者相接处的界面处[2],因此这个界面的性能直接决定了植入体手术能否成功。研究表明,植入体表面物理性质和化学性质对生物材料的性能共同起着决定性的作用,对种植体表面进行合适改性,有利于人体骨组织与植入体形成化学键合。植入体表面改性的方法主要有物理表面改性和化学表面改性。

植入材料表面物理状态改性是指改变其表面形貌、微观结构、粗糙度等物理性质。改变钛植入体的表面形貌,包括改变表面起伏度、孔隙率等,它对植入体生物性能有很大的影响。对具有贯通多孔结构的多孔钛及钛合金材料,有利于成骨细胞在其表面的附着和迁移,相比于普通的植入体表面结构,成骨细胞可在多孔钛材料表面和孔隙中生长更快,新的骨组织在植入体孔内生长形成交错连接,大大加强植入体与宿主骨的连接强度,并且其强度及杨氏模量可通过调整孔隙率而同自然骨相匹配,因此是较为理想的生物医学植入材料。钛金属表面粗糙度对植入体的生物性能也有很大的影响,相比于表面光滑的植入界面,粗糙界面有更大的表面积能促进细胞的附着,同时能加强植入体与宿主骨之间的结合力。粗糙程度也会明显影响细胞和蛋白质吸附的状态,纳米级别的粗糙度能增加表面能,促进蛋白质附着,加速细胞的增殖、分化,提高植入体的骨整合能力。改变钛金属表面粗糙度的方法主要喷砂法、等离子喷涂法、酸刻蚀法、阳极氧化法等。在改变钛金属粗糙度的同时,往往会引起表面化学成分的改变,形成新的结构。

通过在钛植入体表面构建微纳结构,如 TiO_2 纳米点及纳米棒,调控钛植入体表面微环境,使成骨细胞能感受到更多的接触点而利于其附着和生长,是当今钛植入体表面改性研究的热点。Puckett 等[3]用阳极氧化法在钛表面制备了尺寸不同的纳米 TiO_2 结构,发现这些表面具有微纳结构的植入体不仅能促进成骨细胞的吸附、增殖,同时还具备杀菌的能力,这为钛金属表面改性提供了很好的思路。

植入体表面化学表面改性主要是通过溶胶-凝胶、电化学等手段在植入体表面制备一层生物活性涂层,使植入体可以和宿主组织形成骨性键合。用于植入体表面改性的生物活性涂层主要包括无机涂层、有机涂层以及无机与有机高分子的复合涂层。磷酸钙是人体硬组织中重要的无机成分,磷酸钙生物陶瓷由于具有良好的生物活性和生物相容性,将其用作涂层材料,能促进种植体与骨形成骨性结合,而且对于多孔金属种植体,磷酸钙生物陶瓷涂层能够促进骨长入。因此,钛与钛合金表面喷磷酸钙涂层在多孔钛及钛合金的表面改性中也有较多研究。Pan 等[4]采用微弧氧化的方法,在含有钙、磷元素的溶液中,在金属植入体表面上制备了一层厚度约为 $30~\mu m$ 的磷酸钙涂层,将表面有磷酸钙涂层的植入体与不含涂层的金属植入体置于模拟体液(SBF)中进行观察发现,表面有磷酸钙涂层的植入体又在表面形成形状为针形以及球形的磷酸钙,进而说明用该种方法在金属植入体表面制备的磷酸钙涂层增强了植入体的生物活性。除磷酸钙涂层外,以 $CaO\text{-}SiO_2$ 为主要成分[5]的生物玻璃及生物陶瓷也是受到广泛关注的生物活性涂层。生物玻璃和生物陶瓷能与植入体周围体液和组织发生作用,并形成有利于磷灰石形核和生长的 Si—OH 基团,释放出的 Si 离子能刺激细胞反应,促进骨组织与植入体之间的骨性键合。

尽管上述植入体表面的无机涂层有着良好的生物学响应性,但是无机材料的韧性较差,缺乏与细胞相互交流的生物学信号,极大地限制了无机涂层材料的应用。同时,成骨细胞在材料表面的黏附、增殖、分化等性能还有待提高。

在骨细胞与植入体接触的过程中,细胞会通过表面的受体与胞外信号物质选择性发挥作用,从而导致细胞内一系列生理生化变化,最终完成骨整合过程。近些年来,越来越多的植入体表面改性研究集中到了植入体表面物质与骨细胞的信号通路的关系上。未分化的前成骨细胞表面的受体是能够识别和选择性结合信号分子的大分子,当与配体结合后,通过信号传导作用将细胞外信号转换为细胞内化学和物理信号,最终表现为与成骨相关的蛋白的合成,前成骨细胞分化为成骨细胞。

生物活性高分子可以为前成骨细胞提供相应的信号物质。生物活性高分子可分为生长因子和细胞黏附因子。生长因子包括骨形态发生蛋白(BMP-2)、转化生长因子、纤维生长因子等,因其具有促进细胞增殖、分化的作用,故而在成骨过程中起着重要的作用。细胞黏附因子包括纤维粘连蛋白、骨桥蛋白及玻璃粘连蛋白等，这些分子均含有精氨酸、甘氨酸、天冬氨酸(RGD)序列，而这些序列具有调节细胞与血清及细胞外基质中蛋白附着的作用。钛金属的改性如能特定性地吸附有利蛋白质，加速不利蛋白质的解离，则可加速所需要的生物反应进程，实现目标性表面改性。在多孔或表面经过微纳结构修饰的钛及钛合金植入体表面，通过将特定的蛋白、酶或多肽固定在其上面，使其诱导特殊细胞分化和组织改造，或者说是通过将分子直接引入到钛及钛合金植入体界面来控制骨整合的发生与发展，就是一种典型的表面生化改性方法。相对于其他的表面改性方法，此方法更着眼于利用骨组织形成过程中的一些决定性的有机成分，即生物活性高分子来控制组织反应，因为骨整合主要是依靠成骨细胞的吸附、增殖和分化来促使新骨形成。

　　因此，为了加速植入体与宿主骨的整合，植入体表面的活性涂层除了提供骨细胞黏附增殖所需要的条件以外，还需要提供相应的信号分子，从而加速骨细胞的分化与相关蛋白的合成，最终加速新骨的生长，完成骨整合过程。

9.1.2　细胞外基质的作用

　　细胞所直接接触的微环境主要是细胞外基质(ECM)。ECM 担负着生物信号承载和传递等功能，是诱导和促进骨组织生长不可缺少关键物质，其主要成分是胶原蛋白、纤粘连蛋白、层粘连蛋白、弹性蛋白、氨基聚糖与蛋白聚糖等。ECM 不仅是支持细胞的框架，其三维结构及成分的变化，往往改变细胞微环境从而对细胞形态、生长、分裂、分化和凋亡起重要的调控作用。

　　骨组织 ECM 是由 1/3 的有机物和 2/3 的无机物构成，其中 I 型胶原蛋白占到有机物中的 $80\% \sim 90\%$，它对骨组织结构的完整以及维持其生物力学特性起着非常重要的作用。胶原纤维的三维立体网状结构和骨盐的力学强度使其不但具有骨生长支架作用，还为细胞的增殖、分化及成骨提供了天然的三维空间，在骨愈合过程中起骨传导作用。胶原蛋白主要存在于皮肤、骨、软骨、血管、牙齿及肌腱等组织中，其含量约占人体或其他动物体蛋白总量的 30%。胶原蛋白因其优良的低免疫活性、生物相容性和可生物降解性等特性而被广泛应用。目前发现的胶原蛋白共有 26 种，根据它们的结构和分子聚集状态的不同，可划分为纤维形成胶原，纤维交联蛋白，网络结构胶原及纤丝胶原等几类。不同类型的胶原蛋白来源于不同的组织，如皮肤和骨骼中主要是 I 型胶原蛋白。I 型胶原蛋白本身含有细胞黏附信号且分子上的多种氨基酸残基，能结合其他信号分子，是一种理想的承载和传递生物信号的活性物质[6]，因而能有效促进细胞的黏附、增殖和分化。同时，由于其高孔隙率、优良的亲水性、低免疫原性、易被人体吸收等特点，I 型胶原蛋白被认为是极具潜力的骨组织工程材料。因此，如何将胶原蛋白引入植入体表面营造仿细胞外基质的环境受到了广泛的关注。

9.1.3　胶原在金属材料表面的嫁接

植入体表面仿细胞外基质涂层的研究主要集中于如何将胶原蛋白嫁接到金属植入体表面,以获得更强的细胞相容性和细胞响应性,最终加快骨整合。将胶原引入金属植入体表面的方法很多,大致可分为物理法和化学法。由于胶原蛋白易变性的原因,通常的物理引入胶原的方法基本上为物理吸附法。Rammelt 等[7] 将胶原溶液离心后取沉淀物,将钛棒置于沉淀物中 15 min,在钛棒表面制备了一层胶原量为 3~6 $\mu g/cm^2$ 的胶原层,将植入体植入小鼠内 4 天后发现,相比于没有胶原涂层的钛植入体,有胶原涂层的植入体表面有更多的细胞;在植入 4 天和 7 天后,在胶原涂层周围可以观察到大量的成骨细胞。在植入 4 周后,有胶原涂层的一组的 BIC(bone-to-implant contact)值比没有胶原层的一组有明显的提高,同时,Micro-CT 的结果显示有胶原涂层的一组有着更高的骨密度。

常用的化学嫁接胶原的方法有有机嫁接和无机嫁接。其中有机嫁接的方法包括溶胶凝胶法,静电吸附法等。Rammelt 等[8] 通过溶胶凝胶法在钛植入体表面制备了一层纯胶原涂层,然后将植入体植入小鼠体内。4 周后,发现与纯钛植入体相比,表面涂有胶原的植入体周围有着更多的新生骨组织,植入体与宿主骨有着更高的 BIC 值,获得了更快的骨整合的速度。Morra 等[9] 在钛植入体表面首先通过等离子喷涂的方法引入一层碳氢化合物,再引入一层丙烯酸,最后通过静电耦合作用将胶原蛋白引入钛的表面,最终制得的涂层的孔径大小为 1~2 μm。培养骨髓间充质干细胞的实验说明该胶原涂层促进了干细胞的黏附和增殖;将含有胶原涂层的植入体植入新西兰大白兔腓骨内 4 周后发现,有胶原涂层的植入体有着更高的 BIC 值。

但是无论物理嫁接法还是化学嫁接法中的有机嫁接法都无法在植入体表面构建出最接近人体骨组织的结构。骨骼在微观结构上是由胶原纤维以及羟基磷灰石(HA)为主的磷酸钙盐以矿化胶原的形式构成,天然高分子胶原蛋白与羟基磷灰石制备成的类骨复合材料是目前发展的重点对象,因此通过羟基磷灰石颗粒/胶原纤维复合的方式,控制羟基磷灰石和胶原在植入体表面的成分比和结构,在植入体表面制备羟基磷灰石/胶原梯度复合涂层的方式成为一种将胶原引入植入体表面的可行方法。

目前,在金属植入体表面制备羟基磷灰石/胶原梯度复合涂层的主要方法有喷涂法、仿生沉积法、溶胶凝胶法、电化学沉积法等。De Jonge 等[10] 利用静电喷涂沉积方法,在 Ti 基板表面成功制备了 HA/胶原复合涂层,涂层与基板有着很强的结合力,通过控制静电喷涂时间能控制复合涂层的厚度,体外实验表明复合涂层能显著提高成骨细胞在植入体表面的分化。Cai 等[11] 利用仿生沉积法,将 NiTi 记忆合金在溶有胶原的模拟体液中浸泡 3~7 天,得到磷灰石/胶原纤维复合涂层。Teng

等[12]用旋涂法在 Ti 表面制备了 HA/胶原复合涂层,将胶原和 HA 颗粒配成混合溶胶,以一定速率旋涂在 Ti 表面,体外实验显示了涂层的良好生物性能。Manara等[13]用电化学沉积法在钛基板表面制备 HA/胶原复合涂层及碳磷灰石/胶原复合涂层,通过比较涂层与纤连蛋白间的结合强度证明涂层具有较好的生物活性。Wang 等采用电化学沉积方法在具有 TiO₂生物活性层的钛金属表面制备了 HA/胶原复合涂层,研究表明 TiO₂生物活性层能有效促进 HA/胶原复合涂层的制备,体外实验表明涂层具有良好的生物活性。以上结果说明,在金属植入体表面组装 HA/胶原复合涂层,能赋予金属植入体表面丰富的生物信号,显著提高植入体的生物活性,具有诱导和促进骨组织生长的功能。此外,电喷雾沉积(electrospray deposition)也被用于制备复合涂层。该法的制备条件也比较温和,同时制备周期短,涂层的厚度容易控制,大约在纳米级别[10,14],但是,利用该方法制备涂层所需要的前驱体溶液要求较高,磷酸钙和胶原的悬浮液必须具备良好的均匀性和稳定性,且由于导电的需要,胶原的浓度受到一定限制。

9.2 胶原/磷酸钙纳米梯度复合涂层电化学制备及其物化性能

9.2.1 电化学沉积(制备)参数影响

植入体表面的微观结构和组成对细胞的黏附和组织形成有着非常显著的影响[15]。因此,为了进一步优化矿化胶原涂层的生物学响应性,实现涂层的可控制备就显得非常重要。研究表明,植入体表面一定的孔隙率和粗糙度有利于新生骨组织长入植入体表面,进而促进植入体/宿主组织界面处的骨整合过程[16]。植入体表面的化学组成同样对骨整合过程中蛋白的吸附、细胞的黏附和增殖有重要的影响。对于矿化胶原涂层来说,其表面的微观形貌和化学组成都会随着制备手段和制备参数的不同而发生改变,从而影响涂层生物效用的发挥。比如,涂层的矿化程度直接与胶原和磷酸钙的相对含量相关,磷酸钙存在多种不同的矿物相,而这些组成具备不同的生物学响应性。因此,选择合适的制备方法并合理调整制备参数显得非常关键。

由于胶原蛋白不具备良好的稳定性,很多涂层技术手段无法运用于矿化胶原涂层的制备。例如,胶原在高温下会失去活性,因而常用于制备涂层的等离子喷涂、离子束溅射、物理气相沉积等将会使胶原降解,得到的涂层无法发挥胶原蛋白优异的促成骨能力。目前,较为温和的沉积胶原与磷酸钙复合涂层的方法有电化学沉积[17]、旋涂法[18]和仿生沉积法[12]。电化学沉积一般包括两类,即电泳沉积和电解沉积。磷酸钙/胶原复合涂层的制备过程结合了胶原分子的电泳沉积和磷酸钙颗粒的电解沉积。采用该法制备矿化胶原涂层只需要基体导电,无需严格控制基体表面的生物活性或溶液的过饱和度,也无需预制磷酸钙颗粒,而且设备及操作简单,制备过程高效,一般只需十几分钟到一个小时,得到的涂层也较为均匀。同时,由于电解沉积时阴极周围会产生小区域的 pH 梯度,可实现在保持整体溶液 pH 变化很小的条件下使金属基板附近达到较高的 pH,有利于只有在低 pH 下才能溶解的生物分子(如胶原、壳聚糖)与需高 pH 沉淀形核的磷酸钙晶体的共沉积。因此,电化学沉积制备矿化胶原涂层是一种非常高效的方法。研究表明,该法制备得到的矿化胶原涂层具有良好的生物相容性,可以促进细胞黏附、增殖和分化,诱导新骨的生成。

根据不同的参数控制,电化学沉积可以在恒压或者恒流条件下进行。电化学沉积的参数主要包括环境因素(温度、湿度等)、电流电压大小、电解液组成(pH、离子浓度、添加剂等)。对这些参数进行控制可以调控涂层的晶相和形貌,实现涂层的可控制备,例如,电压的变化可以显著改变涂层网络结构中孔隙的尺寸、胶原的矿化程度等,这些微观结构的变化将会影响涂层诱导骨形成能力和药物控释行为。

9.2.1.1　沉积温度对复合涂层电化学沉积的影响

将电解液置于不同的水浴温度(20℃/30℃/37℃/40℃/50℃)下,在 3V 的电压下进行电化学沉积,研究沉积温度对矿化胶原沉积结果的影响。从图 9.1 可以看出电沉积温度为 20℃时,胶原呈分立的纤维状分布在钛基板表面,其上面附着有磷酸钙颗粒,各胶原纤维呈网格状交织;当温度升高到 30℃时,涂层中胶原纤维和磷酸钙排列得更加紧密,在钛基板表面以致密薄膜形式存在,这可能是因为温度升高后电化学反应速率变快,单位时间内有更多的分子发生自组装、形成致密薄膜;当温度进一步升高到 37℃时,涂层中胶原发生了明显的矿化,此时胶原纤维表面有大量的片状磷酸钙覆盖,胶原纤维与磷酸钙混在一起形成多孔矿化胶原涂层;当温度达到 50℃的时候,几乎已经没有明显的胶原纤维存在,代之以片状的磷酸钙涂层,说明温度过高可能会使胶原变性而不能发生沉积。

温度不仅对涂层形貌有影响,而且对涂层中矿化磷酸钙的晶相也有较大的影响。图 9.2 显示,在 20℃时,磷酸钙沉积的主要相为二水磷酸氢钙(DCPD)。当温度到达 30℃时,主要相为 Brushite;沉积温度到达 37℃时,出现了 HA 相,其中(002)晶面的特征峰为加强峰,代表着 HA 是沿着胶原 c 轴方向矿化生长的。当温度升至更高时,主要相也是 HA。从结果看出,温度对胶原/磷酸钙复合涂层的电化学沉积有着显著影响,温度过低,胶原跟磷酸钙层的结合不紧密导致沉积在基板上的胶原分子的数量不多。温度过高,胶原分子就不能和磷酸钙发生共沉积,故需确定一个最合适的温度。

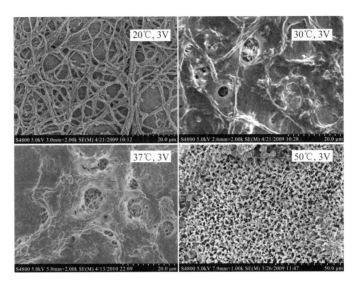

图 9.1　不同沉积温度下制备的涂层 SEM 图像

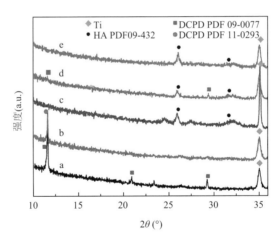

图 9.2　不同沉积温度下制备的涂层 XRD 图谱

a. 20℃；b. 30℃；c. 37℃；d. 40℃；e. 50℃

9.2.1.2　电解液对涂层沉积的影响

在电化学沉积过程中,电解过程是由阴极产生的 pH 梯度造成钙磷矿化形核而实现的,电解液中的 Ca^{2+} 和 PO_4^{3-} 在 OH^- 离子浓度大于其溶度积即会矿化沉积为磷酸钙。电解液中其他的离子,会在电解时起到传递电子的作用,电解液的电导率受到这些离子的影响。由于直接以磷酸钙或磷酸氢钙配置的溶液稳定性差,易发生沉淀,因此电解液是在配置之前将含钙、磷的先驱体溶液混合而制备的。在选用钙磷先驱体时,我们选择离子导电率高、不会沉淀且电化学副反应少的电解质。用 3 种不同配置的钙磷先驱体溶液(见表 9.1),在沉积温度 37℃、电压 3 V,电解液 pH=4.5 下沉积 1 h,得到沉积结果如图 9.3 所示。在三种不同的钙磷先驱体中,以相同条件进行电化学沉积,电流曲线相似,都得到多孔矿化胶原涂层,Ca(NO$_3$)$_2$-NaH$_2$PO$_4$ 组沉积电流略高,因为 Na$^+$ 离子导电率高于 NH$_4^+$,Cl$^-$ 离子比 H$_2$O 更容易得到电子,阴极反应会发生改变,但是对涂层形貌影响不大。由于先驱体为 Ca(NO$_3$)$_2$-NH$_4$H$_2$PO$_4$ 时,所得到多孔胶原较均匀,所以选用 Ca(NO$_3$)$_2$-NH$_4$H$_2$PO$_4$ 为钙磷先驱体。

表 9.1 不同钙磷先驱体电解质溶液

	Ca,P 先驱体	
	Ca^{2+}	H$_2$PO$_4^-$
溶液 1	Ca(NO$_3$)$_2$	NH$_4$H$_2$PO$_4$
溶液 2	CaCl$_2$	NH$_4$H$_2$PO$_4$
溶液 3	Ca(NO$_3$)$_2$	NaH$_2$PO$_4$

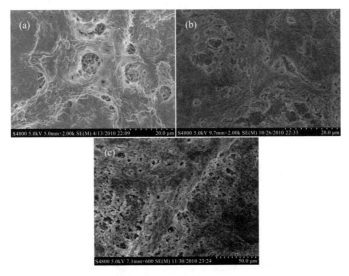

图 9.3 电解液中不同钙磷先驱体沉积结果

(a)Ca(NO$_3$)$_2$-NH$_4$H$_2$PO$_4$;(b)CaCl$_2$-NH$_4$H$_2$PO$_4$;(c)Ca(NO$_3$)$_2$-NaH$_2$PO$_4$

除了沉积电压外,改变阴极反应类型也是调控阴极 pH 梯度的一种重要手段。在电解液中加入氧化还原剂,提高阴极电子传输速率,增大 pH 梯度,同时氧化还原剂对电解液中的胶原分子和磷酸钙不会发生改性。H$_2$O$_2$ 是一种强氧化剂,在电解条件下的分解速率要大于水的分解速率,H$_2$O$_2$ 对胶原分子也没有改性作用,所以我们选择 H$_2$O$_2$ 作为氧化还原剂加入电解液。通过对未加入 H$_2$O$_2$ 时 3 V 电压下沉积 1 h 的 I-T 曲线进行计算,累积电荷量 Q 与加入 H$_2$O$_2$ 浓度为 18 mmol/L

时相当,因此将 H_2O_2 浓度定为 18 mmol/L。当加入 H_2O_2 后,胶原分子矿化加剧,在沉积电压为 3 V,沉积 1 h 后胶原涂层直接在电解液中沉积,未能附着在钛基板上,如图 9.4 所示。对沉积在电解液中的沉淀进行观察,发现沉淀是多孔的矿化有机物,由于矿化程度太高,已经不能明显分辨出胶原纤维。这是因为有 H_2O_2 存在的时候,阴极反应为 $H_2O_2 + 2e^- \Longleftrightarrow 2OH^-$,相同的电压和时间下电解阴极产生的 pH 梯度更大。因此,胶原在远离 Ti 基板的区域就到达等电点,发生自组装,而磷酸钙矿化沉积速率也大大提高,有更多的磷酸钙在胶原提供的形核位点上发生矿化,胶原的矿化程度随之增大。

　　由于加入 H_2O_2 后,阴极 pH 梯度过大使胶原以矿化为主而不能沉积在 Ti 基板,用降低电压的方法来减缓 pH 梯度可对矿化胶原沉积进行调控,在降低沉积电压后,胶原矿化相对减弱,胶原的等电点位置更靠近基板。图 9.5 显示,当沉积电压降低到 2.1～2.5 V 时,胶原矿化程度较高,涂层以多孔矿化胶原为主。

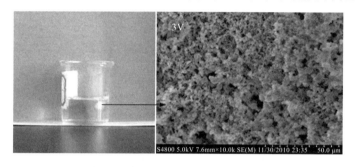

图 9.4　加入 H_2O_2 后 3 V 沉积结果

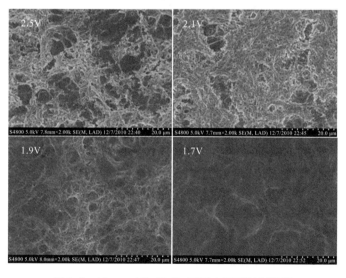

图 9.5　18 mmol/L H_2O_2 不同电压下沉积结果

考虑到 H_2O_2 的引入和电压的调控都是由阴极 pH 梯度的改变来调控胶原矿化自组装行为,不同浓度的 H_2O_2 也会对矿化胶原沉积有影响。图 9.6 显示了不同浓度 H_2O_2 下涂层形貌。在 1.9 V 电压下沉积,H_2O_2 浓度较大,涂层显示微孔结构,表面可见矿化胶原束;随着 H_2O_2 浓度降低,涂层中胶原矿化减弱,都未能见到明显的矿化胶原束。

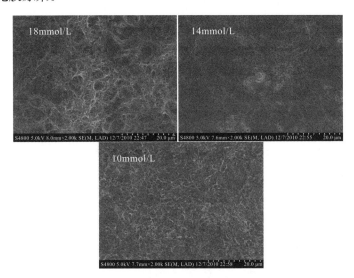

图 9.6　不同浓度 H_2O_2 沉积结果

从加入 H_2O_2 的沉积结果来看,氧化还原剂的引入确实能够调控阴极 pH 梯度,氧化还原剂与电压两者可相互调整,相互转换,共同控制阴极反应的强度,对胶原矿化沉积结果进行调整,实现胶原的可控沉积。

9.2.1.3　电压对涂层沉积的影响

图 9.7 为以下沉积条件下得到的矿化胶原涂层形貌:电解液为 0.4 mg/mL 胶原、8 mmol/L $Ca(NO_3)_2$、16 mmol/L $NH_4H_2PO_4$ 和 20 mmol/L H_2O_2,电解液 pH 为 4.5,水浴温度 37 ℃,沉积时间为 30 min,沉积电压为 1.9～2.3 V。由该图可知,在其他沉积条件保持不变的情况下,随着沉积电压的升高,矿化胶原涂层由致密变得多孔疏松,矿化程度也随之增加,表面裸露的胶原纤维量减少。

9.2.1.4　时间对涂层沉积的影响

图 9.8 为电解液和沉积温度保持不变,沉积电压 2.3 V,沉积时间分别为 45 min、60 min 的涂层形貌。结合图 9.7(d) 中其他沉积条件不变但沉积时间为 30 min 时所得涂层形貌可知,随着沉积时间增加,涂层仍为多孔,但矿化程度进一步加剧,胶原纤维逐步被磷酸钙覆盖,涂层表面磷酸钙的相对含量增加,但涂层孔径有所减小。

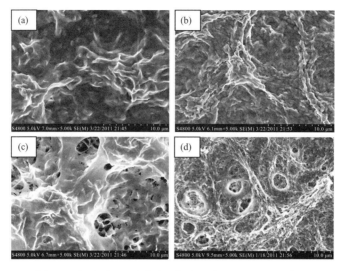

图 9.7　沉积电压不同时矿化胶原涂层的 SEM 形貌图
(a)1.7 V;(b)1.9 V;(c)2.1 V;(d)2.3 V

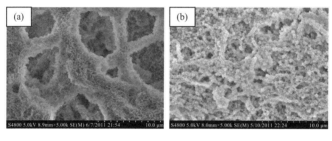

图 9.8　不同沉积时间下矿化胶原涂层的 SEM 形貌图(沉积电压 2.3 V)
(a)45 min;(b)60 min

　　图 9.9 为电解液和沉积温度保持不变,沉积电压 1.9 V,沉积时间为 45 min、60 min 的涂层形貌。随着沉积时间增加,矿化程度增大,胶原纤维逐步被覆盖。同时与其他沉积条件相同、沉积时间为 30 min 的涂层[图 9.7(b)]相比,由于磷酸钙晶粒尺度相对较小的关系,涂层矿化程度提高后,微观结构可由致密逐渐趋向疏松多孔。

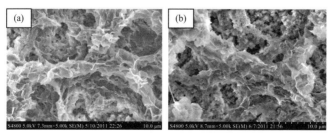

图 9.9　不同沉积时间下矿化胶原涂层的 SEM 形貌图(沉积电压 1.9 V)
(a)45 min;(b)60 min

9.2.2　复合涂层物化性能

9.2.2.1　复合涂层的力学性能分析

图 9.10 为复合涂层在剪切力作用下的力学性能表征。为了研究涂层的力学性能,引入普通胶带纸作为媒介,将胶带纸与外层胶原紧密黏合,通过向胶带纸与钛基板之间施加平行的作用力,两块夹板匀速相向运动,通过万能力学测试仪器,记录每个时刻拉力的大小。由图 9.10 可以得知,整个涂层是在瞬间被全部剥离的,也就是说胶原作为一种韧性比较强的材料,在抗剪切方面发挥了很大的作用。所以在对抗体液冲刷方面,胶原与基底之间通过磷酸钙实现的结合非常牢固,能够承载细胞攀附生长。而 HAP 材料在体内的溶解速度约为每年 1 μm,所以可以预见,此复合材料在体内的持久性方面是有保障的。对 15 cm×10 cm 的涂层做剪切力测试,剪切力最大值为 195 N(如图 9.10)。

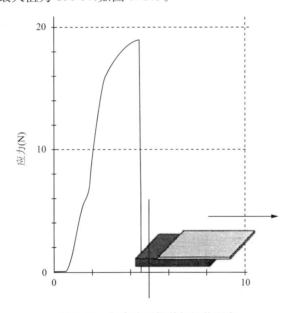

图 9.10　复合涂层抗剪切性能研究

矿化胶原涂层组装在 Ti 基板表面赋予金属植入体表面生物活性,需要有一定的结合强度,以防在植入过程中涂层剥落。关于胶原基复合涂层与基体的结合力,目前尚未见相关论述,我们采用划痕法来测定矿化胶原涂层与钛基板的结合力,结果如图 9.11 所示。最小剥离力致密涂层 4.9 N,多孔涂层 6.8 N,矿化胶原层能提高涂层在钛表面的附着力,因为矿化胶原层和 HA 层间的作用力更大,这与涂层的分层形貌相一致。

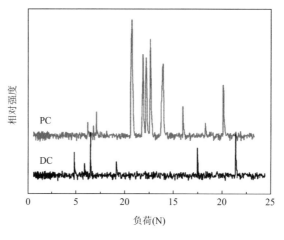

图 9.11　涂层结合力
PC:多孔涂层;DC:致密涂层

9.2.2.2　模拟体液(SBF)中行为

根据 Kokubo 教授的研究,生物活性材料在 SBF 中的矿化可以预测其在实际植入过程中形成羟基磷灰石骨性结合的能力。图 9.12 显示涂层在 SBF 溶液中浸泡 3 天后的形貌。对于多孔涂层在 SBF 中浸泡后胶原出现了进一步的矿化,涂层趋向于更多孔的结构,有利于成骨细胞在上面的附着,两种涂层在 SBF 中都能稳定存在并且会继续矿化,预示涂层在体液中具有良好的活性。

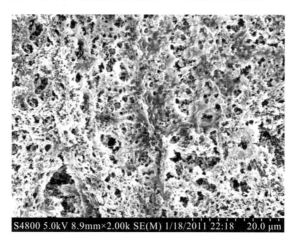

图 9.12　多孔涂层在 SBF 中浸泡 3 天后的形貌

9.3　胶原/磷酸钙纳米梯度复合涂层电化学沉积机理

根据上述沉积参数对矿化胶原涂层的影响,未得到比较理想的多孔梯度矿化胶原涂层,但以下述沉积条件得到典型的多孔矿化胶原涂层(图 9.13),电解液组成为 0.4 mg/mL 胶原、8 mmol/L Ca(NO$_3$)$_2$、16 mmol/L NH$_4$H$_2$PO$_4$,pH 为 4.3~4.5,水浴温度为 37℃,沉积电压为 3 V。下面分析其微纳结构及沉积机理。

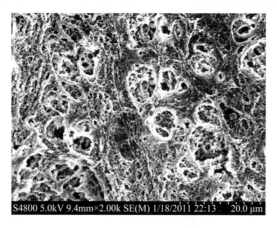

图 9.13　典型的多孔涂层形貌

9.3.1　涂层微纳结构分析

为了解多孔矿化胶原涂层的微观结构,将致密涂层与之对比,并从钛基板上将其撕下,对撕下来的涂层及钛基板上残留的涂层进行观察分析(图 9.14)。对于致密涂层,表层剥离后靠近钛基板部分涂层形貌仍为致密形貌,与最外层相比,此层胶原束更加不明显,而是以片状为主,剥去表层后在钛基板上残留层为磷酸钙层。对于多孔涂层剥离表层仍具有多孔结构,从胶原束的状态来看,靠近底层的矿化胶原上磷酸钙矿化更多,钛基板上残留的磷酸钙晶粒尺寸更小,说明在此条件下沉积时磷酸钙沉积速率更快,而矿化胶原可能是以胶原上的矿物和底层磷酸钙层矿化键合的方式与钛基板结合的。

在对矿化胶原的涂层的分层结构有一定的了解后,用 TEM 观察致密涂层和多孔涂层,研究胶原纤维的矿化及两涂层在微观层面上的区别。图 9.15 是致密层和多孔涂层的 TEM 以及 SAED 示意图。致密涂层矿化程度低,胶原间结合紧密,胶原纤维上矿化形核的磷酸钙较少,电子衍射花样结果显示磷酸钙衍射峰不强。多孔涂层胶原矿化程度高,可见单根矿化胶原,磷酸钙衍射峰明显,胶原纤维表面磷酸钙颗粒明显可见,胶原分散性强,宏观呈现多孔结构。

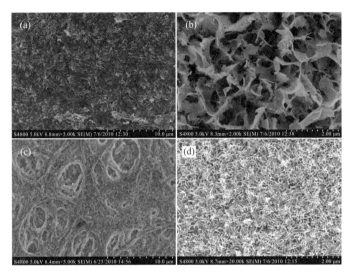

图 9.14 致密多孔涂层表层及下层形貌
(a)致密涂层剥离层背面;(b)致密涂层撕去表层后钛基板残留层;
(c)多孔涂层剥离层背面;(d)多孔涂层撕去表层后钛基板残留层

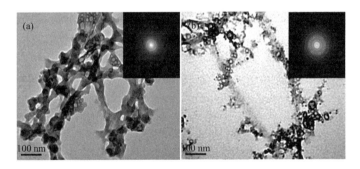

图 9.15 致密涂层和多孔涂层 TEM 示意图
(a)致密涂层;(b)多孔涂层

电化学沉积完成后,对涂层断面进行 EDS 表征,得到涂层纵向的成分分布,如图 9.16 所示。由电化学沉积得到的矿化胶原涂层由磷酸钙和胶原组成(图 9.17),涂层底层钙、磷含量大,主要为磷酸钙层,表层碳含量较大,钙磷相对较少,为矿化胶原层,胶原和磷酸钙的相对含量呈梯度分布。

根据以上矿化胶原的形成过程和涂层表征,通过电化学沉积在钛基板上得到的矿化胶原涂层的结构如图 9.17(c)所示,涂层由与钛板紧密相连的磷酸钙层和与磷酸钙相连的矿化胶原层组成,而由 EDS 的元素分布可知,矿化胶原层中存在一定的矿化梯度,从靠近磷酸钙层到涂层表面,矿化逐渐减弱,磷酸钙含量逐渐减少,有机物含量逐渐升高。

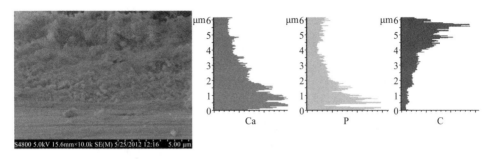

图 9.16　矿化胶原涂层的断面形貌和对应的能谱分析图

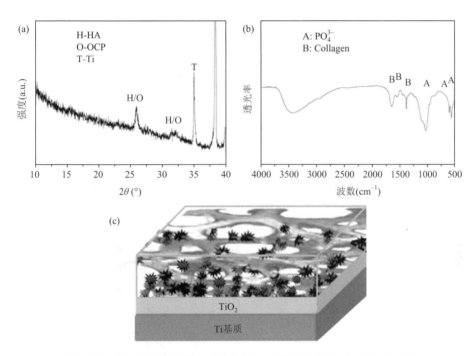

图 9.17　矿化胶原涂层的(a)XRD 图谱,(b)FTIR 图谱,(c)结构示意图

9.3.2　沉积机理

在不同的沉积时间下观察基板表面和基板附近胶原纤维的形貌变化。图 9.18为沉积时间为 1 min、5 min、30 min、60 min 时钛基板的形貌变化。在电化学沉积前期,基板上并没有丝状的胶原束出现,主要是片状磷酸钙晶体的沉积,只有少量胶原附着[图 9.18(a,b)]。随着沉积过程进一步进行,胶原沉积到基板上[图 9.18(c)],胶原纤维逐步被磷酸钙颗粒包裹,矿化后的胶原纤维的平均直径为

1～2 μm[图 9.18(d)]。

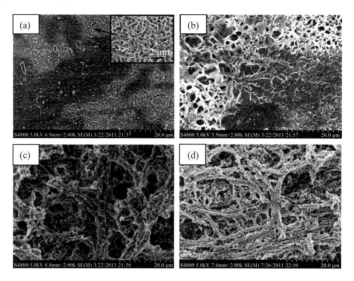

图 9.18　不同沉积时间下钛基板上涂层的 SEM 形貌图
(a)1 min;(b)5 min;(c)30 min;(d)60 min

　　图 9.19 为电解液中在基板附近的胶原随沉积时间增加而发生的形貌变化 [图 9.19(a)为 TEM 图,图 9.19(b)和 9.19(c)为胶原作冷冻干燥处理后的 SEM 图]。电沉积开始前,胶原主要为丝状[图 9.19(a)],平均直径在 200～400 nm。电

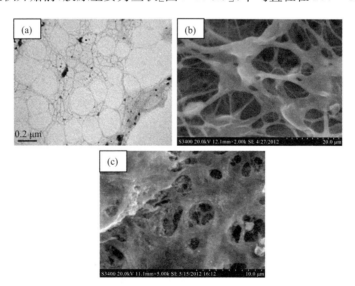

图 9.19　不同沉积时间下电解液中靠近基板的胶原微观结构
(a)0 min;(b)1 min;(c)5 min

沉积开始后,胶原分子向阴极即钛基板移动。而阴极反应的持续进行产生了大量的 OH⁻,造成周围 pH 迅速升高,所以在阴极附近存在 pH 梯度。胶原在向阴极移动的过程中经过其等电点,逐步自组装为网状结构的胶原纤维[图 9.19(b)]。随着电化学沉积时间进一步延长,开始有磷酸钙晶粒沉积在胶原纤维上,实现胶原的矿化[图 9.19(c)],但是此时的矿化程度远远低于贴近基板层观察到的胶原纤维情况,该网络在后续电化学过程中将被逐渐矿化,最终沉积到钛基板上,得到合适的多孔矿化胶原涂层。

　　根据以上矿化胶原涂层的形成过程和涂层表征,并结合电解液中发生的阴极反应,电化学沉积矿化胶原的基本机理如图 9.20 所示。

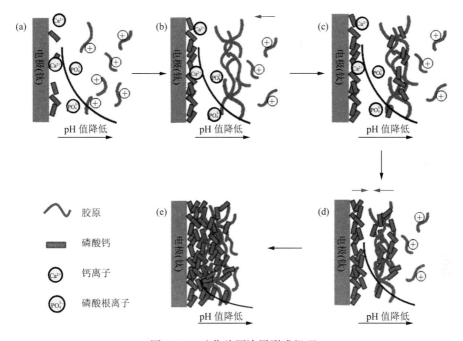

图 9.20　矿化胶原涂层形成机理

　　施加电压后,Ca²⁺受电场作用向阴极大量移动,同时金属基板(阴极)附近发生以下电解反应:

$$2H_2O + 2e^- \longrightarrow H_2(g) + 2OH^- \tag{9.1}$$

　　由于 OH⁻离子浓度的增大,阴极附近微区产生 pH 梯度,如图 9.20(a)所示。该区域 pH 的增大使 Ti 基板附近的 Ca²⁺和 $H_2PO_4^-$ 出现如下反应:

$$H_2PO_4^- + OH^- \longrightarrow HPO_4^{2-}$$

$$HPO_4^{2-} + OH^- \longrightarrow PO_4^{3-}$$

$$10Ca^{2+} + 6PO_4^{3-} + 2OH^- \longrightarrow Ca_{10}(PO_4)_6(OH)_2$$

磷酸钙晶体在钛基板上形核并生长,即磷酸钙开始沉积于钛基板上。另一方面,胶原为两性分子,在 pH 为 4.3~4.5 时带正电,在电场作用下向阴极移动,直到到达 pH 为胶原等电点的位置。在该处,胶原分子不带电而发生自组装,形成一定的网状结构[图 9.20(b)]。同时,由于胶原分子的 COO⁻ 基团可以作为磷酸钙晶粒的形核位点,自组装的胶原产生矿化,磷酸钙沉积于胶原纤维上[图 9.20(c)]。

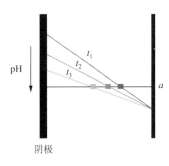

图 9.21　阴极附近 pH 梯度随
沉积时间的变化
沉积时间 $t_1 < t_2 < t_3$

磷酸钙的形核生长逐渐消耗阴极附近的 OH⁻,使该处 pH 梯度随沉积过程的进行而减小,从而使胶原自组装位置向阴极靠近(图 9.21),胶原分子进一步向基板移动。与此同时,磷酸钙在基板和胶原上的沉积继续进行,使基板上磷酸钙涂层加厚,胶原矿化加剧[图 9.20(d)]。当基板上的磷酸钙涂层与电解液中的矿化胶原通过磷酸钙连接在一起时,矿化胶原涂层沉积到钛基板上[图 9.20(e)]。若进一步施加电场,磷酸钙继续沉积,将会使胶原纤维逐步被磷酸钙覆盖,矿化严重。

根据矿化胶原涂层的断面 EDS 分析,靠近基板的涂层主要为磷酸钙,外层为胶原含量由内而外逐渐增加的矿化胶原层。该结构可验证上述矿化胶原涂层的形成机理。

根据涂层结构表征,矿化胶原涂层的结构特点主要包括两方面:孔隙率和矿化程度。在矿化胶原涂层形成过程中,磷酸钙晶粒在胶原纤维上的形核生长在一定程度上阻碍了胶原分子的进一步自组装,从而减小了胶原纤维相互之间的堆积密度,如图 9.22 所示。因此,若涂层的矿化程度较低,胶原纤维上沉积的磷酸钙晶粒较少,涂层一般为致密结构;若涂层的矿化程度较高,胶原纤维上沉积的磷酸钙晶粒较多,涂层一般为多孔结构。

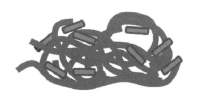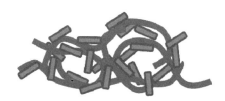

矿化程度低↔致密　　　　　　　　　　　矿化程度高↔多孔

图 9.22　矿化程度与微观结构的关系

具体来说,影响胶原分子迁移和自组装的主要因素是其在电解液中所带净电荷的大小。而胶原分子净电荷大小则决定于胶原本身的等电点和阴极附近 pH 的变化。另一方面,磷酸钙在基板上和胶原纤维上的形核和生长都是由该区域 pH

的提高而产生的。根据磷酸钙沉积方程式，其沉积的速率在很大程度上也取决于该区域 pH 的大小。因此，阴极附近 pH 的变化和胶原本身的等电点是决定矿化胶原涂层结构的关键因素。假定电解液的整体 pH 大小不变，若阴极附近 pH 梯度较大，胶原分子将在较为远离基板的位置发生自组装，如图 9.23 所示。那么，从胶原开始矿化至矿化胶原沉积到基板上的时间将相对较长。同时，大 pH 梯度产生的高 pH 值也有利于磷酸钙在胶原纤维和基板上的大量沉积，单

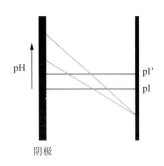

图 9.23　阴极附近 pH 变化和胶原等电点与胶原分子自组装位置的相互关系
pI、pI' 分别为改性前后胶原的等电点

位时间内有更多的钙离子和磷离子在其表面形核矿化，单根胶原分子的矿化程度高，矿化胶原纤维间的堆积致密度低，形成多孔结构。若阴极 pH 梯度小，单根胶原分子的矿化程度低，胶原纤维间的堆积紧密，易形成致密的结构。因此，阴极附近 pH 越高，涂层矿化程度也会越大，使涂层结构趋向多孔。反之，涂层矿化程度将会减小，结构趋于致密。但是，若 pH 梯度过大，电解液中的矿化胶原离基板过远，将有可能无法与基板上的磷酸钙有较强结合而从基板表面脱落。若 pH 梯度过小，自组装胶原离基板很近，也会妨碍基板与胶原之间磷酸钙的沉积，导致胶原无法有效结合到基板上。另一方面，对胶原分子进行改性，使其等电点发生变化，也是影响电化学沉积的重要因素。如图 9.23 所示，若胶原等电点提高，在其他条件不变的情况下，胶原自组装的位置将会向阴极靠近。根据以上分析，涂层的矿化程度将会下降，微观结构也将趋于致密。反之，若胶原等电点下降，其自组装的位置将远离阴极，形成多孔涂层，矿化程度增大。

　　改变阴极附近 pH 的主要途径是调控产生 OH⁻ 离子的阴极反应强度，可以通过改变阴极反应类型和电场强度实现。在电解液中加入少量 H_2O_2，使阴极反应变为：

$$H_2O_2 + 2e^- \rightleftharpoons 2OH^- \tag{9.2}$$

能有效提高阴极附近的 pH 梯度，使涂层微观结构发生变化。同时，根据阴极反应式 (9.1) 和式 (9.2)，施加的电压越大，阴极附近 pH 梯度也会越大，涂层矿化程度增加，微观结构更趋于多孔。另外，当矿化胶原涂层已沉积到钛基板上后，继续施加电压，将能使阴极附近的 pH 在较长的时间内维持在较高水平，涂层表面的胶原继续矿化，原多孔结构的涂层仍为多孔结构，而原较为致密的涂层将会变成多孔，矿化程度大为提高。若沉积时间超过一定限度，涂层矿化程度过高，胶原纤维被磷酸钙全部覆盖，涂层的孔径将会减小。

9.4　胶原/磷酸钙纳米梯度复合涂层生物学效应

9.4.1　涂层生物学效应

9.4.1.1　细胞响应性

当植入体植入体内后,与组织发生的第一步反应是细胞的黏附与增殖。我们采用 MTS 方法来测定矿化胶原涂层的细胞相容性(图 9.24)。MC3T3-E1 细胞经过一天的培养后,有胶原涂层的实验组 MTS 相对值要高于纯 Ti 和 HA 涂层组,从前成骨细胞在基板上黏附的情况看(图 9.25),在致密涂层和多孔涂层上吸附的

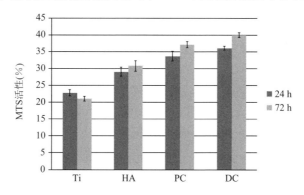

图 9.24　矿化胶原涂层生物活性测试(MTS 法)

Ti:金属钛基板;HA:羟基磷灰石涂层;PC:多孔矿化胶原涂层;DC:致密矿化胶原涂层

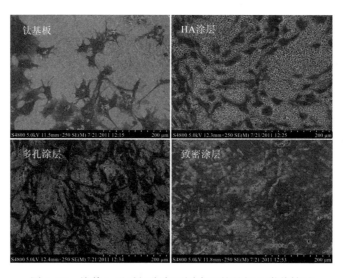

图 9.25　培养 1 天后细胞在不同表面的基板上附着情况

细胞数量也相对更多,这证明了矿化胶原涂层能促进植入初期细胞的附着,且矿化程度低的胶原纤维有更好的促进作用。经过 72 h 培养后,细胞已将 24 孔板铺满,并开始增殖,此时矿化胶原涂层同样具有较高的 MTS 值,说明胶原涂层能促进细胞的增殖。

　　成骨细胞的生长分化和基因表达经历几个阶段:①增殖分化期,以 DNA 复制组蛋白合成为其特征;②基质形成、成熟期,以碱性磷酸酶(ALP)活性升高、Ⅰ型胶原分泌为其特征;③基质钙化期,以骨钙蛋白(OCN)分泌、钙离子沉积为其特征,并伴有 ALP 活性持续升高。ALP 是成骨细胞分化的主要特征酶之一。MC3T3-E1 细胞在各组样品上培养 1 天、3 天、7 天后 ALP 的表达情况如图 9.26。从图中我们可以看出,ALP 的表达量基本上都是随着时间的延长而增加。实验组HA/胶原(致密)涂层组在每一个时间点的表达量都显著高于其他组($P<0.05$)。它的表达代表骨形成情况,表明细胞分化的开始,并随细胞分化的发展而增强,其活性的高低可反映成骨细胞的成骨能力。

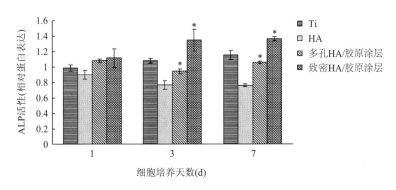

图 9.26　培养在不同涂层上的细胞的 7 天和 14 天的 ALP 表达量
星号代表不同组别之间存在显著性差异:＊$P<0.05$,＊＊$P<0.01$

　　在成骨细胞的增殖、分化过程中,许多生长因子都参与此过程并发挥了重要作用。其中对 ALP、OC、Col-1 的研究比较多。ALP、OC、Col-1 在骨生长、形态诱导及修复中占有非常重要的地位。它们能促进成骨细胞的分化、增殖,刺激成骨细胞合成与分泌细胞外基质蛋白。MC3T3-E1 成骨细胞在不同材料表面培养 4 天、7天、14 天后成骨相关基因的表达情况见图 9.27。从图中我们可以看出,所检测的3 个成骨相关基因的表达情况并不一致。Col-1 基因的表达随着培养时间的延长(2 周内)先上升后降低。而 ALP 和 OC 基因的表达类似,都随着时间的延长(2 周内)而不断升高。无论如何,4 组材料之间的情况比较一致,都是磷酸钙/胶原涂层组细胞的基因表达量显著高于对照组($P<0.05$)。

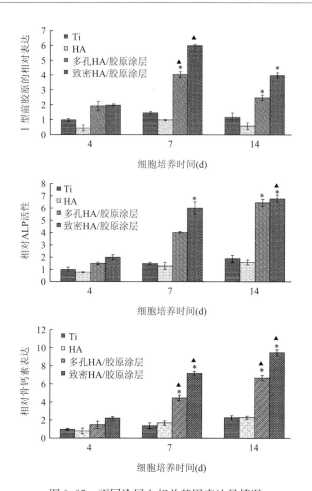

图 9.27　不同涂层上相关基因表达量情况

从这些结果可以看出,HA/胶原涂层确实促进了细胞的黏附与增殖,促进了ALP 及 OC 的表达,而且是蛋白和基因两个水平上的全面表达。表明将磷酸钙与Ⅰ型胶原结合在纯钛表面制备涂层,可显著促进成骨细胞的分化,而且两者之间有明显的协同作用。

9.4.1.2　骨整合

为检测 HA/胶原复合涂层能否加速骨整合过程,将不同的植入体植入新西兰大白兔体内,观察不同时间植入体与宿主骨的整合情况。

CT 测量间接反映骨密度变化,准确便捷。螺旋 CT 有大量三维 CT 值,适于种植体周围骨密度的研究。图 9.28 显示,4 周时,各组种植体周围 0.5 mm 的骨密度相差不明显,但 12 周时,HA/胶原复合涂层的骨密度明显高于纯钛组和单纯

HA 组,尤其是多孔组。

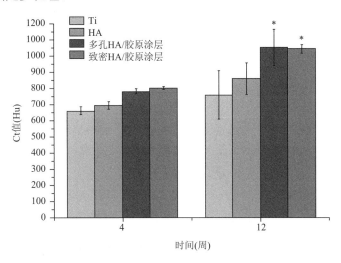

图 9.28　4 周和 12 周时种植体周围 0.5 mm 的 CT 值柱状图
* 表示与纯钛组相比,$P<0.05$

生物力学测试显示多孔型和致密型 HA/Ⅰ型胶原复合涂层在各时间组与周围骨组织的结合力均大于纯钛组和单纯 HA 组。第 4 周时,纯钛最小($F=24.67$ N),致密组的结合力最大($F=53.74$ N,$P<0.05$),多孔组次之($F=51.32$ N,$P<0.01$),各组的结合力均随着时间的延长而不断增加,但纯钛组和HA 组增长缓慢。第 8 周时,多孔组与骨结合力($F=72.13$ N)超过了致密组($F=60.82$ N)。第 12 周时,各组的骨结合力与 8 周时基本持平(图 9.29)。

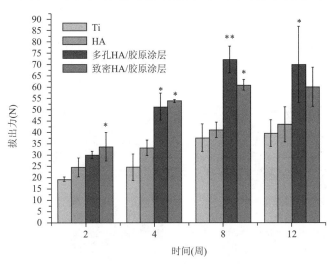

图 9.29　拔出试验拉伸力值柱状图

　　为直观评价宿主骨与新骨界面结合状况,进行了 HE 染色组织切片观察,结果
显示:2 周时(图 9.30),复合涂层组较纯钛组具有较强的成骨能力,多孔型和致密
组型可见新生骨和骨陷窝,骨基质致密,活跃的成骨细胞排列在新生骨表面,核大
深染;而纯钛组和 HA 组的界面有多层梭形细胞,骨基质较稀疏。4 周时,各组的
编织骨都有所增多,可见骨小梁结构,骨陷窝变小。图 9.31 显示 8 周时,复合涂层
组界面可见红染的成熟骨质,与原板层骨界限大部消失,部分区域由致密的骨基质

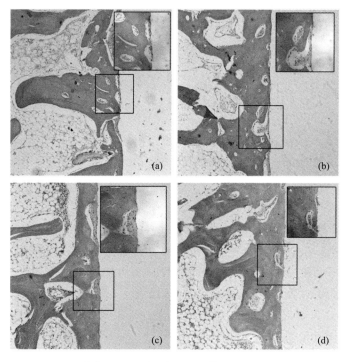

图 9.30　HE 染色所见 2 周时各组种植体周围中 1/3 的成骨情况

大图(×100),小图(×400),白色部分为原种植体所在的位置,右上方框所示为所选部位放大

(a)纯钛组;(b)HA 组;(c)多孔组;(d)致密组

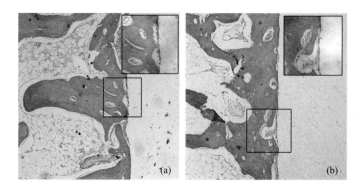

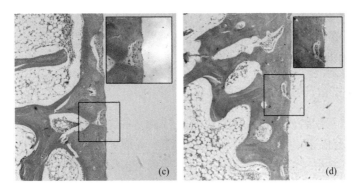

图 9.31　HE 染色所见 8 周时各组种植体周围中 1/3 的成骨情况

大图(×100),小图(×400),白色部分为原种植体所在的位置,右上方框所示为所选部位放大

(a)纯钛组;(b)HA 组;(c)多孔组;(d)致密组

连接,骨髓腔变小。而纯钛组仍可见较多的纤维结缔组织,骨髓腔比较大,HA 组次之。图 9.32 可见 12 周时,种植体周围的骨组织成熟,各组的差异更加明显。

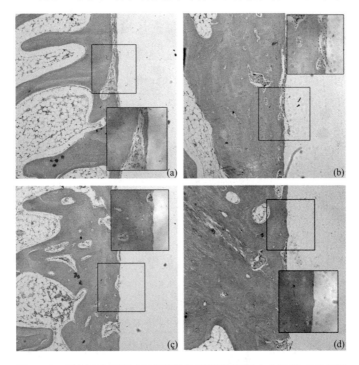

图 9.32　HE 染色所见 12 周时各组种植体周围中 1/3 的成骨情况

大图(×100),小图(×400),白色部分为原种植体所在的位置,右上方框所示为所选部位放大

(a)纯钛组;(b)HA 组;(c)多孔组;(d)致密组

从这些结果可以看出,由 HA 和 I 型胶原组成的复合涂层有良好的生物相容性,并且可以促进种植体周围成骨细胞的增殖分化,从而促进新骨增生,是一种可行的、具有应用前景的种植体涂层材料。

9.4.2 负载抗菌药物涂层生物学效应

用于硬骨组织替代的植入体不仅要求材料具备优良的力学性能和生物学响应性,可以承受并传递载荷,促进植入体/宿主组织界面处骨整合和新骨形成过程,同时还要求植入体具有抗菌功能,能够在较长时期内阻止细菌黏附并进一步杀死细菌,防止感染的发生,有效提高植入手术的成功率和手术质量。HA/胶原涂层具有一定的载药能力,装载的抗菌药物可以呈现一定的缓释作用,载药后的涂层能发挥抗菌的目的(图 9.33)。不仅如此,由于胶原蛋白有着丰富的旁侧基团,而且复合涂层的三维架构也为其嫁接其他物质来改善其载药/释药行为提供了条件与基础。

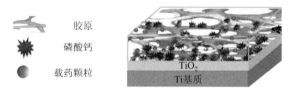

图 9.33 HA/胶原(矿化胶原)涂层载药改良示意图

9.4.2.1 矿化胶原/PLGA-PEG-PLGA 共聚物涂层的制备及释药行为

PLGA-PEG-PLGA 共聚物纳米胶束具有优良的负载药物/释放药物的特性,因此可以被用来改善矿化胶原涂层的载药/释药行为。

胶束可以由直接溶解法(Dis)或溶剂-透析法(Dia)制备得到。将盐酸万古霉素溶于所得的胶束溶液中,并保证药物浓度为 4 mg/mL,分别得到不同浓度的载药胶束(Dia P_i, $i=1,2,3$ 和 Dis P_i, $i=1,2,3$)。用移液枪将 50 μL PLGA-PEG-PLGA 载药胶束滴加到矿化胶原涂层上,就得到了矿化胶原/PLGA-PEG-PLGA 共聚物涂层。

图 9.34 为将由直接溶解法制得的不同 PLGA-PEG-PLGA 浓度胶束组装于矿化胶原后得到的涂层(MC+Dis P_i, $i=1,2,3$)形貌。PLGA-PEG-PLGA 浓度适当时,涂层仍保持多孔形貌[图 9.34(a,b)]。但若 PLGA-PEG-PLGA 浓度偏大,胶束将有可能发生聚集,覆盖在矿化胶原涂层表面,影响涂层原来的微观结构,使涂层变得更加致密[图 9.34(c)]。

图 9.35 为将由溶剂-透析法制得的不同 PLGA-PEG-PLGA 浓度胶束组装于矿化胶原后得到的涂层(MC+Dia P_i, $i=1,2,3$)形貌。与直接溶解法制得的胶束

组装于矿化胶原涂层的情况相似,PLGA-PEG-PLGA 浓度适当时,涂层仍保持多
孔形貌;PLGA-PEG-PLGA 浓度偏大时,胶束将覆盖在矿化胶原涂层表面,使涂层
变得更加致密。

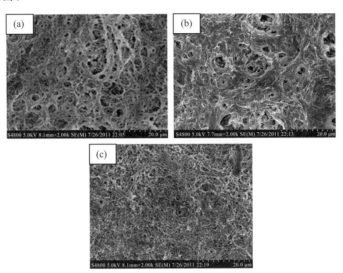

图 9.34　不同 PLGA-PEG-PLGA 浓度胶束组装于矿化胶原后得到涂层形貌
（胶束由直接溶解法制得）
(a)MC+Dis P_1；(b)MC+Dis P_2；(c)MC+Dis P_3

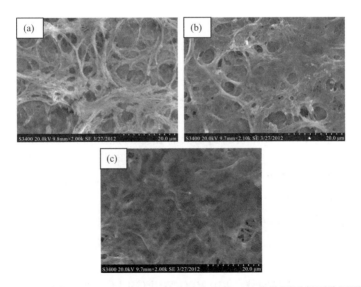

图 9.35　不同 PLGA-PEG-PLGA 浓度胶束组装于矿化胶原后得到涂层形貌
（胶束由溶剂-透析法制得）
(a)MC+Dia P_1；(b)MC+Dia P_2；(c)MC+Dia P_3

　　图 9.36 为矿化胶原涂层组装不同制备方法得到的胶束前后的释药曲线。在前 8 小时内,矿化胶原涂层(MC)、组装直接溶解法制得的 PLGA-PEG-PLGA 胶束的涂层(MC＋Dis P$_2$)和组装溶剂-透析法制得的 PLGA-PEG-PLGA 胶束的涂层(MC＋Dia P$_2$)释放量分别为 81.2%、70.8% 和 58.4%。同时,释放 72 h 后,MC 的药物净释放量已很少,而 MC＋Dis P$_2$ 和 MC＋Dia P$_2$ 仍具有一定的释放速率。因此,组装 PLGA-PEG-PLGA 胶束后,涂层的药物缓释能力得到了一定程度的改善。

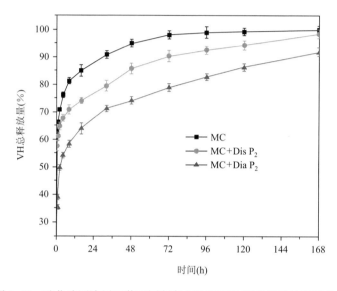

图 9.36　矿化胶原涂层组装不同制备方法得到的胶束前后的释药曲线

　　相对于其他抗菌手段,载药涂层不仅能抑制细菌黏附、增殖,而且能有效杀死细菌。本研究采用体外细菌培养实验检测载药涂层的抗菌能力。图 9.37 显示,细菌培养 3 h 后,载药涂层上的细菌残留量已显著小于对照组(无负载药物)的细菌残留量,表明载药涂层中所释放的药物具有良好的抗菌作用。细菌培养 16 h 后,载药涂层上的细菌已被全部杀死,而对照涂层上的细菌则进一步快速增殖。另一方面,根据不同涂层的药物释放曲线,利用 PLGA-PEG-PLGA 胶束改性后,涂层的初期释放得到减缓,在相同时间内所释放的药物量减小。由抗菌实验结果可知,初期药物释放量的减小并没有显著影响涂层的初期抗菌效果。

　　从抗菌实验结果可知,在细菌培养 16 h 内,载药涂层具有良好的杀菌能力,PLGA-PEG-PLGA 胶束的药物缓释改性未对初期抗菌产生不利影响。另一方面,根据涂层的体外药物缓释曲线,利用 PLGA-PEG-PLGA 胶束改性后,涂层的持续药物释放能力得到加强,将有利于植入手术后期涂层对后续细菌黏附、增殖的抑制,从而有效防止细菌感染的发生,提高植入手术的成功率和质量。

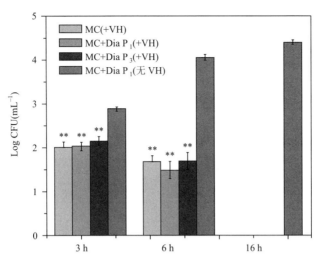

图 9.37　金黄色葡萄球菌在涂层上培养 3 h、6 h、16 h 后的细菌残留量

** 表示与未载药涂层相比具有显著性差异（$P <$ 0.01），其他样品之间无显著性差异

　　对于骨植入体来说，具有良好的生物相容性是最主要的条件之一。采用 MTS 测试方法和细胞黏附 SEM 形貌测定 PLGA-PEG-PLGA 载药胶束改性后矿化胶原涂层的生物相容性。图 9.38 表征了 MC3T3-E1 细胞在各涂层培养 1、3、5 天后的细胞数目，其中培养 1 天的吸收值可表征细胞在涂层上的黏附情况，培养 3、5 天的吸收值可表征细胞在涂层上的增殖情况。对比矿化胶原涂层和组装有不同量

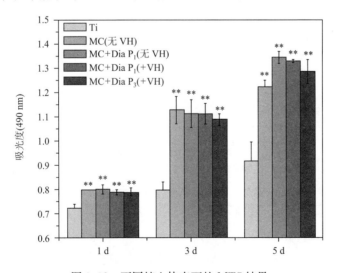

图 9.38　不同植入体表面的 MTS 结果

** 表示与 Ti 基板相比具有显著性差异（$P <$ 0.01），其他样品之间无显著性差异

PLGA-PEG-PLGA 胶束的涂层可知,这些涂层的细胞黏附、增殖情况无显著差异。同时,对比载药涂层和未载药涂层的 MTS 结果可知,负载的药物也未对细胞产生明显的不利影响。另外,具有生物活性涂层的样品细胞黏附与增值的数目均大于 Ti 基板,表明矿化胶原涂层有利于类骨细胞的黏附和增殖。图 9.39 为细胞在各涂层培养 1 天后的形貌。在具有生物涂层的基板上,细胞紧密黏附于涂层之上,伪足铺展良好,有的甚至长入涂层之中。在钛基板上的细胞则呈蜷缩状,伪足少而短。该结果也可证明这种涂层有利于细胞的黏附。

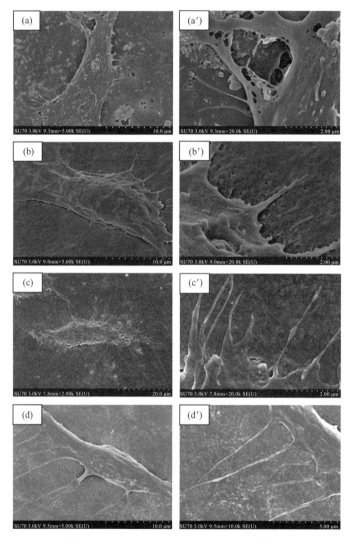

图 9.39　培养 1 天后 MC3T3-E1 细胞在不同植入体表面的黏附情况
(a,a')MC;(b,b')MC+ Dia P_1(无 VH);(c,c')MC+ Dia P_1($+$VH);(d,d')MC+ Dia P_3($+$VH)

以上结果均表明矿化胶原/PLGA-PEG-PLGA 载药涂层有利于植入体/宿主组织界面处细胞的黏附和增殖,且载药 PLGA-PEG-PLGA 胶束的加入并不会影响矿化胶原本身的生物相容性。该涂层将有望促进骨整合过程的进行,加速新骨的形成和生长。

9.4.2.2　矿化胶原/壳聚糖微球涂层的制备及释药行为

壳聚糖是众多天然多糖中唯一的碱性多糖,具有来源丰富、无毒、易化学修饰性、生物相容性好和可再生等优越的功能及独特的分子结构。壳聚糖微球用于新型给药系统,通过改变给药途径可大大提高药物疗效,具有控制释放、增加靶向性、减少刺激和降低毒副作用以及提高疏水性药物通过细胞膜、增加药物稳定性等作用特点。利用壳聚糖微球的较大比表面积和优良的与药物的结合能力,以及可以与胶原蛋白紧密结合的特性,将其嵌入矿化胶原涂层中,以期提高其载药及释药性能。

通过离子凝胶法制备壳聚糖微球,然后将其与胶原溶液混合,获得不同壳聚糖微球浓度的电解液(0.04 mg/mL,0.24 mg/mL),通过电化学共沉积过程,在钛基板表面制备一层矿化胶原/壳聚糖微球涂层,再通过滴加法加载盐酸万古霉素,自然风干后得到载药涂层。

观察了不同微球浓度下所制备的涂层的形貌。图 9.40 为以下沉积条件下所获得的涂层形貌:电解液为 4 mmol/L Ca^{2+},8 mmol/L PO_4^{3-},0.4 mg/mL 胶原,壳聚糖微球浓度依次为:0 mg/mL,0.04 mg/mL,0.24 mg/mL,电解液 pH 为

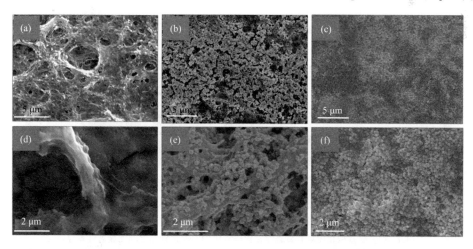

图 9.40　含不同微球量的矿化胶原涂层的 SEM 形貌图
(a)矿化胶原涂层(MC);(b)较少微球的矿化胶原涂层(MCC-1);(c)较多微球的矿化胶原涂层(MCC-2)

4.5,沉积温度为 37℃,沉积时间为 30 min,沉积电压为 2.7 V。获得涂层分别简称为 MC,MCC-1,MCC-2。由该图可知,在其他沉积条件不变的情况下,随着电解液中壳聚糖微球含量的增加,最终组装到矿化胶原涂层中的壳聚糖微球含量也随之增加。微球主要黏附在矿化程度较低的胶原纤维丝上。另一方面,由于微球的引入,原本多孔的矿化胶原涂层的孔隙率降低,孔洞曲折度上升,同时由于组装入涂层的壳聚糖微球比矿化胶原对药物有着更好的亲和性,为后面负载药物并减缓药物的释放奠定了结构基础。

矿化胶原涂层已经被证明有着良好的细胞相容性,为了验证经过共沉积壳聚糖微球后涂层是否依然保持良好的生物学响应性,开展了 MC3T3-E1 细胞在涂层上的黏附与增殖实验。图 9.41 为各个涂层上的 MC3T3-E1 细胞的黏附与增殖的情况。在细胞培养的初期(6 h 内),含有微球的矿化胶原涂层显示出更好的适宜细胞黏附的性能。在随后的增殖阶段,经过 1 天和 2 天的培养,含有壳聚糖微球的涂层也显示了良好的细胞增殖性能。细胞培养 5 天以后,含有壳聚糖微球的矿化胶原涂层和不含有微球的矿化胶原涂层表面的细胞数量没有显著性的差异。由图 9.42 可以看出,在所有的涂层上的细胞铺展状况良好,伪足紧贴涂层,且部分伪足已深入到涂层内部,说明 MC3T3-E1 细胞在各组涂层表面生长状况良好。通过图 9.41 和图 9.42 可知,壳聚糖微球引入矿化胶原涂层并没有改变矿化胶原涂层本身良好的生物相容性。

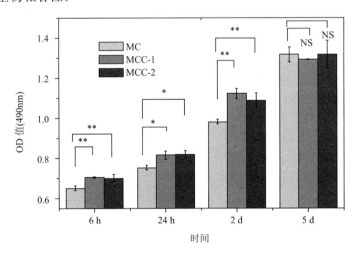

图 9.41　不同植入体表面的 MTS 结果

** 表示与 Ti 基板相比具有显著性差异($P<0.01$),其他样品之间无显著性差异,

NS 代表各组间没有显著性差异

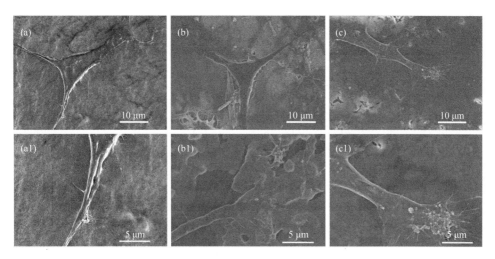

图 9.42　MC3T3-E1 细胞在不同涂层上培养 3h 的黏附状况
(a)MC 涂层；(b)MCC-1 涂层；(c)MCC-2 涂层

　　在载药涂层抗菌过程中,其药物的释放行为直接决定了植入体表面的抗菌效果,如果出现了初期药物的"爆发性"释放,而后期又不能持续性释药的话,涂层的抗菌性能就会受到很大限制。为了验证共沉积制备的涂层的释药能力,开展了不同微球含量的矿化胶原涂层的释药研究。

　　采用药物滴加法将等量的盐酸万古霉素分别加载到图 9.40 所示的矿化胶原涂层中,涂层的药物释放行为如图 9.43 所示:在药物释放的前 8 h 内,各组涂层基本呈现了"爆发性"释放的趋势,对于不含有微球的矿化胶原涂层(MC),由于孔隙率大,与药物的亲和度低等原因,大约有 65% 的盐酸万古霉素在前 1 h 内就从涂层当中释放出来,在随后的 60 h 内,药物释放的总量接近负载量的100%,这种爆发性释放对于抗菌药物长时间发挥抗菌效能、保证植入体手术的成功非常不利。在加入壳聚糖微球之后,爆发性释放得到了显著抑制,在壳聚糖微球含量较少的 MCC-1 涂层,在前 1 h 的药物释放量为 51.6%,随着壳聚糖含量的增加,MCC-2 涂层在前 1h 的释放药物量降低到了 37.2%。经过 96 h 后,在含有壳聚糖微球的两组涂层中依然可以检测到药物的持续性释放。相比于不含有微球的矿化胶原涂层,经过共沉积作用进入到矿化胶原网络中的壳聚糖微球降低了孔隙率,提高了孔洞曲折度,提高了涂层对于药物的亲和度,因此有效地减缓了药物的释放。

　　由图 9.44 可以看出,细菌培养 3 h 和 6 h 之后,装载有盐酸万古霉素(VH)的涂层上的细菌菌落数比没有装载盐酸万古霉素的涂层明显减少,经过 16 h 的培养后,各组装载有盐酸万古霉素的涂层上已观察不到菌落,而没有装载盐酸万古霉素的涂层的菌落数都超过了 100 CFUs。

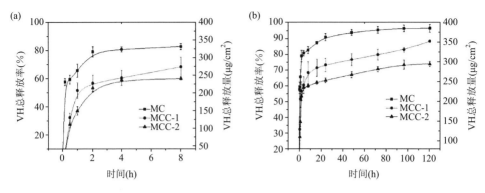

图 9.43　不同矿化胶原涂层的释药曲线

(a)短期释药曲线；(b)长期释药曲线

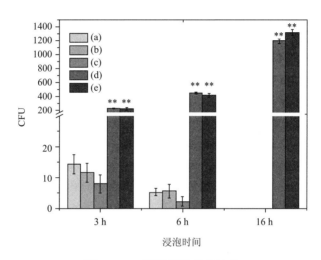

图 9.44　不同涂层的抗菌结果

(a)负载有 VH 的 MC 涂层；(b)负载有 VH 的 MCC-1 涂层；(c)负载有 VH 的 MCC-2 涂层；
(d)没有负载 VH 的 MCC-1 涂层；(e)没有负载 VH 的 MCC-2 涂层。星号代表(d)(e)组和(a)(b)
组之间存在显著性差异($*P<0.05$，$**P<0.01$)；(金黄色葡萄球菌的稀释浓度为 1 ： 10000)

　　为了验证壳聚糖微球的引入而引起的盐酸万古霉素的缓释能否延长抗菌时间，将各组涂层在 PBS 溶液中浸泡 48 h 后再进行抗菌实验。由图 9.45 可以看出，MCC-2 的抗菌效能相比于其他涂层特别是 MC 涂层，依然较高，说明经过初期的爆发性释放，由于留在涂层中的壳聚糖依然缓释盐酸万古霉素继续发挥抗菌作用。

　　由以上结果可以看出，通过共沉积法将壳聚糖微球组装入矿化胶原涂层网络，可以在不影响矿化胶原涂层细胞相容性的基础上减缓盐酸万古霉素的初期"爆发性"释放，有效延长植入体表面的抗菌时间。

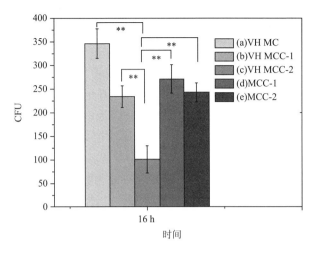

图 9.45　各组涂层在 PBS 溶液中浸泡 48 h 后的抗菌效果

(a)负载有 VH 的 MC 涂层；(b)负载有 VH 的 MCC-1 涂层；(c)负载有 VH 的 MCC-2 涂层；(d)没有
负载 VH 的 MCC-1 涂层；(e)没有负载 VH 的 MCC-2 涂层。星号代表(d)和(a)之间，(b)(c)和(e)
之间存在显著性差异($*P<0.05$ ； $**P<0.01$)(金黄色葡萄球菌的稀释浓度为 $1:2\times10^9$)

9.4.3　负载 BMP 涂层生物学效应

在植入体植入人体后，除了如何改善骨细胞的黏附与增殖以及植入体表面的持续性抗菌以外，诱导黏附在植入体表面的骨细胞的分化对于植入体手术后新骨的形成至关重要。研究证明，在植入体表面嫁接生长因子是促进干细胞分化和矿化的重要方法。新骨的形成包括血肿形成及肉芽组织修复期、原始骨痂形成期，成熟骨板期和骨重建及塑形期，不同愈合阶段有不同的生长因子参与。骨形成的过程受多重因素影响，其中骨生长因子起主要作用。BMP-2 是唯一可以单独诱导骨形成的因子，诱导活性最强，但是由于易变性、价格昂贵、易产生爆发性释放、过量会引起异位成骨等原因限制了其在金属植入体手术中的应用。

由于壳聚糖有着丰富的旁侧基团，而壳聚糖微球有着较大的比表面积，因此可以考虑采用矿化胶原涂层组装壳聚糖微球的方式来改善矿化胶原涂层负载/释放 BMP-2 的性能。

9.4.3.1　负载 BMP-2 涂层的制备及释放行为

采用离子凝胶法制备 rhBMP-2 浓度为 2 μg/mL 的壳聚糖微球-rhBMP-2 混合溶液，再将已制备完成的带有矿化胶原涂层的植入体作为电极阴极，加载电压，使得负载有 rhBMP-2 的壳聚糖微球在电压的作用下由阳极移动向阴极，最终组装进入矿化胶原涂层。

图 9.46 为以下沉积条件所获得的涂层形貌：电解液为 4 mmol/L Ca²⁺，

8 mmol/L PO_4^{3-}, 0.4 mg/mL 胶原,电解液 pH 为 4.5,沉积温度为 37℃,沉积时间为 30 min,沉积电压为 2.1 V。沉积完成后,自然风干。再将干燥的涂层浸入 rh-BMP-2 浓度为 2 μg/mL 的溶液中以 0.5 V 的电压沉积 3 h,其中(a)中电解液中不含壳聚糖微球,(b)中壳聚糖微球的含量为 0.12 mg/mL,两种溶液的 pH 值均为 7.0。由于这里所使用的壳聚糖的等电点为 9.2,因此在 pH 溶液中的壳聚糖微球带正电,在电极两端加载电压时,壳聚糖微球会因为电泳作用到达阴极。由于在本章中的阴极为前期已经制备好的多孔矿化胶原涂层,故出现了图 9.46(b)中所示的形貌,壳聚糖微球由于电泳作用进入到矿化胶原涂层的孔洞中。由图 9.46(a)和 9.46(b)中可见矿化胶原涂层的孔洞大小一般为数微米,而壳聚糖微球的粒径为 200～500 nm,因此矿化胶原涂层的空间结构是适合于容纳壳聚糖微球的。从图 9.46(a1)和 9.46(b1)中可以看到,矿化胶原涂层的厚度为 40～50 μm,经过电泳壳聚糖微球后,涂层结构变得更加致密,但是涂层厚度依然维持在 40～50 μm,说明壳聚糖微球充分进入到矿化胶原的内部孔洞中,而不是仅仅停留在涂层表面。由于壳聚糖微球存在大量的旁侧基团,比矿化胶原对于 rhBMP-2 有着更强的亲和力,而且其较大的比表面积也为涂层容纳更多的 rhBMP-2 创造了条件。另一方面,由于壳聚糖微球的引入,原本疏松多孔的矿化胶原涂层结构变得更加致密,也为后期的 rhBMP-2 的缓慢、可控释放创造了条件。

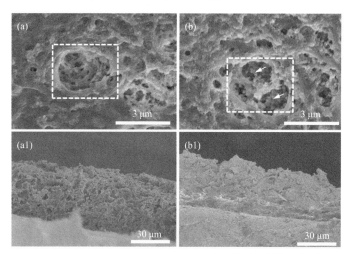

图 9.46　不同涂层的 SEM 形貌

(a)Col/BMP(矿化胶原/BMP)涂层的表面形貌图(a1) Col/BMP 涂层的断面形貌图;
(b)Col/Cs/BMP(矿化胶原/壳聚糖微球/BMP)的表面形貌图(b1)Col/Cs/BMP 涂层
的断面形貌图。图中的白色箭头指向的是壳聚糖微球

由图 9.47 可以看出,不含壳聚糖微球的矿化胶原涂层的 rhBMP-2 负载量为 446 ng/cm²,而经过电泳注入壳聚糖微球的矿化胶原涂层的 rhBMP-2 有效负载量

为 1186 ng/cm²。由于壳聚糖微球的引入,rhBMP-2 的有效负载量提高到原来的
2.7 倍,负载量的提高主要由于在含有壳聚糖微球的电解液中,相当数量的
rhBMP-2 被包覆在壳聚糖微球中或者聚集在壳聚糖微球的表面,在电泳注入的过
程中随壳聚糖微球进入到矿化胶原涂层中。增加的 rhBMP-2 负载量可能会在后
续的骨整合过程当中发挥作用。

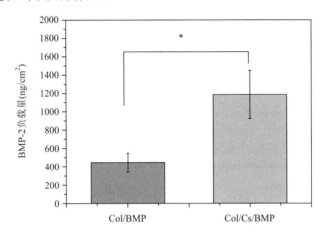

图 9.47 在 Col/BMP 涂层和 Col/Cs/BMP 涂层中 rhBMP-2 的负载量

星号代表不同组别之间存在显著性差异($*P<0.05$)

rhBMP-2 的释放行为对于成骨的过程影响很大,如果出现前期的爆发性释
放,可能会引起异位成骨;若释放量不够,则不能帮助植入体和宿主骨在较短时间
内完成骨整合过程。从图 9.48 可以看出,在经过 11 天的释放后,占负载总量的
58.5% 的 rhBMP-2 已从 Col/BMP 涂层中释放出来,而对于电泳注入壳聚糖微球
的涂层 Col/Cs/BMP,这个数字仅为 39.5%,而且 70% 的释放总量从释放开始的
第 15 天推迟到了第 20 天。后者表现出了良好的缓释性能。

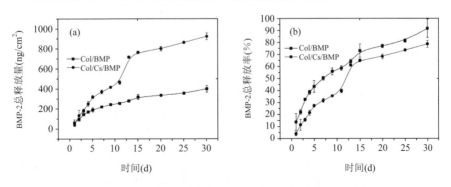

图 9.48 Col/BMP 涂层和 Col/Cs/BMP 的 rhBMP-2 释放曲线

(a)释放量曲线(ng/cm²);(b)释放百分比曲线(%)

9.4.3.2 细胞响应性

骨整合过程第一阶段是骨细胞在植入体表面的黏附与增殖,若植入体表面有着良好的细胞相容性,那么骨细胞会在其表面更好地黏附,随后更快地增殖。在这里,6h 和 24 h 的 cck-8 的数据被用作表征植入初期细胞在植入体表面黏附的情况。从图 9.49 可以看出,MC3T3-E1 细胞在植入体表面黏附的初期,Ti(Ti)表面、矿化胶原涂层(Col)表面、矿化胶原+BMP 涂层(Col/BMP)表面、矿化胶原+壳聚糖微球+BMP(Col/Cs/BMP)涂层表面的细胞黏附性没有明显的差异。在培养 3天以及 5 天的 cck-8 数据被用作细胞在植入体表面增殖的状况,从图 9.49 可以看出,矿化胶原涂层的 OD 值要明显高于 Ti 表面的 OD 值,说明矿化胶原涂层的生物相容性良好,这也是我们先前的工作所验证的。矿化胶原+壳聚糖微球+BMP(Col/Cs/BMP)涂层显示出了最高的 OD 值,说明其最适合于细胞的增殖。

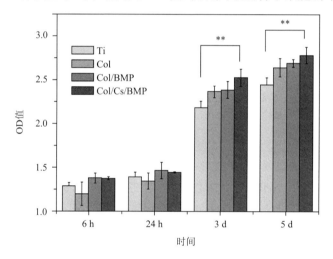

图 9.49 在不同涂层上培养的细胞的 cck-8 的活性

Ti:金属 Ti;Col:矿化胶原涂层;Col/BMP:矿化胶原+BMP 涂层;Col/Cs/BMP:
矿化胶原+壳聚糖微球+BMP 涂层。星号代表各组之间存在显著性差异($*P<0.05$,$**P<0.01$)

细胞在植入体表面初期的黏附的形貌与状态也可以说明植入体表面的细胞相容性。vinculin 是一种高度保守的细胞内蛋白,它与细胞的黏附和迁移直接相关[19],图 9.50 给出了在不同表面培养的细胞的 vinculin 蛋白的荧光照片。从图中可以看出,在矿化胶原涂层(Col)表面有着密集的和铺展程度良好的 vinvulin 信号,细胞质和细胞边缘明晰可见。而在金属 Ti 表面的 vinculin 蛋白骨架扭曲,细胞质也较少。在矿化胶原+BMP(Col/BMP)和矿化胶原+壳聚糖微球+BMP涂层(Col/Cs/BMP)涂层表面,vinvulin 在细胞内分布均匀,而且由图 9.51 可以看出,这两组的细胞铺展程度良好,且细胞长出了板状伪足,并深入到涂层中。说明这两组涂层相比于矿化胶原涂层有着更好的细胞相容性,适于细胞初期的黏附。

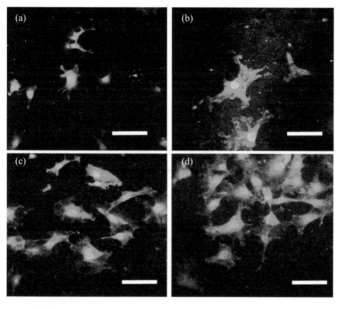

图 9.50 在不同表面培养的细胞的 vinculin 蛋白的荧光照片
(a)Ti;(b)Col;(c)Col/BMP;(d)Col/Cs/BMP (图中的标尺为 10 μm)

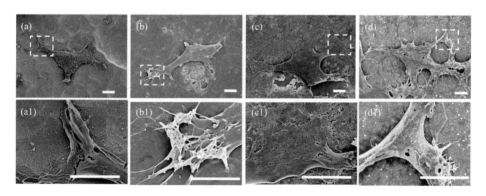

图 9.51 在不同涂层上的细胞形貌 SEM 照片
(a)Ti;(b)Col;(c)Col/BMP;(d)Col/Cs/BMP (图中的标尺为 5 μm)

通过分析细胞黏附和增殖实验结果可以得出:电泳注入壳聚糖微球进入矿化胶原涂层不会影响细胞的相容性。这为后期细胞的分化以及矿化奠定了良好的基础。

rhBMP-2 对前成骨细胞最直接的作用是促进其分化。rhBMP-2 通过与间充质干细胞表面的受体作用,促进其分化为软骨细胞或者成骨细胞,在这个过程中会产生碱性磷酸酶(ALP),因此 ALP 被当做一个细胞分化过程中的关键性指标。由

图 9.52 可以看出,随着时间的推移,各组在细胞培养后的 14 天的 ALP 含量均比细胞培养后的 7 天高。在培养 7 天后,矿化胶原＋壳聚糖微球＋BMP 涂层的 ALP 表达量比其他组提高了至少 20％,这种提高幅度会在后面的骨整合过程中发挥关键的作用:ALP 可以降解周边环境的磷酸钙,得到的磷酸钙会用于后期的细胞的矿化。从图 9.52 可以看出,在细胞培养 14 天后,各组 ALP 的表达量没有显著性差异,这主要是由于 ALP 主要是细胞分化前期的分化指标,这种差异会随着时间的推移而减弱。骨钙素是一种存在于骨基质中的非胶原型的蛋白,广泛存在于牙齿与牙骨质中,和构成骨组织的磷酸钙有着非常密切联系,而 I 型胶原是骨组织细胞外基质的主要结构蛋白,在骨整合的过程中发挥关键作用。从图 9.53(a)和(b)可以看出,对于分化后期的指标—非有机胶原型指标骨钙素(OC)和 I 型胶

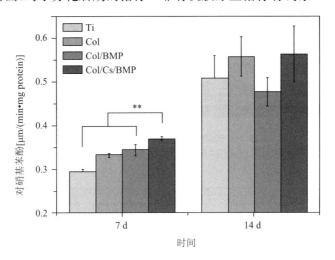

图 9.52 培养在不同涂层上的 MC3T3-E1 细胞的 7 天和 14 天的 ALP 表达量
星号代表不同组别之间存在显著性差异($* P < 0.05$,$** P < 0.01$)

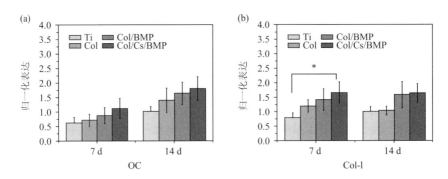

图 9.53 不同涂层表面培养的细胞的相关 mRNA 的表达量(a)骨钙素(b) I 型胶原蛋白
数值归一化为 GAPDH。星号代表不同组别间存在显著性差异($* P < 0.05$,$** P < 0.01$)

原蛋白,矿化胶原＋壳聚糖＋BMP(Col/Cs/BMP)涂层比其他涂层显示出更高的表达量。综上所述,由于电泳注入壳聚糖微球进入矿化胶原涂层中引起的 rh-BMP-2 承载量的提高,培养在其表面的 MC3T3-E1 细胞有着更高的分化程度。

9.4.3.3　涂层的骨整合作用

使用螺旋 Ct 检测在植入体表面的新生骨的密度,所获得的结果作为植入体周边新生成骨的状况。从图 9.54 中可以看出,各组的 Ct 值都随着植入时间的延长而增加。其中矿化胶原(Col)组、矿化胶原＋BMP(Col/BMP)组、矿化胶原＋壳聚糖微球＋BMP 组都比金属钛(Ti)组在植入体植入动物体内 4 周和 8 周以后有着更高的 Ct 值,而矿化胶原＋壳聚糖微球＋BMP(Col/Cs/BMP)组则比金属钛(Ti)组有着显著性的差异。因此,壳聚糖微球的引入引起的 rhBMP-2 含量的提高使得植入体周围获得了更高的新骨生成速率,为后面骨整合的完成奠定了基础。

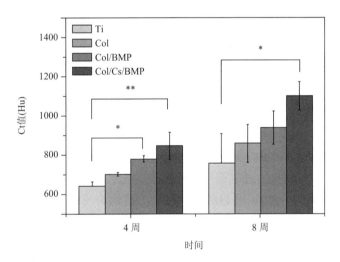

图 9.54　不同组别植入体的 Ct 值

星号代表各组别之间有显著性差异(∗ $P<0.05$, ∗∗ $P<0.01$)

脱钙后的样品经过苏木精-伊红(H&E)染色被用来评价新骨和宿主骨界面的骨整合状况。从图 9.55 可以看出,在植入体植入 4 周后,大量的不连续的组织及纤维状组织在 Ti 组和 Col 组观察到,但是在 Col/BMP 组和 Col/Cs/BMP 组中,这些疏松的不连续的组织变得致密(较少的小蓝色箭头和较多的小黑色箭头标注)。在植入体植入动物体内 8 周后,在 Ti 组中依然可以观察到大量的不连续的疏松骨组织,这样的组织已经不能在 Col 组、Col/BMP 组、Col/Cs/BMP 组中找到。在所有的组别中,没有观察到异位成骨的存在,因此各组别的 rhBMP-2 并没有超过引起骨整合所需要量的上限。通过各个组别的 H&E 染色照片可以看到的是在植入体植入 8 周后,在 Col/Cs/BMP 组中,宿主骨与新生成骨的分界线已经消失,表明电泳注入壳聚糖微球的矿化胶原涂层植入体在植入新西兰大白兔股骨内 8 周后,骨整合已经基本完成。

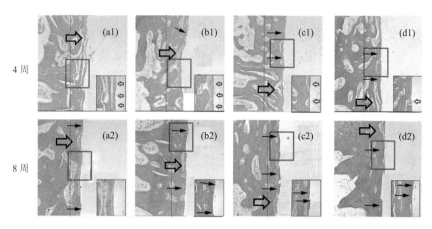

图 9.55 不同组别的组织切片观察(H&E 染色)
(a)Ti;(b)Col;(c)Col/BMP;(d)Col/Cs/BMP。大图:×100,嵌入的小图片:×400。空白的部分代表植入体拔出后流出的空隙,大箭头指向的是骨陷窝,小的黑色箭头指向的是致密骨组织,小的蓝色箭头指向的是不连接的组织,红色虚线代表新骨与宿主骨的分界线
本图另见书末彩图

植入体在体内与宿主骨结合的生物力学性能是评价骨整合的一个关键因素,植入体的最大拔出力[20,21]通常被用来评价宿主骨和植入体的结合力。从图 9.56 可以看出,随着时间的推移,各组的最大拔出力值均有所增加,表面电沉积有矿化胶原涂层的植入体的拔出值(4 周 53.09 N,8 周 74.89 N)比金属 Ti 表面的植入体的拔出值(4 周 45.80 N,8 周 66.41 N)在植入 4 周和 8 周后都有较大程度的提高。当植入体表面的涂层承载有 rhBMP-2 时(Col/BMP 组),拔出值进一步提高(4 周 63.13 N,8 周 85.13 N)。在 rhBMP-2 的承载量得以提高的涂层(Col/Cs/BMP)的植入体达到了最大的拔出实验值(4 周 89.67 N,8 周 107.01 N)。相比于前人的工作[21],对比 Ti 组(4 周 48.92%,8 周 30.16%),由于电泳注入壳聚糖微球而引起的 Col/Cs/BMP 的拔出值的提高的幅度是非常显著的。

提高 rhBMP-2 的有效承载量的目的是加速新骨的形成,从而最终加速骨整合过程,缩短植入手术后康复的时间。从动物体内实验可以看出,由于将壳聚糖微球电泳注入矿化胶原涂层网络提高了 rhBMP-2 的承载量,从而在植入体的骨整合过程中发挥了重要作用:植入体周边的骨密度显著提高,在植入体植入 8 周后新骨与宿主骨的分界线消失,且植入体与宿主骨的结合力也获得了较大程度

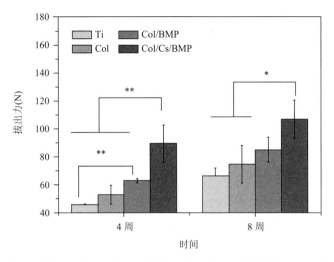

图 9.56　植入体经过植入 4 周和 8 周以后的拔出实验值。星号代表各组之间存在显著性差异

的提高，因此可以得出植入体手术 8 周后，Col/Cs/BMP 组植入体的骨整合过程基本完成。

综上所述，通过电泳注入方法制备了矿化胶原-壳聚糖微球-rhBMP-2 涂层，可以显著提高 rhBMP-2 的承载量，延缓 rhBMP-2 的释放。通过这种方式活化金属植入体表面，可以促进细胞的增殖与分化，最终加速骨整合。

9.5　总结和展望

利用电化学沉积的方法，可以在金属植入体表面制备得到与天然骨结构类似的胶原/磷酸钙纳米梯度复合涂层，其结构从基板往上依次为完全矿化的羟基磷灰石涂层、矿化胶原层和未矿化的胶原层。通过成骨细胞在涂层上的培养实验发现，胶原/磷酸钙纳米梯度复合涂层有着良好的生物学响应性，可以明显地促进成骨细胞的黏附、增殖与分化，并最终加速植入体和宿主组织的骨整合过程。另外，胶原/磷酸钙纳米梯度复合涂层可作为抗菌药物或生长因子的载体，从而达到延长植入体表面有效抗菌时间，并进一步加速植入体与宿主的骨整合过程。

综上所述，胶原/磷酸钙纳米梯度复合涂层是具有一定应用前景的骨植入材料，其组成具有促进成骨外，它的多孔结构可以针对不同的骨缺损情况承载相应的药物或者生长因子，从而达到有效治疗的目的。另外，利用电化学沉积技术有望实现蛋白与蛋白、蛋白与基因之间的组装，在分子水平上对矿化胶原的功能进行优化，加强涂层促进成骨的能力。通过深入认识骨形成的过程、植入体涂层材料作用和调控方式，有望为涂层的功能化组装设计和制备提供指导，实现植入体涂层生物学功能的进一步强化。

（翁文剑　程　逵　林　军　浙江大学）

参 考 文 献

[1] Okazaki Y, Gotoh E, Manabe T, Kobayashi K. Comparison of metal concentrations in rat tibia tissues with various metallic implants. Biomaterials, 2004, 25(28):5913-5920.

[2] Han C M, Lee E J, Kim H E, Koh Y H, Jang J H. Porous TiO_2 films on Ti implants for controlled release of tetracycline-hydrochloride (TCH). Thin Solid Films, 2011, 519(22):8074-8076.

[3] Puckett S D, Taylor E, Raimondo T, Webster T J. The relationship between the nanostructure of titanium surfaces and bacterial attachment. Biomaterials, 2010, 31(4):706-713.

[4] Pan Y K, Chen C Z, Wang D G, Lin Z Q. Preparation and bioactivity of micro-arc oxidized calcium phosphate coatings. Materials Chemistry and Physics, 2013, 141(2):842-849.

[5] Bolelli G, Cannillo V, Gadow R, Killinger A, Lusvarghi L, Rauch J. Microstructural and in vitro characterisation of high-velocity suspension flame sprayed (HVSFS) bioactive glass coatings. Journal of the European Ceramic Society, 2009, 29(11):2249-2257.

[6] Cui F Z, Li Y, Ge J. Self-assembly of mineralized collagen composites. Materials Science and Engineering R: Reports, 2007, 57(1):1-27.

[7] Rammelt S, Schulze E, Bernhardt R, Hanisch U, Scharnweber D, Worch H, Zwipp H, Biewener A. Coating of titanium implants with type-I collagen. Journal of Orthopaedic Research, 2004, 22(5): 1025-1034.

[8] Rammelt S, Illert T, Bierbaum S, Scharnweber D, Zwipp H, Schneiders W. Coating of titanium implants with collagen, RGD peptide and chondroitin sulfate. Biomaterials, 2006, 27(32):5561-5571.

[9] Morra M, Cassinelli C, Cascardo G, Mazzucco L, Borzini P, Fini M, Giavaresi G, . Collagen I-coated titanium surfaces:Mesenchymal cell adhesion and *in vivo* evaluation in trabecular bone implants. Journal of Biomedical Materials Research Part A, 2006, 78(3):449-458.

[10] De Jonge L T, Leeuwenburgh S C G, van den Beucken J J J P, Te Riet J, Daamen W F, Wolke J G C, Scharnweber D, Jansen J A . The osteogenic effect of electrosprayed nanoscale collagen/calcium phosphate coatings on titanium. Biomaterials, 2010, 31(9):2461-2469.

[11] Cai Y L, Liang C Y, Zhu S L, Cui Z D, Yang X J. Formation of bonelike apatite-collagen composite coating on the surface of NiTi shape memory alloy. Scripta Materialia, 2006, 54:89-92.

[12] Teng S H, Lee E J, Park C S, Choi W Y, Shin D S, Kim H E. Ioactive nanocomposite coatings of collagen/hydroxyapatite on titanium substrates. Journal of Materials Science:Materials in Medicine, 2008, 19(6):2453-2461.

[13] Manara S, Paolucci F, Palazzo B, Marcaccio M, Foresti E, Sabbatini S, Sabatino P, Altankov G, Roveri N. Electrochemically-assisted deposition of biomimetic hydroxyapatite-collagen coatings on titanium plate. Inorganica Chimica Acta, 2008, 361(6):1639. 3945.

[14] De Jonge L T, van den Beucken J J J P, Leeuwenburgh S C G, Hamers A A J, Wolke J G C, Jansen J A. In vitro responses to electrosprayed alkaline phosphatase/calcium phosphate composite coatings. Acta Biomaterialia, 2009, 5(7):2773-2782.

[15] Dalby M J, Riehle M O, Sutherland D S, Agheli, H, Curtis A S G. Use of nanotopography to study

mechanotransduction in fibroblasts：Methods and perspectives. European Journal of Cell Biology，2004，83(4)：159-169.

[16] Park C H，Rios H F，Jin Q，Sugai J V，Padial-Molina M，Taut A D，Flanagan C L，Hollister S J，Giannobile W V. Tissue engineering bone-ligament complexes using fiber-guiding scaffolds. Biomaterials，2012，33(1)：137-145.

[17] Fan Y，Duan K，Wang R. A composite coating by electrolysis-induced collagen self-assembly and calcium phosphate mineralization. Biomaterials，2005，26(14)：1623-1632.

[18] Hu K，Yang X J，Cai Y L，Cui Z D，Wei Q. Preparation of bone-like composite coating using a modified simulated body fluid with high Ca and P concentrations. Surface and Coatings Technology，2006，201(3)：1902-1906.

[19] Lee Y J，Elosegui-Artola A，Le K H T，Kim G M. Morphological cues for regulation of cell adhesion and motility with tailored electrospun scaffolds of PCL and PCL/PVP blends. Cellular and Molecular Bioengineering，2013，6(4)：482-495.

[20] Liu X，Wu S，Yeung K W K，Chan Y L，Hu T，Xu Z S，Liu X Y，Cheung K M C，Chu P K. Relationship between osseointegration and superelastic biomechanics in porous NiTi scaffolds. Biomaterials，2011，32(2)：330-338.

[21] Huja S S，Litsky A S，Beck F M，Johnson K A，Larsen P E . Pull-out strength of monocortical screws placed in the maxillae and mandibles of dogs. American Journal of Orthodontics and Dentofacial Orthopedics，2005，127(3)：307-313.

第 10 章 纳/微米多层镀技术及其在体内植入物中的应用

10.1 引　言

随着医学应用领域的飞速发展,对材料的各项性能提出了更高的要求。一种材料实际上已难以同时满足力学性能、化学稳定性能、生物相容性等多方面的要求。医学材料应用时往往仅材料的表面与人体组织接触,这样,医学材料制成产品的表面性能就决定了它的生物相容性等许多性能。因此通过表面镀层技术能够经济、有效地改变医学材料表面或近表面区的化学成分、形态和结构,使材料表面获得优异的复合性能,以新的功能来实现新的医学应用[1]。然而随着医学工程的迅速发展,对材料性能的要求也越来越多,利用单一的薄膜已越来越难以满足医学应用复杂化的要求,因此通过在单层膜中添加第二甚至更多组元来进一步提高医学材料制品的性能成为医学材料领域的研究热点之一。

多层镀薄膜最早来源于 Koehler 等[2]在 1970 年提出的提高材料强度的理论设想。他们认为,采用两种点阵常数相近的材料互相外延交替生长形成单层厚度为几纳米到几百纳米的多层复合薄膜,可以有效提高材料的强度与其他性能。研究结果表明:纳米多层结构降低了薄膜的晶粒尺寸、孔隙率和柱状结构,使多层镀膜的性能比单层膜性能优越。如今,无论是理论研究,或者实际应用,高性能多层镀膜特别是纳米、微米多层镀,由于纳米效应而获得更高的理化性能成为薄膜技术发展的新的重要研究方向。

10.2　纳米、微米多层镀技术

10.2.1　多层镀薄膜的基本概念

多层镀薄膜的主要结构特征就是由两种或两种以上不同的薄膜相互交替沉积形成的多层结构,如图 10.1 所示[3]。对于相邻两个子层 A、B 两种材料形成的纳米多层薄膜,A 材料和 B 材料的厚度分别为 l_A 和 l_B,相邻两层的厚度之和称为调制周期,用 Λ 表示,$\Lambda = l_A + l_B$,厚度之比称为调制比,用 R 表示,$R = l_A : l_B$。在制备多层薄膜时,可以通过控制其调制周期、调制比,达到合适比例后,形成多层薄膜的两种材料出现共延生长,即两种材料界面晶格常数发生应变以达到薄膜体系最低点,称这种结构为"超晶格"[4-6]。

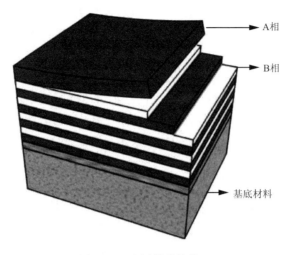

图 10.1　多层薄膜结构

　　高性能纳米、微米多层镀膜由于协同效应,其综合性能远大于单层的纳米、微米镀膜。实际上要获得高性能的纳米镀膜,必须采用多层镀技术。适宜的多层镀结构是纳米、微米多层镀的重要特征,多层结构的完善程度直接决定了多层膜的各项性能。衡量多层结构是否完善可以从三方面考虑:第一是多层结构的周期性;第二是个体层及界面的平整性;第三是界面宽度。董磊等[7]运用磁控溅射和离子束注入的方法合成了一系列 TiB_2/BN 多层膜体系,该 TiB_2/BN 多层膜具有界面清晰的多层结构如图 10.2 所示,调制周期在 20 nm 周期,纳米多层膜具有高硬度、较低残余应力、高膜基结合力和热稳定性的优良综合特性。

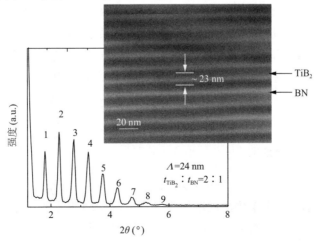

图 10.2　小角 XRD 衍射图谱及 SEM 多层结构断面周期结构图

从性能检测的数据看,多层镀薄膜材料具有单层膜难以达到的各种特殊性能,不仅能够大幅度提高硬度和摩擦、磨损性能,还显著改善了镀层的韧性、抗裂纹扩展能力及热稳定性等。另外,运用生物相容性好的材料制备多层镀薄膜,还可以提高材料表面生物学性能,因此引起了人们的极大关注,已应用于工业中切割与干磨设备、光学器件、磁学器件等方面,近年也开始应用于医学体内植入物,提高了材料抗腐蚀、耐磨以及生物相容性。目前人们已经可以通过离子镀、磁控溅射、离子束辅助沉积、化学气相沉积、等离子体增强化学气相沉积、电镀等方法制备出多种具有高硬度、高耐磨性、高热稳定性的纳微米多层镀薄膜,应用于临床。

10.2.2　多层镀薄膜的特性

体内植入物所要求材料表面的保护性纳微米多层膜一般具有的一定强度、耐磨、耐腐蚀性以及优异的生物相容性等特点。由于体内植入物的植入部位、植入目的以及植入时间不同,对材料表面的保护性薄膜的要求也不尽相同。一般纳/微米多层膜的特性表征主要包括以下几种:超模效应、超硬效应、耐磨性、高膜基结合力、低残余应力以及良好生物相容性等。

10.2.2.1　超模效应

弹性模量反映了材料在弹性变形条件下应力与应变的关系,是衡量材料抵抗弹性变形能力的一个参数。研究者发现纳微米多层膜的周期性结构使弹性模量得到大幅度的增加,由此引起了人们的关注。1977 年,Yang 等[8]最早在 Au/Ni 和 Cu/Pd 多层膜中发现平面弹性模量大幅度增加的超模效应,以后众多研究也证明了这一理论结果。李德军等研究不同材料体系构建的多层膜的调制结构的力学性能,包括:AlN/CrN 多层膜、TiB_2/ Si_3N_4 多层膜、ReB_2/TaN 多层膜、TiAlN/TiB_2 多层膜、TiAlN/Al_2O_3 多层膜等,发现不同材料体系制备的多层膜周期性结构与单层膜相比,弹性模量均得到了大幅度的提高,均具有一定的超模效应[9~13]。对超模效应的解释主要建立在应变协调理论模型上:与单层膜相比,短调制多层膜中的协调应力改变了它的能带结构,这种能带结构的改变相当于界面近邻的晶体的共格畸变,能影响弹性常数,结果使弹性模量增加。

10.2.2.2　超硬效应

硬度是表征薄膜力学性能的重要指标。纳微米多层膜的调制周期较小时(约为几个到几十纳米),多层膜的硬度异常升高。调制周期达到一定范围时,多层膜会表现出超硬效应,这个调制周期称为临界调制周期。由于实验过程中采用不同的材料和测试方法,不同研究人员所得到的临界调制周期不完全相同。王晖等[9]

利用多弧离子镀在硅片和不锈钢表面制备硬质 AlN/CrN 纳米多层膜时发现：当调制周期为 3.8 nm 时，硬度达到最高值 35 GPa，其中，AlN 与 CrN 单质膜的硬度分别为 22 GPa 和 15 GPa，具有较明显的超硬效应。他们认为两种不同材料形成的调制界面两侧会形成晶格畸变的周期性应力场，这种应力场的存在将对位错穿过调制界面的运动产生阻力，使薄膜呈现硬化效应和硬度异常上升的超硬度效应。晶格错配的应力场在纳米多层膜调制周期较小时，应力场波幅随调制周期的增加而增大，而当多层膜的调制周期增大到一定值后，由于应力场增大到极限，在界面产生位错，从而减小界面应力场的波幅，此时纳米多层膜的超硬度效应消失。另外，李德军等[10-13]也研究了不同材料体系的多层膜的调制结构：TiB_2/Si_3N_4、ReB_2/TaN 膜、$TiAlN/TiB_2$、$TiAlN/Al_2O_3$，发现在调制周期较小时同样具有较明显的致硬效应。

10.2.2.3　耐磨性

一般来说，只有硬度与韧性的配合才能获得最大的耐磨性。多相细晶组织由于有多层界面存在，可以增加韧性，阻止裂纹的扩展，从而提高耐磨性。在多层膜中，存在大量平行于基体表面的界面，能够有效阻止裂纹的扩展，进而提高其耐磨性。

利用射频磁控溅射方法制备一系列 $TiAlN/TiB_2$ 多层薄膜，研究了 TiB_2、TiAlN 单层膜以及 $TiAlN/TiB_2$ 多层膜的摩擦系数。结果发现，多层膜的摩擦系数明显低于两种单层膜，说明具有较高硬度和较高模量的 $TiAlN/TiB_2$ 多层膜能够有效地承载，使得薄膜的形变减小，从而使薄膜和滑动球之间的接触面积减小，有利于减小摩擦系数，进而延长多层膜的破损时间。Knotek 等[14]与 Martínez 等[15]分别对 TiN/TiCN 多层膜和 CrN/Cr 多层膜进行了微磨损试验，结果表明 TiN/TiCN 多层膜和 CrN/Cr 多层膜的磨损率均小于各自的单层膜。

10.2.2.4　高膜基结合力

薄膜与基底的结合力是决定薄膜可靠性和使用寿命的重要指标，体现了薄膜材料的附着能力。研究表明，通过添加与基体硬度相差不大的过渡层，能够有效提高薄膜与基体的结合力。孙延东等[16]利用离子束辅助沉积系统制备了一系列具有不同调制比的 $TiAlN/TiB_2$ 多层膜，运用划痕试验考察膜基结合力，发现 TiAlN 与 TiB 单质膜和多层膜的临界载荷分别为 21 mN、32 mN 和 84 mN，说明多层膜的膜基结合力明显优于单质薄膜，多层薄膜表现出的明显的抗断裂能力与多层膜具有的低应力、高硬度和较强的弹性恢复能力有着直接的关系。牛仕超等[17]通过沉积 Cr 金属过渡层，有效提高了 Cr/CrN/CrNC/CrC 多层膜的附着力；李明升等[18]通过沉积 TiN 过渡层使（TiAl）N 薄膜与基体的结合强度得到了显著提高。

10.2.2.5　低残余应力

应力是薄膜重要的力学性能之一,它对薄膜实际应用的影响很大。薄膜的内应力则是薄膜的内禀性质,残余应力是内应力的一种,高的残余应力是塑性形变的主要原因,因此,减小残余应力是薄膜应用的关键性因素。其形成的主要原因是薄膜生长过程中热收缩、晶格错配、表面张力或杂质的存在等因素。由于薄膜和基片的热膨胀系数不同,形成薄膜时,残余应力的出现是不可避免的。

亢原彬等[19]利用射频磁控溅射系统制备了一系列 ZrC/ZrB$_2$ 纳米多层膜,发现具有不同调制周期的 ZrC/ZrB$_2$ 多层膜都显示了较低的残余应力,由于 ZrC 与 ZrB$_2$ 单层薄膜的内应力很大,在实验中发现当薄膜厚度增加到一定值时,整个薄膜便开始片状脱落;而多层薄膜由于拥有较低的内应力,从而很容易就可以沉积到一定厚度。多层膜的整体内应力都低于 ZrC 与 ZrB 单层薄膜的内应力,说明通过 ZrB 周期性的插入 ZrC 层,抑制了 ZrC 中晶粒的不断长大,释放了由此聚集的应力,使多层膜体系更适合于实际需求。利用射频磁控溅射方法制备的一系列 TiAlN/TiB$_2$ 多层膜也得到了类似的结果。

10.2.2.6　良好生物相容性

生物相容性是指生物材料在医学应用中引起宿主反应和材料反应的性能,主要涉及组织相容性和血液相容性。生物材料植入人体内,要求无不良反应,不引起溶血、凝血、补体激活等血液反应,也不发生过敏、刺激、炎症甚至致癌等组织反应等。运用纳微米多层镀技术表面改性体内植入物和生物机体的相互作用,与其他生物材料一样,它的生物相容性主要表现在两个方面,一是材料反应,即人体对材料的作用,包括生物环境对材料的腐蚀、降解、磨损和性能退化,甚至破坏;二是材料植入体内会导致生物体产生诸多血液与组织反应。因此材料生物相容性是评价纳微米多层镀另一个必须考虑的问题。在体内植入物材料表面镀层材料应用较多的有氮化钛(TiN)、类金刚石(DLC)、羟基磷灰石(HA)等,诸多文献资料表明它们均具有较好的生物相容性。Thomson 等[20]在沉积了 DLC 和未沉积 DLC 的 P-35 塑料盘上,培养人造血干细胞 ML-1 和人肾胚胎 293 细胞(HEK293),上述两种细胞在沉积 DLC 的 P-35 塑料上均能持续生长,由此可见 DLC 具有良好的生物相容性。李立等[21]运用离子束辅助沉积技术在医用不锈钢表面进行 TiN 镀层表面修饰,证明不锈钢表面在沉积 TiN 薄膜后更有利于成纤维细胞和骨髓细胞的黏附、生长。因此,运用纳微米多层镀技术在体内植入物表面修饰纳微米多层膜,不仅提高了表面的机械力学性能,还获得了更优异的生物相容性,是提高体内植入物综合性能的安全、有效的方法。

多层膜性能优于相应单层薄膜的主要原因是:①增加了大量的内界面。中间界面的存在能够终止柱状晶的生长,阻碍裂纹扩展,同时可细化晶粒,大大降低薄膜的空隙率,提高其致密性。②中间层能够释放残余应力,协调弹塑性形变,提高膜/基结合强度。③多层膜的晶粒尺寸和结构可以通过改变制备参数(包括不同合成方法、合成条件、调制结构高温退火等)来调节,并且多变,能够达到不同的功效。

10.2.3　多层膜的强化机制

目前,对超硬现象的起源和多层膜的制硬机理的研究一直是薄膜领域探索的热点之一。纳微米多层膜由于种类众多,结构各异,形成的界面结构又非常复杂,目前研究者们提出了几种解释的理论,但还没有达成共识。到目前为止,比较得到认可的主要包括模量差理论、Hall-Petch 强化理论、交变应力场理论、共格外延理论等。

10.2.3.1　模量差理论

该理论首先由 Koehler[22] 提出,认为在两调制层具有不同剪切模量时,位错具有不同的线能量密度,在这种情况下,位错倾向于留在低剪切模量层中,这就需要一个附加应力使位错移动到高剪切模量层,也就是说位错穿过界面时将受到多层膜调制界面对其施加的映向力作用,从而造成薄膜的强化。Koehler 指出多层膜中每一调制层的厚度还必须足够薄,这样才不会在其中产生位错运动,否则,由于没有界面的阻滞,位错可能在调制层内滑移相当远的距离。因此,在纳米多层膜的设计中存在一个最佳的调制周期,既可以阻止位错穿过两层界面,同时位错又不能在一个调制层内发生运动。

10.2.3.2　Hall-Petch 强化理论

Hall-Petch 强化理论用于解释晶粒尺寸和强度的关系,也常用来解释纳米多层膜硬度的增加[23]。Hall-Petch 公式成立的前提是晶粒足够大,可以容纳一定数量的位错,对于调制周期小于 20 nm 的多层膜来说,由于每一层只能容纳很少的位错,这时用 Hall-Petch 公式来讨论多层膜的强化就需要更复杂的模型。

Anderson 等[24] 利用 Hall-Petch 公式来模拟小调制层的多层膜的强化特征。他们认为,多层膜的变形伴随着位错在层内的运动,随着膜层厚度的减小,层内的位错数量也减小,开动这些位错所需的应力相应地减小。当层厚大于某一临界值后,在存在品格失配的多层膜中将会产生位错阵列,该位错阵列对位错运动的阻滞导致材料强度增加。

10.2.3.3　交变应力场理论

该理论认为多层膜间因点阵错配而产生的共格应变是导致硬度升高的主要原

因。当薄膜外延沉积在单晶基底上时,它的晶格常数最初会与基底的晶格常数完全匹配生长,也即协调生长。由于沉积薄膜材料与基底材料通常具有不同的晶格常数,这种晶格错配导致薄膜中产生弹性应力及应变,而基底基本保持不受应力的状态。在多层膜中也存在类似的情况,如果膜层之间完全协调,则两种膜层材料在协调晶面内的所有晶格常数是一致的,每层间都存在弹性应力和应变,这种应力就是薄膜的协调应力,其大小取决于最初的晶格错配度。在共格生长的纳米多层膜中,晶格常数大的调制层受压应力,而晶格常数小的一层受拉应力,所以多层膜中存在拉压应力场[25]。

Li 等[25]提出了多层膜中的共格交变应力场模型,定性讨论了交变应力场的分布和应力振幅随调制周期变化的情况,解释了 TiN/NbN 多层膜硬度随调制周期变化的原因。

10.2.3.4　共格外延理论

共格外延理论[26]认为,当两种晶体结构不同的材料组成多层膜时,其中一个子层会作为模板强迫另一子层的最初几个原子层按照它的晶体结构生长,从而形成具有新性质的材料。

李德军等[7]研究 TiB$_2$/BN 纳米多层膜体系发现:对于这类薄膜硬度提高的主要原因归结于共格外延生长理论,模板效应可使某一个体层在一定厚度范围内以亚稳结构稳定存在,与另一层形成共格界面。模板效应除了会引起某一层材料由其稳定晶型转变为亚稳相之外,还能够强制一些非晶材料产生晶化。在纳米多层膜中,不但存在使非晶层晶化的模板效应,同时,由此效应形成的晶体层亦可对模板层的晶体生长起到促进作用,这就是所谓的互促效应。

10.3　纳微米多层镀技术的常用方法

10.3.1　离子束辅助沉积

10.3.1.1　离子束辅助沉积原理

离子束辅助沉积(ion beam assisted deposition,IBAD)技术是在真空镀膜的基础上发展起来的一种辅助手段[27-29]。从广义上讲,IBAD 技术包括下述三个方面[30]:

(1)静态反冲技术。先沉积膜层,然后用其他载能离子(如 Ar$^+$、N$^+$)沉积膜层与基体反冲共混。

(2)离子束混合。预先交替沉积膜层,然后用载能离子将多层膜加以混合,得到均匀的新膜层。

(3) 动态混合技术。沉积与注入同时进行。

通常所说的 IBAD 技术多指最后一种方式。依据能量的不同,载能离子可分为高能离子(MeV 数量级)和低能离子(keV 以下数量级)。高能离子束须借助离子加速器实现,且易于造成基体表层大量缺陷的产生,极易轰击掉大量沉积原子,大大降低沉积速率。低能离子束具有较好的表面作用效果,故 IBAD 技术中通常采用低能离子束轰击。载能离子束轰击膜层表面,将引起许多物理化学效应,这些效应对膜层的组织、结构将产生决定性的影响[31]。主要效应包括以下两方面:

1) 物理效应

镀膜前,离子的轰击作用或溅射作用使表层吸附的杂质原子、油污分子解吸附,脱离基体表面,从而大幅度改善界面状态,有助于膜基结合性能的提高。离子注入与沉积原子的反冲共混有助于界面共混层的宽化,提高膜基结合力。离子轰击引起基体与沉积原子的溅射,其结果一方面使沉积速率下降,另一方面又会使一些结合较弱的原子脱离基体表面,使致密度与结合性能提高。IBAD 中的离子动能在十几 eV 到几十 keV 之间可调。理论上讲,1 eV 能量的温度当量为 1.16×10^4 K,当 $100 \sim 1000$ eV 动能的粒子在 1 秒内被固体表面俘获时,相当于 $10^6 \sim 10^7$ K/s 的急冷。而实际的粒子俘获时间远低于 1 秒,其急冷程度更高,因而促使晶粒细化和各种亚稳组织的形成。载能离子与基体或膜层原子碰撞后,将部分能量传递给基体原子引起碰撞级联效应,从而影响成膜粒子的迁移率,最终对薄膜组织形态产生影响。另一部分能量转化为热效应,引起局部热峰现象的产生。而且,在 IBAD 凝聚成核过程中,少量电荷的存在会引起临界凝聚量量明显变化而降低成核势垒,得到高的成核密度;电荷的存在使离化与激发态离子增加,明显提高成核与生长速率,对晶面扩散和晶粒结合有促进作用,降低成为完善晶体的必要温度。

2) 化学效应

常见的氮化物薄膜(如 TiN、CrN、BN、Si_3N_4 膜等)以及氧化物薄膜(如 Al_2O_3、CuO 膜等)在应用 IBAD 工艺制备时,一般均采用参与化学反应的离子(如 N^{n-}、O^{2-})进行轰击。在膜层表面,这些离子与沉积原子或直接与基体原子反应形成化合物。这种表面化学反应是反应型 IBAD 工艺的基础与前提。高能离子轰击也会造成一些结合较弱的化学键断开并重新结合成更为牢固的新键。可见,IBAD 过程中离子轰击可归纳为轰击原子的沉积和能量的沉积。另外,对于一般溅射,由于沉积粒子与基体表面倾斜 45°,易产生柱状结构,出现阴影效应,而使薄膜结构疏松,孔洞增多,表面粗糙度增大,而离子轰击可使凸起处的原子被溅射,同时凹陷处得到填充,因此,IBAD 技术比单纯蒸发或溅射沉积的薄膜具有更低的粗糙度。

10.3.1.2　离子束辅助沉积常用离子源

在实践过程中人们发明了多种离子源来满足不同的需要,下面简要描述其中的几种。

1) 空心阴极离子源

空心阴极离子源是用于 IBAD 最早的离子源之一,由 Heitman 和 Ebert 研制。Heitman 源由置于两个硅硼酸耐热玻璃罩内的两个圆柱形铝空心阴极组成。气体入口在外壳的后端。离子束的出口是中心顶部的一个喷嘴。Ebert 的源只有一个罩,喷嘴用一个中心带小孔的石墨盖盖住,它可以用直流或交流电压运行。在这种源中只有 6% 的分子被电离,而且没有引出栅极。由于它是冷阴极源,故可长期使用而不致烧坏。它对电流密度和离子能量没有独立控制。

2) 考夫曼(Kaufman)离子源

考夫曼离子源是现在最通用的离子源之一,它以其发明者的名字命名。气体被引入一个有能发射电子的热阴极的放电室内,阴极周围围绕着一个圆柱形阳极,气体在两个电极之间被电离。为了确保电子束和提高电效率,用永久磁铁在横过电子运动的方向上加磁场。它有两个栅片,一个称为栅极,一个称为加速极。气体进入后,阴极发射的电子碰撞气体分子并将它们电离,产生的离子一部分到达放电室的表面而复合,而其他一些离子通过屏栅的孔后形成小束,这些离子束由加速极引出。由于两栅片的孔是对准的所以没有碰撞就通过了,于是一高能量的中性离子束就可以用来辅助镀膜了。中性化是为了避免电荷在基板上聚集而产生对后续离子的排斥作用。

3) 霍尔(Hall)离子源

霍尔离子源是近年来为 IBAD 应用而发展起来的一种低能离子源。这种源没有栅极,阴极在阳极上方发出热电子,在磁场作用下提高了电子碰撞工作气体的概率,从而提高了电离效率。正离子因阴极与阳极间的电位差而被引出。此离子能量一般很低(50~150 eV),但离子流密度很高,发散角大,维护容易,不过需要气体量大,因此要求真空抽速大。

FJI 560CI2 型超高真空离子束辅助沉积系统的结构如图 10.3 所示。沉积系统共有两个考夫曼离子源(溅射源和辅助源)、一个可旋转水冷六工位样品台和一个可旋转水冷四工位靶台,整个沉积过程由电脑控制,可通过旋转水冷靶台来选择需要镀的膜料。

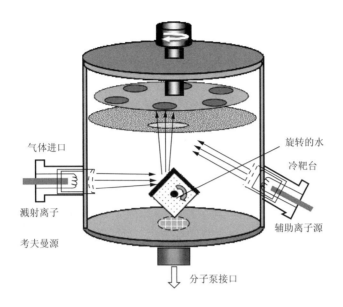

气体进口

溅射离子

考夫曼源

旋转的水

冷靶台

辅助离子源

分子泵接口

图 10.3　离子束辅助沉积系统的结构示意图

10.3.2　电子束真空蒸镀

电子束蒸发是目前真空镀膜技术中一种成熟且主要的镀膜方法。电子束蒸发是将膜材放入水冷铜坩埚中,直接利用电子束加热,使膜材中的原子或分子从表面气化逸出后入射到基片表面凝结成膜。电子束蒸发比一般电阻加热蒸发热效率高、束流密度大、蒸发速度快,制成的薄膜纯度高、质量好,厚度可以较准确地控制。是蒸镀高熔点薄膜和高纯薄膜的一种主要加热方法。

电子枪由电子束聚焦方式的不同分为:直式电子枪、环形枪(电偏转)、e 型枪(磁偏转)。

10.3.2.1　直式电子枪

直式电子枪结构如图 10.4 所示。优点:使用方便、功率变化范围广、易于调节。缺点:设备体积大、结构复杂、成本高、易污染。

10.3.2.2　环形枪

环形枪结构如图 10.5 所示。优点:不易污染、功率大、可蒸发高熔点材料、成膜质量较好;缺点:要求高真空,设备成本高、易污染、斑点固定、易"挖坑"、功率和效率都不高。

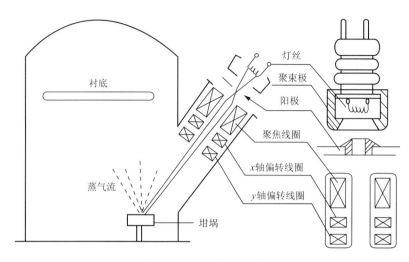

图 10.4　直枪结构示意图

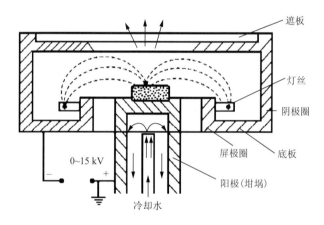

图 10.5　环形枪结构示意图

10.3.2.3　e 型电子枪

e 型电子枪即 270°偏转的电子枪的结构如图 10.6 所示,是目前用得最多的电子束蒸发源。热电子由灯丝发射后,被阳极加速。在与电子束垂直的方向设置均匀磁场。电子在正交电磁场作用下受洛伦兹力的作用偏转 270°。

总之,电子束蒸发的优点是直接加热,效率高、量密度大,蒸发高熔点材料、水冷坩埚,避免反应和蒸发,提高薄膜纯度、不易污染、功率大、蒸发高熔点材料、成膜质量较好;缺点是要求高真空,装置复杂,设备成本高、残余气体和部分蒸气电离对薄膜性能会产生影响。

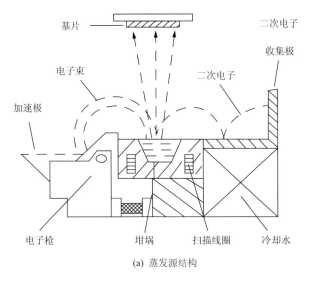

(a) 蒸发源结构

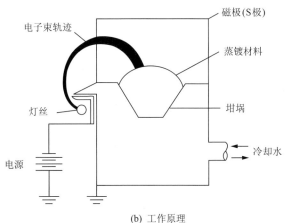

(b) 工作原理

图 10.6 　e 型电子枪的结构和工作原理

10.3.3　多弧离子镀

在众多的镀膜技术中,多弧离子镀由于具备成膜速率高、沉积温度低、绕射性好、能镀制复杂形状工件等优点而成为首选的离子镀技术。其基本原理是把金属蒸发源作为阴极,与作为阳极的真空室产生弧光放电,使阴极金属靶材蒸发并离子化,再与通入室内的离化气体结合形成镀层,沉积在加有负偏压的工件表面[32]。离子镀把真空蒸发技术与气体的辉光放电、等离子体技术结合在一起,使镀料原子沉积与载能离子轰击改性同时进行,不但兼有真空蒸发和溅射的特点,而且具有涂层附着力高、绕射性好、可镀材料广泛等优点。多弧离子镀是离子镀技术应用中进一步开发出来的一种技术。1981 年美国多弧公司首先推出世界上第一台工业实用化设备,我国从 1986 年开始研究开发多弧离子镀设备,经过多年努力,目前国产的设备已在生产中发挥着重要的作用[33]。

蒸发源的放电属于真空弧光放电。在放电过程中,电流高密度集中在靶面上一个或数个离散的弧斑,使该处具有很高的能量密度,并产生很高的温度,使该处靶材直接气化成金属蒸气。这些弧斑实际上是热能分布中心和质量发射中心。弧斑位置受靶面热量分布的影响、外加磁场的控制,在靶面一定范围内做不停的高速跳跃运动。弧斑数量随电流的增减而增减。当电流恒定时斑点的数目也基本不变,弧斑区域的电流密度可达 $10^3 \sim 10^7 \, \text{A/cm}^2$。

多弧离子镀蒸发源放电特性是低电压、大电流(电压 10~30 V,电流 50~150 A)。在放电状态下,若以纯钛作靶材,钛离子的能量可达 50~100 eV,离化率为 60%~90%,维持放电的真空度可以从几帕到 $10^3 \, \text{Pa}$,加上纵向磁场,不但控制了弧斑稳定烧烛,而且有助于等离子体束的运动和扩散。由于多弧离子镀的等离子体从蒸发源直接气化产生,不存在液态金属浇淌现象,所以蒸发源放置的方向可按需要很方便地放置,为制造大型离子镀设备提供了先决条件。

在多弧离子镀氮化钛(TiN)的过程中,以钛靶材作阴极,氩气作工作保护气体,氮气作为反应气体。镀膜开始时,不导入氮气而只导入氩气,保证工作气压,以产生足够的氩、钛离子,并在偏压作用下轰击基片工件,从而溅射到基片表面产生溅射,达到对基片离子清洗和加热的目的。然后,再导入氮气,使之产生钛和氮气的混合等离子体,加速后作为 TiN 沉积在基片表面上。通过多弧离子镀,可以得到附着力强、致密度高、硬度高、色泽鲜艳的优质 TiN 薄膜。

多弧离子镀的基本组成包括真空镀膜室、阴极弧源、基片、负偏压电源、真空系统等,如图 10.7 所示。

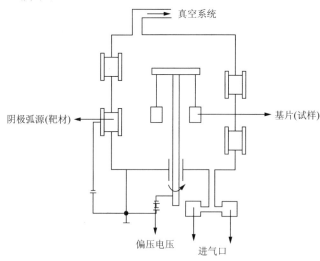

图 10.7　多弧离子镀结构示意图

工作原理是:在真空条件下,金属阴极和触发电极在 10 kV 脉冲高压下,触发放电,在阴极表面形成产生金属等离子体的阴极斑点,放电产生的大量热量使阴极斑点处金属被局部蒸发,电离,形成高密度的金属等离子体。

多弧离子镀的工作原理如图 10.8 所示。

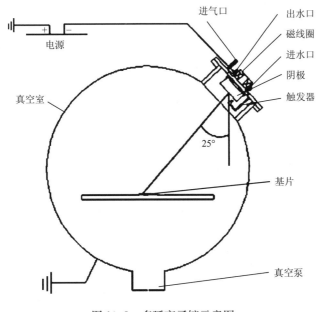

图 10.8 多弧离子镀示意图

多弧离子镀的技术特点:

(1) 金属阴极蒸发器不融化,可以任意安放使涂层均匀,基板转动机构简化。

(2) 外加磁场可以改善电弧放电,使电弧细碎,旋转速度加快,细化膜层微粒,对带电粒子产生加速作用。

(3) 金属离化率高,有利于涂层的均匀性和提高附着力,是实现离子镀膜的最佳工艺。

(4) 一弧多用,既是蒸发源,又是加热源,预轰击净化源和离化源。

(5) 设备结构简单,可以拼装,适于镀各种形状的零件,包括细长杆,如拉刀等。

(6) 但会降低零件表面的光洁度。

自 20 世纪 80 年代以来,随着离子镀氮化钛超硬耐磨镀层工艺逐渐完善和镀膜质量的提高,多弧离子镀在工程技术与医学材料制品众多领域得到广泛的实际应用。

10.3.4　磁控溅射

溅射镀膜就是在真空中利用荷能粒子轰击靶表面,使被轰击出的粒子沉积在基片上的技术。通常,利用低压惰性气体辉光放电来产生入射离子。阴极靶由镀膜材料制成,基片作为阳极,真空室中通入 0.1~10 Pa 的氩气或其他惰性气体,在阴极(靶)1~3 kV 直流负高压或 13.56 MHz 的射频电压作用下产生辉光放电。电离出的氩离子轰击靶表面,使得靶原子溅出并沉积在基片上,形成薄膜。溅射方法很多,主要有二级溅射、三级或四级溅射、磁控溅射、对靶溅射、射频溅射、偏压溅射、非对称交流射频溅射、离子束溅射以及反应溅射等。

上述溅射方法中,磁控溅射是入射粒子和靶的碰撞过程。入射粒子在靶中经历复杂的散射过程,和靶原子碰撞,把部分动量传给靶原子,此靶原子又和其他靶原子碰撞,形成级联过程。在这种级联过程中某些表面附近的靶原子获得向外运动的足够动量,离开靶被溅射出来。磁控溅射的工作原理是指电子在电场 E 的作用下,在飞向基片过程中与氩原子发生碰撞,使其电离产生出 Ar 正离子和新的电子;新电子飞向基片,Ar 离子在电场作用下加速飞向阴极靶,并以高能量轰击靶表面,使靶材发生溅射。在溅射粒子中,中性的靶原子或分子沉积在基片上形成薄膜,而产生的二次电子会受到电场和磁场作用,产生 E(电场)$\times B$(磁场)所指的方向漂移,简称 $E \times B$ 漂移,其运动轨迹近似于靶表面做圆周运动,它们的运动路径不仅很长,而且被束缚在靠近靶表面的等离子体区域内,并且在该区域中电离出大量的 Ar 来轰击靶材,从而实现高的沉积速率。随着碰撞次数的增加,二次电子的能量消耗殆尽,逐渐远离靶表面,并在电场 E 的作用下最终沉积在基片上。由于该电子的能量很低,传递给基片的能量很小,致使基片温升较低。

FJL560CI2 型超高真空磁控与离子束联合溅射系统中的磁控溅射系统,其外观和结构示意图如图 10.9 所示。该系统主要由磁控溅射室、电源(包括一个直流电源,两个射频电源和一个励磁电源)、偏压电源、样品加热系统、真空系统以及电控系统组成。磁控溅射室中的溅射靶采用多靶立式溅射结构,靶在下,基片在上,向上溅射成膜,真空室下部 A、B、C、D 四个磁控阴极靶分别与四个不同的电源相连,每个靶和基片均有水冷设备。偏压电源一方面可在薄膜沉积过程中对基片施加偏压,另一方面可在薄膜沉积前,利用偏压对所有样品清洗。真空系统中,分别采用 2XZ-8B 机械泵和 HTFB 涡轮分子泵作为前级泵和次级泵;真空室的气压值由 Zdf-5201 型电阻真空计和热阴极电离复合真空计来测量;气体流量由 D08-4B/ZM 型 MFC 质量流量控制器来控制;仪器上还配有一套加热系统,采用日本 SHI-MADEN 公司的 FP3 系列温度控制器通过铁铬铝电阻丝对基片进行加热,加热的最高功率为 500 W,最高温度可达 1000℃;同时电控系统与电脑相连以控制整个溅射过程中样品与靶材的运转。

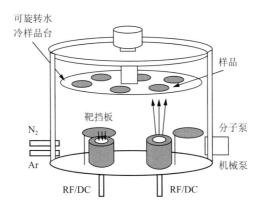

图 10.9 FJL560C12 型超高真空磁控溅射系统外观和内部结构示意图

　　磁控溅射与普通二级、三级溅射相比,具有高速、低温、低损伤等优点。高速是指沉积速率快,低温和低损伤是指基片的温升低,对膜层的损失小。磁控溅射还具有一般溅射的优点,如沉积的膜层均匀、致密、针孔少、纯度高,附着力强,应用的靶材广,可进行反应溅射,可制取成分稳定的合金膜等。除此之外,工作压力范围广,操作电压低也是磁控溅射的显著特点。磁控溅射源中磁场与电场垂直,磁场方向与阳极(靶)表面平行,并组成环形磁场。能量较低的二次电子以螺旋线的形式在靠近靶的封闭等离子体中循环运动,路程足够长,每个电子使原子电离的机会增加,而且只有在电子的能量耗尽以后才能脱离靶表面,且落在阳极(基片)上。这就是基片温升低、损伤小的主要原因。高密度等离子体被电磁场束缚在靶面附近,不与基片接触。只有电离产生的正离子才能十分有效地轰击靶面;基片也免受等离子体的轰击。

10.4　微纳米镀技术在体内植入物中的应用

　　生物医学材料是制作各种体内植入器械的物质基础,它必须满足各种器官对材料的各项要求,包括强度、硬度、韧性、耐磨性及表面特性等各种物理、机械、生物等性能。由于这些人工器官大多数是植入体内的,所以要求具有耐腐蚀性、化学稳定性、无毒性,还要求与机体组织或血液有相容性。这些植入物材料植入人体后其表面与人体组织接触并产生相互作用,因此材料的最外层表面材料的性能决定生物体对植入物的反应及材料对生理环境的反应。体内植入物的“完美”表面是其生物相容性的可靠保证:控制和改善生物材料的表面性质,是促进材料表面与生物体之间的良性相互作用、抑制恶性相互作用发生的关键。从研究的趋势来看,将具有生物相容性的薄膜与具有良好机械性能的体内植入器械有机结合起来,既提高体内植入物的物理、机械性能,又增强植入物的生物相容性,是保证它安全、有效的重要技术方案。

10.4.1　镀层技术在封堵器和血管支架中的应用

先天性心脏病(包括房间隔缺损、室间隔缺损、卵圆孔未闭等)在儿童中的发病率约为5.9%,通过用镍钛合金丝制成的封堵器来介入治疗缺损封堵已成为目前最安全、有效的治疗方法。拥有超弹性,形状记忆效应及良好的抗疲劳性能的镍钛合金(NiTi)成为封堵器支架核心材料的最佳选择,并且镍钛形状记忆合金有良好的耐腐蚀性和生物相容性。但因封堵器的种类与结构不同,血栓发生率在0.3%~2.5%之间[34]。此外,由于镍钛合金含近50%的镍元素,植入人体后会缓慢释放镍离子。有研究表明:患者植入 Amplater 心脏缺损封堵器24 h后导致血清中镍浓度从正常的 0.47 ng/mL 升高到 1.27 ng/mL;一个月后血镍浓度达最大值1.50 ng/mL[35],并富集于植入部位附近组织。镍离子积聚到一定浓度后有诱发毒性效应,发生细胞破坏和炎症反应,对生物体有致畸、致癌的潜在危险[36]。因此,减少 Ni 离子的释放是封堵器势在必行的临床要求。近年来,人们通过各种表面改性技术来改善 NiTi 合金的生物相容性,李立等[21]研究发现运用镀膜技术在金属表面得到 TiN 镀层具有良好的生物相容性,是改善 NiTi 合金临床医学领域应用效果的有效捷径[37]。虽然 TiN 具有很好的生物相容性,但是由于 TiN 是一种超硬陶瓷,不仅不能随基体做较大程度的变形,而且阻碍基体变形。因此,近年来研究者尝试 Ti/TiN 交替镀层[38],简单的交替镀层太厚依然存在阻碍变形或变形时镀层脱落等问题。张贵等[39]采用真空电弧离子镀技术,制备100 nm 左右厚度的钛和氮化钛的交替镀层,在镍钛合金丝上面形成致密覆盖,希望可以降低镍离子释放,而同时又不影响镍钛细丝的原有力学性能。研究结果表明:由于镀层具有TiN/Ti 特殊纳米交替结构,提高镀层的变形能力和与 NiTi 合金基体的结合力,解决单纯 TiN 或简单 TiN/Ti 镀层影响基体的形状记忆性、超弹性效应、变形时出现镀层脱落等问题。纳米结构 TiN/Ti 镀层改性后的 NiTi 合金有利于细胞生长和增殖,大鼠心肌细胞展开程度高,爬附面积大,细胞相容性好,其溶血率从改性前的 2.1%降至改性后的 1.2%。TiN/Ti 镀层改性也有利改善血小板黏附,提高抗凝血能力。TiN/Ti 镀层还能显著增强 NiTi 合金的耐腐蚀性,减少镍离子的释放,降低 NiTi 合金中 Ni 过敏和潜在致癌性危害。邵安良等[40]同样运用多弧离子镀工艺在镍钛合金片状基体上镀有纳米交替镀层结构的 TiN/Ti 薄膜,结果同样表明 TiN/Ti 薄膜微纳米结构使其抗腐蚀性能显著提高,有效地抑制镍离子的溶出。

冠脉介入治疗是目前治疗冠心病的主要方法之一,心脏冠状动脉支架的表面性能十分重要。316L 不锈钢和镍钛合金是血管支架的主要材料,但其在体液及血液中会分解出毒性离子 Cr 离子、Ni 离子和 Mo 离子等,并具有较低的耐腐蚀性[41]。由于血管内膜不易包裹支架表面引起血管平滑肌细胞增生而促进血栓的形成,术后再狭窄仍然存在。若采用磁性/磁化血管支架能通过恒磁场对损伤因子的作用,对血管平滑肌细胞及内皮细胞可产生明显的生物效应。麻西群等[42]采用真空电弧离子镀技术在 316L 不锈钢表面沉积 Pd/Fe 薄膜,结果显示:沉积态 Pd/Fe 薄膜经过真空扩散热处理后,薄膜由无序的 *fcc* 结构相转变成具有铁磁性的 L10 型 *fct* 结构的有序 Pd/Fe 合金相,表面光滑均匀致密,结合度高,充磁后表面剩磁值达到 12 Gs,并且提高了材料的耐腐蚀性能。Sui 等[43]制造出了镀有类金刚石(DLC)膜的镍钛合金支架,在支架上没有出现穿透 DLC 膜的孔,在膜与镍钛合金之间也未出现空隙,即可以提高其抗腐蚀性,又可以抑制致癌物质镍离子的释放。刘成龙等[44]运用脉冲偏压电弧离子镀在冠脉支架材料不锈钢 316L 和镍钛合金表面制备的 Ti-TiN 纳米多层薄膜,色泽为金黄色,调制周期为几十纳米,总厚度约为 1.3 μm,调制结构为 Ti 层-过渡层-TiN 层的"三明治"结构。与 TiN 薄膜相比,纳米多层薄膜表面颗粒的数量与尺寸显著降低,膜基结合强度更大、耐摩擦磨损性能更强。另外在 Tyrodes 模拟体液中,受 Ti 层-过渡层-TiN 层"三明治"结构的影响,Ti-TiN 纳米多层薄膜的腐蚀抗力与 TiN 薄膜相比得到有效提高。一方面在于纳米多层薄膜的致密性更高,另一方面在于纳米多层结构可以有效降低腐蚀电流密度,从而抑制局部腐蚀的形成速度与破坏作用。

人工心脏瓣膜同样也是重要的生物医学植入体,镀有 DLC 膜的人工心脏瓣膜可以降低机械心脏瓣膜的栓塞率,使患者大幅度减少对抗凝药物的依赖性。另外,Monties 等[45]的工作组研制了一种植入的左心室的辅助装置——旋转泵,装置材料要求轻且足够硬、可精确加工、低摩擦系数、惰性、良好的血液相容性。经过一系列的实验,只有镀有 DLC/TiN 复合材料符合上述要求。

10.4.2 在人工晶体中的应用

白内障在全球致盲眼病中占首位,复明的最佳治疗方案为白内障摘除联合人工晶状体植入术。人工晶状体材料是人工晶状体发展的基础,长期以来受到人们的关注。硅凝胶人工晶状体是我国首先研制和应用于临床的软性人工晶状体,具有质地柔软、机械弹性好、可折叠、经久耐用及生物相容性较好的特性,但其黏附性大、疏水、易黏附硅油,限制了在临床上的应用。钛、钛基复合材料以及类金刚石材料在医学上应用很广泛,早已是公认的生物相容性好的医用材料。王桂琴等[46]使用低温等离子体联合离子束技术对硅凝胶人工晶状体进行碳(C)、钛(Ti)及氮化钛(TiN)表面修饰,把由此制成的复合材料作为植入物,既具备了人工晶状体的特性,又具有表面低磨损、耐腐蚀的特性和更好的生物相容性。修饰技术不影响作为人工晶状体最基本的光学透明性,也不影响人工晶状体的表面形态。结果显示,经表面修饰后的硅凝胶人工晶状体获得了适宜的表面结构形态,同时表面修饰技术不影响硅凝胶人工晶状体的本体特性。经碳、钛、氮化钛修饰的硅凝胶人工晶状体表面的黏附细胞减少,异物反应程度降低,修饰后人工晶状体的生物相容性得到提高[47]。人们不仅在软性人工晶体材料上进行薄膜修饰来提高人工晶体的生物相容性,张百明等[48]采用离子束溅射沉积的方法对在硬性人工晶体材料聚甲基丙烯酸甲酯(PMMA)表面沉积氮化钛薄膜进行改性,结果同样表明 TiN 薄膜在不改变 PMMA 材料微观形貌和光学性能的基础上,有利于提高人工晶体的生物相容性。

在人工晶体的诸多因素中,表面结构暴露于眼内组织和体液介质,是细胞、蛋白易于沉积和生长的基底。大部分改变理化性能的修饰方法以减少表面黏附物为直接目的。曲超等用等离子体引发聚合反应在人工晶体表面“原位聚合”α-烯丙基葡糖的修饰方法,也是基于改善亲水性的尝试。此反应利用葡糖苷多羟基的特性,构建 PMMA 人工晶体的亲水表层。体外实验显示,烯丙基葡糖修饰的人工晶体可明显减少巨噬细胞的黏附,对术后炎症的发生亦有抑制作用。新形成的表面适宜细胞黏附、生长,同时具有一最佳的亲水/疏水平衡值,此值因不同种类细胞而异。袁佳琴等[49]研制人工晶体的氟离子处理联合肝素双重表面修饰,使人工晶体表面同时具备肝素修饰和氟离子处理的特点,亲水性和疏水性处于平衡状态,出现亲疏水基团的微相分离结构。他们将修饰组和对照组分别植入猕猴眼内,使用光镜、扫描电镜及计算机图像分析技术,观察术后 180 天和 360 天人工晶体表面的细胞反应情况,氟-肝素表面修饰组与对照组相比呈现了更好的生物相容性。

人工晶体的表面结构不仅和眼内物质附着能力密切相关,而且还参与了屈光介质的组成。袁佳琴等[49]研制的氟-肝素表面修饰人工晶状体外表呈淡棕色,有效地降低了 360～490 nm 波长区域光线的通过,透光率在短波光和紫外线区比对照组 PMMA 人工晶体低,因而避免了短波光线对视网膜的损害。通过载能离子束联合低温等离子体技术将碳喷射到人工晶体表面,可以构建一层稳定的类金刚石膜(DLC)[50]。DLC 包被的人工晶体具有类似金刚石样的对可见光和红外光谱的通透性,比无膜的聚甲基丙烯酸甲酯(PMMA)人工晶体具有更好的紫外线吸收作用。一个具有 50 μm 厚 DLC 膜的 PMMA 人工晶体和 25 岁正常人透明晶状体的透光度非常相近,减少了到达玻璃体和视网膜的紫外线的强度。

10.4.3　在口腔科中的应用

金属材料、陶瓷材料和树脂材料是目前口腔科应用最多的三大类材料,其中金属材料的强度、硬度、耐磨性、耐久性和韧性等综合力学性能普遍优于陶瓷材料和树脂,是牙科最常用的材料。目前已被广泛用于牙体缺损和牙列缺失的修复、颌骨缺损的修复、口腔正畸、口腔种植以及口腔临床操作的器械等多个方面。金属材料包括纯金属和合金,合金是由两种或两种以上的金属元素或金属元素与非金属元素熔合在一起、具有金属特性的物质。制成合金的目的是改善金属的各种性能。口腔医学中应用最多的是纯钛以及钛合金,但钛及钛合金摩擦系数较高,耐磨性较差,同时,氟化物在酸性环境下对钛有较强的腐蚀性,所以钛合金在临床应用中暴露的三个问题仍引起普遍的关注:第一,修复和正畸治疗后牙龈炎症、牙体龋坏和口腔黏膜病是常见的并发症,其首要原因是合金材料引起细菌的集聚和定植[51];第二,钛合金(特别是镍钛合金)材料生物安全性的不确定,即镍离子析出后引起的过敏反应、炎性反应和毒性作用,低浓度的镍还能抑制成纤维细胞生长,对细胞具有毒性[52],镍也是最常见的致敏源之一;第三,钛合金材料植入体内的宿主反应,一些学者认为,金属植入体内被腐蚀后的产物可以激活局部组织细胞的免疫反应造成组织损伤[53]。为提高钛及钛合金的表面性能,近年来,人们开始研究钛合金的表面改性技术,其中用多种不同的方法在钛及钛合金表面制备各种薄膜或镀层是其中比较热门的研究方向。薄膜镀层技术在钛及钛合金性能、阻断镍离子析出等方面也取得了一定的进展。

　　口腔内唾液为电解质溶液,金属材料长期在口腔内与电解质溶液可以形成原电池,从而发生材料的电化学腐蚀,导致金属材料受损。在不断腐蚀的过程中,材料内的金属离子会离开材料表面析出到唾液或组织中,引发不良反应,薄膜镀层技术可以提高口腔用生物材料的抗腐蚀性能。修复用磁性附着体和正畸磁块在口腔环境中长期戴用会发生表面的腐蚀,导致磁性的减退,从而制约了磁力矫治技术及磁性附着体在临床的应用及推广。Hai 等[54]运用体外试验评价磁性不锈钢(447J1)镀氮化钛(TiN)薄膜后的耐腐蚀性,目的是应用于钛种植修复体上应用磁性附件,结果提示 447J1 合金在 2% 乳酸溶液和 0.1 mol/L 磷酸盐缓冲液中都释放出高铁离子,TiN 薄膜修饰的合金样本组未见有高铁和铬离子的释出,提示 TiN 薄膜能明显改善 447JI 合金的长期耐腐蚀性。周雅彬等[55]在镍铬、钴铬合金表面沉积 TiN 镀层,将改性前后的合金组分别置于人工唾液中浸泡一定时间,通过电化学方法测定每组试件在人工唾液中的腐蚀电位来评价镀层前后合金的抗腐蚀性能。结果表明经氮化钛镀层后的合金腐蚀电位有明显的升高,氮化钛镀层可降低口腔医用铸造合金的腐蚀倾向,明显提高其耐腐蚀性。金属表面镀 TiN 薄膜,在减慢金属离子释出、增强耐腐蚀性的同时,也降低了金属材料对周围组织的毒性,提高材料的生物相容性,具有重要的实际应用价值。

　　在设计口腔种植体时,首先要考虑的问题是种植体表面要有利于结缔组织或上皮组织等附件的生长,从而使种植体和骨组织可以牢固地结合在一起。有学者[56]将镀 TiN 和未镀膜的口腔用钛合金种植体分别植入兔子的胫骨内,5、10、20、30、60 天后观察种植体周围骨愈合情况,结果发现两种不同表面种植体的骨愈合情况相似,没有显著差异,证明 TiN 薄膜对种植体周围软组织表现出良好的生物性能,并没有对种植体周围骨组织的形成产生不良反应。

　　在口腔内科充填窝洞时,金属充填器与未固化的充填材料间的黏结使材料不宜轻松放入窝洞,故很难获得理想光滑的抛光面,同时金属充填器表面的磨损、腐蚀会导致充填材料的变色或污染。Steele 等[57]在口腔金属充填器械用不锈钢表面沉积 TiN 薄膜,比较表面改性前后不锈钢与不同充填材料之间的黏结情况,结果表明:镀膜后口腔金属充填器械用不锈钢表面表现出更高的硬度和耐磨性;在黏结性方面,TiN 的存在可以改变口腔金属器械表面因磨损或腐蚀所引起的充填材料变色。另外,Schäfer 等[58]在口腔内科用镍钛 K 锉表面沉积 TiN 薄膜,测定改性前后镍钛 K 锉的切割效率,结果表明:改性后根管锉组的最大切割穿透深度明显高于未改性根管锉组,切割效率比改性前有所提高。

10.4.4　骨科中的应用

　　研究和开发理想的替代骨移植的人工合成材料(植入材料)已成为医学和生物材料科学的重要课题。金属材料由于其良好机械力学性能被普遍认为是很有前途的医学植入材料,但是在长期临床应用后发现存在以下问题:①在植入材料周围组织中发现金属离子;②生物惰性,即植入后不能很快与人体软、硬组织形成生物结合;③耐磨性差,磨屑会污染周围组织,引发不良生化反应。所以进行植入材料的表面改性是十分必要的。利用等离子喷涂与物理气相沉积复合技术制备的 HA/Ti 双层膜在 Ringers 溶液中的腐蚀防护能力优于等离子喷涂的羟基磷灰石(HA)膜与物理气相沉积制备的钛膜,能抑制 316L 不锈钢中 Ni 离子的析出,而且 HA/Ti 双层膜还具有良好的骨整合能力[59]。Erdoli 等在 316L 不锈钢表面制备无定形碳膜(α-C)、无定形碳氮膜(α-CN)和钛(Ti)膜,发现在植入初期,α-C 膜对造骨细胞的吸附量最大,而对成纤维细胞的吸附量最小,α-CN 膜次之;经过一段时间的培养后,造骨细胞在 α-C 膜上的增生量与在 Ti 膜上的相差不大,说明 α-C 膜的骨相容性与纯钛相差不大,无细胞毒性作用[60]。

　　髋关节中的股骨头部分通常是用钛合金、钴铬合金、不锈钢制作,而关节窝部分由超高分子量聚乙烯(UHMWPE)制作。关节在使用过程中会产生 UHMWPE 磨屑,可以导致关节周围界膜形成和骨吸收,导致无菌松动;同时金属腐蚀、金属磨损颗粒以及金属的撞击等产生的金属离子也会在人体内产生一系列化学反应,影响关节使用寿命。类金刚石膜(DLC)具有良好的耐磨性和生物化学惰性,研究表明镀有 DLC 髋关节假体,无菌松动的发生率大大降低。Saikk 等[61]将钴铬合金制成的三个股骨头分别做以下处理:一个镀氧化铝,一个镀 DLC,一个不镀膜。然后将它们分别与 UHMWPE 制成的髋臼组成整体。经关节摩擦实验,此髋臼对氧化铝股骨头、钴铬股骨头和 DLC 股骨头的磨损率分别为:48 mg/100 万圈、56 mg/100 万圈、58 mg/100 万圈。作为超高分子量聚乙烯的对抗面,DLC 同氧化铝、钴铬的耐磨性相当,可显著改善矫形装置的磨损。另外 Liu 等[62]研究有无沉积 DLC 的钛合金和不锈钢与 UHMWPE 对磨的试验结果显示:沉积有 DLC 的试样其磨损量显著降低。这主要归功于 DLC 的低摩擦系数,因为 DLC 在使用时存在的石墨相起到固体润滑作用。Tiainen[63]报道,沉积有 DLC 的金属与聚乙烯摩擦副之间的磨损量较之不处理的金属与聚乙烯摩擦副之间的磨损量要低 5 个数量级。

10.4.5　在抑菌中的应用

医用不锈钢和钛合金常被用来作为医用材料,TiN 和 DLC 的高硬度、耐腐蚀、抗疲劳、良好的生物相容性使之成为很好的改性薄膜。离子注入作为一种新的表面处理技术,以其独特的优点在提高硬度、抗摩擦磨损、抗氧化、抗疲劳等方面越来越受到人们关注。在不锈钢和钛合金这样的金属生物医用材料用于牙齿矫形和心血管外科时,由于细菌的黏附生长往往使病情复杂化。由于银离子有很好的抗菌性,所以在这些材料中注入银离子可能成为有效的解决办法。银离子的抗菌性跟注入的剂量有关,当达到饱和剂量时,效果尤为明显。运用离子注入的方法在人工心脏瓣膜材料-热解碳表面注入银离子,结果表明:注银热解碳对革兰氏阳性菌和革兰氏阴性菌均有较明显的抑制作用,正是富银的表面起到抑菌作用;并且热解碳材料表面注入银离子后具有良好的生物相容性[64]。刘桐等运用离子束辅助沉积在医用不锈钢 316L 上制备 TiN/Ag 多层膜,结果表明:控制一定的制备条件,含有银镀层的多层膜对大肠杆菌的生长具有较明显的抑制作用,并且 TiN/Ag 多层镀膜在 37℃ 的 Hanks 液中具有很好的抗腐蚀性能。离子注入法是将注入原子电离成正离子,通过一个引出系统形成离子束,射入材料表面。离子注入法对于生物医学材料的表面改性有很多优点,其中最大的优点是它可以向材料表面注入任何所需要的元素,且由于基体温度低,它只改变材料的表面特性,而不影响基体材料的内部结构和性能。另外,离子注入过程易控制且重复性好,因此可以直接在材料表面任意裁剪所需要的不同成分的表面,但是它的缺点就是成本较高,所形成的膜相对较薄。将离子注入法与其他镀膜技术法相结合的应用研究正在我们实验室研究开发中。

10.5　总结与展望

纳微米多层膜由于在机械、力学以及与基底材料结合性能远高于微纳米单膜,成为提高体内植入物的物理机械性能、特别是提高生物相容性的重要手段,引起了体内植入物开发者与临床的极大关注。这种纳微米多层膜结构可有效调整膜中的位错和缺陷及其运动,从而获得高硬度、高模量等性能。运用纳微米多层镀技术得到的高硬薄膜在体内植入器械中的研究起步较晚,仅有少数几个应用于临床。我国具有独立知识产权由先健科技(深圳)有限公司与我们实验室共同研发的 TiN/Ti 多层镀膜修饰先心病封堵器已获得 CE 证书与国家食品药品监督管理局的产品注册证,已在全球 20 多个国家用于临床;其他领域的许多产品正在开发及临床试验阶段。

类金刚石、氮化钛等薄膜具有高硬度、高弹性模量、优异的耐磨性和低摩擦系数以及优良的生物学性能,但由于 DLC 和 TiN 硬度高、延展性差,与基底材料结合比较困难,镀层容易脱落成为其发展的"瓶颈"。用纳微米多层镀技术可以得到高硬薄膜,并实现薄膜与基体材料的良好结合。人工骨骼、关节材料表面镀层,其摩擦配副件多为高分子材料,摩擦配副件的硬度较低,磨损较大,材料表面的 DLC 与基体材料结合力有待提高,在生物体内环境中,摩擦、腐蚀等导致镀层脱落不但为植入者健康带来隐患,也无法对基体材料起到保护作用。运用多层镀技术制备高性能的纳微米多层膜来代替单层膜,成为解决上述问题的有效方法。人工心脏中的心室辅助装置——旋转泵的泵叶要求材料轻且足够硬,低摩擦系数,良好的血液相容性,选择具有良好生物相容性、机械力学性能的 DLC、TiN 结合纳微米多层膜有可能满足上述要求,解决人工心脏的核心关键技术。

运用纳微米多层膜修饰后的手术器械,可降低切削加工中的切削力;提高硬度从而提高了刀具耐磨性,大幅度提高器械使用寿命;可提高切割组织的表面光洁度,减少由于手术切割引起的不良反应。

纳微米多层结构比单层膜更致密,其腐蚀防护的性能得到明显增强,因此可以用作口腔科用牙体缺损和牙列缺失的修复材料、颌骨缺损的修复材料、口腔正畸材料、牙种植材料等表面防护层,可提高其在口腔唾液中的抗腐蚀性能,提高口腔器械的使用寿命,降低对周围组织的诸多不良反应。

在体内植入物表面固定分子载体、生物活性物质来提高材料表面与人体组织的相容性,减少不良反应的发生。刘敬肖等[65]研究表明:316L 不锈钢表面直接肝素化的效果不如在其表面合生成 TiO_2/SiO_2 膜后的肝素化效果好,后者的亲水性能显著提高,血液相容性得到相应的改善。在 316L 不锈钢表面制备的 PEI 与肝素多层薄膜可以抑制血小板的吸附与构象改变,还可以延长动态凝血时间。基于上述目的,运用纳微米多层膜特殊结构与各种分子载体、生物活性物质结合,会达到不同使用目的的生物活性物质的释放。另外多层微纳米结构还可以和不同的药物结合,从而达到不同药物的控释。

随着镀膜设备和工艺的进一步发展,纳微米多层镀膜的技术在医学中的应用将更加广泛,前景会更加广阔。但纳微米多层膜的制备仍有应当控制的风险存在,制备不同材料纳微米多层膜仍会带来异质成分的掺入,其生物相容性还未得到充分验证,在产品设计验证中要作为重要课题验证其残留是否符合人体接受耐量的要求。即使是临床已应用的产品还要继续关注可能发生的不良反应,及时总结汇报管理部门。纳微米多层膜的超硬效应、超模效应、高膜基结合力以及低残余应力以体外研究为主,要开展相关的体内研究,需根据具体的使用部位、使用时间、使用目的在体内验证其机械力学性能是否符合临床的要求。这些都是纳微米多层镀开发研究中的"难点",但必须认真"攻克",以提高产品风险控制水平,保证产品的临床安全、有效应用。

(李德军　顾汉卿　万荣欣　唐慧琴　胡恒颖　刘　欣

赵　颖　董　磊　天津医科大学)

参 考 文 献

[1] 戴达煌,周克搭,袁镇海,等. 现代材料表面技术科学. 北京:冶金工业出版社,2004:1.

[2] Koehler J S. Attempt to design a strong solid. Physical Review B,1970,2(2):547-551.

[3] Jankowski A F. Measurement of lattice strain in Au-Ni multilayers and correlation with biaxial modulus effects. Applied Physics,1992,71:1782-1789.

[4] 李成明,孙晓军,张增毅,唐伟忠,吕反修. 超硬薄膜研究的新进展. 金属热处理,2004,29(4):2-4.

[5] 李戈扬,赖倩茜. TiN/NbN 纳米多层薄膜的微结构与超硬度效应. 上海交通大学学报,2002,36(5):730-732.

[6] 李戈扬,许俊华,姚应红,顾明元. 纳米多层薄膜调制结构的成分分析法表征. 微细加工技术,2001,(1):57-60.

[7] Dong L,Li D J,Zhang S,Yan J Y,Liu M Y,Gao C K,Wang N,Liu G Q,Gu H Q,Wan R X. Microstructure and mechanical properties of as-deposited and annealed TiB_2/BN superlattice coatings. Thin Solid Film,2012,520(3):5328-5332.

[8] Yang W M,Tsakalakos T,Hilliard J E. Enhanced elastic modulus in composition-modulated gold-nickel and copper-palladium foils. Journal of Applied Physics,1977,48(3):876-879.

[9] 王晖,亢原彬,李德军. AlN/CrN 纳米多层膜的制备及性能的研究. 天津师范大学学报(自然科学版),2008,28(2):27-30.

[10] 董磊,刘广庆,孙延东,龚杰,刘孟寅,李德军. TiB_2/Si_3N_4 纳米多层膜的制备及其结构和性能分析. 天津师范大学学报(自然科学版),2010,30(1):29-30.

[11] 刘广庆,张帅,刘孟寅,李德军. 调制周期对 ReB_2/TaN 纳米多层膜的结构和力学性能影响. 材料工程,2011,10:58-60.

[12] Yan J,Sun Y,Sun YD,Li D J,Liu MY,Dong L,Cao M,Gao CK,Wang N,Deng XY,Gu HQ. High-temperature stability of $TiAlN/TiB_2$ multilayers grown on Al_2O_3 substrates using IBAD. Surface and Coatings Technology,2013,229:105-108.

[13] Yan J,Li D,Dong L,Gao C K,Wang N,Deng X Y,Gu H Q,Wan R X,Sun X. The modulation structure induced changes in mechanical properties of $TiAlN/Al_2O_3$ multilayers. Nuclear Instruments and Methods in Physics Research B,2013,307:123-126.

[14] Knotek O,Loeffler F,Kramer,G. Multicomponent and multilayer physically vapour deposited coatings for cutting tools. Surface and Coatings Technology,1992,54-55:241-248.

[15] Martínez E,Romero J,Lousa A,Esteve J. Wear behavior of nanometric CrN/Cr multilayers. Surface and Coatings Technology,2003,163-164:571-577.

[16] 孙延东，颜景岳，张帅，董磊，曹猛，刘梦寅，李德军. 离子束辅助沉积法制备 TiAlN/TiB$_2$ 纳米多层膜的研究. 天津师范大学学报(自然科学版)，2011，31(3):45-48.

[17] 牛仕超，余志明，代明江，林松盛，侯惠君，李洪武. 中频磁控溅射沉积梯度过渡 Cr/CrN/CrNC/CrC 膜的附着性能. 中国有色金属学报，2007，17:1307-1312.

[18] 李明升，王福会. 电弧离子镀 Ti-AlN 复合镀层的结构和性能的研究. 金属学报，2003，23:55-60.

[19] 亢原彬，杨瑾，邓湘云，李德军. ZrC/ZrB$_2$ 纳米多层膜的结构和机械性能研究. 天津师范大学学报（自然科学版），2008，28(1):36-39.

[20] Thomson L A, Law F C. Biocompatibility of diamond-like carbon coating. Biomaterials，1991，12(1): 37-40.

[21] 李立，赵杰，顾汉卿. 离子束辅助沉积氮化钛陶瓷薄膜的生物相容性研究. 透析与人工器官，2003，14(3):1-6.

[22] Koehler J S. Attempt to design a strong solid. Physical Review B，1970，2(2):547-551.

[23] Anderson P M, Foeckw T, Hazzledine P M. Dislocation-based deformation mechanisms in metallic nanolaminates. MRS Bulletin，1999，24(2):27-33.

[24] Anderson P M, Li C. Hall-petch relations for multilayered materials. Nanostructure Mater，1995，5(3): 349-353.

[25] Li G Y, Han Z H, Tian J W, Xu J H, Gu M Y. Alternating stress and superhardness effect in TiN/ NbN superlattice films. Journal of Vacuum Science and Technology，2002，20(3):674-677.

[26] Setoyama M, Nakayama A, Tanaka M, Kitagawa N, Nomura T. Formation of cubic AlN in TiN/AlN-superlattice. Surface and Coatings Technology，1996，86-87:225-230.

[27] Cui F Z, Luo ZS. Biomaterials modification by ion-beam processing. Surface and Coatings Technology，1999，112:278-285.

[28] Tang B, Zhu X D, Hu N S, He J W. Study on the structure and tribological properties of CrN coating by IBED. Surface and Coatings Technology，2000，131:391-394.

[29] 柳襄怀，李昌荣，郑志宏，杨根庆，王曦，邹世昌. 离子束薄膜合成及其应用. 功能材料与器件学报，2001，7(2):113-117.

[30] 张宇峰，张溪文，任兆杏，韩高荣. 离子束辅助薄膜沉积. 材料导报，2003，17(11):40-43.

[31] Hirvonen K. Ion beam assisted thin film deposition. Materials Science Report，1991，6:215-219.

[32] 王晖，亢原彬，李德军. AlN/CrN 纳米多层膜的制备及性能的研究. 天津师范大学学报，2008，28(2): 27-30.

[33] 刘谦祥，李德军. 氮化钛薄膜的制备及其机械性能的研究. 天津师范大学学报，2001，2(1):19-22.

[34] 戴汝平，高伟. 先天性心脏病与瓣膜病的介入治疗. 沈阳:辽宁科学出版社，2007:56.

[35] Ries M W, Kampmann C, Rupprecht H J, Hintereder G, Hafner G, Meyer J. Nickel release after implantation of the Amplatzer occluder. American Heart Journal，2003，145(4):737-741.

[36] 任伊宾，杨柯. 医用金属材料中镍危害. 生物医学工程学杂志，2005，22(5):1067-1069.

[37] Starosvetsky D, Gotman I. Corrosion behavior of titanium nitride coated Ni-Ti shape memory surgical alloy. Biomaterials，2001，22(13):1853-1859.

[38] Liu C L, Chu P K, Lin G Q, Yang D Z. Effects of Ti/TiN multilayer on corrosion resistance of nickel-titanium orthodontic brackets in artificial saliva. Corrosion Science，2007，49:3783-3796.

[39] 张贵，张德元，何伶俐，祁凤君. 纳米结构 Ti/TiN 镀层对 NiTi 合金生物相容性的影响. 现代生物医学进展，2009，9(13):2465-2468.

[40] 邵安良，成艳，奚廷斐，周艺，周亮，万子义. TiN/Ti 纳米镀层修饰镍钛合金的体外腐蚀行为. 中国组织工程研究与临床康复，2011，15(3)：461-464.

[41] Shih C C, Shin C M, Chen Y L, Su Y Y, Shih J S, Kwok C F, Lin S J. Growth inhibition of cultured smooth muscle cells by corrosion products of 316 L stainless steel wire. Journal of Biomedical Materials Research，2001，57(2)：200-207.

[42] 麻西群，于振涛，杨治军，李争显，牛金龙，皇甫强，张亚峰. 316L 不锈钢表面沉积 Pd/Fe 磁性薄膜的研究. 功能材料，2007，38：1783-1785.

[43] Sui J H, Cai W. Fonmtion of diamond-like carbon (DLC) film 013 the NiTi alloys *via* plasmaimr rsioilionim plantation and deposition (PIIID) for improving corrosion resistance. Applied Surface Science，2006，253：2050-2056.

[44] 刘成龙. 医用金属材料表面惰性镀层改性研究. [博士学位论文]. 大连：大连理工大学，2005.

[45] Monties J R, Dion I. Corarotary pump for implantable left ventricular assist device：Biomaterial aspects. Artificial Organs，1997，21 (7)：730-734.

[46] 王桂琴，顾汉卿，彭秀军. 人工晶状体表面修饰技术研究. 眼科研究，2007，25(8)：627-628.

[47] 王桂琴，顾汉卿，何炳林，董亚利. 表面修饰硅凝胶人工晶状体表面黏附细胞分析. 眼科研究，2003，21(4)：409-411.

[48] 张百明，顾汉卿. 氮化钛薄膜改性人工晶体的研究. 透析与人工器官，2009，20(3)：1-5.

[49] 袁佳琴，孙慧敏，徐延山，郭红玉，王桂琴，顾汉卿，祁明信，黄秀榕. 氟-肝素表面修饰人工晶状体的实验研究. 眼科新进展，2003，23(3)：153-156.

[50] Hosotani H. Physical properties of an intraocular lens coated with diamond-like carbon film. Nippon Ganka Gakkai Zasshi，1997，101 (11)：841-846.

[51] 孟令强，李雅娟，陈树国，董福生，于莉洁. 两种冠修复贵金属合金与种植钛对跟下优势菌黏附的影响. 实用口腔医学杂志，2006，22(4)：534-537.

[52] 汪大林，徐君伍. 口腔医学中金属与合金材料的应用现状和存在的问题. 生物医学工程学杂志，1993，10(4)：364-367.

[53] Summer B, Sander C A, Przybilla B, Thomas P. Molecular analysis of T-cell clonality with concomitant specific T-cell Proliferation *in vitro* in nickel-allergic individuals. Allergy，2001，56(8)：767-770.

[54] Hai K, Sawase K, Matsumura H, Atsuta M, Baba K, Hatada R. Corrosion resistance of a magnetic stainless steel ion-plated with titanium nitride. Journal of Oral Rehabilitation，2000，4(27)：361-366.

[55] 周雅彬，米乃元，李彦，滕伟，范丹妮. 氮化钛镀层对齿科合金析出金属离子的影响. 中山大学学报：医学科学版，2003，24(3)：295-297.

[56] Scarano A, Piattelli M, Vrespa G, Petrone G, Iezzi G, Piattelli A. Bone healing around titanium and titanium nitride-coated dental implants with three surfaces：An experimental study in rats. Clinical Implant Dentistry and Related Research，2003，5(2)：103-111.

[57] Steele J G, Mc Cabe J F, Barnes I E. Properties of a titanium nitride coating for dental instruments. Journal of Dentistry 1991，19(4)：226-229.

[58] Schäfer E. Effect of Physical vapor deposition on cutting efficiency of nickel-titanium files. Journal of Endodontics，2002，28(12)：800-802.

[59] Arys A, Phillippart C, Dourov N, He Y, Le Q T, Piereaux J J. Analysis of titanium dental implants after failure of osseointegration：combined histological, electron microscopy and X-ray photoeletron microscopy approach. Journal of Biomedical Materials Research，1998，43(2)：300-312.

[60] Rodil S E, Olivares R, Arzate H, Muhl S. Porperties of carbon films and their biocompatibility using *in-vitro* tests. Diamond and Related Materials, 2003, 12(3-7):931-938.

[61] Saikk V, Ahlroos T, Calonius O, Keranen J. Wear simulation of total hip prostheses with polyethylene against CoCr, alumina and diamond-like carbon. Biomaterials, 2001, 22(12):1507.

[62] Xu T, Pruitt L. Diamond-like carbon coatings for orthopaedic applications:an evaluation of tribological performance. Journal of Materials Science:Materials in Medicine, 1999, 10(2):83-90.

[63] Tiainen V M. Amorphous carbon as a biomechanical coating-mechanical properties and biological applications. Diamond and Related Materials, 2001, 10(2):153-160.

[64] 才学敏, 郑津辉, 赵杰. 注银热解碳的抗菌机理研究. 天津师范大学学报（自然科学版）, 2008, 28(2):31-34.

[65] 刘敬肖, 杨大智, 梁成浩, 郭亮, 孔力, 蔡英骥. 316L不锈钢表面电镀助膜的腐蚀行为及其血液相容性研究. 生物医学工程学杂志, 2001, 18(2):169-172.

第 11 章　牙种植体表面处理技术及临床应用

　　自 20 世纪 60 年代 Brånemark 教授创立骨结合理论(Osseointegration)[1] 以来,现代口腔种植技术不断发展,已经成为临床牙列缺损(失)的首选治疗方案[2]。大量研究表明口腔骨内种植体的 5 年存活率为 90%～98%[3],10 年存活率达 89%～95%[4];即使在骨量和骨质均不理想的上颌后牙区,口腔种植治疗仍然能够保证理想的治疗效果[5](图 11.1)。但是,3～6 个月的无负载愈合时间是取得该结果的必要条件[6],这也成为限制口腔种植技术发展的重要因素:患者日益增长的缩短口腔种植愈合时间的期望与相对较长的骨结合过程之间的矛盾逐渐凸显。目前,如何实现快速骨结合成为口腔种植临床和材料领研的究方向[7,8]。而种植体表面性能是影响种植体骨结合的关键因素,引起了学者们的广泛关注。

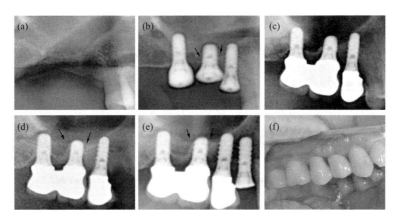

图 11.1　上颌后牙区骨量不足条件下的口腔种植修复

(a)术前剩余牙槽嵴高度约为 3～4 mm;(b)术后即刻基线期 X 射线片可见种植体突出于上颌窦底;(c)6 个月复诊时窦内有少量新骨生成;(d)12 个月复诊时,原有上颌窦底隐约可见,但在其上方可见新窦底皮质形成(双窦底结构);(e)36 个月复诊时,可见质密新骨包绕种植体根尖区;(f)术后 40 个月时口内照片

　　牙种植体的表面性能包括机械力学性能、形态学性能、物理化学性能[9],三者密切相关,改变其中任何一项,其他两类性能都会发生相应的改变。20 世纪60 年代至 90 年代,种植体的表面改性经历了"从光滑表面向粗糙表面"的变革。Buser 等[10]通过动物试验证明了种植体粗糙表面的重要性。他们通过比较不同表面处理方式的种植体,并分别以表面抛光的种植体以及表面涂布羟磷灰石的

种植体作为阴性和阳性对照,发现经过喷砂结合酸蚀处理后的拥有微米级粗糙度的种植体周围新骨生成速度和效率显著提高。这与另一个研究发现经过 TiO_2 喷涂的种植体可以提高成骨量和成骨速度的试验结果一致[11]。这些较早的试验显示钛种植体表面可以被修饰从而促进新骨生成,同时也证实钛并不是只具有"生物惰性"或"生物相容性",它也可以影响细胞的活动或组织的反应来促进成骨。

11.1　光滑表面与粗糙表面

11.1.1　光滑表面种植体

最初用于临床的种植体为光滑/机械光滑表面(machined/turned surface)种植体。如最初的 Brånemark 牙种植体。顾名思义,它们拥有一个相对光滑的表面[12]。光滑表面的制备是在种植体形态的最后制作阶段,使用研磨机精细打磨而成。据报道,这种种植体用于骨密度较好且使用二段式愈合时有良好的远期临床效果[13]。但是当种植体拟植入部位的条件受限,如骨密度低、术区植骨、即刻负载等状况,光滑种植体的成功率下降[14,15]。随着种植体表面处理技术的发展和各种粗糙表面种植体的问世,光滑表面种植体已经逐渐被淘汰。

11.1.2　粗糙表面种植体

种植体表面特性对骨结合过程的影响是多方面的。Suska 等[16]发现在纯钛种植体的周围组织细胞中释放的炎症因子信号低,这被认为是骨结合过程的一部分。在钛种植体用于临床治疗的 10～20 年时间里,人们普遍认为正是因为良好的生物相容性才保证了纯钛良好的骨结合,这种观念牢牢控制了人们的思维。之后,随着种植体表面处理一系列试验的实施才使得人们对改善骨结合有了新的思考。

表面处理是提高种植体骨结合速度和稳定性的重要途径[17]。Davies[18]提出种植体表面的不规则特性可以使血块与其表面的接触更加牢固,从而促进骨髓干细胞向种植体表面的迁移,进一步分化出成骨细胞从而形成骨与种植体表面的直接接触,这种成骨方式称为"接触成骨",是骨结合的一部分。与之相反,在光滑种植体植入初期,其表面血块收缩将会导致两界面间形成间隙,使细胞无法接触到种植体表面,所以新骨在原来的骨截面上形成,形成"距离成骨","距离成骨"形成骨结合的时间更长(图 11.2)。所以,粗糙表面种植体与光滑表面种植体相比,前者可以获得更多的骨种植体接触,并更快获得骨结合[19,20]。

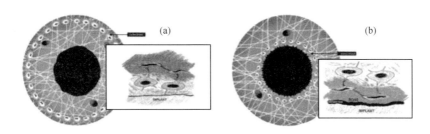

图 11.2　种植体周围成骨方式示意图
(a)距离成骨；(b)接触成骨

11.1.3　种植体表面处理方式

　　改变种植体表面微形貌从而增加其粗糙度的方法多种多样，主要可以分为表面加成法、表面减少法、表面轰击法、电化学方法、生物化学方法等。表面加成法是采用物理、化学或其他方法，在钛及钛合金表面涂覆生物活性材料，使种植体表面形成一层粗糙的涂层结构。活性材料包括羟基磷灰石、磷酸钙、生物玻璃陶瓷等。这些表面喷涂层可以刺激新骨生成，并且可以增加种植体与周围骨基质的生化锁合作用[21]。涂层技术主要包括等离子喷涂、离子束辅助沉积、脉冲激光沉积、溶胶-凝胶法、碱热处理法等，但是涂层与钛界面间的结合强度始终未得到很好的解决，尤其是抗压和抗剪能力，长期临床效果并不理想。为了解决这个问题，研究者使用了很多改进或替代方法来增强涂层结合力，或降低种植体表面涂层的厚度（<5 μm），但大部分技术仍处于实验室实验阶段。表面减少法包括酸蚀、喷砂和激光打孔等。酸蚀指经过酸的化学作用改良种植体表面；喷砂是指高压下将石英砂高速喷射在种植体表面使种植体表面变得粗糙，也可用氧化铝、TiO_2 或羟磷灰石颗粒。通常在喷砂后使用酸蚀技术使种植体表面变得更加均匀，同时去除残余的喷出的颗粒物。常用的酸蚀剂有氢氟酸、硝酸、硫酸或以上几种酸的混合物。表面轰击法有别于表面加成法和表面减少法，它是通过直接轰击种植体表面使其粗糙化，常见的有离子注入法、激光轰击法等。电化学处理主要包括阳极氧化、阴极电沉积、电纺丝涂层等。经过电化学处理，可以改变钛表面的形貌和化学组成，从而提高材料表面的生物活性。生物化学方法则是将具有生物活性的有机分子，如蛋白质、酶或多肽等修饰于种植体表面来诱导特定的细胞反应。

　　已有的研究表明，微米形貌有利于种植体初期的骨结合[22,23]。微米级形貌的喷砂酸蚀、微弧氧化和钛酸钙种植体表面形貌设计已有产品应用于临床[17,24]，且相关的临床研究显示该种植体能够诱导更快更好的骨结合，取得了较好的临床效果[25,26]。目前主要有三个理论解释微米级表面形貌促进骨结合的现象：一是微米级形貌增加了骨接触面积；二是微米形貌能够提高种植体与骨组织之间的机械嵌合;三是 Hansson 和 Norton 提出的生物力学理论,该理论认为骨细胞为生理刺激感受器[27],材料表面机械力学刺激通过信号通路系统传递到细胞内部,调节骨细胞行为。虽然微米形貌具有较好的生物活性,但是目前普遍认为它们直接调控种植体周围组织细胞的能力有限。因而,种植体表面的设计、构建常常面对一个难题:如何实现种植体周围牙槽骨又快又好地改建和生长。成骨细胞的生物学行为存在两个对立面,即增殖率和分化率之间的反比关系[28]。同时,调控成骨细胞增殖和分化的因素之间也存在着一定的拮抗作用[29]。微米级粗糙的牙种植体表面与光滑面相比,更有利于成骨细胞的分化,从而可以促进种植体周围骨组织的快速形成。但是,微米级界面上沉积的骨量却小于机械平滑面,因为成骨细胞的增殖减缓[30,31],且微米表面直接调控种植体周围组织细胞的能力有限。因此,越来越多的学者试图通过在微米级粗糙表面上复合另一种新的结构,来优化其表面成骨细胞的增殖能力,使得成骨细胞在牙种植体骨界面上实现分化和增殖两方面能力的兼顾。藉此,纳米技术的应用应运而生。

11.2　种植体表面纳米改性

自 20 世纪 90 年代后,纳米技术发展迅速,许多交叉学科应运而生。其中纳米技术在口腔种植体表面形貌修饰方面的研究成为新的研究热点。所谓纳米技术是指"通过控制物质在纳米尺度(1～100 nm),进而在该尺度下产生新的性能(物理、化学、生物),构建出功能材料、装置和系统"。通常涉及一维的概念(纳米点状凸起、纳米线等)或者自组装的复杂结构(如纳米管等)。根据材料的形态、结构特点可将其分为纳米晶体、纳米涂层、纳米颗粒和纳米纤维等等。种植体表面的纳米修饰不仅能够影响其表面形态,同时也能显著改变其表面的化学组成。事实上,纳米结构广泛存在于人体组织,骨组织就是这种多等级有序排列的高度矿化组织:

(1)纳米结构(1～100 nm),包括非胶原的有机蛋白、纤维状胶原和嵌入的矿化晶体(羟基磷灰石,HA);

(2)微米结构(1500 μm),包括板层状骨、骨单位、哈弗氏系统;

(3)宏观结构,包括网状骨和皮质骨等。

大量研究表明,纳米结构的生物材料更接近天然骨组织形貌和化学特性,因此可为骨组织的再生提供更加理想的生长支持环境[32]。学者们制备出纳米晶[33]、纳米羟基磷灰石[34]、电纺纳米纤维丝绸[35]和钛表面纳米结构[36,37],并且通过生物学实验发现细胞能够非常敏感地感知这些纳米级形貌,纳米结构能更好地诱导成骨细胞和 BMSCs 的碱性磷酸酶(ALP)活性、骨形成能力和细胞外骨基质矿化能力等多种生物学功能。

11.2.1　纳米表面几何形貌

11.2.1.1　纳米凸起

早期,研究者通过将纳米级的氧化物粉末加压成型,然后高温烧结制成粒度小于 100 nm 的小凸起,并将其与微米级的小凸起进行对比研究[38-41]。结果显示,纳米相的氧化物可促进成骨细胞的早期黏附[38],提高成骨细胞的碱性磷酸酶活性,钙磷沉积和总蛋白质量也得到了显著性提高。De Oliveira 等[41]发现,纳米相金属可提高骨原细胞的涎蛋白和骨桥蛋白的表达水平。

11.2.1.2　纳米孔(管)

研究证明,微孔结构可促进种植体的骨整合[42]。Karlsson 等[43]发现在纳米多孔氧化铝表面,成骨细胞可保持正常的生长模式,即培养后 3 h 成骨细胞的增殖能力达到高峰,随后碱性磷酸酶分泌增多;同时在扫描电镜下,成骨细胞丝足可长入多孔结构中,从而对细胞起到锚定的作用;蛋白质印迹技术分析显示,纤维结合蛋白吸附在多孔膜的表面,两者共同介导了细胞的黏附。Swan 等[44]用两步阳极氧化法制备纳米多孔氧化铝膜,也得出类似的结果。Popat 等[45]将成骨细胞和纳米多孔氧化铝膜联合培养 4 周后发现,纳米多孔膜可提高细胞内的总蛋白质量,X射线光电子能谱下有更多的钙磷基质成分存在,显示出有提高成骨细胞功能的特性。

11.2.1.3　纳米纤维

孔状和小凸形的纳米结构因其能模拟天然骨中 HA 晶体的几何形貌,在体外显示出良好的成骨作用。新型纳米纤维材料直径达 2~10 nm,长度达 100~200 nm,其几何形貌与天然骨的无机相更为接近,故有望产生更大的促进成骨作用。

Price 等[46]将直径为 2~4 nm 和长度大于 50 nm 的氧化铝纳米纤维涂层与 23 nm大小的球形涂层作对比研究时发现,与纳米球形涂层相比较,纳米纤维涂层表面的细胞黏附率提高了 16%,5 天后细胞计数提高了 29%,3 周后钙基质提高了 57%。他们认为,这与纳米纤维的化学成分、表面形貌和晶型对蛋白吸附的影响有关。Webster 等[47]在系统研究不同晶型氧化铝纳米纤维对成骨细胞的作用时发现,成骨细胞在不同晶型的纳米涂层表面的钙沉积的能力: $(\delta+\theta)>(\gamma+\delta)>\gamma>\alpha$。Price 等[48]发现,碳纳米纤维可选择性地黏附成骨细胞,抑制平滑肌细胞和软骨细胞的黏附,而且这是粗糙度增加的结果。Elias 等[49]对比了直径小于 100 nm 和大于 100 nm 的碳纤维对成骨细胞功能的影响。结果发现,当直径小于 100 nm

时,能够促进成骨细胞合成更多的碱性磷酸酶和沉积更多的钙基质成分。因此,纳米纤维是一种非常有应用潜力的种植体表面涂层材料。

11.2.1.4　纳米沟槽

表面沟槽在微米尺寸下可引起接触诱导效应,即细胞更倾向于沿沟槽方向排列和伸展。一般认为,当沟槽在纳米尺寸范围时,因沟槽太浅,上述接触诱导效应消失。Zhu 等[50]发现,采用激光在聚乙烯表面制备深度为 60～70 nm 的沟槽,培养成骨细胞过程发现,细胞内的肌动蛋白沿纳米沟槽方向伸展,且胶原基质的排列也受到纳米沟槽的影响。他们认为,纳米沟槽也可调整骨组织的形成方向。该研究为构建拟生态的骨组织提供了一种新的途径。

11.2.1.5　微/纳结构

在含有微米和纳米结构的组织工程支架中,用纳米结构模拟细胞外基质成分,可促进细胞的黏附生长,微米结构可提供一个细胞、能量和营养物质的传输通道。Hu 等[51]采用改良电化学沉积技术在钛合金表面沉积了一层 HA 的纳米和微米的双重结构,具体而言就是由纳米级的丝状晶体组成的均匀有序的巢状微孔结构。体外细胞试验发现,成骨细胞可沿 HA 纳米丝黏附生长,同时 HA 纳米丝可促进细胞外基质沿晶须分泌。他们认为,特有的微米结构可提高细胞的出入通道,表明微纳米结构对成骨细胞有较大的亲和力。Li 等[52]用模板辅助电流体力学喷射技术,在种植体表面构建高度可控的微纳米结构。具体方法为在含有不同几何形状和直径筛孔的金模板的辅助下,在一定的电场条件下,将纳米相 HA 乙醇悬浊液通过电流体力学喷射装置沉积到钛基底上,这样纳米相 HA 就可在钛基底上构建出任何形状的微米结构,而且这种涂层的厚度可通过喷射时间来控制。该微米结构有望在种植体表面构建微纳米结构中得到应用。

综上所述,不仅正常的骨组织中存在纳米级结构,纳米材料独具的表面能也是其应用的重要因素。通常在细胞黏附于种植体之前,纤连蛋白和胶原蛋白会与特异性选择的细胞膜受体结合发生作用,这样的黏附方式更有利于成骨细胞的分化和骨组织再生。纳米材料具有更高的表面粗糙度、更大的接触面积、更加凹陷的表面形貌、变化的电子分布,上述这些特性会使材料和各种蛋白在纳米层次相互结合发生作用[53]。

11.2.2　纳米化钛种植体表面的生物学性能

种植体在机体内接触的界面,如基膜的突触、骨组织有机胶原等都是纳米级结构。细胞黏附在材料表面时,首先由细胞黏附蛋白吸附于材料表面,它与细胞膜的整合素受体结合后能介导细胞的黏附[54],然后才能进行分化和增殖[55]。研究者尝试种植体表面纳米化,希望能模仿天然骨组织的各个成分的形貌,使机体对种植体的反应更接近对天然骨组织的生理反应。

11.2.2.1　仿生矿化

仿生矿化类似于人体环境中骨组织的沉积过程,即在种植体表面沉积磷灰石等物质。张波等[56]采用碱热处理制得纳米晶粒 TiO_2 膜,在模拟体液(SBF)中浸泡 2 天后,发现碱热处理组表面有大量沉积物,XRD 结果显示其成分是羟基磷灰石,而碱处理组表面几乎没有沉积物。表面纳米化后种植体的表面形成粗糙的微观结构,具有更高的表面能,从而更容易提供吸附溶液中 Ca^{2+} 的位点,形成结晶核心。电镜观察结果显示,浸泡 12 h 后磷灰石首先在材料表面纳米膜的微裂缝中沉积,再通过晶体长大扩散到整个表面。

11.2.2.2　促进蛋白黏附

种植体材料表面纳米化在导致表面微观粗糙度增加的同时,也形成特定的纳米几何形貌。从仿生学角度来讲,种植体表面的纳米修饰能够模拟出适宜于牙槽骨快速生长的细胞环境。上皮细胞基底膜包含大小约为 $70\sim100$ nm 的孔状结构[57]。最初的蛋白质与种植体表面的相互作用控制着成骨细胞的黏附。种植体表面的介导效应通常是由在黏附蛋白中操控 RGD 序列的整合素所控制[58]。细胞黏附蛋白(如纤连蛋白、玻璃粘连蛋白等)中的 RGD 序列对于介导成骨细胞或其他细胞黏附到生物材料表面极其重要[59]。纳米级的结构能够改变这些 RGD 序列的构象,从而影响细胞的黏附及其他细胞行为的发生[60]。同时,材料表面粗糙度的大幅度增加为蛋白提供更多结合位点,促进蛋白黏附。Rechendorff 等[61]对比了不同粗糙度的纳米形貌上纤维蛋白原的吸附情况,发现随着表面粗糙度的增加,材料表面积增加了约 20%,相应的纤维蛋白原饱和吸附值增加了大约 70%。纳米化所形成的特定纳米几何形貌则可从蛋白的运动能力、吸附部位等方面影响蛋白的黏附。在原子力显微镜下用局部阳极氧化技术在钛表面制备了与蛋白尺寸相似的纳米凹槽,发现 F-肌动蛋白易于沿着高度 $1\sim2$ nm 的纳米凹槽吸附;通过分子自组装技术得到纳米凸起结构,发现胶原蛋白在这种表面的吸附量改变不大,但是吸附层的形貌却不相同,这说明蛋白更容易于吸附在某些位点。

11.2.2.3　促进成骨细胞黏附

纳米形貌会直接影响成骨细胞的黏附。陶凤娟等[62]对材料表面塑性变形纳米化后与 MC3T3 细胞共同培养后发现,3 h 后未处理纯钛表面细胞呈球状,而纳米化钛板表面细胞呈扁平状,铺展充分并长入纳米空隙内;细胞黏附计数结果也显示纳米钛板组明显高于未处理组。也有学者认为,纳米形貌对细胞黏附的影响不是其单独作用的结果。Lim 等[63]对比了在不同尺寸的纳米形貌(11～85 nm)上的成骨细胞黏附情况后认为,纳米形貌以及基底表面形貌特征与表面化学的综合因素是对成骨细胞黏附产生影响的原因。

11.2.2.4　促进成骨细胞功能

表面纳米形貌对成骨细胞的成骨活性也有一定影响。Webster 等[38]采用颗粒紧压技术将纳米(32 nm)和微米(2.12 μm)颗粒结合到基材上,然后与成骨细胞共培养21 和 28 天后,纳米材料上形成的细胞层中碱性磷酸酶的合成和钙含量增加。Isa 等[64]比较了在亲水性微米和纳米级形貌表面腭间质细胞的分化情况。发现在这两种表面上,间质细胞都出现成骨分化,但是,Runx2 表达只在纳米表面有所增加,此外,其他与成骨分化相关基因的表达,如 BSP、OPN、OCN 也发生了上调。

11.2.3　抗菌性纳米化钛种植体表面的制备与性能

除以上纳米形貌自身的生物学性能外,种植体表面纳米化过程中加入不同的化学成分,还将会给种植体带来许多附加的性能。其中,最具应用前景的一项是种植体表面抗菌能力。种植体周围发炎是导致种植体失败的重要原因,采用化学、物理的方法改变材料表面的化学成分或组织结构制备抗菌涂层可以控制致病菌黏附和聚集,减少种植体周围组织病变,提高种植体植入的成功率。

11.2.3.1　种植体表面氮化钛涂层

通过等离子注入、物理气相沉积等技术形成氮化涂层主要用于增加材料表面硬度和耐磨性,部分学者研究发现氮化钛(TiN)膜可以明显降低纯钛表面的细菌黏附。Größner-Schreiber 等[65]研究发现相同表面粗糙度的 TiN 和氮化锆(ZrN)涂层表面细菌黏附数量与光滑钛表面相比显著减少。其机理主要为 TiN 或 ZrN 涂层通过掩盖下层的钛活性表面而减少了菌斑的积累。有研究者对此进行了深入的研究。例如,焦艳军等[66]通过等离子渗氮和物理气相沉积在纯钛种植体表面制备了均匀的 TiN 涂层,结果发现,两种表面改性层黏附细菌的量显著减少,而两种表面处理涂层间细菌黏附量无显著性差异。而对于 TiN 和 ZrN 涂层是否具有抑制细菌的代谢活性的能力目前尚不明确。

11.2.3.2　银改性涂层

银化合物或银离子(Ag$^+$)可通过接触反应阻碍微生物呼吸作用,破坏酶功能,损伤细胞膜,干扰 DNA 结合等方式起到杀菌作用,也可通过光催化反应激活水和空气中的氧产生活性氧离子破坏细菌的增殖能力致使细胞死亡。

Yoshinari 等[67]发现采用离子动态混合法制备的银改性纯钛表面可以有效减

少 Pg 和 Aa 的黏附;Ewald 等[68]通过物理气相沉积在钛表面获得钛/银抗菌层,发现涂层表面表皮葡萄球菌和肺炎杆菌黏附明显减少,而对上皮细胞和成骨细胞无毒性。有研究发现在钛表面制备银涂层后通过阳极化处理可以增进银涂层的抗菌能力[69]。需要注意的是,高浓度的 Ag^+ 对人体细胞有毒性,其毒性体现在影响细胞的正常代谢功能,严重者还会产生全身作用,如银质沉着病等。

11.2.3.3　TiO_2 抗菌涂层

作为接触性光催化杀菌剂,TiO_2 具有两种不同的抗菌作用机理:一种是紫外光激发 TiO_2 和细胞直接作用,即光生电子和光生空穴直接和细胞成分发生化学反应;另一种则是光激发 TiO_2 与细胞的间接反应,即光生电子或光生空穴与水或水中的溶解氧先反应,生成羟自由基(·OH)或氢过氧自由基(HO_2·)等活性氧类,它们再与细胞成分发生反应,从而杀灭细菌[70]。

随着纳米技术的发展,许多学者开始进行纳米 TiO_2 涂层抗菌性能的研究。Colon 等[70]在钛表面分别制备了纳米氧化锌(ZnO)、TiO_2 涂层,实验证明纳米 ZnO 和 TiO_2 均可以抑制葡萄球菌的黏附和菌斑形成。李蜀光等[71]对具有纳米 TiO_2 涂层的钛合金种植体材料(实验组)和未改性的种植体材料(对照组)进行抑菌圈测定,发现实验组对 Pg、血链球菌、金黄色葡萄球菌均具有很好的抗菌效果,其抗菌性能优于对照组。目前,高密度钛及氧化钛纳米管阵列逐渐成为研究热点,钛纳米管是由大部分为锐钛矿相的片状钛酸盐组成的纳米级三维管状结构,具有更高的表面积。Popat 等[72]报道通过阳极化处理在钛表面形成的钛纳米管结构可以加载庆大霉素,在增强成骨细胞活性同时减少细菌附着。因此,在种植体表面形成钛及 TiO_2 纳米管结构以进一步发挥其抗菌及成骨活性值得进一步研究。需要注意的是,纳米 TiO_2 对生物体的作用可能是双面的,许多学者认为纳米颗粒具有细胞毒性作用,其具体机制仍不明确,在人体中应用纳米 TiO_2 材料尚需要进一步研究。

11.2.3.4　抗菌羟基磷灰石涂层

羟基磷灰石(HA)涂层在口腔种植领域应用广泛,具有良好的生物活性及机械性能。然而,其优良的生物活性及其多孔隙表面为致病菌的黏附提供了有利场所。在 HA 涂层中添加抗菌剂,有望降低种植体周围感染的发生率。

在 HA 涂层中载入 Ag^+ 是目前研究较多的方法。卢志华等[73]采用离子交换法制备出载银 HA,结果显示 Ag^+ 不仅吸附于 HA 表面还可取代钙离子进入晶格,载银前后 HA 的结构基本没有发生改变。Chen 等[74]采用溶胶-凝胶法在纯钛表面制备了载银 HA 抗菌涂层,结果表明含 1 wt% Ag^+ 和 1.5 wt% Ag^+ 的 HA 涂层表面黏附的细菌数量明显减少,其成骨活性与对照组无明显差别。最近有学者采用浸渍法制备了载银纳米 HA/TiO$_2$(Ag-nHA-nTiO$_2$)复合材料。纳米 HA 巨大的比表面积能大大增加银离子和细菌的接触,同时结合锐钛型 TiO$_2$能与银形成协同效应,使 TiO$_2$在可见光下也能发挥光催化效应。结果显示 Ag-nHA-nTiO$_2$抗菌层对变形链球菌、Pg、Fn 的抑菌率接近 90%,且对细菌具有很好的抗黏附作用,并能承受在种植手术过程中的摩擦力量[75]。

目前,在 HA 涂层中引入银、氯己定、抗生素等抗菌成分,均可获得具有明显抗菌效果的 HA 复合涂层,但往往存在释放过快的问题。许多学者希望通过聚乳酸等可降解涂层代替 HA 层以控制抗菌剂的释放速度,然而实验结果依然不够理想。此外,涂层周围细菌是否会产生耐药性、组织细胞正常代谢活动是否受到影响尚不明确。如何在提高 HA 涂层与基体结合强度的基础上形成安全持久的抗菌 HA 涂层仍然是亟待解决的问题。

11.2.3.5　生物活性分子抗菌涂层

在特定环境中,某些生物活性分子在钛表面有序组装形成纳米厚度的改性层,从而使钛表面引入不同的分子结构和功能基团,能够在分子水平调控钛表面细胞的吸附及生长性能。有研究报道将某些亲水或抗蛋白多聚物如甲基丙烯酸多聚物等制备于钛表面后,可以形成抗黏附膜从而提高钛基表面对金黄色葡萄球菌等的抗黏附性,但同时也限制了成骨细胞功能,在此基础上添加精氨酸-甘氨酸-天冬氨酸(RGD)多肽等活性分子可以恢复正常细胞功能而不改变其良好的抗细菌黏附性。RGD 多肽是细胞膜整合素受体与细胞外配体相结合的识别位点,利用其对材料进行表面修饰可提高人工骨材料的生物相容性,显著提高细胞黏附效率,促进骨组织的再生。Chua 等[76]通过层层自组装技术在钛表面形成含有壳聚糖、透明质酸的抗菌改性层,并添加了 RGD 多肽以改善成骨细胞黏附性。研究发现 RGD 多肽还能有效促进成骨细胞增生及细胞碱性磷酸酶活性而不影响材料的抗菌效果。细胞学研究使添加生物活性分子的抗菌改性层充满前景,但目前对于生物活性分子的添加量未能精确控制,不同构象 RGD 多肽表面改性后影响细胞黏附的具体分子机制尚有待深入研究。有学者将抗生素分子共价修饰于钛表面从而形成万古霉素-钛抗菌涂层,体外试验表明该改性层可有效抑制种植体表面菌群的黏附和形成,其抗菌活性至少可保持 11 个月以上[77]。然而,口腔中细菌通过获得性膜黏附于种植体表面,这种共价结合的抗生素表层是否能够透过获得性膜作用于菌群尚不可知,其对组织细胞的长期作用会产生何种副作用尚需进一步研究。

11.2.4　常用钛种植体表面纳米化方法

钛种植体表面纳米化是指采用特殊技术在材料表面形成纳米尺寸的结构,如纳米颗粒、纳米纤维、纳米孔或者由纳米晶体构成的膜等。表面纳米化需要在原子水平上处理物质,其制备方式也较多,下面主要介绍一下目前常用的钛种植体表面纳米化技术(表 11.1)。

表 11.1　常用种植体表面纳米化方法

	制备方法	优点	缺点
物理法	纳米颗粒物理紧压	保持材料表面化学成分不变,改变物理形貌	在种植体弧形表面制备不便
	离子束沉积	沉积层的成分可根据需要改变,性能纳米晶粒膜	涂层可脱落
化学法	碱处理	形成钛酸钠凝胶层,(具有诱导羟基磷灰石沉积功能),烧结后形成纳米晶体膜	涂层较薄,结合强度低
	阳极氧化	在材料基底上制备纳米管状,纳米管的长度和管径可通过氧化电压调节	相比于微弧氧化,处理结构同时形成新的氧化层,时间较长
	微弧氧化	处理时间短,在材料表面形成微米和纳米级微孔,或者微米孔中套纳米孔的复合结构	工作电压较高,操作安全性差
	溶胶凝胶法	形成纳米凝胶层,其成分可控,可得到高纯度均度的纳米晶体膜	沉积层容易脱落
生化法	分子自组装	分子链末端可组装不同分子而起不同作用(如具有成骨功能或诱导细胞黏附的分子)	需要在材料上先制备对分子有吸引作用的特异性基底层

11.2.4.1　纳米颗粒紧压法

纳米颗粒紧压法属于物理改性技术,是指在室温高压下使用压力容器将预成的纳米颗粒结合到基底材料上。纳米颗粒紧压法可以保留基底材料表面的化学成分和特性,而只改变其表面形貌、粗糙度等物理性质。Webster 等[40]在室温下使用 10 GPa 的压力处理 5 min 分别将 Ti 的微米级($>10.5\ \mu m$)、纳米级($0.5\sim2.4\ \mu m$)颗粒结合到基材上,最后在扫描电镜下观察基底材料表面密布着颗粒,AFM 结果显示纳米颗粒表面粗糙度远大于微米颗粒。

11.2.4.2　离子束沉积技术

离子束沉积技术(ion beam assisted deposition,IBAD)(图 11.3)是利用等离子枪产生直流电弧将涂层材料加热熔融后用高速气流喷射到金属表面形成涂层,通常使用钛浆或羟基磷灰石进行喷涂沉积。Coelho 等[78]应用离子束沉积技术在种植体表面形成了纳米晶体组成的薄膜,提升了表面的微观粗糙度。离子束沉积技术制备纳米形貌的工艺较为成熟,已经被用于商业种植体材料表面形貌的制备,例如 Bicon 种植体的表面纳米处理就采用此技术(Nanotite,Bicon Inc.,Boston,MA),利用 IBAD 在表面形成一层羟基磷灰石纳米沉积层。

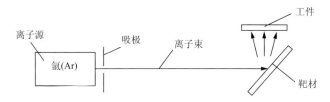

图 11.3　离子束辅助沉积示意图

11.2.4.3　表面化学处理

表面化学处理是目前的口腔种植体表面改性研究的热点,是指利用酸或碱处理基材表面得到纳米形貌。张波等[56]把纯钛在 60℃ 恒温 NaOH 溶液中浸泡 24 h,在表面形成多孔网状钛酸钠凝胶,然后在 600℃ 热处理后,凝胶层晶体化,得到 100 nm 厚的金红石型的 TiO_2 膜。但该方法获得的 TiO_2 涂层较薄,存在结合强度低的缺点。Wang 等[79]使用 H_2O_2/HCl 酸蚀纯钛在表面形成了无定形的纳米膜结构,并且发现膜的厚度与时间基本呈线性关系。

11.2.4.4　阳极氧化及微弧氧化

阳极氧化法是将钛金属试件作为阳极,铜、石墨等作为阴极,置于相应电解液(如硫酸、磷酸、草酸等)中,在特定条件和外加电流作用下,进行电解,使其表面形成氧化物薄膜,其成本低廉,效果明确(图 11.4)。微弧氧化法是由阳极氧化改良而来,它采用较高的工作电压,将工作区域由普通的阳极氧化法区域引入到高压放电区域,可以得到厚度均匀的氧化膜,并且微弧氧化的操作时间约 3~5 min,较阳极氧化节省工作时间。

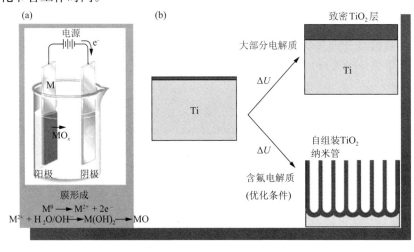

图 11.4　阳极氧化示意图

11.2.4.5 溶胶-凝胶转化沉积技术

溶胶-凝胶转化沉积法是采用胶体化学原理实现基材表面纳米化改性或获得基材表面纳米薄膜,其主要过程是将溶胶液涂抹在钛基上凝胶化形成凝胶膜,再经烧结形成纳米级涂层。贺刚等[80]采用溶胶-凝胶法在纯钛表面构建纳米级 TiO_2 涂层,并采用不同温度烧结,发现在 500℃ 烧结得到最佳的 TiO_2 膜,高倍电镜下发现该膜由很多树枝状相互交联成网络的纳米晶体构成。沉积技术的主要缺点是沉积层的脱落以及脱落物的毒性问题。Gutwein 和 Webster[81]研究了沉积物颗粒大小与细胞的活性及增殖能力的关系,纳米级颗粒比微米级颗粒对细胞活性和增殖的负面影响更小。

11.2.4.6 分子自组装技术

分子自组装技术是通过非共价键力使分子自发结合到特异性的基材上,分子链的末端组最终暴露最终界面上[82](图 11.5)。这个暴露的功能性末端组可以组装上具有成骨诱导作用或者细胞黏附诱导功能的分子,以达到不同的功能要求。Germanier 等[83]在酸蚀喷砂处理过的种植体表面沉积上 PEG 膜,然后将 RGD 肽序列通过自组装技术结合于其上,在种植体表面形成纳米凸起,并加强了其生物学性能。

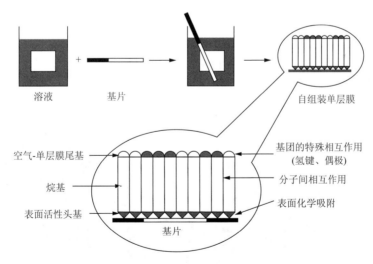

图 11.5 分子自组装技术示意图

综上所述,纳米级别的表面特性对蛋白吸附、成骨细胞黏附和种植体骨结合率等方面具有重要的调节作用。

11.3　纳米表面种植体的临床应用

近年来,国际知名种植体品牌的表面处理技术中均不同程度地应用了纳米技术。其中,Straumann 公司的 SLActive 表面和 3i 公司的 NanoTite 表面最具代表性:①均通过对其前代表面(SLA 和 OsseoTite)进行纳米改性获得;②骨结合的速度和效率均有显著提高;③与其改性前表面比较,微米形貌相近。

11.3.1　SLA 表面与 SLActive 表面

1954 年,Reinhard Straumann 成立了士卓曼公司并于四年后推出了第一批牙科种植体,其中包括世界上首颗一段式种植体。1990 年,士卓曼已成为骨结合式种植体的领先制造商。目前,士卓曼种植体所具有的流线型植入弧度为治疗提供了最大限度的灵活性,其颈部和体部的不同直径可满足特殊病例的需要,且所有型号和功能的种植体都可使用同一个外科工具盒,它还拥有了埋入式、半埋入式、非埋入式等多种植入方式[84]。士卓曼种植体用医用纯钛制成,商品的表面处理方式主要有两种:SLA(大颗粒喷砂酸蚀)和 SLActive(活性亲水 SLA)。

11.3.1.1　SLA(大颗粒喷砂酸蚀)

SLA 表面种植体(图 11.6)于 1998 年在市场上推出,是获得最广泛科学证明的表面处理技术之一[85]。它采用大颗粒喷砂技术进行加工,在钛金属表面形成了大孔隙粗糙形态,再经酸蚀处理后可再叠加一层小孔隙粗糙表面,经处理后的表面形态是实现细胞附着的最理想结构。此外,大量研究表明,SLA 表面的士卓曼软组织水平种植体具有长期有效性,在 2010 年的 ITI 全球研讨会上,学者们展示了SLA 表面的 10 年研究成果:①存活率稳定:在接受检查的 23 例患者中,其 5～10

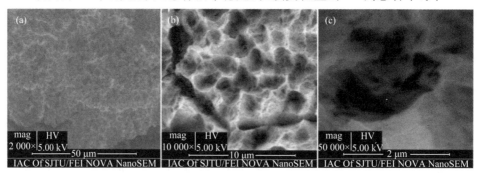

图 11.6　Straumann 种植体 SLA 表面电镜图片

(a)×2000;(b)×10000;(c)×50000

年间未发生种植体脱落[86]。②5～10 年间的骨吸收未见统计学显著性差异。③修复体成功率为 96%。④术后 10 年未见种植体周围炎症迹象[87]。⑤患者满意度高。我们最近的研究也显示,在上颌后牙区行上颌窦内提升,无论是否植骨,SLA 种植体均能获得令人满意的效果[88]。

11.3.1.2　SLActive(活性亲水 SLA)

近年来,士卓曼又推出了新一代的表面技术 SLActive(图 11.7),它已成为士卓曼种植体的重要优势技术。SLActive 的优点有:①能够实现更快速的骨结合[89]。在骨结合过程中,两大要素发挥着重要作用:种植体在骨中的初始稳定性(即机械稳定性)和继发稳定性(即骨重建后的生物学稳定性),两者之和即为整体稳定性。使用传统表面的种植体进行种植手术,种植失败大多发生在植入后 2～4周的稳定性低谷期。SLActive[活性亲水 SLA(图 11.8)]可以提早骨结合的开始

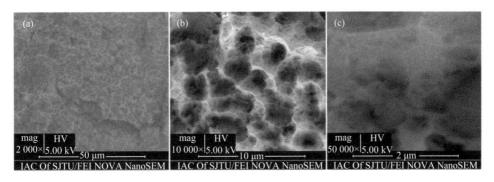

图 11.7　Straumann 种植体 SLActive 表面电镜图片

(a)×2000;(b)×10000;(c)×50000

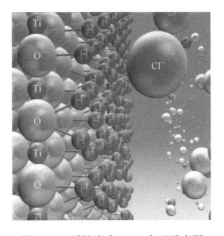

图 11.8　活性亲水 SLA 表面示意图

时间,明显增强了种植后 2～4 周内的种植体稳定性,从而降低了在稳定性低谷期治疗失败的风险。②将愈合时间从原来的 6～8 周缩短至 3～4 周[90-92];SLActive 表面在种植早期表现出很大的优势。临床统计显示,种植体的即刻负重与早期负重都展现了非常出色的存活率(3 年后存活率分别为 98% 和 97%)。动物实验结果亦表明,种植体植入 2 周后 SLActive 表面种植体与骨的接触面积比 SLA 种植体高 60%。人体组织学还证实,尽管 SLA 与 SLActive 种植体能观察到相类似的愈合模式,但 SLActive 表面在 14 天和 28 天后的骨与种植体接触(BIC)面积具有明显优势。

11.3.2　OsseoTite 表面与 NanoTite 表面

美国 3i 种植系统是口腔种植领域的领导品牌之一,OsseoTite(双重酸蚀)表面与 NanoTite(纳米)表面是其两种重要的表面处理方法。

11.3.2.1　OsseoTite 表面

OsseoTite 即双重酸蚀表面,粗糙化处理的种植体表面,不仅能够增加种植体表面自由能和种植体生物学活性,更易于获得良好的骨结合效果,增加了骨愈合面积(图 11.9)。文献报道,OsseoTite 5 年成功率达 99.4%。传统种植体表面突起间距多为 30～70 μm,而 OsseoTite 种植体表面突起具有 1～3 μm 峰-峰距离和 5～10 μm 峰-谷距离的特征[93],这种尺寸优化设计的表面微结构有利于血凝块中亚微米直径的纤维丝与之紧密结合,提高血小板的活性,促进红细胞的凝聚,增强血凝块和种植体之间的亲和力,有利于引导骨细胞向种植体表面迁移从而形成接触成骨,因而提高了骨愈合的速度和程度[94]。

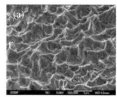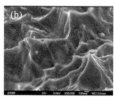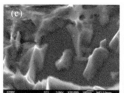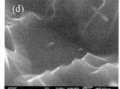

图 11.9　OsseoTite 表面电镜图片

(a)×20000;(b)×50000;(c)×70000;(d)×100000

11.3.2.2　NanoTite 表面

NanoTite 表面处理技术(图 11.10)是基于纳米技术和 OsseoTite 双重酸蚀技术的结合而发展的新技术,即纳米级别的磷酸钙晶体颗粒离散沉积在 OsseoTite 的氧化钛表面并自动聚合,晶体颗粒与表面形成稳定的结合,每个颗粒直径约 20 nm,颗粒之间距离为 20～100 nm,从而显著增加种植体表面的精细程度和复杂

程度,使种植体微表面积增加了 200%,显著提高了骨结合的速度和面积。Nano-
Tite 表面的优势在于:①良好的生物相容性。磷酸钙颗粒散在种植体表面,而不
是形成涂层,创造了一个连续性承骨表面,能够吸附蛋白质,具有良好的生物相容
性,同时又能够防止涂层脱落和种植体周围炎的发生。有学者观察到,在 Nano-
Tite 种植体表面培养 3 天的人成骨样细胞可伸出大量足突黏附嵌入颗粒之间[95],
从而明显增加初期稳定性,显著提高骨结合的速度和程度,缩短骨结合的时间。
②优化的骨结合过程。NanoTite 种植体能显著提高表面的骨传导能力和骨-种植
体接触率,其纳米形态的表面不仅能在种植体的早期愈合中增强种植体的骨结合,
还能显著提高血小板活性并通过信号传导使成骨细胞迁移和集中以提高其成骨应
答。研究表明,采用这种纳米级钙磷颗粒沉积技术得到的纳米级粗糙表面可以提
高植入 1 周和 2 周时顶出种植体所需的力量[96],有利于种植体早期骨结合的形
成。临床前瞻性试验结果亦表明,采用 NanoTite 表面的种植体植入后牙区(大部
分是 4 类骨)即刻负重,1 年后的种植体成功率是 93%[97],表明这种新型表面的种
植体可以早期负重。

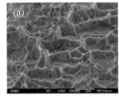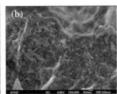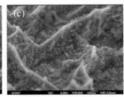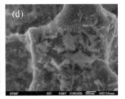

图 11.10　NanoTite 表面电镜图片
(a)×20000;(b)×50000;(c)×70000;(d)×100000

　　综上所述,种植体骨结合并非限于某种特定的表面特性,各种表面处理方式均
可获得骨结合。骨结合的速度和效率与表面特性密切相关。因各不同种植系统表
面形貌之间差别较大,很难通过横向对比判断纳米结构对骨结合的影响。但是,通
过对 SLActive (Straumann)种植体和 NanoTite (Biomet 3i)种植体进行研究和纵
向比较,我们发现相比于前代产品,SLActive 种植体和 NanoTite 种植体均采用了
纳米修饰,导致其表面微形貌和化学性质均有改变,进而显著提高其骨结合性能。

11.4　TiO₂纳米管表面

　　目前,采用表面处理技术制备的 Ti 种植体表面多为微米级的结构。少数进
入临床应用的纳米表面种植体在构建可控制的、具有可重复性的纳米结构形貌方
面尚存在一定难度,可复制的、标准的、精确直径大小和深度的纳米结构修饰的 Ti
种植体尚未出现。同时,关于纳米结构的尺寸与 Ti 种植体发生初期骨结合之间
的关系尚无确定的结论。由于 TiO₂纳米管表面较其他形式的纳米表面具有更大

的比表面积、孔体积和吸附能力,而且阳极氧化法制备的 TiO_2 纳米管尺寸、形貌和结构可控性强。因此,目前研究者常将 TiO_2 纳米管应用于种植体表面纳米形貌、尺度、及生物学效应机理的初步探讨。

11.4.1 TiO_2 纳米管阵列

11.4.1.1 形貌的调控

TiO_2 纳米管的形成和尺寸受阳极氧化电压、电解液、pH 值、氧化时间等诸多电解条件的影响(图 11.11)。Bauer 等[98]通过控制电压(1～25 V),在 1 mol/L H_3PO_4 + 0.5 wt％ HF 电解液中,成功地制备 15～120 nm 不同管径的纳米管阵列;若采用有机电解液在适当的条件下已能制备数百微米厚的纳米管阵列[99]。热处理是使新制备的无定形 TiO_2 纳米管阵列具备生物活性的常用方法,除了可以转变 TiO_2 的晶相外,它也会对纳米管形貌产生影响,温度过高会导致纳米管的坍塌,Yu 等[100]通过比较不同退火温度对纳米管晶型的影响,验证当退火至 450℃时纳米管主要为锐钛矿型,当温度为 550℃时主要为混合晶型,而超过 650℃纳米管就会塌陷。这可能是因为 TiO_2 纳米管阵列底部的钛金属在高温下被氧化,破坏了上层纳米管阵列结构。另外 TiO_2 纳米管阵列在热处理过程中发生了晶相转变、晶体的崩溃与重组及晶粒尺寸的变化,导致了纳米管阵列结构变化。

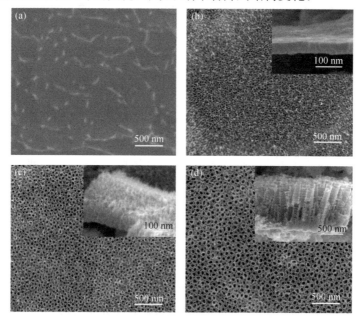

图 11.11　钛片阳极氧化前后不同形貌,电解液为 1 mol/L H_3PO_4 和 0.5wt％的 HF
(a)阳极氧化前;(b)10 V;(c) 15 V;(d) 20 V

11.4.1.2　表面润湿性

由于种植体植入骨组织,水分子首先接触钛表面,因此,表面润湿性对于蛋白吸附和细胞黏附很重要。我们的研究表明,TiO_2 纳米管表面亲水性与管径成正相关(图 11.12)。Zhu 等[101]报道钛片通过阳极氧化可以制备接触角 60°~90° 之间的亲水表面。而 Brammer 等[102]的研究发现,管径 30 nm 的 TiO_2 纳米管阵列的接触角为 11°,100 nm 的纳米管阵列的接触角为 4°。刘达理等[103]的研究也证实,钛基 TiO_2 纳米管经过热处理后接触角明显变小,表面能增大,亲水性增强;同时,单一管径的 TiO_2 表面,其纳米管管径越大,表面的接触角越小,表面能越大。Das 等[104]的实验证实,管径 50 nm 管长 600 nm 的纳米管阵列的表面能高达 332.6 mJ/m^2,而光滑钛片的表面能只有 73.7 mJ/m^2。而高表面能、粗化表面能促进成骨细胞黏附早期 FAK 的表达水平、成骨细胞的分化和骨结合过程[105]。另外,还有学者报道,TiO_2 薄膜经过紫外线照射可以同时具备亲水和亲脂的特性[106],这种后续处理方式可能会增强 TiO_2 纳米管在生物学方面的应用。

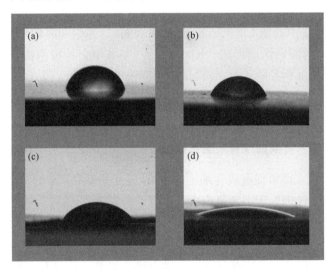

图 11.12　不同钛样本表面接触角的照片,液体为生理盐水
(a)阳极氧化前;(b)10 V;(c) 15 V; (d) 20 V

11.4.1.3　抗腐蚀性

生物材料的抗腐蚀性与其生物相容性密切相关。实验证实,表面具有 500~600 nm 厚度纳米管样结构样品的耐腐蚀性强于纯钛基体,其自腐蚀电位升高,钝化电流密度和腐蚀电流密度均降低,原因可能是经过阳极氧化后,钛基体表面有一层相对较厚、致密的纳米管层存在,阻挡了腐蚀实验中离子的交换,起到了耐腐蚀

作用。另外,热处理有助于提高晶体结构稳定性和结晶度,从而可以使纳米管层的耐腐蚀性进一步提高[107]。但是,也有研究证实,随着纳米管层厚增加,种植体的抗腐蚀性能下降,Saji 等[108]通过对 Ti-35Nb-5Ta-7Zr 合金的耐腐蚀性研究,发现纳米管改性后钛合金的腐蚀电流密度由 0.87 $\mu A/cm^2$ 上升至 3.12 $\mu A/cm^2$,这是因为随着管长增加,纳米管阵列稳定性变差,机械性能下降,容易从钛基体分离脱落所致[108]。

11.4.2　体外诱导羟基磷灰石形成的能力

模拟溶液(SBF)浸泡实验是衡量种植材料骨诱导性的一个重要方法。Uchida 等[109]证实,无定形光滑 TiO_2 表面无法诱导磷灰石形成,锐钛矿相的 TiO_2 表面较金红石相 TiO_2 能沉积更多磷灰石。Tsuchiya 等[110]的实验研究发现,纳米管样结构较光滑表面可以促进磷灰石在其表面的沉积,锐钛矿相或锐钛矿/金红石混合相的 TiO_2 纳米管阵列更有利于体外磷灰石的沉积;这可能是因为锐钛矿型 TiO_2 的晶格中含有较多的缺陷和错位,可以产生较多的氧化空位来捕获电子,而且能够使吸附的活性羟基自由基的反应活性增强,从而更容易与周围溶液中的离子发生离子交换,吸附溶液中的能 Ca^{2+}、PO_4^{3-} 到金属表面,达到饱和时即形成 Ca-P 核,最后晶体核生长,磷酸钙涂层形成。Kodama 等[111]采用交替浸泡法在无定形 TiO_2 纳米管表面预先沉积羟磷灰石,与锐钛矿相或锐钛矿/金红石混合相相比,发现磷灰石在预钙化 TiO_2 纳米管表面的生长速率更快,而且与 TiO_2 纳米管的容积成正比,证实可能具有更好的生物相容性。

11.4.3　TiO_2 纳米管表面成骨细胞相容性

TiO_2 纳米管表面可促进成骨细胞的生长,但究竟多少尺寸的 TiO_2 纳米管最利于成骨细胞的生长仍处于不断争论中。已有的研究表明,管径为 30～100 nm[102]、50 nm[104]、70 nm[72,104,112,113]、80 nm[72]的钛基原位 TiO_2 纳米管均能有效促进成骨细胞的黏附和增殖,细胞伸展、碱性磷酸酶的活性也与管径成正比。并认为成骨细胞功能的促进可能和以下因素有关[102]:随着纳米管管径的增加,纳米管之间的空隙也随之增大,有利于细胞培养液在管间流动,改善了培养基、气体以及细胞信号分子在管间的交换;另一方面,表面纳米管阵列的形成,不仅增加表面粗糙度,改善种植体表面亲水性,同时又能为成骨细胞提供更多的蛋白结合位点,同样能促进细胞的黏附、增殖。但是,Park 等[114]的研究则发现,当纳米管直径大于 50 nm 时,成骨细胞的行为将受到严重影响,并引发大量细胞凋亡,15 nm 左右最利于成骨细胞的生长,30～50 nm 表面的效果最佳。由于 Park 等制备的纳米管未经热处理,这可能是他们实验结果与众不同的原因;也可能和钛片不同的消毒方式相关。Zhao 等发现紫外线消毒比高压灭菌和乙醇浸泡更有利于成骨细胞在 TiO_2 纳米管表面黏附、增殖和分化,更有利于成骨相关基因的表达[115]。当然,实验采用不同种类的细胞也是导致结果复杂多样的原因所在。间质干细胞的相关研究也存在类似分歧,Popat 等[116]学者报道,与光滑的商业钛片相比较,管径 80 nm 左右的 TiO_2 纳米管阵列表面更利于骨髓间质细胞的黏附、增殖,碱性磷酸酶表达,骨基质的沉积;而 Oh[117]等的研究结果正好相反,他们发现 30 nm 左右的 TiO_2 纳米管表面利于骨髓干细胞的黏附但缺乏分化,70~100 nm 的纳米管表面容易诱导骨髓干细胞选择性分化为成骨细胞。另外,还有学者发现,在 15 V 电压周期性刺激下,管径 40~60 nm 的 TiO_2 纳米管表面的成骨细胞吸附数量可以提高 72%[118]。Wilmowsky 等[119]的动物实验表明,TiO_2 纳米管表面(孔径约 30 nm)可以促进骨结合早期 I 型胶原的合成,2 周和 3 个月的种植体骨界面接触率明显提高;但 Wang 等[120]的实验则发现,30 nm、70 nm、100 nm 不同孔径的 TiO_2 纳米管表面种植体在植入早期相比较,70 nm 的 TiO_2 纳米管表面更有利于 ALP、Osx、Col-I、TRAP 等基因的表达,3 周、5 周、8 周的种植体骨界面接触率更高。

11.4.4　TiO_2 纳米管作为模板的再修饰研究

11.4.4.1　羟基磷灰石/TiO_2 纳米管生物梯度涂层

羟基磷灰石的超微结构与人体骨组织相似,植入人体后组织相容性好,能在界面上和骨形成很强的化学键合,并有促进骨组织再生的作用,因此,羟基磷灰石一直被学者们广泛研究。Kar 等[121]通过电化学方法在 TiO_2 纳米管表面沉积纳米羟基磷灰石,发现晶体呈"棒"状垂直于钛基体表面生长,由于 TiO_2 纳米管层的缓冲作用,羟基磷灰石与钛表面的结合力大大增强,达 19 MPa;经热处理后,涂层的结合力可达 40 MPa。Oh 等[122]通过仿生矿化的方法在钛片表面沉积羟基磷灰石,发现 TiO_2 纳米管的存在大大提高了 HA 涂层的形成速度。而且,由于此种方法在常温下进行,工艺简单,从而为共沉积蛋白质等生物大分子提供了可能。

11.4.4.2　抗菌改性修饰

由于 TiO_2 纳米管特殊的中空管状结构,学者们研究将其充当药物释放系统,装载不同药物,控制药物释放速率,从而抑制口腔细菌在钛种植体表面的黏附和杀灭种植体周的细菌,为防治种植体周围炎起到积极作用。Popat 等[123]利用锐钛矿相的二氧化钛纳米管装载不同剂量的庆大霉素,发现释放 600 μg 药物大约需要 150 min,而经过 4 h 培养,表皮葡萄球菌的黏附数量较纯钛和未装载药物的二氧化钛纳米管表面减少 70%,与此同时,庆大霉素未影响成骨细胞的黏附和增殖,而且 ALP 活性可以提高 50%。Aninwene 等[124]通过将钛基二氧化钛纳米管阵列在 SBF 溶液中共沉积青霉素/链霉素和地塞米松,与单纯物理吸附药物相比较,前者二氧化钛纳米管表面吸附的成骨细胞更多,释放药物维持时间更长。Zhao 等[125]则将 Ag^+ 载入 TiO_2 纳米管内,通过控制 $AgNO_3$ 溶液浓度以及浸泡的时间来调节吸附的 Ag^+ 总量,研究发现,这种表面再修饰不仅能有效杀灭浮游细菌,而且在 30 天内均能有效抑制细菌在种植体表面的黏附。

11.4.4.3 生物活性因子修饰

近年来,学者们逐步尝试利用生化方法将细胞外基质成分中的生物活性分子如多肽、蛋白质、蛋白多糖等引入材料表面,从而赋予金属表面生物活性,促进种植体主动诱导成骨细胞的黏附、生长与分化,最终缩短愈合时间。Balasundaram 等[112]报道 BMP-2 修饰的 TiO_2 纳米管表面在体外可以促进人成骨细胞的黏附,并指出此多孔纳米结构的 TiO_2 表面也为其他如 RGD、KRSR 等生化修饰创造了条件。Lai 等[126]采用聚多巴胺将 BMP-2 共轭连接到不同尺寸的 TiO_2 纳米管表面,通过对间质干细胞 OPN、OCN 等的研究,发现此生物化修饰可以显著提高细胞的增殖和分化,促进细胞的生长,从而有望在种植体植入早期发挥积极作用。

11.5 总结与展望

综上所述,新兴的纳米技术正在引领种植材料的又一次重大变革,这将开启口腔种植领域一个崭新的篇章。纳米技术的发展使人类对骨结合的生物学过程和口内植入材料构建的理解进入到更加深入的水平(1~100 nm)。并且,通过纳米技术我们能够更加清楚地对天然组织的结构和组成过程进行深入的研究(从微米级深入到纳米级),这一有机无机复合的多级微/纳结构是天然骨组织构建和行使功能的基础。口腔种植体表面的纳米结构修饰能够有效模拟细胞外微环境和天然骨的微/纳结构,有利于骨细胞的生长和功能发挥,从而加快骨结合的过程。而且,口腔种植体-骨组织界面的纳米结构还能产生许多其他有益的性能,如更大的表面接触面积、更高的表面粗糙度、更好的亲水性、更强的蛋白吸附能力和骨诱导性等等。这使得纳米技术在口腔种植领域的应用具有非常广阔的前景。

目前,传统口腔种植体表面处理技术仍然以微米级表面为主,仅有少量几个涉及纳米技术的种植体推向市场,其性能大幅度提高。纳米技术在口腔种植领域的应用前景已引起世界范围的广泛关注,这必将促进种植体表面处理技术的又一次飞跃。

(赖红昌 顾迎新 乔士冲 史俊宇 张潇潇 上海交通大学附属第九人民医院)

参 考 文 献

[1]Brånemark P I, Breine U, Adell R, Hansson B O, Lindström J, Ohlsson Å. Intra-osseous anchorage of

dental prostheses: I. Experimental studies. Scandinavian journal of plastic and reconstructive surgery, 1969, 3(2):81-100.

[2] Hilsen K L, Kallis J. Immediate placement and immediate loading of implants: restoring a smile in one day. Dentistry Today, 2007, 26(1):84, 6, 8.

[3] Naert I, Koutsikakis G, Duyck J, Quirynen M, Jacobs R, van Steenberghe D. Biologic outcome of implant-supported restorations in the treatment of partial edentulism. part I: A longitudinal clinical evaluation. Clinical Oral Implants Research, 2002, 13(4):381-389.

[4] Ferrigno N, Laureti M, Fanali S, Grippaudo G. A long-term follow-up study of non-submerged ITI implants in the treatment of totally edentulous jaws. Part I: Ten-year life table analysis of a prospective multicenter study with 1286 implants. Clinical Oral Implants Research, 2002, 13(3):260-273.

[5] Si M S, Zhuang L F, Gu Y X, Mo J J, Qiao S C, Lai H C. Osteotome sinus floor elevation with or without grafting: A 3-year randomized controlled clinical trial. Journal of Clinical Periodontology, 2013, 40(4):396-403.

[6] Esposito M, Grusovin M G, Maghaireh H, Worthington H V. Interventions for replacing missing teeth: different times for loading dental implants. Cochrane Database of Systematic Reviews, 2013, 3:CD003878.

[7] Zhang W, Li Z, Huang Q, Xu L, Li J, Jin Y, Wang G F, Liu X Y, Jiang X Q. Effects of a hybrid micro/nanorod topography-modified titanium implant on adhesion and osteogenic differentiation in rat bone marrow mesenchymal stem cells. International Journal of Nanomedicine, 2013, 8:257-265.

[8] Zhang W, Wang G, Liu Y, Zhao X, Zou D, Zhu C, Jin Y Q, Huang Q F, Sun J, Liu X Y. The synergistic effect of hierarchical micro/nano-topography and bioactive ions for enhanced osseointegration. Biomaterials, 2013, 34(13):3184-3195.

[9] 张玉梅. 钛及钛合金在口腔科应用的研究方向. 生物医学工程学杂志, 2000, 17(02):206-208, 17.

[10] Buser D, Schenk R K, Steinemann S, Fiorellini J P, Fox C H, Stich H. Influence of surface characteristics onbone integration of titanium implants. A histomorphometric study in miniature pigs. Journal of Biomedical Materials Research, 1991, 25(7):889-902.

[11] Gotfredsen K, Hjorting-Hansen E, Budtz-Jorgensen E. Clinical and radiographic evaluation of submerged and nonsubmerged implants in monkeys. The International Journal of Prosthodontics, 1990, 3(5):463-469.

[12] Brånemark P I, Adell R, Hansson B O. Reconstruction of jaws and intraosseous anchorage of dental prosthesis. Tandlakartidningen, 1971, 63(13):486-497.

[13] Albrektsson T, Sennerby L. State of the art in oral implants. Journal of Clinical Periodontology, 1991, 18(6):474-481.

[14] Becktor J P, Isaksson S, Sennerby L. Survival analysis of endosseous implants in grafted and nongrafted edentulous maxillae. The International Journal of Oral and Maxillofacial Implants, 2004, 19 (1): 107-115.

[15] Glauser R, Ree A, Lundgren A, Gottlow J, Hammerle C H, Scharer P. Immediate occlusal loading of Brånemark implants applied in various jawbone regions: a prospective, 1-year clinical study. Clinical Implant Dentistry and Related Research, 2001, 3(4):204-213 .

[16] Suska F, Gretzer C, Esposito M, Emanuelsson L, Wennerberg A, Tengvall P, Thomsen P. In vivo cytokine secretion and NF-κB activation around titanium and copper implants. Biomaterials, 2005, 26(5):

519-527.

[17] Albrektsson T, Wennerberg A. Oral implant surfaces: Part 1. Review focusing on topographic and chemical properties of different surfaces and *in vivo* responses to them. The International Journal of Prosthodontics, 2004, 17(5):536-543.

[18] Davies J E. Understanding peri-implant endosseous healing. Journal of Dental Education, 2003, 67(8): 932-949.

[19] Ivanoff C J, Widmark G, Johansson C, Wennerberg A. Histologic evaluation of bone response to oxidized and turned titanium micro-implants in human jawbone. The International Journal of Oral and Maxillofacial Implants, 2003, 18(3):341-348.

[20] Zechner W, Tangl S, Furst G, Tepper G, Thams U, Mailath G, Watzek G. Osseous healing characteristics of three different implant types. Clinical Oral Implants Research, 2003, 14(2):150-157.

[21] Coelho P G, Granjeiro J M, Romanos G E, Suzuki M, Silva N R, Cardaropoli G, Thompson V P, Lemons J E. Basic research methods and current trends of dental implant surfaces. Journal of Biomedical Materials Research B, 2009, 88(2):579-596.

[22] Buser D, Broggini N, Wieland M, Schenk R K, Denzer A J, Cochran D L, Hoffmann B, Lussi A, Steinemann S G. Enhanced bone apposition to a chemically modified SLA titanium surface. Journal of Dental Research, 2004, 83(7):529-533.

[23] Ellingsen J E, Johansson C B, Wennerberg A, Holmen A. Improved retention and bone-tolmplant contact with fluoride-modified titanium implants. The International Journal of Oral and Maxillofacial Implants, 2004, 19(5):659-666.

[24] Albrektsson T, Wennerberg A. Oral implant surfaces: Part 2-Review focusing on clinical knowledge of different surfaces. The International Journal of Prosthodontics, 2004, 17(5):544-564.

[25] Cochran D L. A comparison of endosseous dental implant surfaces. Journal of Periodontology, 1999, 70(12):1523-1539.

[26] Shalabi M M, Gortemaker A, Van't Hof M A, Jansen J A, Creugers N H. Implant surface roughness and bone healing: A systematic review. Journal of Dental Research, 2006, 85(6):496-500.

[27] Hansson S, Norton M. The relation between surface roughness and interfacial shear strength for bone-anchored implants. A mathematical model. Journal of Biomechanics, 1999, 32(8):829-836.

[28] Siddhanti S R, Quarles L D. Molecular to pharmacologic control of osteoblast proliferation and differentiation. Journal of Cellular Biochemistry, 1994, 55(3):310-320.

[29] Spinella-Jaegle S, Roman-Roman S, Faucheu C, Dunn F W, Kawai S, Gallea S, Stiot V, Blanchet A M, Courtois B, Baron R, Rawadi G. Opposite effects of bone morphogenetic protein-2 and transforming growth factor-beta1 on osteoblast differentiation. Bone, 2001, 29(4):323-330.

[30] Ogawa T, Sukotjo C, Nishimura I. Modulated bone matrix-related gene expression is associated with differences in interfacial strength of different implant surface roughness. Journal of Prosthodontics, 2002, 11(4):241-247.

[31] Ogawa T, Nishimura I. Different bone integration profiles of turned and acid-etched implants associated with modulated expression of extracellular matrix genes. The International Journal of Oral and Maxillofacial Implants, 2003, 18(2):200-210.

[32] Liu H, Webster T J. Mechanical properties of dispersed ceramic nanoparticles in polymer composites for orthopedic applications. International Journal of Nanomedicine, 2010, 5:299-313.

[33] Sato M，Sambito M A，Aslani A，Kalkhoran N M，Slamovich E B，Webster T J. Increased osteoblast functions on undoped and yttrium-doped nanocrystalline hydroxyapatite coatings on titanium. Biomaterials，2006，27(11):2358-2369.

[34] Sato M，Aslani A，Sambito M A，Kalkhoran N M，Slamovich E B，Webster T J. Nanocrystalline hydroxyapatite/titania coatings on titanium improves osteoblast adhesion. Journal of Biomedical Materials Research A，2008，84(1):265-272.

[35] Jin H J，Park J，Valluzzi R，Cebe P，Kaplan D L. Biomaterial films of Bombyx mori silk fibroin with poly(ethylene oxide). Biomacromolecules，2004，5(3):711-717.

[36] Yao C，Slamovich E B，Webster T J. Enhanced osteoblast functions on anodized titanium with nanotube-like structures. Journal of Biomedical Materials Research A，2008，85(1):157-166.

[37] Oh S，Daraio C，Chen L H，Pisanic T R，Finones R R，Jin S. Significantly accelerated osteoblast cell growth on aligned TiO_2 nanotubes. Journal of Biomedical Materials Research A，2006，78(1):97-103.

[38] Webster T J，Siegel R W，Bizios R. Osteoblast adhesion on nanophase ceramics. Biomaterials，1999，20(13):1221-1227.

[39] Webster T J，Ergun C，Doremus R H，Siegel R W，Bizios R. Enhanced functions of osteoblasts on nanophase ceramics. Biomaterials，2000，21(17):1803-1810.

[40] Webster T J，Ejiofor J U. Increased osteoblast adhesion on nanophase metals: Ti，Ti6Al4V，and CoCrMo. Biomaterials，2004，25(19):4731-4739.

[41] De Oliveira P T，Nanci A. Nanotexturing of titanium-based surfaces upregulates expression of bone sialoprotein and osteopontin by cultured osteogenic cells. Biomaterials，2004，25(3):403-413.

[42] Pineda L M，Busing M，Meinig R P，Gogolewski S. Bone regeneration with resorbable polymeric membranes. III. Effect of poly(L-lactide) membrane pore size on the bone healing process in large defects. Journal of Biomedical Materials Research，1996，31(3):385-394.

[43] Cecchinato F，Xue Y，Karlsson J，He W，Wennerberg A，Mustafa K，Andersson M，Jimbo R. *In vitro* evaluation of human fetal osteoblast response to magnesium loaded mesoporous TiO coating. Journal of Biomedical Materials Research A，2013. doi:10. 1002/jbm. a. 35062.

[44] Swan E E，Popat K C，Grimes C A，Desai T A. Fabrication and evaluation of nanoporous alumina membranes for osteoblast culture. Journal of Biomedical Materials Research A，2005，72(3):288-295.

[45] Popat K C，Leary Swan E E，Mukhatyar V，Chatvanichkul K I，Mor G K，Grimes C A，DesaiT A. Influence of nanoporous alumina membranes on long-term osteoblast response. Biomaterials，2005，26(22):4516-4522.

[46] Price R L，Gutwein L G，Kaledin L，Tepper F，Webster T J. Osteoblast function on nanophase alumina materials:Influence of chemistry，phase，and topography. Journal of Biomedical Materials Research A，2003，67(4):1284-1293.

[47] Webster T J，Hellenmeyer E L，Price R L. Increased osteoblast functions on theta+delta nanofiber alumina. Biomaterials，2005，26(9):953-960.

[48] Price R L，Ellison K，Haberstroh K M，Webster T J. Nanometer surface roughness increases select osteoblast adhesion on carbon nanofiber compacts. Journal of Biomedical Materials Research A，2004，70(1):129-138.

[49] Elias K L，Price R L，Webster T J. Enhanced functions of osteoblasts on nanometer diameter carbon fibers. Biomaterials，2002，23(15):3279-3287.

[50] Zhu B, Lu Q, Yin J, Hu J, Wang Z. Alignment of osteoblast-like cells and cell-produced collagen matrix induced by nanogrooves. Tissue Eng, 2005, 11(5-6):825-834.

[51] Hu R, Lin C J, Shi H Y. A novel ordered nano hydroxyapatite coating electrochemically deposited on titanium substrate. Journal of Biomedical Materials Research Part A, 2007, 80(3):687-692.

[52] Li X, Huang J, Edirisinghe M J. Novel patterning of nano-bioceramics: Template-assisted electrohydrodynamic atomization spraying. Journal of The Royal Society, 2008, 5(19):253-257.

[53] Lopes M A, Monteiro F J, Santos J D, Serro A P, Saramago B. Hydrophobicity, surface tension, and zeta potential measurements of glass-reinforced hydroxyapatite composites. Journal of Biomedical Materials Research, 1999, 45(4):370-375.

[54] Paccione M F, Mehrara B J, Warren S M, Greenwald J A, Spector J A, Luchs J S, Longaker M T. Rat mandibular distraction osteogenesis: Latency, rate, and rhythm determine the adaptive response. Journal of Craniofacial Surgery, 2001, 12(2):175-182.

[55] Boyan B D, Hummert T W, Dean D D, Schwartz Z. Role of material surfaces in regulating bone and cartilage cell response. Biomaterials, 1996, 17(2):137-146.

[56] 张波, 李虎, 杨帮成, 张兴栋. 碱热处理钛表面的理化性能与生物活性的研究. 中国口腔种植学杂志, 2005, (02):59-62.

[57] Brody S, Anilkumar T, Liliensiek S, Last J A, Murphy C J, Pandit A. Characterizing nanoscale topography of the aortic heart valve basement membrane for tissue engineering heart valve scaffolddesign. Tissue Engineering, 2006, 12(2):413-421.

[58] Tosatti S, Schwartz Z, Campbell C, Cochran D, VandeVondele S, Hubbell J, Denzer A, Simpson J, Wieland M, Lohmann C H, Textor M, Boyan B D. RGD-containing peptide GCRGYGRGDSPG reduces enhancement of osteoblast differentiation by poly (L - lysine) - graft - poly (ethylene glycol) - coated titanium surfaces. Journal of Biomedical Materials Research Part A, 2004, 68(3):458-472.

[59] Sinha R, Tuan R. Regulation of human osteoblast integrin expression by orthopedic implant materials. Bone, 1996, 18(5):451-457.

[60] Cavalcanti-Adam E A, VolbergT, Micoulet A, Kessler H, Geiger B, Spatz J P. Cell spreading and focal adhesion dynamics are regulated by spacing of integrin ligands. Biophysical Journal, 2007, 92(8):2964-2974.

[61] Rechendorff K, Hovgaard M B, Foss M, Zhdanov V, Besenbacher F. Enhancement of protein adsorption induced by surface roughness. Langmuir, 2006, 22(26):10885-10888.

[62] 陶凤娟, 余优成, 陈万涛, 万鹏波, 叶冬霞, 于晓平. 钛表面塑性变形纳米化对 MC3T3 细胞黏附的影响. 复旦学报(医学版), 2009(02):206-211.

[63] Lim J Y, Hansen J C, Siedlecki C A, Runt J, Donahue H J. Human foetal osteoblastic cell response to polymer-demixed nanotopographic interfaces. Journal of the Royal Society, Interface, 2005, 2(2):97-108.

[64] Isa Z M, Schneider G B, Zaharias R, Seabold D, Stanford C M. Effects of fluoride-modified titanium surfaces on osteoblast proliferation and gene expression. The International Journal of Oral and Maxillofacial Implants, 2006, 21(2).

[65] Größner-Schreiber B, Griepentrog M, Haustein I, Müller W D, Briedigkeit H, Göbel U B. Plaque formation on surface modified dental implants. Clinical Oral Implants Research, 2001, 12(6):543-551.

[66] 焦艳军, 王珏, 潘福勤. 纯钛种植体的2种表面处理对细菌黏附能力的影响. 实用口腔医学杂志, 2009,

25(2):166-169.

[67] Yoshinari M, Oda Y, Kato T, Okuda K, Hirayama A. Influence of surface modifications to titanium on oral bacterial adhesion *in vitro*. Journal of Biomedical Materials Research, 2000, 52(2):388-394.

[68] Ewald A, Glückermann S K, Thull R, Gbureck U. Antimicrobial titanium/silver PVD coatings on titanium. Biomedical Engineering Online, 2006, 5(1):22.

[69] Mitoraj D, Jańczyk A, Strus M, Kisch H, Stochel G, Heczko P B, Macyk, W. Visible light inactivation of bacteria and fungi by modified titanium dioxide. Photochemical and Photobiological Sciences, 2007, 6(6):642-648.

[70] Colon G, Ward B C, Webster T J. Increased osteoblast and decreased Staphylococcus epidermidis functions on nanophase ZnO and TiO$_2$. Journal of Biomedical Materials Research Part A, 2006, 78(3):595-604.

[71] 李蜀光, 陈玉婷, 张继平. 纳米二氧化钛涂层的 TC4 材料对种植体周优势菌的抗菌性能研究. 实用口腔医学杂志, 2009, 2(2):112-118.

[72] Popat K C, Eltgroth M, LaTempa T J, Grimes C A, Desai T A. Decreased Staphylococcus epidermis adhesion and increased osteoblast functionality on antibiotic-loaded titania nanotubes. Biomaterials, 2007, 28(32):4880-4888.

[73] 卢志华, 孙康宁. 载银羟基磷灰石的制备与表征. 稀有金属材料与工程, 2009, 4(S1):56-60.

[74] Chen W, Oh S, Ong A, Oh N, Liu Y, Courtney H, Appleford M, Ong J L. Antibacterial and osteogenic properties of silver-containing hydroxyapatite coatings produced using a sol gel process. Journal of Biomedical Materials Research Part A, 2007, 82(4):899-906.

[75] Liao J, Mo A C, Wu H K, Zhang J C, Li Y B, Lv G Y. Antibacterial activity of silver-hydroxyapatite/titania nanoparticles on oral bacteria. Key Engineering Materials, 2007, 330:299-302.

[76] Chua P-H, Neoh K-G, Kang E-T, Wang W. Surface functionalization of titanium with hyaluronic acid/chitosan polyelectrolyte multilayers and RGD for promoting osteoblast functions and inhibiting bacterial adhesion. Biomaterials, 2008, 29(10):1412-1421.

[77] Antoci Jr V, Adams C S, Parvizi J, Davidson H M, Composto R J, Freeman T A, Wickstrom E, Ducheyne P, Jungkind D, Shapiro IM, Hickok N J. The inhibition of Staphylococcus epidermidis biofilm formation by vancomycin-modified titanium alloy and implications for the treatment of periprosthetic infection. Biomaterials, 2008, 29(35):4684-4690.

[78] Coelho P G, Suzuki M. Evaluation of an IBAD thin-film process as an alternative method for surface incorporation of bioceramics on dental implants:A study in dogs. Journal of Applied Oral Science, 2005, 13(1):87-92.

[79] Wang X X, Hayakawa S, Tsuru K, Osaka A. Bioactive titania-gel layers formed by chemical treatment of Ti substrate with a H$_2$O$_2$/HCl solution. Biomaterials, 2002, 23(5):1353-1357.

[80] 贺刚, 陈治清, 盛祖立. 纯钛种植体表面纳米含氟磷灰石涂层的构建和表征. 中国口腔种植学杂志, 2007, (02):51-54, 64.

[81] Gutwein L G, Webster T J. Increased viable osteoblast density in the presence of nanophase compared to conventional alumina and titania particles. Biomaterials, 2004, 25(18):4175-4183.

[82] Scotchford C A, Gilmore C P, Cooper E, Leggett G J, Downes S. Protein adsorption and human osteoblast-like cell attachment and growth on alkylthiol on gold self-assembled monolayers. Journal of Biomedical Materials Research, 2002, 59(1):84-99.

[83] Germanier Y, Tosatti S, Broggini N, Textor M, Buser D. Enhanced bone apposition around biofunctionalized sandblasted and acid-etched titanium implant surfaces. A histomorphometric study in miniature pigs. Clinical Oral Implants Research, 2006, 17(3):251-257.

[84] 张志勇,黄伟,赖红昌. Straumann 种植系统 7 年临床应用回顾分析. 上海口腔医学, 2008, 17(3):112-115.

[85] Wilke H J, Claes L, Steinemann S. The influence of various titanium surfaces on the interface shear strength between implants and bone. Advanced Biomaterials, 1990, 9:309-314.

[86] Jaffin R A, Kumar A, Berman C L. Immediate loading of implants in partially and fully edentulous jaws:A series of 27 case reports. Journal of Periodontology, 2000, 71(5):833-838.

[87] Bornstein M M, Wittneben J G, Bragger U, Buser D. Early loading at 21 days of non-submerged titanium implants with a chemically modified sandblasted and acid-etched surface:3-year results of a prospective study in the posterior mandible. Journal of Periodontology, 2010, 81(6):809-818.

[88] Schwarz F, Herten M, Sager M, Wieland M, Dard M, Becker J. Bone regeneration in dehiscence-type defects at chemically modified (SLActive) and conventional SLA titanium implants:a pilot study in dogs. Journal of Clinical Periodontology, 2007, 34(1):78-86.

[89] Schwarz F, Ferrari D, Herten M, Mihatovic I, Wieland M, Sager M, Becker J. Effects of surface hydrophilicity and microtopography on early stages of soft and hard tissue integration at non-submerged titanium implants:An immunohistochemical study in dogs. Journal of Periodontology, 2007, 78(11): 2171-2184.

[90] Oates T W, Valderrama P, Bischof M, Nedir R, Jones A, Simpson J, Toutenburg H, Cochran D L. Enhanced implant stability with a chemically modified SLA surface:A randomized pilot study. The International Journal of Oral and Maxillofacial Implants, 2007, 22(5).

[91] Buser D, Broggini N, Wieland M, Schenk R, Denzer A, Cochran D, Hoffmann B, Lussi A, Steinemann S G. Enhanced bone apposition to a chemically modified SLA titanium surface. Journal of Dental Research, 2004, 83(7):529-533.

[92] Ganeles J, Zöllner A, Jackowski J, Ten Bruggenkate C, Beagle J, Guerra F. Immediate and early loading of Straumann implants with a chemically modified surface (SLActive) in the posterior mandible and maxilla:1 - year results from a prospective multicenter study. Clinical Oral Implants Research, 2008, 19(11), 1119-1128.

[93] Kang B-S, Sul Y-T, Oh S-J, Lee H-J, Albrektsson T. XPS, AES and SEM analysis of recent dental implants. Acta Biomaterialia, 2009, 5(6):2222-2229.

[94] Park JY, Davies JE. Red blood cell and platelet interactions with titanium implant surfaces. Clinical Oral Implants Research, 2000, 11(6):530-539.

[95] Zinger O, Anselme K, Denzer A, Habersetzer P, Wieland M, Jeanfils J, Hardouin P, Landolt D. Time-dependent morphology and adhesion of osteoblastic cells on titanium model surfaces featuring scale-resolved topography. Biomaterials, 2004;25(14):2695-2711.

[96] Lin A, Wang CJ, Kelly J, Gubbi P, Nishimura I. The role of titaniumimplant surface modification with hydroxyapatite nanoparticles in progressive early bone-implant fixation in vivo. The International Journal of Oral and Maxillofacial Implants 2009, 24(5).

[97] Östman PO, Wennerberg A, Albrektsson T. Immediate Occlusal Loading of NanoTiteitece mod® Implants:A Prospective 1 - Year Clinical and Radiographic Study. Clinical Implant Dentistry and Related

Research，2010，12(1):39-47.

[98] Bauer S，Kleber S，Schmuki P. TiO₂ nanotubes: Tailoring the geometry in H₃PO₄/HF electrolytes. Electrochemistry Communications，2006，8(8):1321-1325.

[99] Albu S P，Chicov A，Macak J M. 250 μm long anodic TiO₂ nanotubes with hexagonal self- ordering. Physica Status Solidi，2007，1(2):65-67.

[100] Yu W Q，Zhang Y L，Jiang X Q，Zhang F Q. *In vitro* behavior of MC3T3-E1 preosteoblast with different annealing temperature titania nanotubes. Oral Diseases，2010，16(7):624-630.

[101] Zhu X，Chen J，Scheideler L，Reichl R，Geis-Gerstorfer J. Effects of topography and composition of titanium surface oxides on osteoblast responses. Biomaterials，2004，25(18):4087-4103.

[102] Brammer K S，Oh S，Cobb C J，Bjursten L M，Heyde H V D，Jin S. Improved bone-forming functionality on diameter-controlled TiO₂ nanotube surface. Acta Biomaterialia，2009，5(8):3215-3223.

[103] 刘达理. 钛表面二氧化钛纳米管及其 Ti-TiO₂-HA 复合涂层:[硕士学位论文]. 西安交通大学，2009.

[104] Das K，Bose S，Bandyopadhyay A. TiO₂ nanotubes on Ti: Influence of nanoscale morphology on bone cell-materials interaction. Journal of Biomedical Materials Research Part A，2009，90A(1):225-237.

[105] Lai H C，Zhuang L F，Liu X，Wieland M，Zhang Z Y，Zhang Z Y. The influence of surface energy on early adherent events of osteoblast on titanium substrates. Journal of Biomedical Materials Research Part A，2010，93(1):289-296.

[106] Wang R，Hashimoto K，Fujishima A. Light-induced amphiphilic surfaces. Nature，1997，388: 431-432.

[107] Yu W Q，Qiu J，Xu L，Zhang F Q. Corrosion behaviors of TiO₂ nanotube layers on titanium in Hank' s solution. Biomedical Materials，2009，4:1-6.

[108] Saji V S，Choe H C，Brantley W A. An electrochemical study on self-ordered nanoporous and nanotubular oxide on Ti-35Nb-5Ta-7Zr alloy for biomedical applications. Acta Biomaterialia，2009，5(6): 2303-2310.

[109] Uchida M，Kim H M，Kokubo T，Fujibayashi S，Nakamura T. Structural dependence of apatite formation on titania gels in a simulated body fluid. Journal of Biomedical Materials Research Part A，2003，64(1):164-170.

[110] Tsuchiya H，Macak J M，Müller L，Kunze J，Müller F，Greil P，Virtanen S，Schmuki P. Hydroxyapatite growth on anodic TiO₂ nanotubes. Journal of Biomedical Materials Research Part A，2006，77A(3):534-541.

[111] Kodama A，Bauer S，Komatsu A，Asoh H，Ono S，Schmuki P. Bioactivation of titanium surfaces using coatings of TiO₂ nanotubes rapidly pre-loaded with synthetic hydroxyapatite. Acta Biomaterialia，2009，5(6):2322-2330.

[112] Balasundaram G，Yao C，Webster T J. TiO₂ nanotubes functionalized with regions of bone morphogenetic protein-2 increases osteoblast adhesion. Journal of Biomedical Materials Research Part A，2008，84A(2):447-453.

[113] Oh S，Daraio C，Chen L H，Pisanic T R，Finones R R，Jin S. Significantly accelerated osteoblast cell growth on aligned TiO₂ nanotubes. Journal of Biomedical Materials Research Part A，2006，78(1):97-103.

[114] Park J，Bauer S，Mark K. Nanosize and vitality: TiO₂ nanotube diameter directs cell fate. Nano Letters，2007，7(6):1686-1691.

[115] Zhao L，Mei S，Wang W，Chu P K，Wu Z，Zhang Y. The role of sterilization in the cytocompatibility

of titania nanotubes. Biomaterials, 2010, 31(8):2055-2063.

[116] Popat K C, Leoni L, Grimes C A, Desai T A. Influence of engineered titania nanotubular surfaces on bone cells. Biomaterials, 2007, 28(21):3188-3197.

[117] Oh S, Brammer KS, Li Y S J, Teng D, Engler A J, Chien S, Jin S. Stem cell fate dictated solely by altered nanotube dimension. Proceedings of the National Academy of Sciences USA, 2009, 106(7): 2130-2135.

[118] Batur E, Webster T J. Greater osteoblast proliferation on anodized electrocal stimulation. International Journal of Nanomedicine, 2008, 3(4):477-485.

[119] Wilmowsky C V, Bauer S, Lutz R, Meisel M, Neukam F W, Toyoshima T, Schmuki P, Nkenke E; Schlegel K A. *In vivo* evaluation of anodic TiO$_2$ nanotubes: An experimental study in the pig. Journal of Biomedical Materials Research Part B, 2009, 89B:165-171.

[120] Wang N, Li H, Lu W, Li J, Wang J, Zhang Z, Liu, YR. Effects of TiO$_2$ nanotubes with different diameters on gene expression and osseointegration of implants in minipigs. Biomaterials, 2011, 32(29): 6900-6911.

[121] Kar A, Raja K, Misra M. Electrodeposition of hydroxyapatite onto nanotubular TiO$_2$ for implant applications. Surface and Coatings Technology, 2006, 201(6):3723-3731.

[122] Oh S-H, Finōnes R R, Daraio C, Chen L-H, Jin S. Growth of nano-scale hydroxyapatite using chemically treated titanium oxide nanotubes. Biomaterials, 2005, 26(24):4938-4943.

[123] Popat K C, Eltgroth M, LaTempa T J, Grimes C A, Desai T A. Titania nanotubes: A novel platform for drug-eluting coatings for medical implants? Small, 2007, 3(11):1878-1881.

[124] Aninwene G E, Yao C, Webster T J. Enhanced osteoblast adhesion to drug-coated anodized nanotublar titanium surface. International Journal of Nanomedicine, 2008, 3(2):257-264.

[125] Zhao L, Wang H, Huo K, Cui L, Zhang W, Ni H, Zhang Y M, Wu Z F, Chu P K. Antibacterial nano-structured titania coating incorporated with silver nanoparticles. Biomaterials, 2011, 32(24): 5706-5716.

[126] Lai M, Cai K, Zhao L, Chen X, Hou Y, Yang Z. Surface functionalization of TiO$_2$ nanotubes with bone morphogenetic protein 2 and its synergistic effect on the differentiation of mesenchymal stem cells. Biomacromolecules, 2011, 12(4):1097-1105.

第 12 章　羟基磷灰石纳米颗粒的抗肿瘤生物效应

癌症的治疗是全世界范围内的医学难题。2014 年 2 月 3 日,世界卫生组织下属的国际癌症研究机构(The International Agency for Research on Cancer, IARC)发表了《2014 年世界癌症报告》。报告显示,全球 2012 年新增癌症病例 1400 多万例,并预计在未来 20 年达到每年 2200 万的水平,同期癌症死亡人数也将从每年 820 万上升至 1300 万[1]。随着纳米技术的发展,利用纳米颗粒进行抗肿瘤药物的开发,已成为纳米科学领域的研究热点。这是因为,纳米颗粒的特性使其更易进入细胞,还能对各种性质的药物进行高效负载和有效控释,它不仅可以利用肿瘤组织表现出来的"高通透和截留"(enhanced permeation and retention, EPR)效应将抗癌药物被动输送到肿瘤病灶组织,还可以通过偶联肿瘤细胞特异性配体进行主动靶向药物运输,实现抗癌药物的高效和定向输送。近来的研究还发现,某些纳米颗粒不但能作为抗癌药物的载体,本身还表现出选择性的抗癌活性。

羟基磷灰石(hydroxyapatite, HAP),作为一种自然存在的磷酸钙盐 $[Ca_{10}(PO_4)_6(OH)_2]$,是动物与人体骨骼的主要无机成分,具有良好的生物活性和生物相容性,是一种综合性能优异的生物医用材料。随着纳米技术的发展,羟基磷灰石纳米颗粒也在生物医学等领域被广泛研究和应用[2]。纳米羟基磷灰石与其非纳米材料相比,可烧结性和致密性更好,表现出更好的断裂韧性等机械性能,以及更高的生物活性和生物相容性[3-5],用于硬组织修复和骨组织工程。此外,由于羟基磷灰石与 DNA、蛋白质和多种药物具有较好的亲和性,能有效控制药物的释放速率,纳米羟基磷灰石还作为基因治疗、抗生素和抗癌药物的载体[6-9]。近年来,在研究羟基磷灰石纳米颗粒(hydroxyapatite nanoparticles, HAPNs)的生物效应时,发现纳米粒子表现出独特的抗肿瘤活性。和其他抗肿瘤纳米粒子不同,HAPNs 不需要红外、交变磁场等任何辅助手段,本身就能抑制肿瘤细胞生长。这一现象引起了人们极大的研究兴趣。为了深入研究 HAPNs 的抗肿瘤活性,围绕纳米粒子可控制备,HAPNs 抗肿瘤的活性及其机理,以及粒子特性和细胞特性对 HAPNs 抗肿瘤活性的影响等方面,开展了深入的研究工作。

12.1　羟基磷灰石纳米颗粒的可控制备

纳米羟基磷灰石的合成方法比较多,总结起来主要分两大类:干法制备(固相法)和湿法制备(液相法)。目前主要是采用液相法来制备,主要有液相沉淀法、水热法、微乳液法、溶胶-凝胶法、微波法、超声法以及这几种方法结合形成的新方法，例如超声微波法、微波水热法、微乳液水热法等，各种制备方法的特点列于表 12.1。

表 12.1　纳米羟基磷灰石的制备方法

方法	优点	缺点
液相沉淀法	操作简单、成本低廉	周期长、结晶度低、容易团聚
水热法	纯度高、结晶度高、不需后续高温处理、分散性良好、形貌和尺寸可控	周期较长、需专用设备
微乳液法	粒子尺寸和形貌可控、分散性能良好、粒径分布均一	周期较长、反应体系较复杂、需高温煅烧处理
溶胶-凝胶法	相组成均一、纯度高、工艺设备简单	周期长、需高温煅烧
微波法	结晶度高、均匀、周期短、粒径范围分布较窄	需专用设备、容易微波泄漏、生产规模小
超声法	粒子分布均匀、分散性良好、结晶化时间较短	需专用设备、生产规模小

12.1.1　溶胶-凝胶法合成球形纳米羟基磷灰石

溶胶-凝胶法是 20 世纪 60 年代发展起来的一种合成微粉材料的常用方法，其基本原理是：将无机盐或者金属醇盐等前驱体的溶液均匀混合，在一定的条件下前驱体水解、缩合形成稳定透明的溶胶，溶胶经过真空干燥处理或长时间放置形成凝胶，最后经热处理去除有机物而形成纳米无机粒子。与传统合成方法相比，溶胶凝胶法具有以下优势：①材料的合成制备过程容易控制；②可以获得传统方法不能得到或者较难得到的材料；③合成产物纯度高；④组分在相体系中分布均匀；⑤工艺设备简单。但溶胶凝胶法也存在不足，如需要高温煅烧除去其中的有机物成分，以及溶胶转变凝胶的过程耗时较长等。

本研究采用溶胶-凝胶法，以 $Ca(NO_3)_2$ 和 $PO(OCH_3)_3$ 为先驱物，获得球形 HAPNs。在合成过程中，溶剂的选择及其添加量、pH 控制等条件都会影响凝胶形成和最终生成粒子的形态[10]。例如，溶剂的组成可影响溶胶的稳定性，从表 12.2 可以看出，由三种溶剂形成的溶胶均是透明的，但在溶胶向凝胶转化的过程中却出现明显的差异。当不引入其他组分而仅仅用水溶解 $Ca(NO_3)_2$ 时，凝胶化时间短，凝胶中夹杂有大量析晶；在水中加入乙二醇甲醚后，凝胶化时间有所延长，凝胶的透明度有明显的改善，但仍有少量晶体析出；当引入乙二醇时出现透明、稳定性好的凝胶，从而保证了体系组分的均匀性。

表 12.2 溶剂对凝胶稳定性的影响

溶剂	溶胶状态	凝胶状态	反应时间(d)
水	透明	大量析晶	4
乙二醇甲醚＋水	透明	少量析晶	4.5
乙二醇＋水	透明	透明	6

合成过程中发现,由 $Ca(NO_3)_2$ 为 Ca 源和 $PO(OCH_3)_3$ 为 P 源所形成的干凝胶具有低温燃烧的特性,即在较低的温度下干凝胶粉末就可燃烧,并在很短的时间内全部凝胶燃烧完全,形成膨松的粉末。

针对这一现象,采用热重-差热分析(TG-DTA)研究干凝胶的热历程,结果如图 12.1 所示。差热曲线表明在 205℃存在尖锐的放热峰,失重曲线伴随有大量失重,其失重率为 41%,说明在此温度范围内干凝胶中大量有机物燃烧氧化分解,放出大量的热;255℃附近存在微小的放热,并有少量失重,这可能是干凝胶中残余有机物的燃烧分解所致。由此可见,该干凝胶中有机物在低温下基本燃烧完全,具有低温燃烧的特性。这与实验中所观察到的现象是一致的。

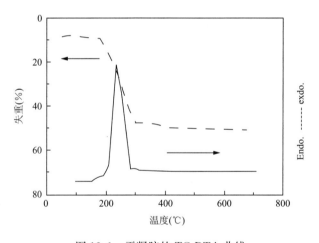

图 12.1 干凝胶的 TG-DTA 曲线

研究干凝胶的低温自燃烧特性,采用红外吸收光谱和 X 射线衍射图谱对其燃烧前后组成和物相进行表征。图 12.2 和图 12.3 分别是干凝胶燃烧前后的红外吸收光谱和 X 射线衍射图谱。

干凝胶燃烧后的红外吸收峰表现出典型的无机物的红外吸收(IR)图谱特征(图 12.2),NO_3^-、乙二醇和水的吸收峰基本完全消失;同时在 560 cm^{-1}、600 cm^{-1}、1030 cm^{-1}处出现强的吸收峰,该吸收峰对应于 PO_4^{3-} 的特征吸收带,说明在干凝胶燃烧过程中,具有强氧化性的 NO_3^- 和干凝胶发生了氧化-还原反应,伴

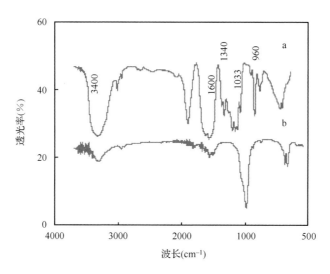

图 12.2　燃烧前后凝胶(a)和粉末(b)的红外吸收光谱

随的放热导致有机物的分解和水分挥发,反应结果直接生成 HAP 粉末。

从干凝胶燃烧前后的 X 射线衍射(XRD)图谱(图 12.3)可以看出,干凝胶燃烧前基本为无定形非晶态,燃烧后形成的是 HAP 晶体,几乎没有其他杂质晶体形成,表明干凝胶在低温下燃烧后不经高温处理即可直接合成为单一晶相的 HAP 晶粒。而一般的湿化学合成粉末均需经高温煅烧才能形成晶粒,在煅烧过程中往往会发生晶粒烧结形成硬团聚,粒子增大,粒径均一性较差。

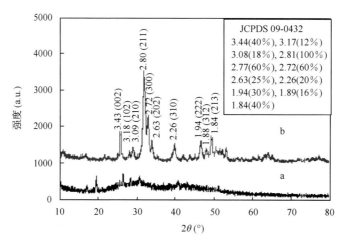

图 12.3　燃烧前后凝胶(a)和粉末(b)的 X 射线衍射图谱

通过控制最终的热处理温度,可得到不同粒径的纳米颗粒。如图 12.4 所示,当热处理温度为 400℃、600℃、800℃ 和 1000℃时,可获得粒径分别为 26 nm、45 nm、78 nm 和 175 nm 的四种球状纳米羟基磷灰石纳米粒子。

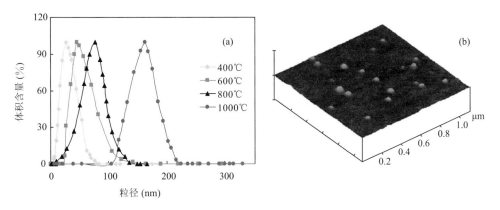

图 12.4 HAPNs 粒径分布及形貌

(a)热处理温度对 HAPNs 粒径分布的影响;(b)AFM 观察 45 nm 球状 HAPNs 粒子形貌

12.1.2 液相沉淀法合成短棒状纳米羟基磷灰石

液相沉淀法制备纳米 HAP,大多采用无机钙盐和磷酸盐反应得到。王志强等以 $Ca(NO_3)_2$ 和 $(NH_4)_2HPO_4$ 为前驱体,采用沉淀法制备出粒径为 20~50 nm 的 HAP 粉末[11]。Tas 则将 $Ca(NO_3)_2$ 和 $(NH_4)_2HPO_4$ 溶于模拟体液中,在 37℃、pH 为 7.4 条件下沉淀出纯度>99%、50 nm 左右、热稳定性好的 HAPNs[12]。Bouyer 等在采用湿化学沉淀法合成纳米 HAP 的过程中发现:反应温度、pH 值、加料速率等直接决定着产物的形貌、大小以及比表面积等[13];当反应温度低于 60℃时合成的是 HAP 单晶,反应温度高于 60℃时生成沿 c 轴优先生长的纳米多晶。Aoki 等采用 $Ca(OH)_2$ 和 H_3PO_4 为原料制备纳米 HAP,发现原料配比、pH 值以及加料方式等都对颗粒的大小和形态有较大影响,而且超声波照射可以大大改善颗粒的团聚程度[14]。为了获得同一组成的纳米 HAP,冯庆玲等将提纯并去抗原的 I 型胶原和羟基磷灰石粉末溶于 HCl 溶液中,在搅拌下加入 KOH 溶液,当 pH 升至 7 以上时,得到白色沉淀,离心、洗涤、冷冻干燥,得到矿物相为含碳酸根的纳米 HAP-胶原复合材料,其 X 射线衍射与天然骨基本相同[15]。Yamaguchi 等采用共沉淀法获得无机相为长 230 nm、宽 50 nm 的 HAP-壳聚糖复合材料,HAP 晶体 c 轴平行于壳聚糖的分子链[16]。

我们以 $Ca(NO_3)_2$ 和 $(NH_4)_2HPO_4$ 为原料,采用液相法可合成棒状 HAP 纳米粒子。TEM 表明,与溶胶-凝胶法所得到的球形 HAPNs 不同,液相法合成的 HAPNs 为短棒状,大小为 60 nm×20 nm,表面电位为 -9.67 mV,粒子形状规则且均一,分散较好(图 12.5)。从 XRD 图谱(图 12.6)可以看出,材料在 2θ 为 20°~

40°之间出现典型的羟基磷灰石的衍射峰。

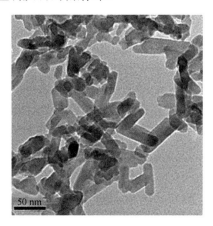

图 12.5　液相法合成短棒状 HAPNs 的 TEM 照片

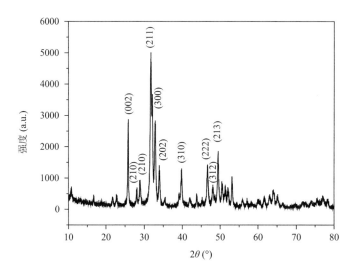

图 12.6　液相法合成短棒状 HAPNs 粒子的 X 射线衍射图谱

12.1.3　微波-超声液相法合成介孔纳米羟基磷灰石

介孔材料是一种孔径介于微孔与大孔之间的具有巨大比表面积和三维孔道结构的新型材料。由于介孔材料具有高的比表面积、大的孔容、高的孔隙率以及可以调节的孔尺寸,介孔硅和介孔碳作为介孔材料的典型代表,被广泛地应用于物理、化学、电子、光学、材料科学以及生物医学等领域。自 1992 年 Mobil 公司的研发人员首次使用烷基季铵盐阳离子表面活性剂为模板剂,在碱性条件下合成具有单一孔径的介孔硅酸盐材料 M41S 以来,对介孔材料的研究非常活跃。

具有介孔结构的纳米级羟基磷灰石主要通过传统的模板法合成,包括软模板法和硬模板法。例如,Wang 等利用阳离子表面活性剂十六烷基三甲基溴化铵(CTAB)作为模板剂获得了不规律的介孔羟基磷灰石[17];Xia 等采用改性的硬模板法获得了纳米级的介孔羟基磷灰石[18]。这些方法都需要利用表面活性剂等模板来获得介孔结构,探索一种无需模板剂的方法成为介孔结构合成研究的一个方向。

微波辐射可强化能量传递,加速反应速度和效率,在超声波产生的空化过程中,可瞬间产生超高温(>5000 K)及压力(>20 MPa)[19]。若将超声和微波组合起来,微波的迅速加热以及超声波的声空化作用将促使化学反应过程更加快捷和高效,例如 Tai 等采用超声微波方法成功合成了 CdS 纳米粒子[20]。

我们以 $Ca(NO_3)_2$ 和 $(NH_4)_2HPO_4$ 为原料,在液相法的基础上,将超声微波技术应用于纳米羟基磷灰石的液相法合成,仅需 10 min 就可获得高纯度的纳米羟基磷灰石粒子,大大加速反应过程。从图 12.7(a)的 X 射线衍射图谱可见,所合成的材料在 2θ 为 $20°\sim40°$ 之间出现典型的羟基磷灰石的衍射峰。TEM 可见材料为短棒状,直径和长度分别为 50 nm 和 100 nm 左右,且具有介孔结构[图 12.7 (b)]。

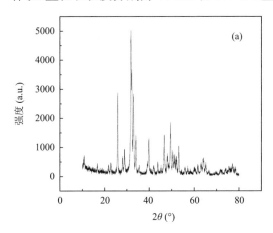
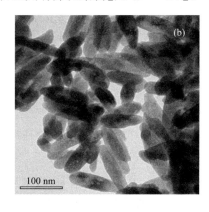

图 12.7 介孔 HAPNs 粒子的 X 射线衍射图谱(a)及 TEM 照片(b)

调整反应过程的超声和微波功率,并设定不同的反应温度,可制备得到不同特性的介孔 HAPNs(表 12.3)。

表 12.3 不同介孔 HAPNs 样品的合成

样品	微波功率（W）	超声功率（%）	微波温度（℃）	热处理	介孔尺寸(nm)	表面积(m²/g)
a	200	20	60	√	2.8	45.4
b	0	20	—	√	—	31.6
c	200	0	60	√	2.0~3.8	44.4
d	200	20	60	×	2.7	79.7

氮吸附测试证实所合成的纳米粒子具有不规则的介孔结构(图 12.8)。

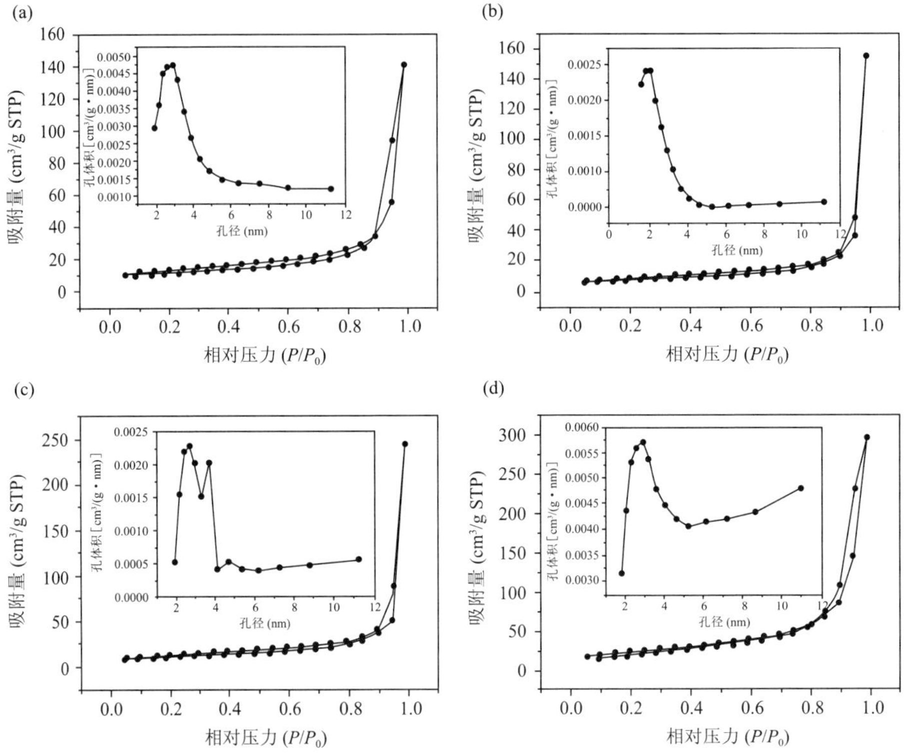

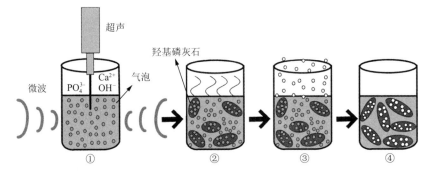

图 12.8　不同反应条件制备的 HAPNs 的氮吸附以及孔尺寸分布曲线

(a～d)图对应表 12.3 的样品 a～d

因此,在不添加任何模板剂或表面活性剂的条件下,采用超声辅助微波方法,也可合成纳米介孔羟基磷灰石粉末[21]。微波辐射对于介孔的形成起着关键性的作用,反应系统的快速加热及冷凝,伴随着气泡的快速逸出可能是介孔形成的主要原因(图 12.9),而烧结处理可使样品比表面积和孔容明显减少。

图 12.9　介孔 HAPNs 的形成机制

12.1.4　纳米羟基磷灰石的荧光标记

荧光生物标记是在分子水平上进行材料与细胞之间相互作用研究的重要前提。其中荧光标记物的选择和材料的荧光标记过程是影响材料荧光生物标记效果的关键。一般要求荧光标记物具有高的量子产率、高稳定性、大的斯托克斯位移和长发光寿命；材料的荧光标记过程应该不会对荧光标记物质和材料的性能产生明显的影响。异硫氰酸荧光素（FITC）是常用于蛋白标记的一种荧光染料，它借助异硫氰酸基与蛋白中氨基酸（主要是赖氨酸）的氨基结合，经碳酰氨化而形成硫碳氨基键。因此，可采用含有氨基的偶联剂对纳米羟基磷灰石进行预处理，再利用偶联剂中的氨基与 FITC 的异硫氰酸基发生碳酰氨化而形成硫碳氨基键，进而将 FITC 标记于 HAPNs 表面，反应机理如图 12.10 所示。

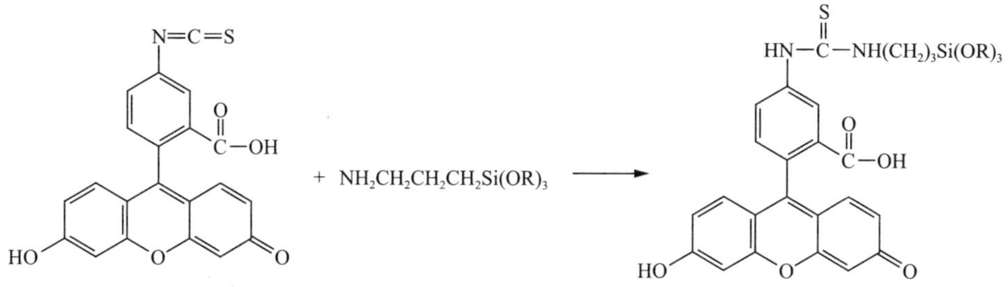

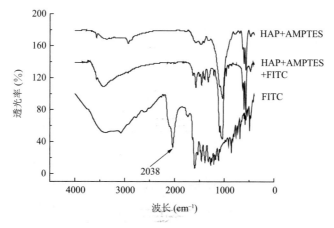

图 12.10　FITC 与偶联剂的反应机理

FITC 接枝于纳米 HAP 上，与纯 FITC 的红外曲线相比（图 12.11），大部分特征吸收峰依然存在，而 FITC 位于 $2038\ cm^{-1}$ 处的—N＝C＝S 的伸缩振动峰完全消失，说明 FITC 与偶联剂之间发生了化学反应，推测 FITC 的异硫氰酸基与偶联剂的氨基已发生了碳酰氨化而形成了硫碳氨基键。

图 12.11　FITC 荧光标记前后的红外光谱

图 12.12 是 FITC 荧光标记前后 HAPNs 的 XRD 谱图,可见,荧光标记没有改变纳米 HAP 的相组成,仍然是 HAP 结构,表明 FITC 只是接枝到纳米粒子的表面。

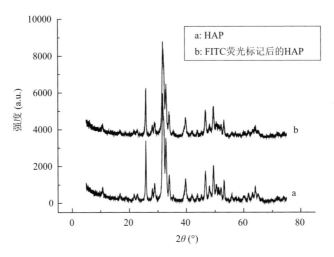

图 12.12　FITC 荧光标记前后的 HAPNs 的 XRD 谱图

图 12.13 显示,纯 FITC 在 $\lambda =$ 491 nm 的激发光激发下的最大发射波长为 523 nm,而当其标记于纳米 HAP 上后,其发射曲线有显著变化,发射峰明显宽化,出现了 508 nm 和 535 nm 两个发射峰,说明荧光标记过程改变了 FITC 的荧光特性。

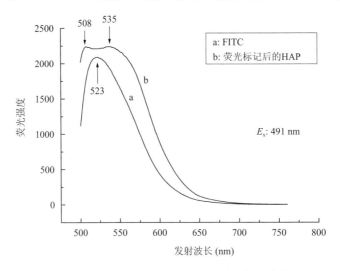

图 12.13　FITC 标记前后的发射波长扫描曲线

标记后的纳米 HAP 粉末发出很强的荧光,且粉末经多次水洗后粉末颜色基本无变化,仍具有很强的荧光强度(图 12.14),可用于研究纳米粒子在胞内的分布。

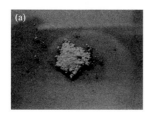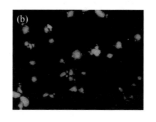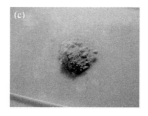

图 12.14　FITC 标记后的纳米 HAP 粉末(a),发出的荧光(b),水洗后的粉末(c)

12.2　羟基磷灰石纳米颗粒的抗肿瘤活性及其机理

　　针对 HAPNs 独特的抗肿瘤活性,国内外学者开展了不少的研究工作。1996 年 Li 发现羟基磷灰石超细粉末对人胃癌细胞 MGC-803 增殖具有抑制作用[22],目前已有报道证实羟基磷灰石纳米粒子对人肝癌、骨肉瘤、恶性黑色素瘤等肿瘤细胞,以及大鼠神经胶质瘤等细胞的生长均有明显的抑制作用[23-28]。在体内试验中,利用裸鼠的肝癌模型,实现了 HAPNs 抑制肿瘤生长和延长肿瘤裸鼠存活率的效果[29]。此外,HAPNs 还与重组人肿瘤坏死因子-μ(rmhTNF-μ)、抗癌药物阿霉素(adriamycin)、5-氟尿嘧啶(5-Fu)、卡铂(carboplatin)和塞来昔布(celecoxib)协同作用,在试验动物中逆转肿瘤的多药抗性,增强药物的抗癌活性,并减轻药物的肝脏毒性[30-33]。这些结果表明,HAPNs 不仅本身具有抗肿瘤活性,还能负载抗癌药物并与之协同作用,具有治疗肿瘤的临床应用潜力。

　　发现 HAPNs 的抗肿瘤活性后,围绕其抗肿瘤活性的影响因素和机理,近年来也开展了一系列的研究工作。以人肝癌细胞为模型的研究发现,HAPNs 能使肝癌细胞的细胞周期 G1 期延迟[34],纳米颗粒在细胞培养液中团聚为 500～700 nm 的粒子团,通过网格蛋白介导的内吞作用(clathrin-mediate endocytosis,CME)进入癌细胞[35]。对细胞核形态的检测表明,HAPNs 引发了人肝癌细胞 BEL-7402 的凋亡[36]。在人胃癌细胞 SGC-7901 的研究中,发现 HAPNs 能使肿瘤细胞的线粒体膜电位降低,线粒体内的细胞色素 C 从线粒体内部释放到细胞质中,激活胱冬酶-9(caspase-9)和其下游的凋亡执行蛋白胱冬酶-3 的活性,改变凋亡途径相关蛋白 Bax 和 Bcl-2 的表达水平,从而通过线粒体凋亡途径或内在途径(mitochondrial pathway 或 intrinsic pathway)使胃癌细胞发生凋亡[37]。通过考察微米及纳米级不同形貌 HAP 对黑色素瘤细胞的作用后,发现纳米棒状和针状颗粒均能抑制细胞生长,而 1 μm 的棒状粒子对细胞生长无影响[38]。此外,在大鼠的神经胶质瘤细胞中的研究表明,HAPNs 能引起胞内活性氧(reactive oxygen species,ROS)的积累,通过氧化胁迫和凋亡抑制肿瘤细胞生长[39]。

12.2.1 羟基磷灰石纳米颗粒抗肿瘤活性的粒径效应

对于无机纳米材料,目前普遍认为纳米粒子细胞毒性决定于其组成、大小、形貌、表面电荷和化学性质,以及它在生物环境中的稳定性[40,41]。在以人单核-巨噬细胞(human monocytes-derived macrophages,HMMs)为对象的研究中发现,虽然化学组成相同,但纳米 HAP 经喷雾干燥形成微米粒子后,细胞毒性大大降低,不同粒子的细胞毒性与巨噬细胞对粒子的摄取量有关[42]。

纳米粒子的大小是影响其细胞毒性的一个重要因素。采用溶胶-凝胶法制备 HAPNs,控制后处理温度为 400℃、600℃、800℃ 和 1000℃,可获得粒径分别为 26 nm、45 nm、78 nm 和 175 nm 的四种球状 HAPNs,用于考察 HAPNs 抗肿瘤活性的粒径效应[43]。

以人肝癌细胞 HepG2 为模型,正常肝细胞 L-02 为对照,以不同粒径的 HAPNs 处理细胞,当粒子浓度达到 200 μg/mL 时,经过 48 h 作用后,26 nm、45 nm 和 78 nm 的 HAPNs 均明显地抑制细胞生长,其中 45 nm 的抑制作用最强,而 175 nm 的粒子对肿瘤细胞的生长几乎没有影响(图 12.15)。在同样的条件下,各种粒径的 HAPNs 对 L-02 的生长均无显著影响。说明 HAPNs 能特异性抑制肝癌细胞 HepG2 的生长,45 nm 的 HAPNs 抗癌活性最强,且抑制作用与 HAPNs 的粒径密切相关,表现为:45 nm＞26 nm＞78 nm＞175 nm。从粒子作用时间对细胞活性的影响来看,随着作用时间的延长,细胞活性不断下降,在 45 nm 粒子作用 48 h 后,HepG2 细胞的活性下降为 20% 左右,此时抑制作用基本饱和,继续延长作用时间不能显著地增强抑制效果。从 HAPNs 对 HepG2 细胞生长的抑制效果来看,具有浓度和时间依赖性。

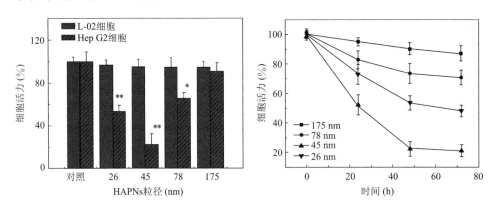

图 12.15　不同粒径 HAPNs 对肝癌细胞 HepG2 细胞生长的抑制

利用 FITC 荧光标记的 HAPNs(FITC-HAPNs),考察了纳米粒子在 HepG2 细胞中的分布。如图 12.16 所示,经 24 h 或 48 h 共培养后,所有细胞的细胞质中均可观察到 HAPNs,但纳米粒子在细胞核中的分布则随着纳米粒径和培养时间的不同而有所改变。培养 24 h 后,26 nm、45 nm 和 78 nm 的 HAPNs 同时出现在 HepG2 的细胞质和核中,但 45 nm 的粒子要多于另两种,此时 175 nm 的粒子只出现在细胞核周围的胞质中。培养 48 h 后,175 nm 的粒子仍然只在核间隙,而其余三种纳米粒子都主要集中在细胞核中。此外还观察到,与 175 nm 粒子共培养的细胞仍旧为较大的梭形[图 12.16(h)],而 26 nm、45 nm 和 78 nm 的 HAPNs 则使得细胞发生了裂解,不再呈梭形[图 12.16(e,f,g)]。

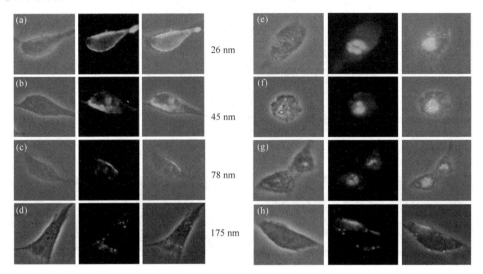

图 12.16　HAPNs 在 HepG2 细胞中的分布

(a~d)培养 24 h 后;(e~h)培养 48 h 后

作为对照,在正常肝细胞 L-02 的培养液中加入不同粒径的 HAPNs,经 48 h 共培养后,所有纳米粒子均随机分布于胞内,且基本存在于核周间隙,而在细胞核中未发现纳米粒子(图 12.17)。

检测 HepG2 细胞核的形态,发现在纳米粒子浓度为 100 μg/mL 时,HepG2 经不同粒径的 HAPNs 处理 48 h 后,细胞则呈现明显的凋亡特征:细胞核变小,染色质浓缩并分割成块状和凋亡小体(图 12.18)。而未经粒子处理的细胞,则基本保持了圆形的细胞核,染色质被均匀染色。

采用 Annexin V/PI 双染色的方法,通过流式细胞仪定量分析肝癌细胞的凋亡。如图 12.19 所示,HAPNs 引发细胞凋亡的效果也与粒径相关,细胞在 45 nm 的 HAPNs 作用下发生凋亡的比例最高,其次是 26 nm 和 78 nm,175 nm 粒子诱导细胞凋亡的比例最低,这与图 12.15 中细胞生长受抑制的结果是一致的,说明 HAPNs 对肝癌细胞生长的抑制应该是由于纳米粒子诱导细胞凋亡所导致的。

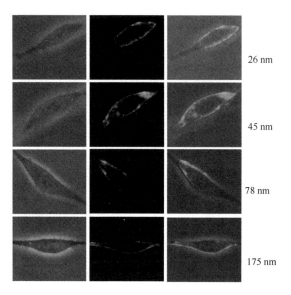

图 12.17　HAPNs 在 L-02 细胞中的分布(48 h)

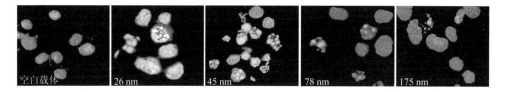

图 12.18　HAPNs 处理 48 h 后 HepG2 细胞的核形

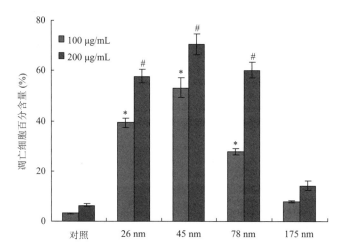

图 12.19　HAPNs 引发肝癌细胞 HepG2 发生凋亡

细胞凋亡是细胞的一种基本生命现象。一般来讲,细胞凋亡有两条主要的通路:死亡受体介导的凋亡途径(death receptor-mediated pathway)或外在途径(extrinsic pathway),和线粒体凋亡途径(mitochondrial pathway)或内在途径(intrinsic pathway)。前者主要通过一些胞外配体激活细胞膜上的受体,然后激活胱冬酶-8(caspase-8)。线粒体凋亡途径可以被胞外刺激或胞内刺激启动,导致细胞色素 C 从线粒体内部释放到细胞质中,从而激活胱冬酶-9(caspase-9)。激活的胱冬酶-8 和胱冬酶-9 蛋白水解激活下游的凋亡执行蛋白,如胱冬酶-3,最终导致细胞凋亡。已有研究表明,绝大多数抗癌药物都可通过线粒体通路的信号途径诱导癌细胞凋亡。

对线粒体通路相关的胱冬酶(caspase)家族和 Bcl-2 家族蛋白的水平进行检测,可以探索 HAPNs 引发细胞凋亡的通路。检测凋亡途径的一个重要执行蛋白——胱冬酶-3(caspase-3)的活性发现,经 100 μg/mL 不同粒径的 HAPNs 作用 48 h 后,HepG2 胞内的胱冬酶-3 活性都有所上升[图 12.20 (a)],且 45 nm 的 HAPNs 作用后胞内的胱冬酶-3 活性最高,与此相反的是,经 HAPNs 作用后,胞内的原胱冬酶-3 表达量下降[图 12.20(b)],说明原胱冬酶-3 已被激活成具有活性的胱冬酶-3。聚 ADP 核糖聚合酶(PARP)在胱冬酶-3 的作用下,可由完整的 116 kDa 降

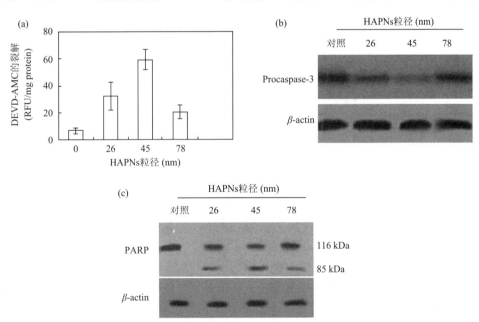

图 12.20　HAPNs 引起肝癌细胞 HepG2 胞内胱冬酶-3 活性升高
(a)胱冬酶-3 活性测定;(b)Western blotting 检测原胱冬酶-3 蛋白表达;
(c)Western blotting 检测聚 ADP 核糖聚合酶(PARP)被胱冬酶-3 切割后的片段

解为 85 kDa 的片段[图 12.20(c)],因此经 HAPNs 作用后,HepG2 细胞中出现了 85 kDa 的 PARP 片段,也表明胱冬酶-3 活性升高。这些胱冬酶-3 升高的效应都与 HAPNs 的粒径有关,45 nm 的作用效果最明显,这也与细胞活性和凋亡率的粒径效应相一致。

测定三种胱冬酶的活性(表 12.4)表明,经 45 nm 的 HAPNs 作用 12 h、24 h、46 h 后,胞内的胱冬酶-3 活性分别达到了对照(未经粒子作用)的 5、15、30 倍,胱冬酶-9 的活性也大幅度提高,而胱冬酶-8 的活性没有明显改变,说明细胞摄入 45 nm 的 HAPNs 后,胱冬酶-9 和执行蛋白胱冬酶-3 被激活,但胱冬酶-8 并未被激活,可以认为 HAPNs 通过线粒体通路的信号途径诱导了肝癌细胞发生凋亡。

表 12.4　45 nm 的 HAPNs 对胞内胱冬酶活性的影响

| | 相对荧光强度 (RFU/mg protein) | | | | | |
| | 12 h | | 24 h | | 48 h | |
	空白对照	45 nm	空白对照	45 nm	空白对照	45 nm
胱冬酶-3	1.3	6.9	2.2	33.2	2.9	59.1
胱冬酶-8	4.2	5.3	6.7	5.9	5.3	4.2
胱冬酶-9	3.1	20.2	4.4	28.2	3.8	12.5

Bcl-2 家族的蛋白也被认为是线粒体凋亡途径的重要调节因子,其中的 Bax 和 Bid 被认为能促进凋亡,而 Bcl-2 则被认为能抑制凋亡。而线粒体凋亡途径则会导致细胞色素 C 从线粒体内部释放到细胞质中。经 100 μg/mL 的 HAPNs 作用 48 h 后,可以看到胞内 Bcl-2 的表达被抑制[图 12.21(a)],Bax 的表达[图 12.21(b)]和细胞色素 C[图 12.21(c)]的含量明显都明显上升,尤其是 45 nm 的 HAPNs 使这些蛋白水平改变的效果最显著。在 45 nm 的 HAPNs 作用下,HepG2 胞内的 Bid 表达水平在 6 h 达到最高,而到 12 h 后又大幅下降到对照水平。

通过检测胱冬酶活性、胞质中的细胞色素 C 含量、BcL-2 家族蛋白的表达水平,可以认为,HAPNs 通过线粒体途径引起 HepG2 细胞发生凋亡,从而抑制肿瘤细胞的生长,这种抑制效果具有显著的粒径效应,在 26 nm、45 nm、78 nm 和 175 nm 的四种粒子中,45 nm 的粒子效果最强。

以人肝癌细胞 HepG2 为模型的结果表明,粒径对 HAPNs 的细胞毒性有着决定性的影响。然而,无论是对羟基磷灰石还是其他组成的纳米材料来说,要完全阐明材料特性与其细胞毒性的关系,还是一个巨大的挑战[44]。这是因为,纳米材料的大小、形貌、表面电荷等不同理化特性是相互影响和关联的,在合成材料时,很难实现仅仅改变某一特性而保持其他特性完全不变。此外,在研究材料的细胞毒性时,还必须考虑粒子所处的生物环境和所用细胞的特性,这些因素的改变都会改变材料与细胞间的作用,从而改变粒子的细胞毒性。

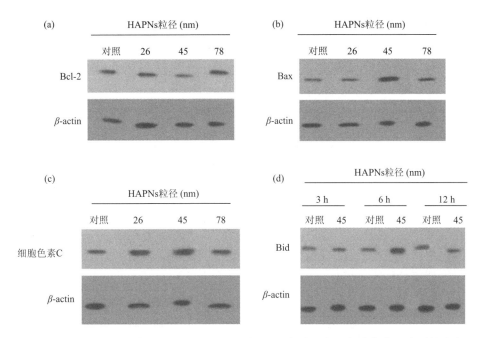

图 12.21　HAPNs 引起肝癌细胞 HepG2 胞内 Bcl-2 相关蛋白及细胞色素 C 水平的改变
(a)不同粒径 HAPNs 对 Bcl-2 表达的影响；(b)不同粒径 HAPNs 对 Bax 表达的影响；
(c)不同粒径 HAPNs 对胞质中细胞色素 C 含量的影响；(d)45 nm 的 HAPNs 对 Bid 表达的影响

12.2.2　羟基磷灰石纳米颗粒对不同类型肿瘤细胞的抑制作用

前面的研究结果表明,在以人正常肝细胞 L-02 为对照的体外实验中,HAPNs 能在不影响 L-02 细胞生长的条件下,抑制肝癌细胞 HepG2 生长,表现出选择性的细胞毒性。这表明,HAPNs 的细胞毒性具有细胞特异性。那么,HAPNs 对于不同类型的肿瘤细胞,细胞毒性是否存在差异?

2012 年肝癌和胃癌的致死率在世界范围内分别排名第二和第三,宫颈癌也是常见的肿瘤,这些癌细胞系已被广泛用作模型细胞来研究新型抗癌药物。本研究以人肝癌细胞(HepG2)、胃癌细胞(MGC80-3)和宫颈癌上皮细胞(HeLa)这三种癌细胞为代表,研究和比较 HAPNs 对不同类型肿瘤细胞的毒性及其作用机理。

用 MTT 法测定 HAPNs 对这三种细胞的毒性(图 12.22),发现 HAPNs 均能显著抑制肿瘤细胞生长,但粒子的细胞毒性并不相同,对胃癌细胞抑制作用最强,当作用浓度为 750 μg/mL,细胞活性在第 3 天仅为 12%,肝癌和宫颈癌细胞受抑制的程度相似。随着 HAPNs 浓度和作用时间的增加,对癌细胞的抑制效果也随之增强,抑制效果呈现浓度和时间依赖性。但是,在同样条件下,HAPNs 并不影响正常肝细胞的生长,甚至还对 L-02 细胞的生长表现出一定的促进作用[图 12.22(d)]。

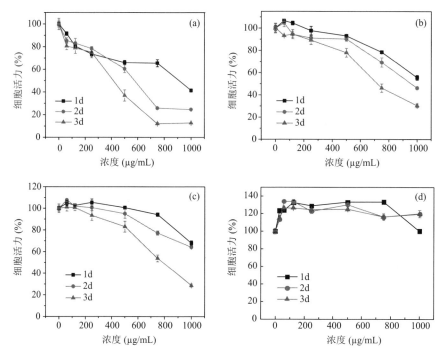

图 12.22　HAPNs 对不同肿瘤细胞生长的抑制

(a)胃癌细胞 MGC80-3;(b)肝癌细胞 HepG2;(c)宫颈癌细胞 HeLa;(d)正常肝细胞 L-02

　　观察细胞核的形态,发现在 HAPNs 作用下,肿瘤细胞均显示出染色质凝聚,核变形以及核断裂等凋亡特征[图 12.23(b,d,f)],而 L-02 经相同条件处理则未出现凋亡特征[图 12.23(h)],与未经粒子作用的细胞相似,细胞核仍保持正常的

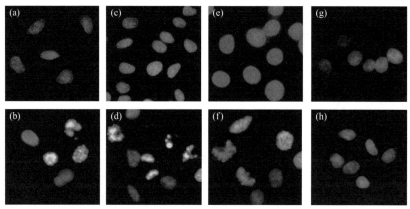

图 12.23　HAPNs 处理 48 h 后不同肿瘤细胞的核形

(a,c,e,g)未经 HAPNs 处理的细胞;(b,d,f,h)经 500 μg/mL HAPNs 作用 48 h 的细胞;

(a,b)胃癌细胞 MGC80-3;(c,d)肝癌细胞 HepG2;(e,f)宫颈癌细胞 HeLa;(g,h)正常肝细胞 L-02

完整形态[图 12.23(a,c,e,g)]。

使用 Annexin V-FITC/PI 双染色试剂盒,通过流式细胞仪对 HAPNs 诱导肿瘤细胞凋亡进行半定量分析。分别使用 250 μg/mL 和 500 μg/mL 的 HAPNs 作用于三种肿瘤细胞及正常人肝癌细胞,得到如图 12.24 所示的结果。

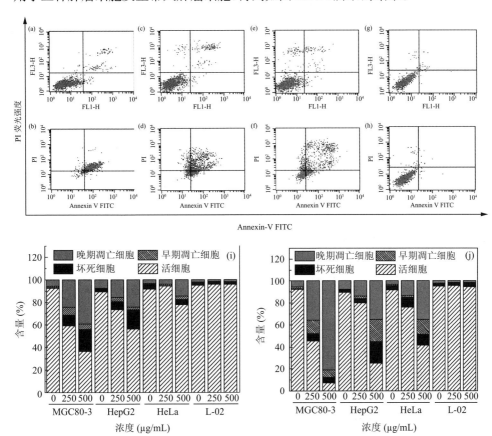

图 12.24　流式细胞仪检测 HAPNs 引发肿瘤细胞凋亡

(a～h)500 μg/mL HAPNs 作用细胞 72 h 后流式细胞仪测得的代表性散点图。(a,b)MGC80-3 细胞;
(c,d)HepG2 细胞;(e,f)HeLa 细胞;(g,h)L-02 细胞;(i,j)500 μg/mL HAPNs 作用细胞 48 h、72 h 后细胞凋亡率统计图

与 MTT 测定细胞活性的结果相似,HAPNs 均能引起三种肿瘤细胞发生凋亡,但正常肝细胞几乎没有发生凋亡,且肿瘤细胞发生凋亡的比例随粒子浓度增加和作用时间延长而升高。在三种肿瘤细胞中,MGC80-3 发生凋亡的比较最高,HepG2 与 HeLa 的凋亡率接近,这与 HAPNs 对这三种细胞活性抑制的程度相一致。但与细胞活性的结果相比较,发现细胞发生凋亡的比例高于细胞活性受抑制的程度。凋亡分析的结果一方面证实了细胞活性检测的结果,另一方面也表明

HAPNs通过引起凋亡而抑制肿瘤细胞生长。

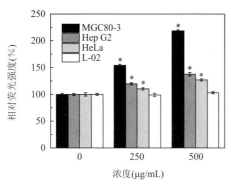

图 12.25　HAPNs 对肿瘤细胞胞内
胱冬酶-3 活性的影响

进一步测定胞内胱冬酶-3 活性。用 HAPNs 处理三种肿瘤细胞 72 h 后，随着粒子浓度的增加，肿瘤细胞内胱冬酶-3 的活性也有所升高。但三种细胞改变的程度不同，MGC80-3 胞内的酶活上升最高，在 500 μg/mL 浓度时可达对照的两倍以上，而 HepG2 和 HeLa 胞内酶活上升不大，最多不超过对照的 1.4 倍，该结果也与三种肿瘤细胞活性改变的趋势一致（图 12.25）。

同时测定另两种胱冬酶的活性（表 12.5）。在 HAPNs 的作用下，在三种肿瘤细胞中，胱冬酶-3（主要的细胞凋亡效应蛋白）和胱冬酶-9（线粒体凋亡途径中的上游凋亡蛋白）的活性升高，而胱冬酶-8 却没有改变。而且胱冬酶-3 和 9 活性的上调程度随细胞种类的不同而变化，表明 HAPNs 能选择性地引发肿瘤细胞发生线粒体介导的凋亡，不同细胞的凋亡程度有差异，凋亡程度的顺序为 MGC80-3＞HepG2＞HeLa，与纳米粒子引发凋亡的程度相似。

表 12.5　HAPNs 对不同细胞中胱冬酶活性的影响

浓度		MGC80-3			HepG2			HeLa			L-02		
(μg/mL)		0	250	500	0	250	500	0	250	500	0	250	500
胱冬酶-3		100	121	144	100	110	121	100	102	115	100	99	102
胱冬酶-8	48 h	100	102	111	100	108	102	100	106	104	100	101	98
胱冬酶-9		100	161	182	100	134	147	100	123	137	100	101	102
胱冬酶-3		100	154	218	100	119	138	100	110	126	100	99	103
胱冬酶-8	72 h	100	108	112	100	106	105	100	111	113	100	101	103
胱冬酶-9		100	221	287	100	184	236	100	164	224	100	103	101

已有研究发现，纳米粒子能通过氧化胁迫引起细胞坏死、细胞凋亡或适应性响应[45]。氧化应激通常表现为胞内 ROS 升高和抗氧化物（如还原性谷胱甘肽（GSH））减少。经 HAPNs 作用后，MGC80-3 和 HepG2 细胞中 ROS 水平稍有上升，分别升高 23% 和 17%，而 HeLa 细胞内的 ROS 水平却有较高的上升，约为 75%。相应地，HeLa 细胞内 GSH 含量也出现了最显著的下调，三种肿瘤细胞内 GSH 水平的下调程度也受粒子作用浓度的影响（图 12.26）。因此，HAPNs 能引发肿瘤细胞的氧化应激反应，但是氧化应激反应的水平因细胞种类不同而有所差

别。然而,在相同作用条件下,L-02 细胞内的 GSH 和 ROS 水平都没有发生明显变化。

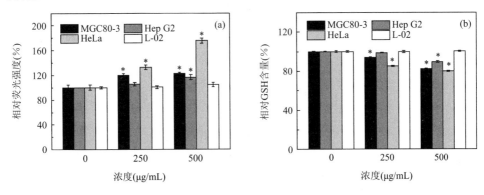

图 12.26 HAPNs 对不同细胞内 ROS(a)和 GSH(b)水平的影响

用 FITC 标记的粒子 FITC-HAPNs 测定细胞对粒子的摄取及其胞内分布。图 12.27(a)和(b)分别是浓度为 500 µg/mL 的 FITC-HAPNs 处理细胞 4 h 和

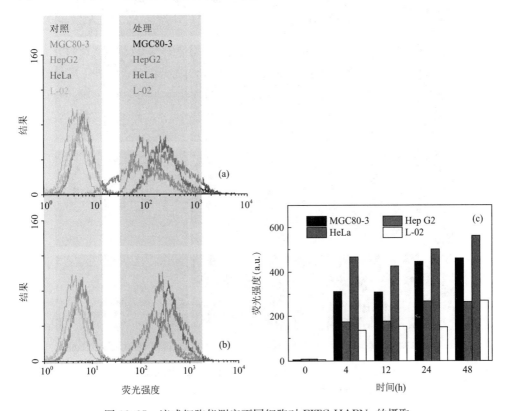

图 12.27 流式细胞仪测定不同细胞对 FITC-HAPNs 的摄取

48 h 后的结果。图 12.27(c)是经 FITC-HAPNs 处理不同时间后所测得的荧光强度。可以认为,荧光强度的平均值与细胞中的粒子数量成正比,即与细胞的粒子摄取量成正比。检测结果发现,经 4 h 粒子作用后就可以检测到较强的荧光强度,说明细胞能快速摄取 FITC-HAPNs,这在 HeLa 和 MGC80-3 细胞中尤为明显。HeLa 细胞和 MGC80-3 细胞对粒子的摄取粒子效率高于 HepG2 和 L-02 细胞。但是,L-02 细胞也同样能摄取 FITC-HAPNs,与 HepG2 细胞的摄取能力相似。从细胞对粒子的摄取来看,粒子摄取量与细胞毒性似乎并无明显相关性。

　　从粒子在胞内的分布来看(图 12.28),经粒子作用 48 h 后,粒子同时出现在 MGC80-3、HepG2 和 HeLa 的细胞质和细胞核中,其中 MGC80-3 细胞核中的粒子最多。而粒子在 L-02 细胞中随机分布,绝大部分集中在细胞核周围的区域,但并未进入细胞核。

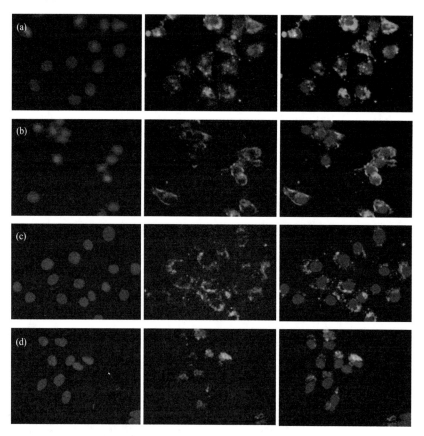

图 12.28　FITC-HAPNs 在不同细胞内的分布
(a)MGC80-3 细胞;(b)HepG2 细胞;(c)HeLa 细胞;(d)L-02 细胞
本图另见书末彩图

　　胞内钙离子的平衡对于维持正常的细胞功能非常重要。Motskin 等在研究纳米和微米级 HAP 对人巨噬细胞毒性时,利用电子显微镜观察,发现 HAP 颗粒在胞内发生溶解,这可能导致 Ca^{2+} 释放以及胞内 Ca^{2+} 平衡的破坏,从而对细胞产生毒性[42]。直接测定胞内的 Ca^{2+} 浓度($[Ca^{2+}]_i$)可以对这一假设进行验证。用 250 $\mu g/mL$ 的 HAPNs 处理不同细胞后,随着作用时间的不同,$[Ca^{2+}]_i$ 发生了不同程度的波动(图 12.29)。在前 6 h 内,肿瘤细胞和正常细胞内的钙离子浓度都出现了 $40\% \sim 20\%$ 左右的上升。随后,正常细胞 L-02 内的钙离子浓度逐渐下降,24 h 后基本恢复到正常水平。但是,在肿瘤细胞中,$[Ca^{2+}]_i$ 却维持一直在这一水平或继续上升,其中 MGC80-3 细胞的 $[Ca^{2+}]_i$ 最高,在 24 h 达到空白对照细胞的近 2 倍。这种胞内钙离子水平波动的趋势与 HAPNs 对不同细胞的毒性存在密切关联,HAPNs 对 MGC80-3 细胞的毒性最强,相应地,$[Ca^{2+}]_i$ 在 MGC80-3 细胞中上升的幅度最大,而 L-02 内的钙离子浓度在短暂上升后可回到正常水平,也可以解释粒子对它无毒性的结果的原因。

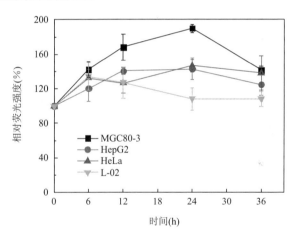

图 12.29　HAPNs 引起胞内钙离子浓度的变化

12.3　其他无机纳米颗粒的抗肿瘤生物效应

　　近年来,纳米技术的快速发展以及纳米材料的广泛应用,使得纳米材料的生物毒性成为深受关注的研究课题。小粒径、高比表面积以及由此产生的小尺度效应、表面效应等,使得纳米材料比常规材料更容易进入人体的组织与细胞内,与组织、细胞、细胞器、核酸和蛋白等生物体系之间的生物效应和作用强度也可能会发生本质的改变。一方面,被细胞摄取后,纳米粒子会通过生物、物理和化学方式作用于生物分子,影响细胞代谢,导致细胞毒性;另一方面,生物分子和胞内环境也会影响纳米颗粒的特性,使其发生相转变、自由能释放、表面溶解与重构等变化[46]。这种纳米材料与生物体系之间的相互作用导致了纳米材料独特的生物毒性等生物效应。羟基磷灰石纳米颗粒能在不影响正常细胞的条件下,引起肿瘤细胞凋亡,表现出特异性的抗癌活性。那么,其他无机纳米粒子是否也具有这种特性?

12.3.1　二氧化硅纳米颗粒抗肝癌细胞活性及其机理

纳米二氧化硅具有易于合成和进行表面修饰的特点,不仅被广泛地于工业领域,还被用于诊断、造影和载药等生物医药研究领域。已有研究表明,二氧化硅纳米颗粒(silica nanoparticles,SNPs)在一定条件下对某些细胞具有毒性,可对细胞造成氧化胁迫,通过线粒体途径引发细胞凋亡,或是损伤 DNA 引起基因毒性(genotoxicity)[47]。采用相同的材料,在同一实验体系中同时考察 SNPs 对人肝癌细胞 HepG2 和正常肝细胞 L-02 的毒性,可对 SNPs 特异性的抗肿瘤活性进行客观的评价[48]。

图 12.30 为气相合成法合成的 3 种不同粒径的球形 SNPs 的 TEM 照片,粒径分别为 7 nm、20 nm 和 50 nm。

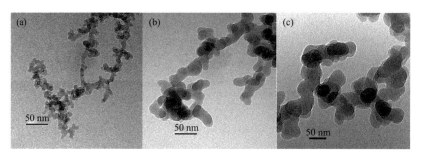

图 12.30　不同粒径 SNPs 的 TEM 照片

这三种粒子对肝癌细胞 HepG2 和 L-02 细胞表现出不同的细胞毒性。50 nm 的 SNP 对 HepG2 细胞活性没有显著性影响,而 20 nm 与 7 nm 的粒子浓度超过 80 $\mu g/mL$ 时就明显地抑制细胞活性,其中 20 nm 的粒子抑制效果最强,即细胞毒性具有粒径效应、浓度和时间效应[图 12.31(a)]。而对于 L-02 细胞,20 nm 和 7 nm 的粒子浓度在 160 $\mu g/mL$ 以下时均无明显毒性,只在 320 $\mu g/mL$ 和 640 $\mu g/mL$ 以上时,这两种粒子才开始表现出较低的抑制效应[图 12.31(b)]。上述结果表明二氧化硅纳米粒子的细胞毒性具有细胞选择性,可在不影响 L-02 细胞生长的条件下抑制肝癌细胞生长。

以上结果表明,与羟基磷灰石纳米颗粒相似,20 nm 和 7 nm 的二氧化硅纳米颗粒能特异性抑制肝癌细胞生长,且在有效抑制浓度范围对正常肝细胞无明显影响或影响较小。这种细胞特异性的抑制作用与纳米颗粒的大小、作用浓度和作用

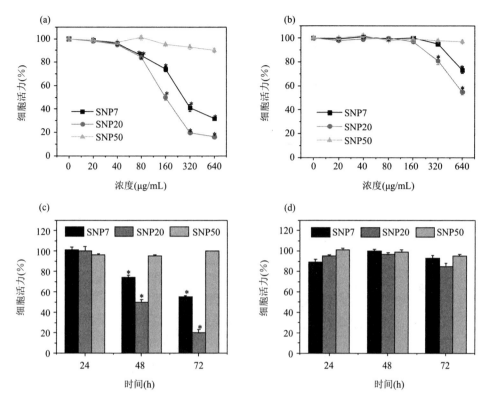

图 12.31　不同粒径 SNPs 对细胞活性的影响

(a)肝癌细胞 HepG2,作用时间 48 h;(b)正常肝细胞 L-02,作用时间 48 h;

(c)肝癌细胞 HepG2,作用浓度 160 μg/mL;(d)正常肝细胞 L-02,作用浓度 160 μg/mL

时间存在密切的关系。

　　利用 FITC 标记 SNPs,通过流式细胞仪测定两种细胞对不同粒子的摄取。发现在 3 种粒子中,HepG2 细胞摄取 20 nm 的粒子效率最高(图 12.32)。L-02 细胞摄取粒子的效率较低。粒子摄取效率与细胞毒性存在直接关联。

　　以毒性最强的 20 nm 粒子(SNP20)为代表,观察粒子在胞内的分布。未经 SNP20 作用时,HepG2[图 12.33(a)]以及 L-02[图 12.33(c)]细胞形态良好,呈梭形,细胞核为椭圆形且大小均匀,没有发现明显的细胞碎片产生。而经纳米颗粒作用 48 h 后,大部分颗粒(绿色标记)进入 HepG2 细胞内部,甚至进入到细胞核中(蓝色标记),细胞核有明显的萎缩、变形,并且发现大量细胞碎片,细胞数量明显减少,多数细胞已死亡[图 33(b)]。但是在图 12.33(d)所示的 L-02 细胞中,只有少量二氧化硅颗粒进入细胞,且几乎全部分布于胞质中(绿色标记),未进入细胞核。

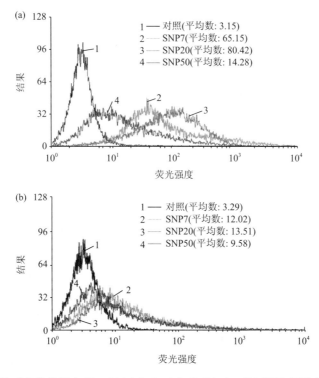

图 12.32 流式细胞仪测定 HepG2(a)和 L-02 细胞(b)对 3 种不同粒径纳米粒子的摄取

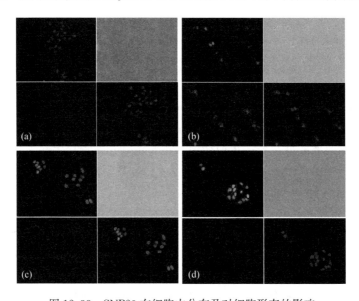

图 12.33 SNP20 在细胞内分布及对细胞形态的影响

(a,b)肝癌细胞 HepG2;(c,d)正常肝细胞 L-02;(a,c)无粒子处理;(b,d)SNP20 浓度 160 μg/mL,作用时间 48 h

本图另见书末彩图

在 SNP20 的作用下,肝癌细胞发生了凋亡,随着作用时间的增加,细胞核呈现典型的凋亡特征(图 12.34)。当粒子浓度从 160 μg/mL 升高到 320 μg/mL,流式细胞仪检测到处于早期和晚期凋亡的细胞比例分别从 29.6% 和 12.9% 上升到 41.1% 和 21.1%。与此不同的是,在同样条件下,L-02 细胞的凋亡比例基本都在 10% 以下(图 12.35)。

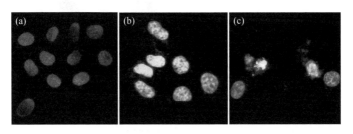

图 12.34　SNP20 作用 48 h 后 HepG2 细胞的核形
(a)空白对照;(b)160 μg/mL,作用 24 h;(c)160 μg/mL,作用 48h

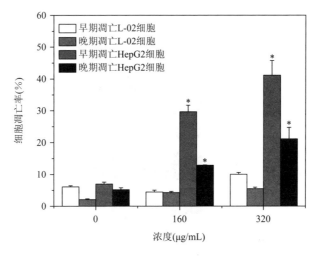

图 12.35　SNP20 对细胞凋亡率的影响

经 SNP20 处理后,HepG2 细胞中的 caspase-3 活性迅速升高。当作用时间为 24 h 时,经 160 μg/mL 和 320 μg/mL 的 SNP20 作用后,caspase-3 活性分别升高到对照组的两倍和三倍以上;作用时间延长至 48 h 后,caspase-3 活性可达到对照组的三倍和五倍以上(图 12.36)。表明由二氧化硅纳米颗粒诱发的 caspase-3 活性升高,既存在浓度效应又存在时间效应。

p53、Bax、Bcl-2、procaspase-9 也是十分重要的凋亡相关蛋白,它们共同参与细胞凋亡信号传递过程。分别经 160 μg/mL 和 320 μg/mL 的 SNP20 作用后,人肝癌细胞 HepG2 中抑癌基因 p53 的表达量升高,Bcl-2 以及 Procaspase-9 的表达量有所降低,而 Bax 的表达量则没有明显的变化(图 12.37)。

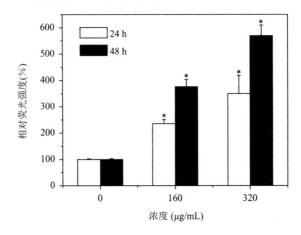

图 12.36　SNP20 对 HepG2 胞内 caspase-3 活性的影响

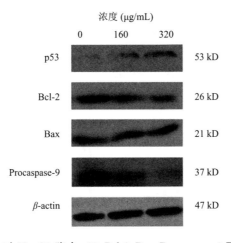

图 12.37　SNP20 对 HepG2 胞内 p53、Bcl-2、Bax、Procaspase-9 蛋白表达量的影响

在 SNP20 以及 7 nm 的 SNP 粒子(SNP7)作用 24 h 后,随着 SiO_2 浓度的增加,HepG2 细胞内 ROS 含量显著增加;相应地,胞内 GSH 水平明显降低。对比两种不同大小粒子的作用效果,SNP20 的效果更大,能更明显地引起细胞内 ROS 和 GSH 含量的变化。而对于正常细胞 L-02,在所考察的条件下,未检测到 ROS 和 GSH 水平的明显改变(图 12.38)。

12.3.2　雄黄纳米颗粒抗肝癌细胞活性及其机理

雄黄的主要成分为 As_2S_2 或 As_4S_4,是一种重要的传统中药,已有 1500 余年的用药历史。近年来研究发现,雄黄对慢性粒细胞白血病(CML)和急性早幼粒细

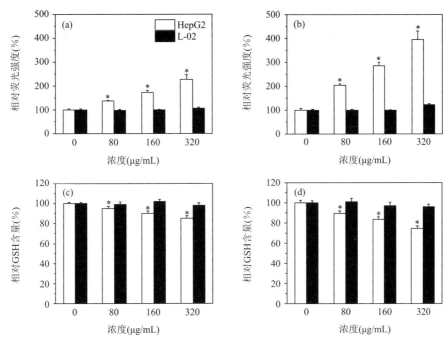

图 12.38 SNP 对胞内 ROS 和 GSH 水平的影响

(a)胞内 ROS 水平,SNP7 作用 24 h;(b)胞内 ROS 水平,SNP20 作用 24 h;
(c)胞内 GSH 水平,SNP7 作用 24 h;(d)胞内 GSH 水平,SNP20 作用 24 h

胞白血病(APL)表现出良好的治疗效果,受到广泛的关注。利用行星式高能球磨机,采用湿磨法制备出粒径介于 100~300 nm 的雄黄纳米颗粒(realgar nanoparti-cels,RNs)(图 12.39)。RN 作为另一无机纳米材料的例子,来进一步考察纳米颗粒的选择性抗癌活性。

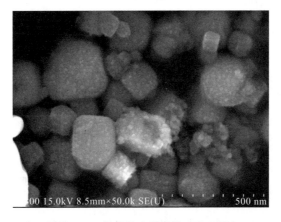

图 12.39 雄黄纳米颗粒的 SEM 照片

经 XRD 和 FTIR 分析,雄黄的理化特性在球磨前后未发生明显变化,只在球磨后出现了少许非晶型的片段,但磨后 RNs 中的毒性成分 As_2O_3 含量比原料雄黄提高了 2.5 倍。中药炮制是降低或清除药物的毒性或副作用常用的方法,采用水飞法(E-RN)、水洗法(WC-RN)、酸洗法(ACI-RN)和碱洗法(ALK-RN)对 RN 进行炮制,得到的雄黄纳米颗粒性质如表 12.6 所示。

表 12.6 不同炮制方法处理后的雄黄纳米颗粒性质

	粒径(nm)	多分散性指数(PI)	ζ 电位(mV)	As_2O_3 含量(mg/g)
原料雄黄	—	0.892±0.145	0.83±0.3	2.82
以 SDS 为助磨剂	127.5±4.6	0.394±0.103	−17.85±1.7	9.75
水飞法	109.3±3.7	0.405±0.112	−18.01±2.3	3.50
水洗法	124.2±4.1	0.395±0.098	−16.94±1.8	5.66
酸洗法	129.6±4.9	0.452±0.093	−16.77±1.1	4.75
碱洗法	133.6±5.6	0.470±0.094	−17.1±1.9	9.26

对球磨后的 RN 进行炮制,水飞法可略微降低纳米雄黄的粒径,其余炮制方法对粒径影响不大。经球磨处理后,粒子的表面电位由原料雄黄的接近中性(0.83)变为负值(−17.85),但炮制后变化不大。减少 As_2O_3 的含量是炮制的主要目的,在四种炮制方法中,除碱洗法外,其余炮制方法处理后雄黄中 As_2O_3 的含量均明显下降。

比较不同雄黄颗粒对人肝癌细胞的毒性,发现所有纳米雄黄的细胞毒性均大于原料雄黄。经炮制后 RN 对 HepG2 细胞的毒性有不同程度的降低,其中经水飞法炮制后的 RNs 与炮制前的粒子最接近(图 12.40)。虽然经水飞法炮制后 RN 的 As_2O_3 含量最低,但其粒径也是最小的,因此,由于粒径减小所引起的纳米效应可能是导致其抗癌活性高于其他处理方法的主要原因。

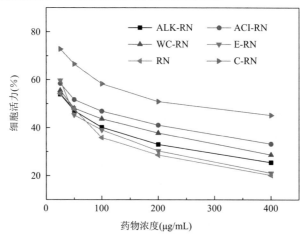

图 12.40 不同雄黄颗粒对 HepG2 细胞的毒性

以正常肝细胞 L-02 为对照,考察雄黄纳米颗粒抑制肿瘤细胞生长的特异性。图 12.41 的结果表明,当雄黄浓度达到 $400 \mu g/mL$,经 72 h 处理后,三种雄黄制剂都能大幅度地抑制 HepG2 的生长,且经球磨和炮制后的纳米雄黄细胞毒性更强,但 L-02 的活性均保持在 95% 以上。说明原料雄黄能特异性抑制肝癌细胞 HepG2 生长,而经球磨和炮制后,进一步提高了这种特异性。

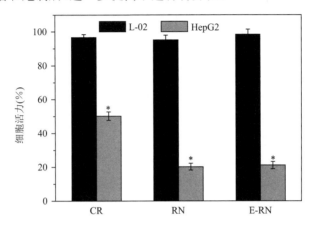

图 12.41 不同雄黄颗粒的特异性抗肿瘤活性

使用 Annexin V-FITC/PI 双染色法检测 HepG2 细胞的凋亡情况,比较雄黄纳米颗粒引发 HepG2 细胞凋亡的效果。以 $400 \mu g/mL$ 的浓度作用 HepG2 细胞,经球磨后得到的纳米颗粒,无论是否经过炮制,或是采用不同的炮制方法,均能引起肝癌细胞的凋亡,24 h 后,接近 60% 的细胞处于早期凋亡阶段,还有不到 10% 的细胞处于凋亡晚期(图 12.42),表明雄黄纳米颗粒能通过引起肝癌细胞凋亡而抑制其生长。虽然不同纳米颗粒的 As_2O_3 含量有数倍的差异,但并未对细胞活性和凋亡率产生明显影响,这可能是由于 RNs 对 HepG2 细胞的毒性主要是由粒子的纳米效应所致。

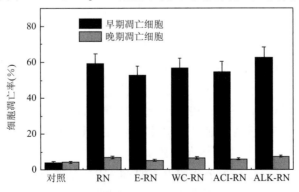

图 12.42 纳米雄黄对 HepG2 细胞凋亡的影响

　　综合前面几个方面的研究表明,纳米材料的生物毒性不仅取决于粒子特性,还取决于其所作用的特定细胞种类。可能由于摄取途径、胞内环境、转运方式等方面的差异,不同的细胞会对相同的纳米颗粒表现出不同的细胞毒性反应。如 SiO_2 纳米颗粒可造成人巨噬细胞、肺癌细胞和红细胞不同程度的细胞膜损伤,导致不同的细胞毒性[49]。而细胞对纳米粒子的摄取量不同也会造成不同程度的细胞毒性[50,51]。尤其值得关注的是,近来的研究发现,有些纳米颗粒能选择性地抑制肿瘤细胞生长。除了本章所介绍的 HAPNs、SNPs 和 RNs 外,铁-金核壳结构的纳米颗粒能引起口腔癌细胞的线粒体膜电位发生不可逆的下降,引发线粒体介导的自吞噬,抑制肿瘤细胞生长,却只在人口腔角质细胞中造成短暂的线粒体膜电位下降,并不影响细胞生长[52]。另外,在研究金纳米棒对肿瘤细胞选择性毒性时也发现,由于肿瘤细胞和正常细胞(支气管上皮细胞和骨髓间充质干细胞)在细胞摄取、胞内转运和溶酶体敏感性的差异,导致了纳米颗粒在肿瘤细胞线粒体中积累和线粒体损伤,从而引发肿瘤细胞死亡[53]。

　　肿瘤细胞与正常细胞相比,有许多独特的生理功能,包括维持细胞增殖信号转导、逃脱生长抑制、改变能量代谢途径等[54]。它的快速生长需要大量用于细胞合成的物质和能量,肿瘤细胞通过致癌基因和抑癌基因对多条代谢通路进行调节,强化葡萄糖的糖酵解途径("Warburg"效应),以满足其生长要求[55]。这些肿瘤细胞独特的生理特性为开发高选择性抗肿瘤药物提供了重要的靶标,也为研究纳米颗粒选择性抗癌肿瘤活性的机理提供了重要的线索。

12.4　总结与展望

　　利用不同的合成方法可制备不同大小、形貌和微观结构的羟基磷灰石纳米颗粒。通过溶胶-凝胶法,可合成球形 HAPNs,结合热处理过程控制,可获得不同粒径的羟基磷灰石纳米颗粒。在不添加任何模板剂或表面活性剂的条件下,采用超声辅助微波方法,可合成短棒状纳米羟基磷灰石介孔颗粒;超声功率、微波功率和温度等条件会影响介孔尺寸和粒子表面积等特性。

　　HAPNs 在不影响正常肝细胞生长的条件下,能抑制肝肿瘤细胞生长并引发其凋亡,其抗肿瘤活性不仅与粒子浓度和作用时间有关,并且受颗粒大小的影响。在粒径为 26 nm、45 nm、78 nm 和 175 nm 的四种球状 HAPNs 中,45 nm 的粒子对肝癌细胞的毒性最强,诱发细胞凋亡最明显。在肿瘤细胞中,HAPNs 引起 Bax 表达上调、细胞色素 C 从线粒体向胞质释放,以及胱冬酶 Caspase 3 和 9 活性上升,且其增加的程度与粒径大小相关。表明 HAPNs 是通过线粒体途径引起肿瘤细胞发生凋亡。HAPNs 对肿瘤细胞的毒性与细胞种类有关,对于胃癌(MGC80-3)、肝癌(HepG2)和宫颈癌(HeLa)三种细胞,其毒性大小顺序为:MGC80-3＞

HepG2＞HeLa。但是,这种差异性的细胞毒性与粒子摄取量无直接关联,却与其在细胞核内的定位有关,还与肿瘤细胞内钙离子浓度升高相关。HAPNs 使不同肿瘤细胞产生了不同程度的氧化应激反应,在 HeLa 细胞中发现了最强的氧化胁迫,揭示 HAPNs 对不同肿瘤细胞的抑制作用机理可能存在差异。

同时发现上述现象具有一定的普适性。除 HAPNs 外,另外两种纳米粒子:纳米二氧化硅(SNP)及纳米雄黄(NR)也具有类似特性,能在不影响正常肝细胞活性的条件下,不同程度地抑制肝癌细胞生长,引发肿瘤细胞凋亡,且表现出明显的纳米效应。

HAPNs 能抑制多种肿瘤细胞生长的新特性,可为肿瘤治疗的研究提供新的思路。但是,真正的临床治疗新方案这一目标的实现还面临着许多挑战。必须回答有关 HAPNs 抗肿瘤机理的一系列问题,例如,除了粒径,还有哪些粒子特性会影响 HAPNs 的抗肿瘤活性? 如何解释 HAPNs 兼具生物相容性和抗肿瘤活性? HAPNs 能选择性地抑制肿瘤细胞生长的更精细机制? 针对其他种类的肿瘤和正常细胞,HAPNs 的选择性抗肿瘤活性是否具有普遍性? HAPNs 的体内抗肿瘤活性如何? 是否可以达到肿瘤治疗的水准? 通过何种剂型和递送方式保证肿瘤治疗效果? 对这些问题的研究不但可为抗肿瘤治疗提供新思路,而且还能丰富纳米材料的生物效应内涵,有助于更全面地认识纳米材料特性。

(钱江潮　袁　媛　汤　薇　陆　逊　刘昌胜　华东理工大学)

参 考 文 献

[1] Stewart B W, Wild C P. World Cancer Report. Lyon, France: International Agency for Research on Cancer, 2014:234.

[2] Loo S C, Moore T, Banik B, Alexis F. Biomedical applications of hydroxyapatite nanoparticles. Current Pharmaceutical Biotechnology, 2010, 11(4):333-342.

[3] Huang J, Lin Y W, Fu X W, Best S M, Brooks R A, Rushton N, Bonfield W. Development of nano-sized hydroxyapatite reinforced composites for tissue engineering scaffolds. Journal of Materials Science: Materials in Medicine, 2007, 18(11):2151-2157.

[4] Chen F, Lam W M, Lin C J, Qiu G X, Wu Z H, Luk K D, Lu W W. Biocompatibility of electrophoretical deposition of nanostructured hydroxyapatite coating on roughen titanium surface: *In vitro* evaluation using mesenchymal stem cells. Journal of Biomedical Materials Research Part B Applied Biomaterials, 2007, 82(1):183-191.

[5] Lewandrowski K U, Bondre S P, Wise D L, Trantolo D J. Enhanced bioactivity of a poly(propylene fumarate) bone graft substitute by augmentation with nano-hydroxyapatite. Biomedical Materials, 2003, 13(2):115-124.

[6] Rauschmann M A, Wichelhaus T A, Stirnal V. Nanocrystalline hydroxyapatite and calcium sulphate as biodegradable composite carrier material for local delivery of antibiotics in bone infections. Biomaterials,

2005，26（15）：2677-2684.

[7] Olton D，Li J，Wilson M E，Rogers T，Close J，Huang L，Kumta P N，Sfeir C. Nanostructured calcium phosphates（NanoCaPs）for non-viral gene delivery：Influence of the synthesis parameters on transfection efficiency. Biomaterials，28（6）：1267-1279.

[8] Palazzo B，Iafisco M，LaforgiaM，Margiotta N，Natile G，Bianchi C，Walsh D，Mann S and Roveri N. Biomimetic hydroxyapatite-drug nanocrystals as potential bone substitutes with antitumor drug delivery properties. Advanced Functional Materials，17（13）：2180-2188.

[9] Venkatesan P，Puvvada N，Dash R，Prashanth Kumar B N，Sarkar D，Azab B，Pathak A，Kundu S C，Fisher P B，Mandal M. The potential of celecoxib-loaded hydroxyapatite-chitosan nanocomposite for the treatment of colon cancer. Biomaterials，2011，32（15）：3794-3806.

[10] 袁媛，刘昌胜. 溶胶-凝胶法制备纳米羟基磷灰石. 中国医学科学院学报，2002，24(2)：131-133.

[11] 王志强，马铁成，韩趁涛，蔡英骥，吕秉玲. 湿法合成纳米羟基磷灰石粉末的研究. 无机盐工业，2001，33(1)：3-5.

[12] Tas A C. Synthesis of biomimetic Ca-hydroxyapatite powder at 37℃ in synthetic body fluid. Biomaterials，2000，21(14)：1429-1438.

[13] Bouyer E，Gitzhofer F，Boulos M I. Morphological study of hydroxyapatite nanocrystal suspension. Journal of Materials Science：Materials in Medicine，2000，11(8)：523-531.

[14] Berndt C C，Haddadt G N，Farmer A J D，Gross K A. Thermal spraying for bioceramic application. Materials Forum，1990(14)：161-173.

[15] 冯庆玲，崔福斋，张伟. 纳米羟基磷灰石/胶原骨修复材料. 中国医学科学院学报，2002，24（2）：124-128.

[16] Yamaguchi I，Tokuchi K，Fukuzaki H，Koyama Y，Takakuda K，Monma H，Tanaka J. Preparation and microstructure analysis of chitosan/hydroxyapatite nanocomposites. Journal of Biomedical Materials Research，2000，55(1)：20-27.

[17] Wang H L，Zhai L F，Li Y H，Shi T J. Preparation of irregular mesoporous hydroxyapatite. Materials Research Bulletin，2008，43(6)：1607-1614.

[18] Xia Z G，Liao L B，Zhao S L. Synthesis of mesoporous hydroxyapatite using a modified hard-templating route. Materials Research Bulletin，2009，44（8）：1626-1629.

[19] Rouhani P，Taghavinia N，Rouhani S. Rapid growth of hydroxyapatite nanoparticles using ultrasonic irradiation. Ultrasonics Sonochemistry，2010，17(5)：853-856.

[20] Tai G，Guo W. Sonochemistry-assisted microwave synthesis and optical study of single-crystalline CdS nanoflowers. Ultrasonics Sonochemistry，2008，15(4)：350-356.

[21] Liang T，Qian J C，Yuan Y，Liu C S. Synthesis of mesoporous hydroxyapatite nanoparticles using a template-free sonochemistry-assisted microwave method. Journal of Materials Science，2013，48（15）：5334-5341.

[22] Li S P. Effects of hydroxyapatite ultrafine power on colony formation and cytoskeletons of MGc-803 cell. Bioceramics，1996，9(2)：225-227.

[23] Cao X Y，Qi Z T，Dai H L，Yan Y H，Li S P. Cytotoxinic mechanism of hydroxyapatite nanoparticles on human hepatoma cell lines. Journal of Wuhan University of Technology，2003，18(3)：66-68.

[24] Fu Q，Zhou N，Huang W H，Wang D P，Zhang L Y，Li H F. Effects of nano HAP on bilogical and structural properties of glass bone cement. Journal of Biomedical Materials Research Part A，2005，74

(2):156-163.

[25] Lia B, Guo B, Fan H S, Zhang X D. Preparation of nano-hydroxyapatite particles with different morphology and their response to highly malignant melanoma cells *in vitro*. Applied Surface Science, 2008, 255(2):357-360.

[26] 王志新，刘莹，杨晓民，赵旭，孔祥波. 纳米羟基磷灰石对人源性泌尿系肿瘤细胞增殖的影响. 中国老年学杂志, 2007, 27(23):2276-2277.

[27] Wang H M, Chen C, Zhao W Q. The effect of nano-hydroxyapatite-sol on human tongue cancer. China Journal of Oral and Maxillofacial Surgery, 2008, 6(B05):187-187.

[28] Xu J, Xu P, Li Z, Huang J, Yang Z. Oxidative stress and apoptosis induced by hydroxyapatite nanoparticles in C6 cells. Journal of Biomedical Materials Research Part A, 2012, 100A(3):738-745.

[29] Yin M Z, Han Y C, Dai H L, Li S P. Effects of antihepatocarcinoma with apatite nanoparticles in vivo. Journal of Wuhan University of Technology, 2006, 21(4):102-104.

[30] Hu J, Liu Z S, Tang S L, He Y M. Effect of hydroxyapatite nanoparticles on the growth and p53/c-myc protein expression of implanted hepatic VX2 tumor in rabbits by intravenous injection. World Journal of Gastroenterology, 2007, 13(20):2798-2802.

[31] Takeyama H, Mohri N, Mizuno I, Akamo Y, Sawai H, Manabe T, Yotsuyanagi T, Nakamura S. Treatment of peritoneal carcinomatosis using carboplatin-loaded hydroxyapatite particles. Anticancer Research, 2006, 26(6B):4603-4606.

[32] Li G, Dong S, Qu J, Sun Z, Huang Z, Ye L, Liang H, Ai X, Zhang W, Chen X. Synergism of hydroxyapatite nanoparticles and recombinant mutant human tumour necrosis factor-alpha in chemotherapy of multidrug-resistant hepatocellular carcinoma. Liver International, 2009, 30(4):585-592.

[33] Venkatesan P, Puvvada N, Dash R, Prashanth Kumar B N, Sarkar D, Azab B, Pathak A, Kundu S C, Fisher P B, Mandal M. The potential of celecoxib-loaded hydroxyapatite-chitosan nanocomposite for the treatment of colon cancer. Biomaterials, 2011, 32(15):3794-3806.

[34] Yin M Z, Han Y C, Bauer I W, Chen P, Li S P. Effect of hydroxyapatite nanoparticles on the ultrastructure and function of hepatocellular carcinoma cells *in vitro*. Biomedical Materials, 2006, 1(1):38-41.

[35] Bauer I W, Li S P, Han Y C, Yuan L, Yin M Z. Internalization of hydroxyapatite nanoparticles in liver cancer cells. Journal of Materials Science:Materials in Medicine, 2008, 19(3):1091-1095.

[36] Liu Z S, Tang S L, Ai Z L. Effects of hydroxyapatite nanoparticles on proliferation and apoptosis of human hepatoma BEL-7402. World Journal of Gastroenterology, 2003, 9(9):1968-1971.

[37] Chen X, Deng C, Tang S, Zhang M. Mitochondria-dependent apoptosis induced by nanoscale hydroxyapatite in human gastric cancer SGC-7901 cells. Biological and Pharmaceutical Bulletin, 2007, 30(1):128-132.

[38] Lia B, Guo B, Fana H S, Zhang X D. Preparation of nano-hydroxyapatite particles with different morphology and their response to highly malignant melanoma cells *in vitro*. Applied Surface Science, 2008, 255(2):357-360.

[39] Xu J, Xu P, Li Z, Huang J, Yang Z. Oxidative stress and apoptosis induced by hydroxyapatite nanoparticles in C6 cells. Journal of Biomedical Materials Research Part A, 2012, 100A(3):738-745.

[40] Jiang W, Kim B Y, Rutka J T, Chan W C. Nanoparticle-mediated cellular response is size-dependent. Nature Nanotechnology, 2008, 3(3):145-150.

[41] Hussain S M, Braydich-Stolle L K, Schrand A M, Murdock R C, Yu K O, Mattie D M, Schlager J J, Terrones M. Toxicity evaluation for safe use of nanomaterials: Recent achievements and technical challenges. Advanced Materials, 2009, 21(16):1549-1559.

[42] Motskin M, Wright D M, Muller K, Kyle N, Gard T G, Porter A E, Skepper J N. Hydroxyapatite nano and microparticles: Correlation of particle properties with cytotoxicity and biostability. Biomaterials, 2009, 30(19):3307-3317.

[43] Yuan Y, Liu C S, Qian J C, Wang J, Zhang Y. Size-mediated cytotoxicity and apoptosis of hydroxyapatite nanoparticles in human hepatoma HepG2 cells. Biomaterials, 2010, 31 (4):730-740.

[44] Rivera-Gil P, Jimenez de Aberasturi D, Wulf V, Pelaz B, del Pino P, Zhao Y, dela Fuente J M, Ruiz de Larramendi I, Rojo T, Liang X J, Parak W J. The challenge to relate the physicochemical properties of colloidal nanoparticles to their cytotoxicity. Accounts of Chemical Research, 2013, 46(3):743-749.

[45] Nel A, Xia T, Mädler L, Li N. Toxic potential of materials at the nanolevel. Science, 2006, 311 (5761):622-627.

[46] Nel AE, Mädler L, Velegol D, Xia T, Hoek E M, Somasundaran P, Klaessig F, Castranova V, Thompson M. Understanding biophysicochemical interactions at the nano-bio interface. Nature Materials, 2009, 8 (7):543-557.

[47] Jaganathan H, Godin B. Biocompatibility assessment of Si-based nano- and micro-particles. Advanced Drug Delivery Reviews, 2012, 64(15):1800-1819.

[48] Lu X, Qian J C, Zhou H J, Gan Q, Tang W, Lu J X, Yuan Y, Liu C S. In vitro cytotoxicity and apoptosis-induction of silica nanoparticles in human hepatoma HepG2 cells. International Journal of Nanomedicine, 2011, 6:1889-1901.

[49] Yu T, Malugin A, Ghandehari H. Impact of silica nanoparticle design on cellular toxicity and hemolyticactivity. ACS Nano, 2011, 5(7):5717-5728.

[50] Oh W K, Kim S, Choi M, Kim C, Jeong Y S, Cho B R, Hahn J S, Jang J. Cellular uptake, cytotoxicity, and innate immune response of silica-titania hollow nanoparticles based on size and surface functionality. ACS Nano, 2010, 4(9):5301-5313.

[51] Horváth L, Magrez A, Golberg D, Zhi C, Bando Y, Smajda R, Horváth E, Forró L, Schwaller B. In vitro investigation of the cellular toxicity of boron nitride nanotubes. ACS Nano, 2011, 5 (5):3800-3810.

[52] Wu Y N, Yang L X, Shi X Y, Li I C, Biazik J M, Ratinac K R, Chen D H, Thordarson P, Shieh D B, Braet F. The selective growth inhibition of oral cancer by iron core-gold shell nanoparticles through mitochondria-mediated autophagy. Biomaterials, 2011, 32(20):4565-4573.

[53] Wang L, Liu Y, Li W, Jiang X, Ji Y, Wu X, Xu L, Qiu Y, Zhao K, Wei T, Li Y, Zhao Y, Chen C. Selective targeting of gold nanorods at the mitochondria of cancer cells: Implications for cancer therapy. Nano Letters, 2011, 11(2):772-780.

[54] Hanahan D, Weinberg R A. Hallmarks of cancer: The next generation. Cell, 2011, 144(5):646-674.

[55] Levine AJ, Puzio-Kuter A M. The control of the metabolic switch in cancers by oncogenes and tumor suppressor genes. Science, 2010, 330(6009):1340-1344.

索　引

彩 图

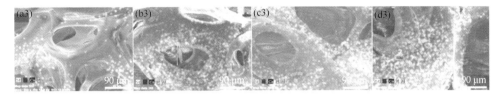

图 1.2(a3,b3,c3,d3)

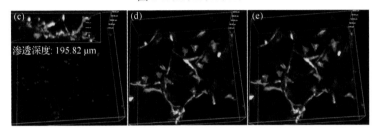

图 1.6(c～e)

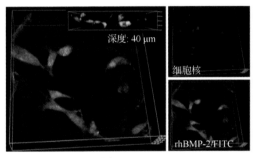

图 1.12(e)

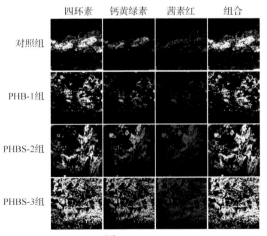

图 1.33(a)

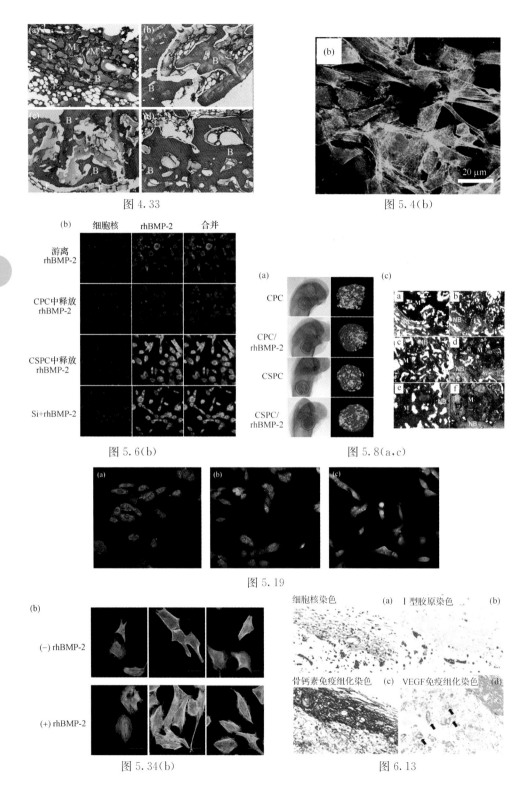

图 4.33

图 5.4(b)

20 μm

图 5.6(b)

(b) 细胞核 rhBMP-2 合并

游离 rhBMP-2

CPC中释放 rhBMP-2

CSPC中释放 rhBMP-2

Si+rhBMP-2

图 5.8(a,c)

(a) CPC

CPC/ rhBMP-2

CSPC

CSPC/ rhBMP-2

(c)

图 5.19

图 5.34(b)

(b)

(−) rhBMP-2

(+) rhBMP-2

图 6.13

细胞核染色 (a)   I 型胶原染色 (b)

骨钙素免疫组化染色 (c)   VEGF 免疫组化染色 (d)

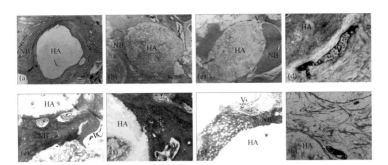

图 6.17

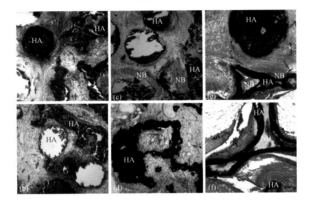

图 6.18

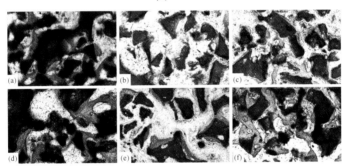

图 7.11

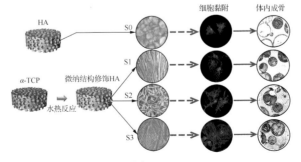

图 7.12

3

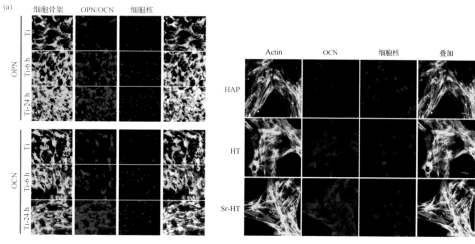

图 7.17(a)

图 7.21

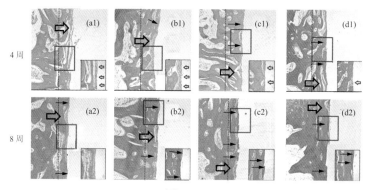

图 9.55

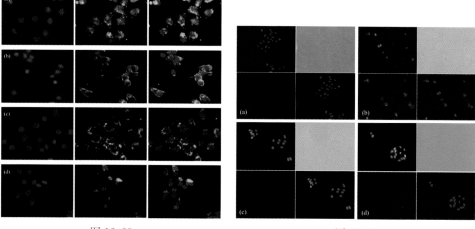

图 12.28

图 12.33